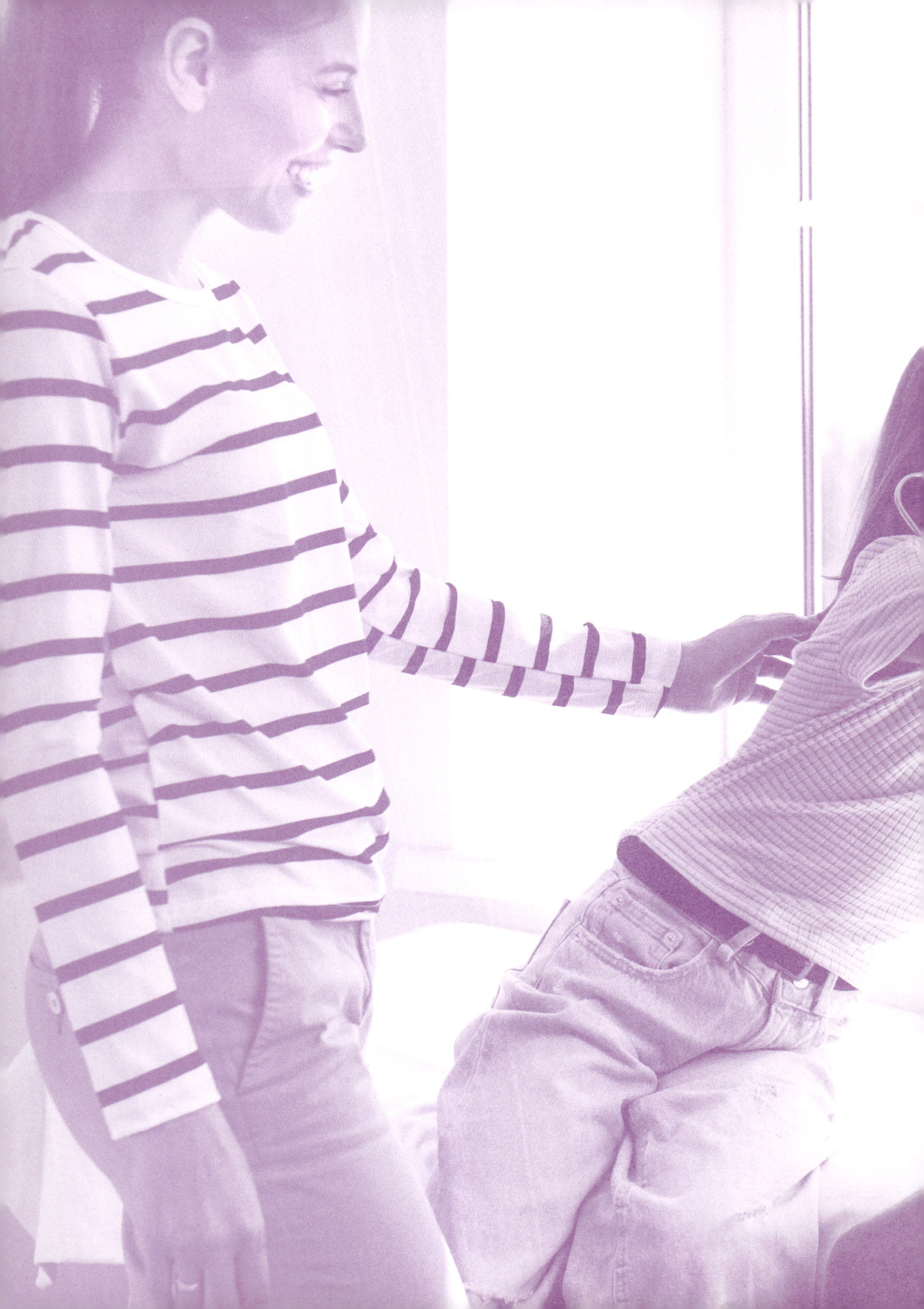

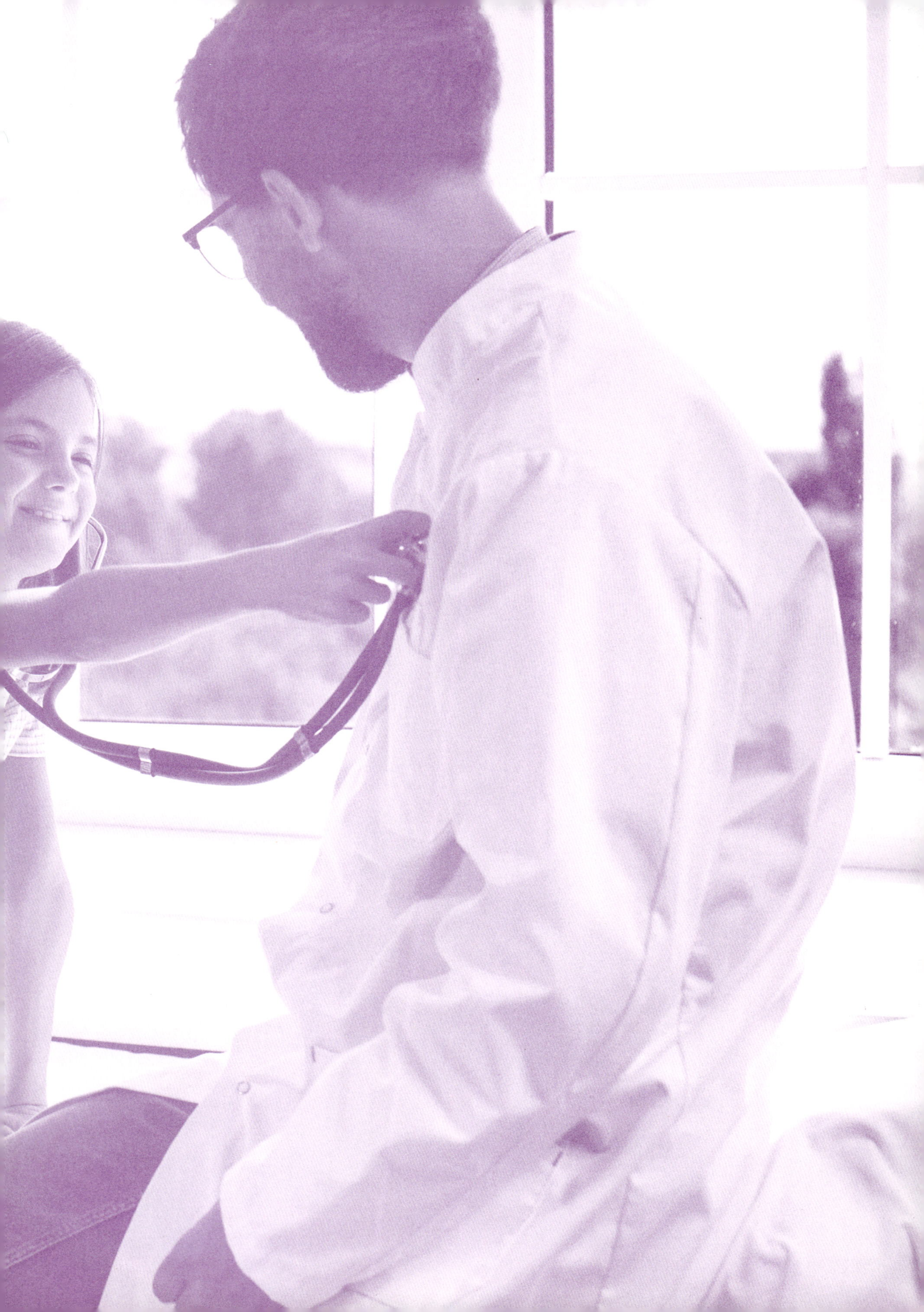

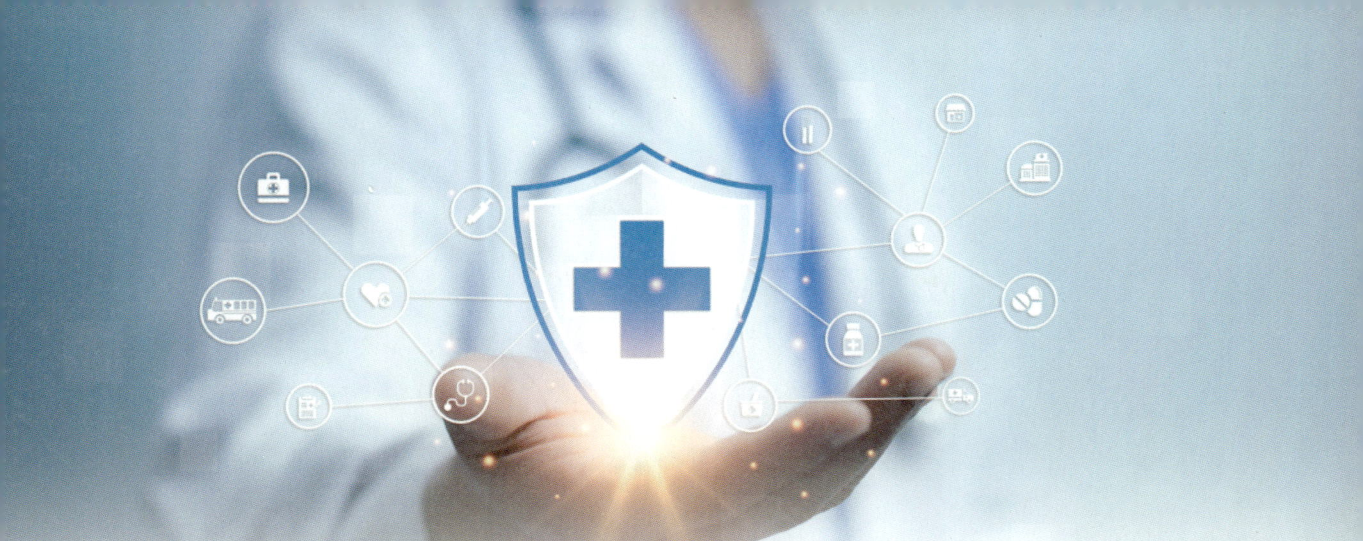

제10개정판

NEW Public Health

NEW 공중보건학

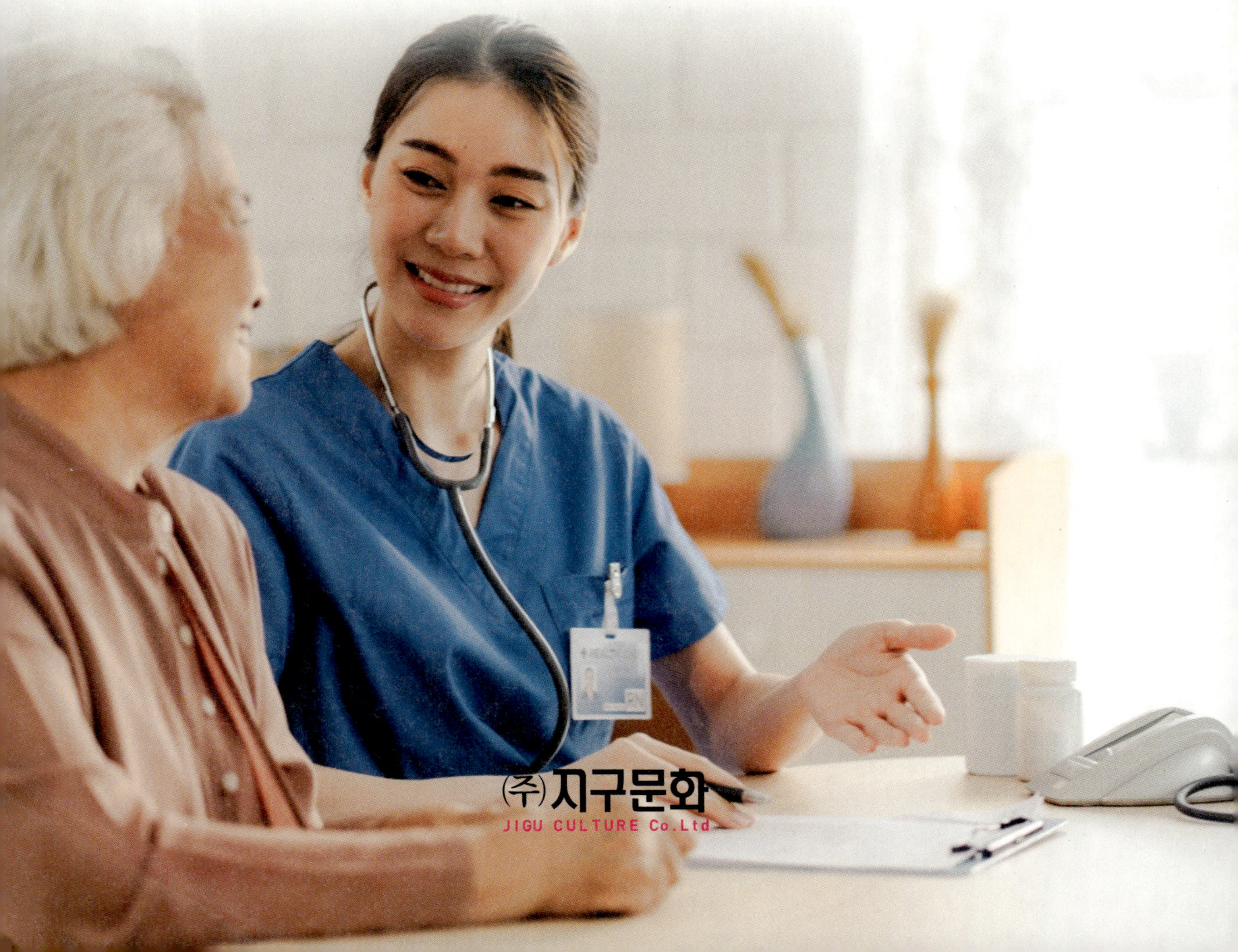

㈜지구문화
JIGU CULTURE Co.Ltd

개정판에 붙여

세계보건기구(WHO)에서는, "건강이란 단지 질병이 없거나 허약하지 않은 것만을 의미하지 않고 신체적 · 정신적 · 사회적인 안녕을 의미한다" 고 정의했습니다.

이와 같이 건강은 심신을 편안케 하는 행복의 원천입니다. 또 우리의 옛말에 "재물을 잃으면 조금 잃는 것이고, 명예를 잃으면 크게 잃는 것이며, 건강을 잃으면 모두 잃는 것이다"라는 속담도 있습니다.

옛날에는 감염병인 장티푸스, 콜레라, 홍역, 뇌염, 말라리아 등으로 많은 사람들이 희생되었습니다. 오늘날에도 조류독감, 신종플루, AIDS, SARS, MERS, COVID-19 등 새로운 감염병뿐만 아니라 암, 순환기계 질환, 뇌졸중, 당뇨병, 고혈압 등의 생활습관병이 우리의 건강을 크게 위협하고 있습니다.

이러한 배경에 비추어 볼 때 개개인의 건강은 물론, 지역사회, 나아가서는 국민 전체의 건강증진을 목적으로 하는 공중보건학의 중요성은 매우 크다 하겠습니다. Winslow 박사는 공중보건학을 "지역사회의 노력을 통해서 질병을 예방하고, 수명을 연장하며, 심신의 효율을 증진시키는 과학과 기술"이라고 정의하고 있습니다.

우리나라도 이 학문의 중요성을 인식하여 각 대학의 보건, 의료, 식품, 환경 등 관련학과에서 공중보건학 강의를 개설하고 있습니다. 공중보건학은 학문적 특성상 그 범위가 넓어 최신 정보와 자료를 정리하는 것이 쉽지 않지만 저자들의 열정과 출판사의 적극적인 도움으로 알찬 내용을 담고자 노력하였습니다.

이 책은 대학의 보건, 의료, 식품, 환경 관련학과 교재로서뿐만 아니라, 보건의료 관련분야에 종사하는 실무자의 참고서로 활용되고, 보건직 공무원이나 의료기사, 영양사 등 국가 면허나 자격증 취득을 위한 수험준비서로도 활용될 수 있도록 공중보건학의 핵심을 이해하기 쉽게 편집하였습니다.

전공 교수님과 전문가 여러분의 아낌없는 지도와 성원을 바라며, 독자 여러분들의 많은 사랑을 부탁드립니다. 끝으로 이 책이 출판되기까지 여러모로 지원해주신 (주)지구문화 임직원 여러분께 깊은 감사를 드립니다.

을사년 새 봄에

저자 일동

Part Ⅰ 공중보건의 개념

Chapter 01 공중보건이란?

Part Ⅱ 인간과 환경

Chapter 02 환경위생

Chapter 03 환경보존

Chapter 04 산업보건

Chapter 05 식품위생

Contents

Part Ⅲ 역학 및 질병관리

Chapter 06 역학(疫學)

Chapter 07 감염병 관리

Part IV 보건관리

Chapter 10 보건행정

Chapter 11 보건통계

Chapter 12 보건교육 및 학교보건

Chapter 13 사회보장 및 건강보험

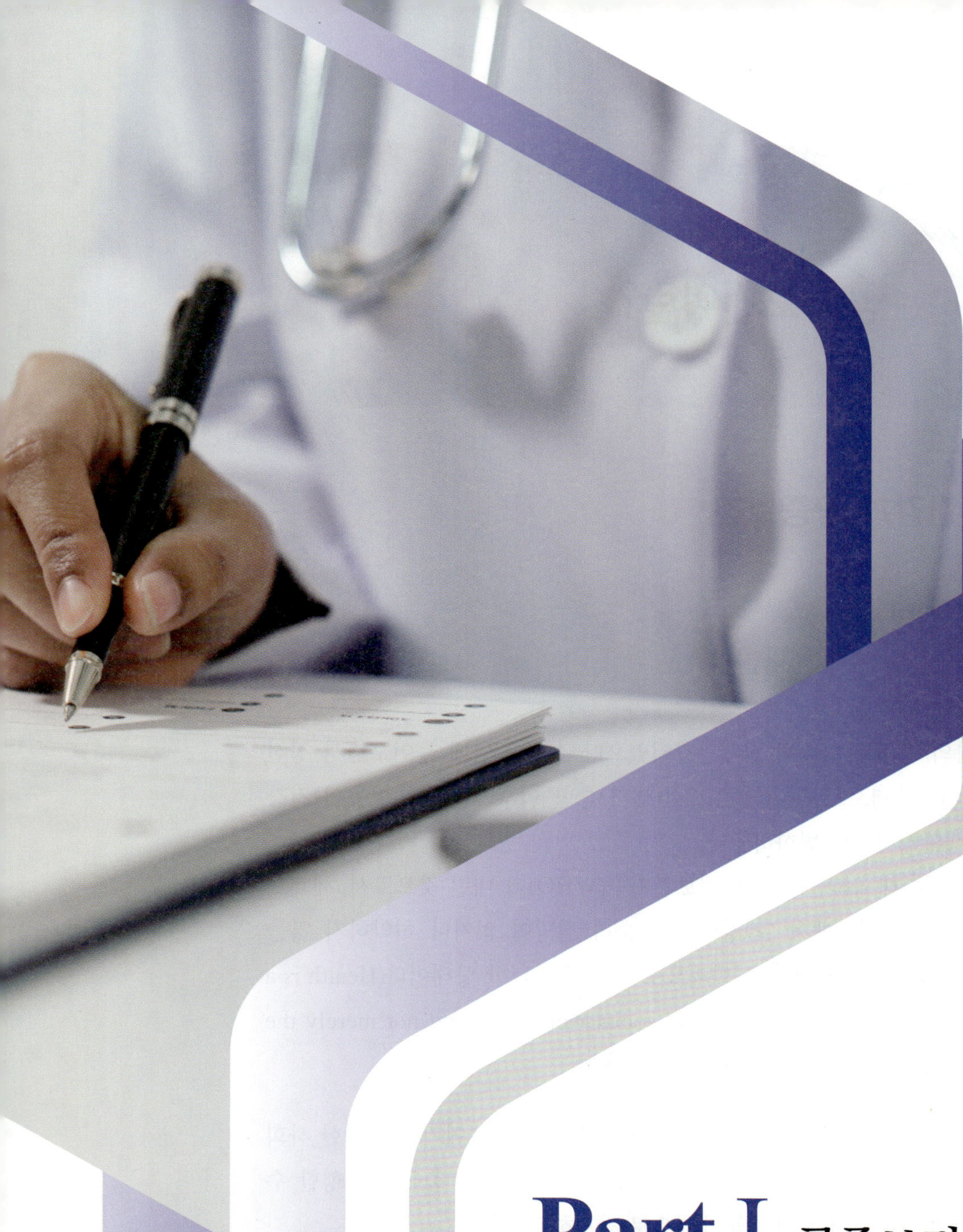

Part I 공중보건의 개념

Chapter 1. 공중보건이란?

Chapter 1

공중보건이란?

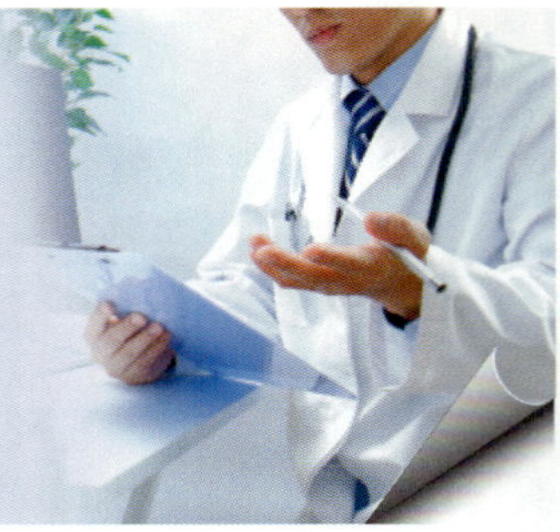

1. 건강과 공중보건

1. 건강과 질병

(1) 건강의 정의

고대 건강의 정의는 단순히 신체건강이었으나, 19c 중엽에 들어오면서 정신과 신체적 건강개념으로 확대되었고, 20세기 중반 이후에는 사회활동이 건강과 연관된 생활개념으로 변화하였다.

건강의 정의로 대표적인 것은 세계보건기구(WHO)가 내린 것으로서, 세계보건기구헌장(1948) 전문에서 "건강이란 단순히 질병이 없거나 허약하지 않을 뿐만 아니라 신체적 · 정신적 · 사회적으로 완전히 안녕한 상태이다(Health is a complete state of physical, mental and social well-being and not merely the absence of disease or infirmity)"라고 정의하였다.

즉, 건강이란 육체적 · 정신적으로 완전한 상태이며, 더 나아가서 복잡한 사회환경 중에 각 개인에게 주어진 역할과 기능을 다차원적으로 충실히 수행할 수 있는 지속적인 상태까지를 건강의 개념으로 강조하고 있다.

와일리(Wylie)는 "건강은 주위 환경에 대한 인간의 완전한, 그리고 계속적인 적응이다"라고 하였다. 미국의 사회학자 파슨(Parson)은 '건강이란 각 개인이 사회적인 역할과 임무를 효과적으로 수행할 수 있는 최적의 상태'라고 정의한 바 있고, 코넬대학의 월시(Walsh) 교수는 "건강이란 각 개인이 속한 환경에서 효과적으로 그 기능을 발휘할 수 있는 상태"라고 했다.

또 프랑스의 버나드(Bernard)는 '건강이란 외부환경의 변화에 대하여 내부환경의 항상성(homeostasis)이 일정하게 유지되는 상태'라고 정의하였으며, 이러한 평형이 깨질 경우에 건강하다고 할 수 없다고 주장하였다.

이와 같이 건강에 관한 정의는 시대와 학자들에 따라 일치점에 도달하기가 쉽지 않다. 그러나 오늘날은 그림 1-1과 같이 건강을 환경과 대응한 생태학적 개념인 건강과 질병을 연속선상에서 파악하려는 개념으로 변천되어 왔다.

Reference

Halbert L. Dunn (1959)이 제시한 **건강 · 불건강의 연속성 개념** : 건강 · 불건강은 유동적으로 변화하는 상태이기 때문에 인간의 건강상태는 최고의 건강에서 죽음 직전의 최저의 건강까지 연속선상에 있다.

헐버트 던(H.L. Dunn)은 건강 · 불건강의 연속성 개념, 즉 생태학적 견지에서의 우리의 건강은 생활환경에서 오는 자극에 대하여 적응하거나 혹은 저항하여 항상성(homeostasis)을 유지하려고 하므로 때로는 어느 시점에서 건강으로 판단되었던 것도 다른 시점에서는 이상으로 인정되는 수가 있다고 하였다. 그러므로 건강과 불건강, 질병, 사망에 이르는 변화는 연속적이라고 할 수 있다.

(2) 건강결정요인

1974년 라론드(Lalonde) 보고서에서는 건강 결정요인으로 생물학적 요인, 환경요인, 생활습관, 보건의료체계 등 네 가지를 제시하였고, 1986년 발표된 오타와 헌장은 인구집단의 건강수준 결정요인으로 보건의료부문 이외의 요인, 특히 사회적 요인과 경제적 요인을 강조했다.

Reference

트래비스(John W. Travis, 1940 ~2022)
건강은 죽음과 안녕의 연속선 위에 있고, 여러 건강 상태와 방향성이 있다.

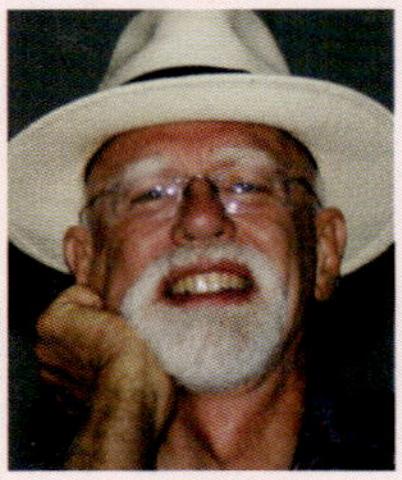

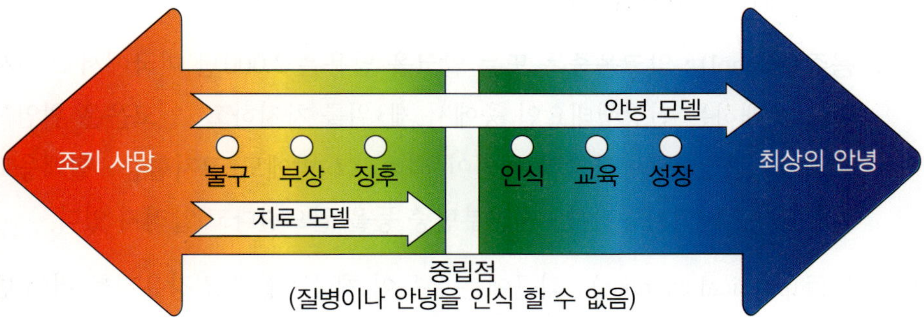

source : Travis. J.W. & Ryan. R. S.(1988) Wellness workbook, Berkeley, CA : Ten-Speed Press.

그림 1-1 트레비스의 질병-안녕 연속선

1) 유전적인 요인 (Genetics)

유전적 요인이 건강과 노화의 과정에 영향을 미친다고 알려져 있으나 어떠한 영향을 미치는지 아직 잘 밝혀져 있지 않다. 대부분의 유전적 영역은 아직도 변화시키기 어려운 영역으로 남아 있다. 사망의 20~25% 정도가 유전적 요인에 의하여 설명된다고 추정하고 있다.

2) 사회경제적 요인 (Socio-economic Conditions)

사회경제적 요인으로는 직업유무 및 종류, 작업환경, 교육수준, 주거환경, 재산보유 정도, 가족상태 등이 포함되며, 이는 사회계층 또는 사회계급 등으로 표현한다. 사회경제적 상태와 건강과의 관련성에 대한 연구에서는 사회경제적 수준이 높은 계층의 사람들이 그렇지 않은 계층의 사람들에 비하여 건강하게 오래 살고, 더 나은 건강상태를 유지하는 것으로 보고되고 있다.

3) 생활습관 및 건강행태요인 (Lifestyle and Working Conditions)

생활습관 및 건강행태요인으로는 흡연, 신체활동 및 운동, 일상생활, 음주, 식이, 자가관리(self care) 실천행위, 사회활동, 작업형태 등이 포함되며 이는 건강의 중요한 결정요인이다.

① 흡연 (tobacco) : 담배연기는 일산화탄소 등 수많은 유독성 물질과 발암물질 등 2,000여 종의 화학물질을 갖고 있다. 흡연으로 인한 중요한 사망원인은 폐암, 만성폐쇄성 폐질환, 관상동맥질환 등이다.

② 음주 (alcohol) : 알코올중독 또는 알코올 남용은 2,000년 미국에서 조기사망을 초래하는 건강행태요인 중에서 제3위를 차지하고, 알코올은 위염 · 위궤양 · 간경화증 · 간암의 원인이 되며, 그 밖에도 고지혈증 · 혈액응고기능장애 · 면역기능저하 · 저알부민증 등을 일으킨다고 알려져 있다.

③ 운동 (physical exercise) : 최근에는 운동이 체중조절과 건강유지를 위해 반드시 필요한 것으로 받아들여지고 있으며, 심장병에 의한 사망률 감소 외에도 많은 긍정적인 건강효과가 있는 것으로 알려져 있다.

④ 식습관 (nutrition) : 현대 문명사회에서는 영양섭취가 적당하다기보다 드물게는 부족하거나 오히려 과잉섭취가 흔하다.

4) 환경요인 (Environmental Conditions)

환경요인에는 생물학적 환경, 물리 · 화학적 환경 및 사회적 환경이 있다. 건강과 관련된 사회적 환경에는 보건의료체계, 사회보장 및 건강보험제도, 고용 및 실직 등이 포함된다.

5) 성 관련 요인 (Gender Factor)

건강상태는 일생을 통하여 성별(gender)에 의한 차이가 나타난다고 한다. 특히 남자가 흡연과 음주 및 작업장이나 외부위험요인에 폭로되는 정도가 여자보다 높기 때문에 남자의 평균수명이 여자보다 짧으며, 여성의 노년기 인구가 상대적으로 많다.

6) 문화적 요인 (Cultural Conditions)

서로 다른 문화는 서로 다른 가치를 형성하며, 이는 건강의 결정요인으로 작용한다. 건강에 대한 견해도 문화권에 따라 차이가 커서 문화와 가치에 따라 건강과 질병에 대한 인식과 견해가 다르다는 점을 인지하고, 건강에 해를 끼치는 가치관과 관습을 없애는 동시에 건강보호와 건강증진에 도움이 되는 전통적 문화와 가치체계는 잘 활용할 필요가 있다.

7) 보건의료서비스 요인 (Healthcare Services)

한 국가의 정치체계는 사회경제적 부문과 보건의료체계에 영향을 미치며, 이는 인구집단의 건강에도 중요한 영향을 미친다. 보건의료정책은 보건의료서비스의 제공 조직과 전달체계, 사회보장 및 건강보험 제도에 영향을 미침으로써 국민들의 건강상태에 중요한 결정요인으로 작용한다.

(3) 건강결정요인 체계도

오늘날 중요한 질병으로 대두된 만성퇴행성질환(Non Communicable Diseases, NCDs)은 그 결정과정이 복잡하여 치료 중심 보건의료체계로는 높은 성과를 거두기 어려운 것이 현실이며, 건강은 질병이나 보건의료서비스 외에도 사회적 · 물리적 환경이나 유전적 요인 등에 대한 생리적, 행태적 반응 등에 따라 결정이 된다.

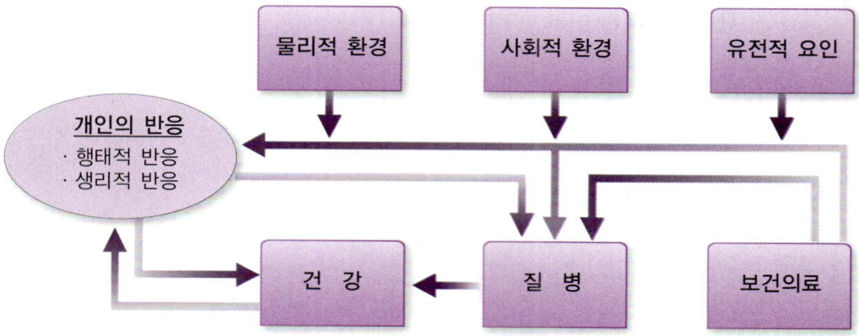

그림 1-2 건강결정요인 체계도

(4) 건강결정요인 모형

1) 생의학적 모형(Biomedical Model)

건강과 질병을 이분법적으로 분리하며, 건강은 질병의 부재를 의미하는 것으로 인체를 기계처럼 이해하며, 질병은 기계(인체)의 고장으로, 의사는 기계를 고치는 기술자로 보고 있다.

이 모델은 심신이원론을 기초로 신체와 정신은 별개의 것으로 간주하고 육체를 기계나 부품처럼 생각하고 수리 가능한 것으로 간주한다. 이는 질병발생에 관여된 다양한 요인을 규명하는 데 무리가 따르며, 만성질환의 발병 및 증가요인 규명에는 한계가 있고, 국민전체의 건강을 효과적 · 효율적으로 향상시키지 못하였다는 비판을 받고 있다.

2) 역학적 모형(Epidemiological Model)

질병은 인간을 포함하는 생태계 각 구성요소들 간의 상호작용의 결과가 인간에게 나타난다는 것으로, 역학적으로는 숙주 · 병인 · 환경 등 세 가지 요인의 상호작용에 의하여 결정된다.

3) 사회생태학적 모형(Socio-Ecological Model)

개인의 사회적 · 심리적 · 행태적 요인을 중시하는 모델로, 일명 사회행태적 모델이라고도 한다. 이 모형은 숙주요인 · 외부환경요인 · 개인행태요인 중 특히 개인의 행태적 측면(건강한 생활습관)을 강조하는 모델로, 질병양상이 급성질환에서 만성질환으로 변하고 만성질병 발생이 병리적 소인보다는 비병리적 소인(음주 · 흡연 · 운동 · 식생활 등)에 의해 증가하는 경향을 반영한 모델이다.

4) 전인적 모형(Holistic Model)

건강에 영향을 미치는 모든 요인들을 다 고려해서 총체적으로 건강관리를 할 때 시너지(synergy) 효과로 효율적인 건강관리를 할 수 있다는 모델로서 건강은 생활양식, 환경, 인간생물학적 요소, 보건의료체계 등 4가지 요인의 복합적 작용에 의해서 결정된다는 것이다.

① 생활양식(life style) : 생활습관에 따라 개인의 건강상태가 달라질 수 있다. 흡연습관, 음주와 약물습관, 식습관, 육체운동습관 그리고 스트레스 관리 습관 등은 개인의 건강에 지대한 영향을 끼친다.

② 환경(environment) : 인간 주변의 생활환경요인에 따라서 질병의 발생여부가 결정된다. 즉, 개인의 주변에 있는 모든 내외부적 환경은 건강과 질병에 직 · 간접적으로 영향을 주고 있다.

③ 인간생물학적 특성(human biology) : 개인의 신체적 특성이 질병 발생에 관여한다. 유전적 소인 등과 같은 내적 요인은 질병 발생에 영향을 주는 중요한 요인 중의 하나이다. 즉, 개인의 생물학적 특성에 따라 질병에 대한 감수성은 차이를 보인다.

④ 보건의료체계(health care system) : 보건의료체계의 운영관리 상태에 따라 건강은 다른 양상을 나타낼 수 있다. 보건의료체계는 포괄적인 개념으로 예방적 요소, 치료적 요소, 재활적 요소 등을 포함한다.

(5) 질병의 발생과 예방

1) 질병의 발생

질병이란 건강에서 벗어난 상태, 즉 신체의 구조적 · 기능적 장애로서 인간이라는 숙주, 질병을 일으키는 병인, 그리고 인간이 살아가고 있는 환경의 세 가지 요인에 의해서 결정된다. 그림 1-3에서 존 고든(John Gordon)은 질병 혹은 유행병의 발생기전을 환경이란 저울 받침대의 양쪽 끝에 병원체와 숙주라는 추가 놓인 저울대에 비유하여 설명하였다.

클라크(F. G. Clark)는 건강의 성립조건으로 건강과 질병은 병인(agent), 숙주(host), 환경(environment)의 3가지 상호작용에 의하여 결정된다는 질병발생의 삼원론을 주장하였다.

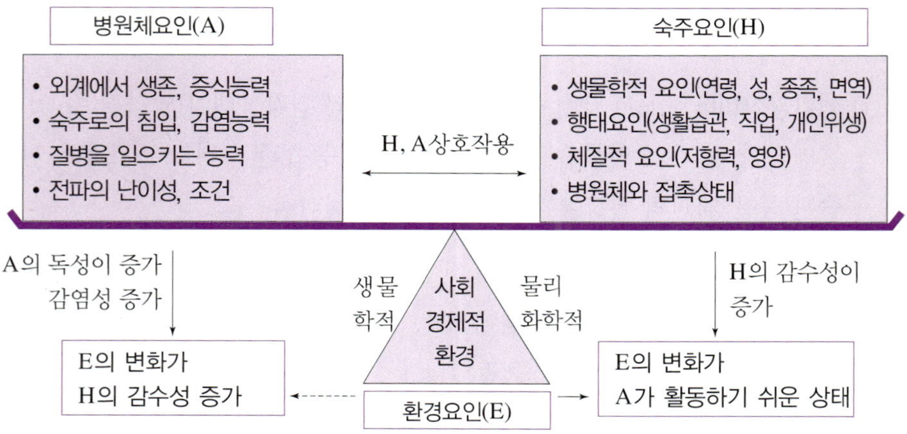

그림 1-3 John Gordon의 질병 혹은 유행병의 발생기전

병인 · 숙주 · 환경, 이 세 가지 요인의 변동에 따라 질병이 발생하거나 건강이 증진된다.(그림 1-3 참조) 즉, 인간이 우세하거나 환경이 인간에게 유리하게 작용하면 건강이 증진되지만, 병인이 우세하거나 환경이 인간에게 불리하게 작용하면 평형이 파괴되어 질병이 발생되며, 이 삼자가 평형을 이룰 때 건강을 유지하게 된다.

> *Essential Concepts*
>
> **병인** : 질병을 일으키는 요인
> ① 영양소적 병인
> ② 생물학적 병인
> ③ 물리적 병인
> ④ 화학적 병인
> ⑤ 정신적 병인

2) 질병의 자연사

리벨(Leavell)과 클라크(Clark)는 질병의 자연사를 다섯 단계로 나누었으며 각 단계마다 예방적 조치를 제시하였다. 제1단계는 병원성이 없는 단계인 비병원성기이고 **무병기**이며, 적극적인 예방의 시기이다. 제2단계는 초기 병원성기이며 **전병기**로서 소극적인 예방시기를 말한다.

제3단계는 불현성 감염기, **증병기**로서 더 이상 중증이 되는 것을 예방하는 시기이다. 제4단계는 발현성 질환기, **진병기**로서 임상의학의 시기라고 할 수 있다. 제5단계는 회복기이고 **정병기**로서 질병이 회복되는 시기를 말한다.

질병은 치료를 받으면 회복되지만 후유증이 있거나 장애가 있을 경우에는 사회에 완전한 복귀를 할 수 있는 재활의학이 주가 되는 시기이다.

3) 질병의 예방활동

과거에는 의료가 발현성 질환기에서 진단과 치료, 특히 치료에 역점을 두었다. 그러나 현대의료는 질병을 종합적이고 포괄적으로 관리하기 위한 적극적인 예방활동을 세 가지 차원의 예방으로 전부 연계하여 다루는 의료이다.

① 1차적 예방 : 질병 발생억제 단계

건강한 사람에게 질병 등 건강에 이상이 발생하기 전에 예방하거나 만일 발생하더라도 그 정도를 약하게 하는 적극적 예방수단으로 건강증진, 보건교육, 환경개선, 영양개선, 운동, 예방접종, 특수예방 등을 포함하는 진정한 의미의 예방이다.

② 2차적 예방 : 조기발견과 조기치료 단계

숙주의 병적 변화시기로서 질병초기이고, 집단검진을 통해서 임상질환자를 조기에 발견하여 치료함으로써 질병이 더 이상 진전하지 않고 정지케 한다든가 또는 병의 진전을 지연시킴으로써 중증으로 되는 것을 예방하여 고통과 후유증, 그리고 비용 등을 줄여 효율적으로 치료하고자 하는 예방활동이 필요한 시기이다.

표 1-1 질병의 자연사와 예방의 수준 및 대책

질병의 과정	제Ⅰ기 비병원성기 무병기(無病期) 병인 · 숙주 상호작용환경	제Ⅱ기 초기병원성기 전병기(前病期) 병인자극의 형성	제Ⅲ기 불현성 감염기 증병기(證病期) 숙주의 감염 조기의 병적변화	제Ⅳ기 발현성 질환기 진병기(進病期) 질병	제Ⅴ기 회복기 정병기(停病期) 회복 또는 사망
예비적 조치	건강증진 환경위생 영양개선	특수예방 예방접종	조기진단 조기치료	악화방지 장애의 제한을 위한 치료	재활 사회복귀
예방차원	1차적 예방		2차적 예방		3차적 예방

③ 3차적 예방 : 재활 및 사회복귀 단계

질병에 대한 치료를 하였음에도 불구하고 심신의 장애를 갖게 된 사람들에게 물리학적 치료를 실시하여 신체기능을 회복시키거나 질병에 의한 신체적 · 정신적 손상을 최대한 예방하여 장애가 생기는 것을 막고, 만일 장애가 생겼다면 잔존기능을 최대로 활용하여 정상적인 사회복귀를 할 수 있도록 한다. 즉 의학적 재활, 직업적 재활, 사회적 재활이 필요한 단계이다.

2. 공중보건학의 정의

건강에 대한 개념과 같이 공중보건학에 대해서도 여러 가지로 정의를 내리고 있으나 그 중 가장 널리 통용되고 있는 것은 미국 예일대학교 윈슬로(C.E.A. Winslow) 교수(1920년)의 정의이다.

"Public health is the art and science of preventing disease, prolonging life and promoting physical and mental efficiency through organized community effort for"

"공중보건학이란 조직적인 지역사회의 노력을 통해서 질병을 예방하고 수명을 연장시키며, 신체적·정신적 효율을 증진시키는 기술과 과학이다."라고 정의한다.

공중보건학의 정의는 포괄적이고 미래지향적인 것으로, 공중보건학의 대상이 개인의 건강이 아니라 지역사회 주민의 건강임을 강조하고, 단순히 질병의 예방뿐만 아니라 수명연장과 신체적·정신적 효율의 증진을 달성하기 위한 접근방법으로 조직화된 지역사회의 노력을 제시하였다. 즉, 보건사업의 최소단위는 지역사회이며, 지역사회 주민 전체를 대상으로 수행하는 것이 적절하다.

조직화된 노력이란 보건의료 인력뿐만 아니라 지역사회 전체주민이 예방이나 재활 등 모든 문제를 해결하기 위하여 자치조직을 구성하여 실현하는 사회구성원의 공동노력을 의미한다.

3. 공중보건학의 관련 학문

공중보건학을 한 마디로 설명하기란 쉬운 일이 아니다. 공중보건학은 의학, 위생공학, 질병관리학 및 보건관리학 등을 지역사회에 응용하는 학문으로 볼 수 있다. 그리고 지역사회의 사회적·문화적 요인과 환경적 요인들이 지역주민의 건강에 적합하도록 합리화하여 궁극적으로 건강과 장수의 생득권을 실현할 수 있도록 연구하는 '포괄보건의료과학'이라고 할 수 있다.

공중보건학과 비슷한 용어로는 위생학, 공중위생학, 예방의학 그리고 사회의학, 지역사회의학, 지역사회보건학이 있다. 그 밖에 유사학문으로서 건설의학, 의료사회학 등이 있다.

(1) 위생학(Hygiene; Sanitation)과 공중위생학(Public Hygiene)

위생학(hygiene)의 어원은 희랍 신화에서 태양의 신 아폴론(Apollon)의 아들인 의학의 신 아이스쿨라피우스(Aesculapius)의 딸 하이지에아(Hygieia)가 건강을 수호하는 여신으로 불리던 데 연유하며, 기원전 2세기경에 이탈리아의 의학자 갈레누스(Galenus)가 'Hygiene' 이란 단어를 최초로 사용한 것이 효시가 되었다.

또한 'hygiene' 이라는 단어가 위생이라고 번역된 것은 중국의 고서인 '장자(莊子)' 에 있는 위생(衛生)이라는 말에서부터 시작되었다고 알려져 있다. 그러나 초기의 위생학은 주로 개인의 건강을 중심으로 하는 개인위생학의 범주에서 크게 벗어나지 못하였다.

위생학의 의미는 광의와 협의로 분류하는 경향이 있는데 좁은 의미의 위생학은 환경위생학(environmental sanitation)을, 넓은 의미의 위생학은 소위 현대 공중위생학(public hygiene) 또는 공중보건학(public health)을 말한다.

(2) 예방의학 (Preventive Medicine)

위생학이라는 표현은 일본이나 독일에서 애용되는 반면, 미국이나 영국에서는 공중보건학이나 예방의학 또는 사회의학이라는 표현이 주로 사용된다. 예방의학과 공중보건학은 비슷한 뜻으로 사용되며, 그 목적은 동일하다고 하더라도 대상과 내용에 있어서는 다르다.

일반적으로 공중보건학은 건강과 관련된 사회적 요인을 규명하고 이를 개선하려는 데 주안점을 두는 반면, 예방의학은 질병예방을 목적으로 하며 치료의학에 대응되는 말로 쓰이고 있다(표 1-2).

따라서 공중보건학은 예방의학적 내용을 기초로 하지만 예방의학이 학문위주라고 한다면 공중보건학은 실천위주라고 할 수 있을 것이다.

표 1-2 예방의학과 공중보건의 비교

분 류	예방의학	공중보건
목적	질병의 예방, 수명의 연장, 육체적 · 정신적 건강과 능률의 향상	
대상 및 단위	개인, 가족	지역사회
내용	질병의 예방, 건강증진	불건강의 원인이 되는 사회적 요인 제거, 집단건강의 향상을 도모
책임소재	개인, 가족	공공조직
진단방법	임상적 진단	지역사회의 보건통계자료
문제해결	진료와 투약	보건관리와 봉사

4. 공중보건학의 범위

공중보건학의 특징은 의학의 사회화와 적극화이다. 고도화된 현대사회에서 인간의 질병은 단순히 생물학적인 장애만을 대상으로 해서는 그 범위가 불충분하므로 질병을 발생시키는 사회환경을 충분히 고려하여야 한다.

공중보건학은 대단히 광범위한 내용을 가지고 있으므로 그 필요성은 더욱 가중되고 있으며 다음과 같이 분류할 수 있다.

① **환경보건 분야** : 환경위생, 환경오염, 식품위생, 산업보건 등 환경요인에 대한 과학적 조치

② **역학 및 질병관리 분야** : 역학, 감염병관리, 기생충 질환, 비감염성 질환관리 등 질병 발생원인과 과정에 대한 조사 · 연구

③ **보건관리 분야** : 보건교육, 보건행정, 보건통계, 보건영양, 성인보건, 정신보건, 학교보건, 모자보건, 가족계획, 보건정보 등 질병을 예방하고 건강을 유지 · 증진시키는 세 가지 분야가 특정 개인이 아닌 지역사회를 단위로 한 인간집단을 중심으로 연구되고 있다.

5. 공중보건수준 평가

세계보건기구(WHO)는 건강지표(health indicator)에 의해 어떤 사회의 건강수준을 측정해서 공중위생 활동의 지표로 나타내고, 동시에 국제적 비교가 가

능하도록 하기 위한 종합적인 건강지표로서 ① 평균수명(expectation of life) ② 보통사망률(crude death rate, CDR) ③ 비례사망지수(proportional mortality indicator, PMI)를 추천하고 있다.

또한 한 국가나 지역사회의 건강수준을 나타내는 지표로서 영아사망률, 보통사망률, 비례사망지수 외에도 유아사망률, 질병이환율, 사인별 사망률, 모성사망률, 평균수명, 예방 가능한 질병의 이환율 등으로 평가할 수 있다. 그 중에서도 대표적인 지표로는 영아사망률(infant mortality rate)이 있다. 그러나 더욱 세밀한 평가를 위하여 α – Index(영아사망수÷신생아사망수)를 계산하고 그 값이 1.0에 가장 가까울수록 선진국이라고 평가한다. 신생아 사망은 유전적 요인, 신생아기 이후 영아사망률은 환경위생적 요인에 많이 기인한다.

영아사망률을 가장 대표적인 보건수준 평가지표로 사용하는 이유는 다음과 같이 두 가지를 들 수 있다.

첫째, 영아란 출생 후 12개월까지로서 이 기간은 성인에 비해 환경악화나 비위생적인 생활에 가장 예민하게 영향을 받는 시기이므로 보건상태를 평가하는 지표로서 중요하다.

둘째, 영아사망률이 보통사망률에 비해 보건수준을 나타내는 지표로서 통계적 유의성이 크기 때문이다.

6. 공중보건의 당면과제

알마아타선언 전문을 보면 "건강은 기본적인 인간의 권리이며, 사회적 목표이다. 따라서 건강에 관한 선진국과 개발도상국의 격차나 국내의 지역간 격차는 정치적 · 사회적 · 경제적으로 용인될 수 없고, 개인의 건강을 유지하고 증진하는 것은 보다 좋은 삶의 질(better quality of life)과 세계평화에 기여하는 것이다."라고 강조하고 있다.

(1) 공중보건적인 과제

① 무의지역의 해소와 의학적 보호의 편중문제 해소

② AIDS나 유행성 간염 같은 특수질병 예방 및 신종질병 관리 문제

③ 고령화에 따른 악성신생물, 뇌졸중, 당뇨병, 고혈압 등 퇴행성 질환 문제

④ 인구의 도시화나 산업현장에서의 환경성 질환이나 직업병 문제

⑤ 사회보장제도의 발전과 사회안전망 구축 문제
⑥ 보건의료서비스의 질적 향상 및 보건정보망 구축 문제
⑦ 국민 건강생활기반 구축 및 건강증진사업 활성화 문제
⑧ 인구의 급속한 고령화와 출산력 저하 문제

(2) 공중보건학적 미래전망을 위한 우선과제

① 산술적 성장 위주의 경제에서 탈피해 보건문제에 관심과 투자
② 국민보건을 위한 보다 효과적 · 실질적인 국가보건의료체계의 정비
③ 지역주민이 자발적으로 참여할 수 있는 제도의 마련
④ 환경오염을 최대한 억제하여 환경성 질환을 최대한 감소

(3) 공중보건학적 접근방법이 중요한 이유

① 개개인의 건강문제는 주위 전체주민의 건강에 영향
② 근본적인 질병예방을 위해 지역 주거환경여건 조사가 필요
③ 의료기관 중심의 치료방법으로는 지역주민의 건강문제 해결이 곤란
④ 국민은 건강한 생활의 권리가 있고, 국가는 이를 보장할 의무가 있음
⑤ 지역사회주민의 건강관리는 보다 포괄적이고 다각적인 연구가 필요
⑥ 공중보건향상은 의학적인 면보다 정책적 배려가 필요, 인재양성 중시
⑦ 3대 접근방법인 봉사행정, 통제행정, 조장행정이 필요

7. 보건의료

의료는 전통적으로 신체적인 질병에 역점을 두고 개개인의 생명을 유지하며 건강을 증진시키는 데 기여하여 왔다. 의학의 진보에 따라 의료의 내용이 치료 위주에서 예방 · 재활 및 건강증진으로 과학화되었으며, 그 대상도 개인으로부터 가족이나 단체에서 국가로 점차 확대됨에 따라 현대의료는 건강의 전 영역에 걸치는 전인적인 의료의 개념으로 그 폭을 넓혀 왔다.

광의의 개념인 보건의료는 의료의 개념보다 심화되고 확장되어 인간집단의 건강을 유지하고 증진시키기 위한 제반활동으로 의학적 지식뿐만 아니라 사회조직과 구성원의 행태에 관한 지식 및 방법론이 함께 고려된 광의의 개념이다.

최근에는 치료의학과 예방의학이 조화를 이루는 포괄적 보건의료(Comprehensive health care)의 개념이 대두되었다. 포괄적 의료는 지역사회 모든 인구집단을 대상으로 질병의 치료뿐만 아니라 예방, 재활 및 사회복귀, 건강증진 등 인간의 전 생애에 걸친 건강관리 방안으로 현대의료의 개념으로 정립되고 있다.

(1) 1차 보건의료 (Primary Health Care)

WHO는 1977년에 'Health for all by the year 2,000'라는 인류건강 실현목표를 설정하고, 1978년에 카자흐스탄 알마아타(Alma-Ata) 회의에서 그 목표를 실현하는 접근방법으로 1차 보건의료를 실천하는 데 있다고 결론을 내렸다. 즉, 전통적 공중보건의 활동을 정치적 · 경제적 · 사회적 영향권으로 확대 적용하고자 하는 것이다.

1차 보건의료의 출현배경으로 '건강은 인간의 기본권으로서 모든 인간은 건강을 누릴 권리가 있으며 모든 국가는 국민의 건강에 대해 책임이 있다'는 건강권의 실현에 있다. 이를 위하여 건강문제의 80% 이상은 예방이나 간단한 치료로 해결할 수 있는 문제이기 때문에, 조기에 적절한 진료를 받아서 치료하거나 건강문제의 원인인 사회적 · 경제적 · 환경적 요인을 지역사회 공동의 노력으로 대처한다면 문제가 쉽게 해결되고 경제적 부담도 감소시킬 수 있다.

1) 1차 보건의료의 기본적 개념

① 지역사회가 받아들일 수 있어야 하고, 지역사회 주민의 적극적인 참여 속에 모든 주민이 쉽게 이용할 수 있어야 한다.

② 국가나 지역사회가 재정적으로 부담이 가능한 방법이며, 국가 보건의료체계의 중추적 기능과 핵심이 되고 지역주민이 보건의료체계에 처음 접하는 관문이며, 지역사회 전체 개발정책의 일환으로 수행한다.

③ 지역사회의 최말단 마을까지 전달될 수 있어야 하며 말단 마을이 1차 보건의료의 핵심이 된다.

④ 지역사회의 최말단인 마을 단위의 건강보호에 주목표를 두고 지역주민의 기본적인 건강요구에 기본을 둔다. 치료를 포함해 예방, 건강증진, 환경위생 및 생활의 질적 향상을 실현할 수 있어야 한다.

⑤ 의사 혼자만이 아닌 보건의료팀을 통한 접근이 이루어져야 하고, 보건의료인력과 주민의 교량 역할은 주민을 위해 봉사하고자 하는 활동적인 사람이 적합하다.
⑥ 기타 건강증진사업, 예방접종사업, 상 · 하수위생관리사업, 모자보건사업, 보건교육사업, 영양개선사업, 일상적 치료사업, 풍토병 관리사업 등을 수행한다.

2) WHO의 1차 보건의료의 접근전략

모든 인간이 보건의료를 공평하고 쉽게 이용할 수 있도록 지리적 · 경제적 · 사회적 장벽을 제거하고 지역사회에서 쉽게 받아들일 수 있는 방법으로 제공되어야 한다. 또한 1차 보건의료사업은 지역사회주민들의 적극적인 참여를 통해서 이루어져야 하며 주민들이 경제적으로 부담을 느끼지 않도록 의료수가를 결정하여야 한다.

이를 요약하면 다음과 같다.

① 접근의 용이성(accessibility)
② 수용가능성(acceptability)
③ 지역사회의 적극적인 참여(participation)
④ 지역사회의 지불능력에 맞는 가격(cost)

3) 세계보건기구에서 규정한 1차 보건의료의 필수요소

① 식량공급과 영양 및 정신보건의 증진
② 안전한 식수의 공급과 기본위생관리
③ 가족계획을 포함한 모자보건사업의 시행
④ 기본 환경위생의 관리
⑤ 감염병의 예방 · 접종
⑥ 풍토병 예방 및 관리
⑦ 기본 의약품 제공
⑧ 통상질환과 상해에 대한 기초적 치료
⑨ 심신장애자의 사회의학적 의료

4) 우리나라의 1차 보건의료

① 1969년 : 선교사인 시블리(John R. Sibley) 박사가 거제도를 중심으로 지역사회 보건개발사업을 시작하였다.

② 1980년 12월 : '농어촌보건의료를위한특별조치법' 을 공포하여 벽지에 보건진료소를 설치하고 보건진료원(Community Health Practitioner, CHP)을 두었으며, 현재는 '보건진료 전담공무원' 이라 한다.

③ 보건진료소(community health practitioner, CHP)는 의료 취약지역을 인구 500명 이상(도서지역은 300명 이상) 5천명 미만을 기준으로 구분한 하나 또는 여러 개의 리 · 동을 관할구역으로 하여 주민이 편리하게 이용할 수 있는 장소에 설치한다.

④ 보건진료소에 보건진료소장 1명과 필요한 직원을 두되, 보건진료소장은 보건진료 전담공무원으로 보하고, 간호 · 조산사 면허를 가진 사람으로서 보건복지부장관이 실시하는 24주 이상의 직무교육을 받은 사람이어야 한다.

⑤ 보건진료 전담공무원의 의료행위의 범위는 보건복지부장관이 정하는 환자 진료지침에 따라 상병(傷病)상태를 판별하기 위한 진찰 · 검사, 환자의 이송, 외상 등 흔히 볼 수 있는 환자의 치료 및 응급 조치가 필요한 환자에 대한 응급처치 등이다.

⑥ 기타 보건업무로는 환경위생 및 영양개선에 관한 업무, 질병예방에 관한 업무, 모자보건에 관한 업무, 주민의 건강에 관한 업무를 담당하는 사람에 대한 교육 및 지도에 관한 업무, 그 밖에 주민의 건강증진에 관한 업무이다.

(2) 2차 보건의료 (Secondary Health Care)

주로 응급처치를 요하는 질병이나 사고로 인한 응급환자 관리, 급성질환의 관리사업과 병의원에 입원치료를 받아야 하는 환자관리사업 등이기 때문에 종합병원 등 전문병원의 활동이 요구된다.

(3) 3차 보건의료 (Tertiary Health Care)

회복기 환자의 재가치료사업이나 재활을 요하는 환자 및 노인의 간호 등 장기요양이나 만성질환자의 관리사업 등이 중심이 되며, 특히 고령화 사회에서 노인성 질환의 관리가 중요한 역할이다.

2. 건강증진

1. 건강증진의 개념

(1) 건강증진 및 관리의 필요성

건강과 장수는 모든 인류의 가장 큰 소망이지만 과거에는 건강을 질병의 반대어로만 취급하여 의료기술의 적용에 의해 질병을 치료 또는 예방하면 곧 그것이 이루어진다고 생각해 왔다. 그러나 성인병이라고 하는 퇴행성 질환의 발생은 어릴 때부터의 일상생활습관(life style)과 밀접한 관계가 있다는 것이 밝혀짐에 따라 지나친 의료기술 의존보다 건강증진을 위한 개인적 노력의 중요성이 더욱 강조되었다.

인간은 90% 이상이 건강하게 태어나지만 개인의 '그릇된 행동'과 불리한 환경여건 때문에 병에 걸리게 된다고 한다. 우리 인간은 유전적 소인에 따라 다르긴 하나 건강 잠재력(health potential)을 갖고 있으며, 이러한 건강 잠재력의 충분한 발휘는 의료서비스의 이용만으로는 부족하고 개인 자신의 건강에 대한 올바른 행동(health behavior)과 건강에 좋은 환경여건(health environment)을 위한 노력이 절대적으로 필요하다.

특히 최근에 심각한 문제로 대두되고 있는 만성퇴행성 질환과 사고 등은 고도의 산업화 또는 도시화로 인한 환경 및 생활양식의 변화에 기인하고 있으므로, 의료적인 문제보다는 환경 및 생활양식과 같은 비의료적인 문제와 더욱 깊은 관계가 있다는 것으로 밝혀졌다.

이러한 필요성의 증대에 따라 우리나라는 국민들의 건강증진 개념에 대한 인식제고와 제도적 활동을 지원하기 위해 1995년 1월 5일 [국민건강증진법]이 공포되었다.

이 법에서는 "국민건강증진사업"이란 '보건교육, 질병예방, 영양개선, 건강관리 및 건강생활의 실천 등을 통하여 국민의 건강을 증진시키는 사업을 말한다.' 라고 정의하고 있다. 또한 '국가 및 지방자치단체는 건강에 관한 국민의 관심을 높이고 국민건강을 증진할 책임이 있음' 을 명시하고 있다. 따라서 보건복지부장관은 건강증진계획의 기본시책 수립을, 지방자치단체장은 이에 따른 건강증진 세부계획을 수립하여 시행토록 하고 있다.

(2) 건강증진의 정의

현대 산업사회로 발전하면서 경제 발전과 전국민건강보험의 실시로 국민건강수준이 크게 향상된 것은 사실이나 산업사회와 도시화에 따른 환경오염의 증대 및 인구의 고령화와 함께 생활양식의 변화 등으로 만성퇴행성 질환 중심의 상병구조의 변화를 가져왔고 이로 말미암아 의료비 증가 등이 주요 보건문제가 되고 있다.

세계보건기구는 건강증진(health promotion)을 '사람들이 자신의 건강을 더욱 잘 관리하고 개선할 수 있도록 하는 과정' 이라고 명시적으로 정의하였다(WHO, 1984).

그린(Green)은 '보건관련행동을 보다 강조하여 건강증진을 건강에 유익한 행동을 유도하기 위한 보건교육적 · 사회적 · 환경적 지원의 조합' 으로 정의하고 있다.

브레슬로(Breslow)는 건강증진은 '질적 · 양적으로 충분한 삶의 가능성을 향상시키는 모든 수단들로서 특정 질환에 대한 예방 이상의 의미를 갖고 있다. 즉, 일반적으로 신체적 · 정신적인 기능을 유지 · 증대시키고 건강에 해로운 요인에 대한 저항력을 기르기 위한 수단들을 포함하고 있다.

건강증진은 흔히 건강지표로 일컬어지는 해부학적 · 생리학적 · 화학적 · 면역학적 · 유전학적 · 행동과학적인 지표들을 강화하는 것을 의미하는 것이고, 건강증진의 접근방식에는 예방의학적 · 환경적 · 행동과학적인 3가지 수단들이 있다' 고 하였다.

건강증진의 정의는 사회적으로 보건의료의 개혁을 강조하는 것으로 1986년 제1차 건강증진에 관한 국제회의에서 건강증진에 관한 '오타와 헌장'을 채택하였다. 오타와 헌장에서 건강증진은 '모든 사람들의 건강 잠재력을 최대한 발휘할 수 있도록 건강평등의 실현에 중점을 두고 동등한 기회와 자원을 확보하는 것'에 목적을 두었다.

표 1-3 건강증진에 대한 접근 방식

건강 문제	예방적 수단	환경적 수단	행동적 수단
고혈압	조기발견	식품의 지방 및 염분감소	과체중과 염분에 대한 인식 고조, 저지방 · 저염분식사
폐암	조기발견 치료	담배선전 억제, 발암물질에 대한 직업적 노출감소	금연 권장
치아상실	충치치료, 치석제거	음료수의 불소화, 설탕생산 · 선전억제	이닦기 권장, 과당식 회피

source : L. Breslow, 1982.

건강증진은 질병발생의 위험이 있는 사람들을 대상으로 생활양식과 습관을 건강에 유익하게 바꾸게 하는, 즉 건강행동의 개선을 통하여 건강향상을 도모하려는 교육적 · 사회적 · 환경적 접근방법의 개입이라고 할 수 있다.

2. 국제건강증진회의

(1) 제 1차 국제건강증진회의(1986년)

1986년 캐나다의 오타와(Ottawa)에서 제1차 국제건강증진회의가 열렸다. 여기서는 세계 인구의 건강을 증진시키기 위해서는 과거와 같이 어떤 특정 질병을 예방하기보다는, 생활양식 전체에 바람직한 변화를 가져올 수 있는 보다 적극적인 사회운동으로의 보건교육이 필요함을 주장하였다. 이를 강조하기 위해 소위 **"오타와 헌장"**을 선포하였으며 건강증진을 위해서는 다음의 5가지 활동이 필요함을 제시하였다.

① 건강한 보건정책 수립에 기여할 수 있어야 하며

② 그러한 정책수립과 그 실천을 가능하게 하는 사회환경 조성이 요구되며

③ 이를 뒷받침하는 지역사회 조직 활동이 요구되며

④ 개인 및 가족과 사회의 건강을 계속 향상시킬 수 있는 방법과 기술에 대한 교육이 따라야 하며

⑤ 나아가서, 전체 보건의료제도의 새로운 방향을 정립할 수 있어야 하는데, 이 모든 과정을 주도하고 추진해 나갈 수 있는 새로운 보건운동의 필요성이 강조되기도 하였다.

캐나다 오타와에서 제시한 건강증진의 구체적인 사항을 살펴보면 아래 그림과 같다.

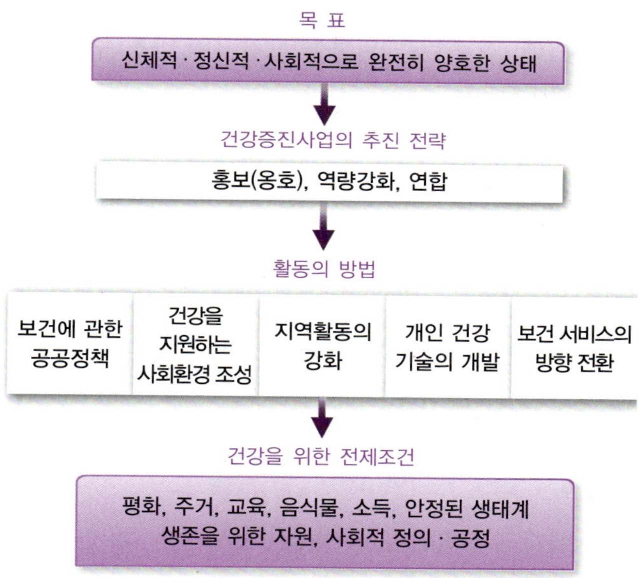

그림 1-4 오타와 헌장 추진도

제1차 국제건강증진회의에서는 보건에 관한 공공정책을 강조하였다. 그 이유는 현대사회에서 국민은 건강권, 기본권을 가지고 있으며 건강행위는 개인이 선택한 행위라기보다는 그 사회문화요소의 하나로 선택하였다고 볼 수 있다. 따라서 그 사회 · 문화 안에 살고 있는 동안은 건강행위가 그 영향을 받기 때문에 국민의 건강을 위해, 국가가 제반 정책을 통해 이를 관리하고 통제할 수 있는 건강정책이 가장 중요 요소이고 기반이 된다고 보았기 때문이다.

또한 건강증진을 성취하기 위해 준수하여야 할 원칙으로 옹호(advocacy), 강화(empowerment), 연합(alliance)을 천명하였다.

(2) 제 2차 국제건강증진회의(1988년)

제 2차 국제건강증진 회의는 애들레이드(Adelaide)에서 개최되었다. 이 회의에서 **건강은 인간의 기본적인 권리**인 동시에 **건전한 사회적 투자**라는 전제로부터 출발하였으며, 건강증진을 위한 정부정책의 중요성에 대해 집중 토의를 하였다.

(3) 제 3차 국제건강증진회의(1991년)

1991년 6월 스웨덴의 순스발(Sundsvall)에서는 건강증진을 위하여 제 3차 국제회의가 개최되었는데, 이 회의에서는 선행된 오타와, 애들레이드에서 합의사항을 재확인함과 동시에 그 실현을 위하여 보건지원 환경 구축의 중요성을 강조하였으며, 이를 위하여 모든 국가는 보다 적극적으로 행동할 것을 촉구하였다.

(4) 제 4차 국제건강증진회의(1997년)

1997년 7월 인도네시아 자카르타(Jakarta)에서 열린 제4차 국제건강증진회의는 **"건강증진은 가치있는 투자"**라는 전제하에 건강의 결정요소를 최초로 표명한 대회이다.

(5) 제 5차 국제건강증진회의(2000년)

2000년 6월 멕시코 멕시코시티(Mexico City)회의에서는 **'건강증진의 형평성 제고를 위한 계층간 격차해소'** 를 주제로 회의가 개최되었다.

(6) 제 6차 국제건강증진회의(2005년)

2005년 8월 태국 방콕(Bangkok)회의에서는 **'건강한 세계로 발전하기 위한 전략 및 생활의 장에 필요한 활동을 제시'** 하고 세계가 지금보다 더 나은 건강을 지향하여 전진하려면 강력한 정치적 행동, 광범위한 참여, 그리고 지속적인 옹호(advocacy)가 요청된다고 표명하였다.

건강증진은 충분히 이용될 필요가 있는 것으로 증명된 효과적 전략들을 이미 가지고 있고, 이들 전략들을 잘 집행하기 위해서는 모든 부문들과 건강의 장에서 다음과 같은 조치들이 취해져야 한다고 주창한다.

(7) 제 7차 국제건강증진회의(2009년)

2009년 10월 케냐 나이로비(Nairobi)에서는 '건강증진의 위기' 라는 화두 아래 **'수행역량격차 해소를 통한 건강증진과 개발'** 이 주제로 펼쳐졌다. 건강증진을 위한 활동을 수행하는 데 있어 역량격차와 관련한 5가지 테마별 주제와 함께 '아프리카의 날' 이 구성되어 진행되었다.

5가지 테마별 주제는

① 지역사회 역량제고(community empowerment)

② 건강지식 및 건강행동(health literacy and health behavior)

③ 보건시스템 강화(strengthening health systems)

④ 파트너십 및 부문 간 활동(partnership and intersectoral action)

⑤ 건강증진 역량구축(building capacity for health promotion) 등이다.

(8) 제 8차 국제건강증진회의(2013년)

2013년 6월 핀란드 헬싱키(Helsinki)에서의 회의는 **"모든 정책에서의 건강(Health in All Policies)"**을 화두로 알마아타 1차 보건의료에 관한 선언(1978년)과 건강증진을 위한 오타와 선언 이래 건강증진의 진척, 영향, 성과들과 목표들을 검토하는 자리였다. 이를 위해 부문 간 활동과 건강에 이로운 공공정책을 건강의 증진, 건강의 형평, 인권의 하나로서 건강의 실현 등을 이루는 중심적 요소들로 확인하였다.

(9) 제9차 국제건강증진회의(2016년)

2016년 11월 중국 상하이(Shanghai)에서의 회의는 "모든 사람에게 건강을 모든 것은 건강을 위해(health for all and all for health)"를 화두로 캐나다 오타와에서 개최 된 최초의 건강증진 글로벌 컨퍼런스 30주년 후 상하이에서 개최되었다. 컨퍼런스에서 위임된 회원국들은 '지속 가능한 개발(Sustainable Development Goals, SDGs)을 위한 2030년 아젠다에서 건강증진에 관한 상하이 선언' 을 하였다.

3. 오타와 헌장의 건강증진 원칙과 활동요소

(1) 건강증진의 원칙

세계보건기구가 1986년에 건강증진에 관한 제1차 국제회의에서 채택해 발표한 오타와 헌장은 각 **국가가 국민의 건강증진을 성취하기 위하여 준수하여야 할 다음 세 가지 원칙**을 정하였다.

① 옹호(Advocacy) : 건강에 대한 대중의 관심을 불러일으키고, 보건의료 수요를 충족시킬 수 있는 건강한 보건정책을 수립해야 한다는 강력한 촉구가 필요하다.

② 역량(Empowerment) : 자신과 가족의 건강을 유지할 수 있게 하는 것을 그들의 권리로서 인정을 하고, 이들이 스스로의 건강관리에 적극 참여하며 자신들의 행동에 책임을 느끼게 해야 한다.

③ 연합(Alliance) : 모든 사람들이 건강을 위한 발전을 계속하도록 건강에 영향을 미치는 경제 · 언론 · 학교 등 모든 관련 분야 전문가들의 연합이 필요하다.

(2) 5대 활동요소

1) 개인의 기술개발 (Develop Personal Skills)

각 개인들이 자신의 건강증진에 필요한 기술을 개발하게 하는 것이다. 이것은 건강을 위한 정보 및 교육의 제공과 일상생활에 필요한 여러 기술들을 강화시킴으로써 이루어질 수 있다. 사람들은 자신의 건강과 자신을 둘러싸고 있는 여러 형태의 환경을 보다 잘 관리할 수 있고, 건강에 이로운 선택을 실현할 수 있는 여지를 넓혀가게 된다.

즉 가정에서, 학교에서, 일터에서, 그리고 지역사회에서 일생 동안 이러한 것들에 대한 학습이 제공되고, 생애의 각 단계에서 필요한 것들을 선택하게 하여 만성질환과 상해를 이겨낼 수 있게 하는 것이 필수적이다. 이와 관련된 행동이 교육기관 · 각 전문기관 · 상업기관 등 모든 기관에서 촉진되어야 한다.

2) 지역사회 활동의 강화 (Strengthen Community Action)

건강증진은 지역사회 주민들이 보다 나은 건강을 누리기 위하여, 일상의 삶에서 건강의 우선순위를 높이고 건강문제를 해결하기 위한 개인적 · 집단적 의사결정에 적극 참여하며, 효과적으로 지역사회를 조직화하고 건강관련 활동을 더욱 활성화하는 것이다. 이 과정에서 가장 중요한 것은 지역사회가 역량을 가지도록 하는 것이다.

3) 건강증진 환경 구축 (Create Supportive Environment)

바람직한 환경을 만들어 가는 것이다. 우리 사회는 복잡하고 사회 각 부문은 상호간에 서로 얽혀져 있다. 건강도 다른 부문들의 목표와 단절되어 존재할 수 없다.

삶에 대한 긍정적인 태도를 증진시키며 예방적 자원을 활용할 수 있고, 건강에 좋은 환경조건을 개발하는 것 등이 모두 바람직한 건강증진 환경의 구축에 속한다.

4) 건강에 관한 공공정책의 수립 (Build Healthy Public Policy)

건강증진정책은 다양한 접근방법, 예를 들면 법률적 조치 · 조세 · 조직의 변화 등을 포함한다. 건강증진정책은 보건 부문 이외 다른 부문에서 건강을 위한 공공정책을 채택하는 데 장애물이 무엇인가를 확인하고 이를 제거하는 방안을 강구하여 실행에 옮겨야 한다. 건강증진에 바람직한 환경의 구축은 바로 모든 공공정책이 건강에 이로운 정책이 될 경우에 비로소 현실화될 수 있다.

5) 보건의료제도의 방향 재설정 (Reorient Health Services)

지역사회 주민의 필요와 요구에 알맞은 서비스를 개발하고 전문인력 훈련에 건강증진을 포함하며, 건강과 다른 분야와의 대화통로를 여는 것을 의미한다.

건강증진에 대한 책임은 각 개인과 지역사회의 여러 집단들 · 보건의료 전문인력들 · 보건의료기관 및 정부 등이 나누어 질 때 성취될 수 있다. 위의 다섯 가지 활동요소들은 건강증진을 실천하는 기본적인 틀이라고 할 수 있다.

4. 우리나라 국민건강증진사업

(1) 국민건강증진사업의 필요성

① 평균수명 연장으로 노인인구의 급속한 증가

② 낮은 건강수명

③ 인구노령화에 따른 질병의 만성화, 난치병의 증가 등 치료중심 의료제도의 보완 필요(치료위주의 비효율적 관리)

④ 사회발전에 따른 생활양식 · 식생활 · 생활환경의 변화는 각종 질환에 대한 새로운 위험요인을 증가시켜 이에 대한 해결방안 필요

⑤ 건강결정 요인의 기여비율 (생활습관 50%, 환경 20%, 유전 20%, 의료서비스 10%)

⑥ 환경오염에 따른 시급한 대책의 필요

⑦ 질병유발 요인의 다양화에 따른 보건의료 이외에 다른 분야와의 협력필요 등

(2) 국민건강증진사업의 기본 목표

1) 1995년 국민건강증진법을 제정하고, 1997년 국민건강증진기금을 조성

2) 2002년 '국민건강증진종합계획(Health Plan 2010)'을 수립

① 국민건강증진사업의 비전 : **"온 국민이 함께 하는 건강세상"**

② 국민건강증진사업의 궁극적인 목표 : **"건강장수와 삶의 질 향상"**

3) 국민건강증진사업의 기본방향

① 만성질환의 주요 원인이 흡연, 음주, 불균형한 영양 등 비건강적 생활양식에 기인한 것이므로 국민건강증진사업 추진의 1차적 초점은 건강생활실천을 위한 금연홍보, 교육 등 교육홍보와 건강생활 지원에 둠

② 국민건강을 저해하는 상병발생의 주요인이 생활양식 및 환경의 변화 등 다요인적 성향임을 고려하여 국민건강증진사업은 보건교육적 수단, 예방의학적 수단, 환경보건학적 수단 등을 이용한 다각적이고 종합적인 접근방법을 고려

③ 보건소가 건강증진사업을 활성화하여 지역주민의 건강관리를 위한 지역사회 중심기관이 될 수 있도록 건강증진사업 역량을 키우고 사업추진을 지원

4) 국민건강증진사업의 추진 전략

① 국민보건교육 강화
② 범국민적 건강생활실천운동 추진
③ 보건의료기관 및 관련단체의 예방보건사업 활성화
④ 건강증진시설 확충과 건강위해 환경요소 규제
⑤ 사업추진에 필요한 정보제공 및 연구 지원활동 강화
⑥ 사업조직 및 제도적 지원체계 구축
⑦ 자원 확보
⑧ 학교보건교육 개선 강화와 산업장 건강증진사업 활성화

5) 국민건강증진사업의 범위와 내용

① 국민건강증진사업

- **건강생활실천사업** : 건강의식 · 행동개선을 위한 일반적 교육홍보, 신체활동 및 운동, 영양 및 식생활, 흡연, 음주, 성교육, 약물사용, 안전사고 등
- **건강보호환경 조성사업** : 지역사회 건강생활실천여건 조성, 산업안전 · 보건, 식품 및 의약품 안전관리, 환경보건
- **질병예방사업** : 고혈압, 당뇨병, 심혈관질환, 암, 만성간질환, 관절염, 감염성 질환, 구강보건, 모자보건, 정신보건 등

② 건강증진지원 사업

- **행정지원 사업** : 장 · 단기 계획 · 시책수립, 조직정비 강화, 법령 및 제도 보강, 인력 · 예산 · 장비 조달 등
- **기술지원 사업** : 매스컴 · 인터넷 등을 이용한 교육홍보 및 건강정보 제공, 교육홍보 자료 · 사업지침의 개발 보급, 사업관리자 및 담당자 교육훈련, 사업의 계획 수립 · 실시 · 평가에 관한 교육지도 등
- **연구개발 사업** : 건강증진사업의 개발, 건강증진사업의 평가, 건강증진정책 지원을 위한 연구개발 분야 등

비 전

모든 사람이 평생 건강을 누리는 사회

총괄 목표

건강수명 연장 | 건강형평성 제고

기본 원칙

1. 국가와 지역사회의 모든 정책 수립에 건강을 우선적으로 반영한다.
2. 보편적인 건강수준의 향상과 건강형평성 제고를 함께 추진한다.
3. 모든 생애과정과 생활터에 적용한다.
4. 건강친화적인 환경을 구축한다.
5. 누구나 참여하여 함께 만들고 누릴 수 있도록 한다.
6. 관련된 모든 부문이 연계하고 협력한다.

중점 과제

건강생활 실천

금연, 절주, 영양, 신체활동, 구강건강

정신건강 관리

자살예방, 치매, 중독, 지역사회 정신건강

비감염성 질환 예방관리

암, 심뇌혈관질환, 비만, 손상

감염 및 기후변화성 질환 예방관리

감염병 예방 및 관리, 감염병 위기 대비·대응, 기후변화성 질환

인구집단별 건강관리

영유아, 아동·청소년, 여성, 노인, 장애인, 근로자, 군인

건강친화적 환경 구축

건강친화적 법제도 개선, 건강정보 이해력 제고, 혁신적 정보기술의 적용, 재원마련 및 운용, 지역사회 자원 확충 및 거버넌스 구축

그림 1-5 제5차 국민건강증진종합계획(HP 2030)

(3) 국민건강증진종합계획 (Health Plan)

1) 국민건강증진종합계획의 수립 (법 제4조)

① 보건복지부장관은 제5조의 규정에 따른 국민건강증진정책심의위원회의 심의를 거쳐 국민건강증진종합계획(이하 "종합계획"이라 한다)을 5년마다 수립하여야 한다. 이 경우 미리 관계중앙행정기관의 장과 협의를 거쳐야 한다.

② 종합계획에 포함되어야 할 사항은 다음과 같다. 〈개정 2014. 3. 18〉

- 국민건강증진의 기본목표 및 추진방향
- 국민건강증진을 위한 주요 추진과제 및 추진방법
- 국민건강증진에 관한 인력의 관리 및 소요재원의 조달방안
- 국민건강증진기금의 운용방안
- 아동 · 여성 · 노인 · 장애인 등 건강취약 집단이나 계층에 대한 건강증진 지원방안
- 국민건강증진 관련 통계 및 정보의 관리 방안
- 그 밖에 국민건강증진을 위하여 필요한 사항

2) 국민건강증진종합계획 개요

- 국민건강증진법(제4조)에 따라 질병 사전예방 및 건강증진을 위한 중장기 정책방향을 제시하는 「국민건강증진종합계획」을 수립
  - 2002년부터 10년 단위로 계획을 수립하고 5년마다 보완계획 마련, 현재까지 총 4차례 종합계획 수립 · 시행
  - 2020년은 제4차 종합계획이 완료되는 해로 향후 10년간의 건강정책을 제시할 제5차 종합계획(HP2030, 2021~2030) 마련 필요
- 국민건강증진종합계획은 건강정책의 총괄목표를 달성하기 위해 다른 법령에 따른 건강증진 관련 정책을 체계적으로 연계하는 계획
  - 건강정책의 문제점과 미래 여건 변화에 대처하기 위한 국가차원의 비전과 목표를 설정하고 실천전략 제시
  - 정부와 지방자치단체의 세부과제별 종합계획 및 연간 실행계획을 일관성 있게 수립하기 위한 지침

표 1-4 국민 건강증진 종합계획

구분	Health Plan 2010		Health Plan 2020	
	제1차 (2002~2010)	제2차 (2006~2010)	제3차(2011~2020) 및 제4차(2016~2020)	
비전	75세 건강장수 실현이 가능한 사회	온 국민이 함께하는 건강세상	온 국민이 함께 만들고 누리는 건강세상	
총괄 목표	건강수명 연장 (2002 66세→ 2010 75.1세 목표)	건강수명 연장 (2005 66세→ 2010 72세 목표)	건강수명 연장 (2010 71.4세→ 2020 75세 목표)	
	–	건강형평성 제고	건강형평성 제고	
대표 지표	–	12개	16개	19개
세부 사업	6개 분야 36개 사업	4개분야 24개 중점 과제108개 사업	6개분야 32개 중점 과제140개 사업	4개분야 27개 중점 과제140개 사업
성과 지표	40개	244개	405개	369개

국민건강증진법 제 4조에 따라 국민 건강증진 및 질병예방을 위해 매 5년마다 수립하는 국가차원의 건강증진 로드맵이다.

① 2002년 제1차 계획(2002~2005) 수립

② 2005년 제2차 계획(2006~2010) 수립

③ 2010년 제3차 계획부터 2011~2020년에 이르는 10년 계획 수립 (HP2020)

④ 2015년 제4차 계획 수립(2016~2020)은 제3차 HP 2020의 중간 수정 형태로 수립

⑤ 2019년 제5차 계획 수립(2021~2030)은 HP 2030을 계획

4) 국민건강증진종합계획 추진

국민건강증진종합계획을 추진함에 있어서 집중적 노력의 대상이 될 중점 사업분야에 대하여 건강결정요인을 중심으로 그 내용을 살펴보면 다음과 같다.

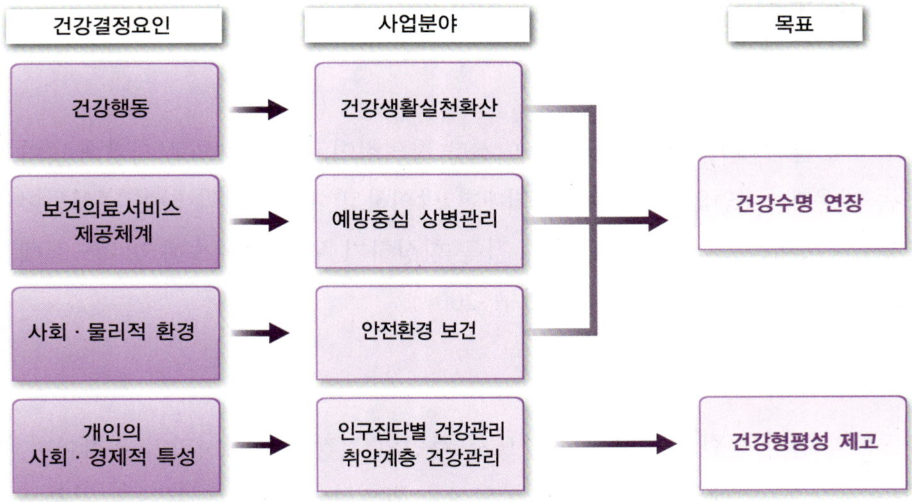

그림 1-6 건강결정요인과 HP 2020의 사업분야 및 목표와의 관련성

표 1-5 분야별 주요 내용

사업분야		주요 내용
건강생활실천		• 금연, 절주, 운동, 영양 등 생활습관 개선
예방중심상병관리	만성퇴행성 질환 관리	• 예방관리를 통해 이를 낮출 수 있는 만성질환을 관리
	감염 및 기후변화성 질환 관리	• 유병률과 조기사망을 낮출 수 있는 감염질환을 관리
정신건강 관리		• 자살예방, 치매, 중독, 지역사회 정신건강
인구집단별 건강관리		• 영유아, 아동 · 청소년, 여성, 노인, 장애인, 근로자, 군인
건강친화적 환경구축		• 법제도 개선, 건강정보 이해력 제고, 재원마련 및 운용, 지역사회 자원 확충 및 거버넌스 구축

5. 건강도시 (Health City)

(1) 건강도시의 정의

도시의 물리적 · 사회적 · 환경적 여건을 창의적이고 지속적으로 개발해 나아가는 가운데, 개인의 잠재능력을 최대한 발휘하고 지역사회의 참여 주체들이 상호협력하며 시민의 건강과 삶의 질을 향상하기 위하여 지속적으로 노력해 나가는 도시를 말한다. (세계보건기구, 2004)

(2) 건강도시의 목적

도시의 건강과 환경을 개선하여 도시 주민의 건강을 향상시키기 위함이며, 이는 지방자치단체와 지역사회의 창의성을 발휘하여 "모든 인류에게 건강을(Health for All)"을 달성하려는 데 있다.

(3) 건강도시의 도입

1986년 도시전체의 환경을 건강증진에 기여하는 쪽으로 개선시키고자 하는 새로운 흐름인 Healthy City 운동이 유럽을 중심으로 제창되었다.

즉, 건강도시사업(healthy city)은 1987년 「Health for All」의 원칙과 오타와 헌장을 토대로 세계보건기구의 유럽지부에서 11개 시범도시로부터 시작되었으며, 현재 전 세계에 약 2,000개의 지역(city, community, municipal)에서 활발하게 진행되고 있다.

우리나라 건강도시는 1986년 초기부터 그 개념이 국내 학계에 소개되어 왔으나, 1996년 과천시 시범사업을 통해 국내 지자체로서는 최초로 시도되었다. 최근 국내 여러 자치단체에서 건강도시 프로젝트를 진행하고 있거나 준비하고 있으며, 이러한 활동을 네트워크로서 뒷받침하기 위해 대한민국건강도시협의회가 발족했다.

(4) 건강도시사업

현대의 건강개념과 오타와 헌장을 배경으로 하여 다음과 같은 내용의 포괄적인 개념들을 지역적 수준으로 실현하는 것이다.

① 건강한 공공보건정책 수립
② 상호 협력하는 지역사회 환경 창출
③ 지역사회 활동 강화
④ 개인의 능력 개발
⑤ 건강에 중점을 둔 보건의료서비스의 재설정

(5) 건강도시의 조건

① 깨끗하고 안전하며, 질 높은 도시의 물리적 환경
② 안정되고 장기적으로 지속 가능한 생태계
③ 계층 간 부문 간 강한 상호지원 체계와 착취하지 않는 지역사회
④ 개개인의 삶, 건강 및 복지에 영향을 미치는 문제에 대한 시민의 높은 참여와 통제
⑤ 모든 시민을 위한 기본적 요구(음식, 물, 주거, 소득, 안전, 직장) 등의 충족
⑥ 시민들 간의 다양한 만남, 상호작용 및 의사소통을 가능하게 하는 기회와 자원에 대한 접근성
⑦ 다양하고 활기 넘치며 혁신적인 도시 경제
⑧ 역사, 문화 및 생물학적 유산 혹은 지역사회 내 모임들과 개인과의 연계 도모
⑨ 모든 시민에 대한 적절한 공중보건 및 치료서비스의 최적화
⑩ 높은 수준의 건강과 낮은 수준의 질병발생

이상의 요건들이 서로 양립할 뿐만 아니라 더불어 이 요소들을 증진시키는 도시 형태를 건강도시라고 할 수 있다.

3. 공중보건의 발달사

1. 세계 공중보건의 발달사

인간이 질병을 관리하고자 하는 노력은 인류의 역사와 더불어 시작되었다고 할 수 있다. 그러나 공중보건학이 학문으로서 체계를 갖춘 것은 18세기 산업혁명 이후로, 20세기에 들어와서 지역사회 보건의료 개념과 건강증진에 관심을 두고 의료의 균형이 중요한 문제로 대두되면서 공중보건학의 비약적인 발전을 보게 되었다.

공중보건의 발전과정을 학자에 따라 다양하게 분류하고 있으나 여기서는 고대기, 중세기, 여명기, 확립기, 발전기로 나누어 살펴본다.

(1) 고대기 (B.C.~A.D. 500년)

원시시대에는 질병을 '하늘이 내린 저주' 라고 생각하여 주술적 · 미신적 · 종교적으로 치료하고자 했으며, 개인위생이나 집단의 위생에 관한 기록에 관하여는 잘 알려져 있지 않으나, 인류의 역사와 더불어 공중보건의 역사는 시작되었다고 할 수 있다. 약 4천 년 전의 인도문명에서는 도시가 계획되어 건설되었고, 그 유적에서 목욕탕과 배수관이 발견되었다.

고대 함무라비 법전에는 의사의 지위나 의료제도 등에 관한 기록이 있었으며, 그리스에서는 급수와 하수를 관장하는 공무원이 있었고, 로마에는 상수도 시설이 있었으며, 정기 인구조사와 공중목욕탕 및 위생공학이 발달하고, 수도와 도로 및 목욕탕을 관리하는 공무원이 있었다.

그리스의 의성 히포크라테스(Hippocrates)가 위생과 보건에 관해 수록한 많은 내용 중 '공기와 물과 토지에 관하여' 에서는 '인체는 네가지 액체(4액체설)로 구성되었으며 인간의 건강은 혈액 · 점액 · 황담즙 · 흑담즙의 네가지 체액의 균형에 의해 유지되고, 생활습관과 환경이 조화를 이룰 때에 비롯되는 것'이라고 하였다.

그는 인간의 질병은 생활양식, 기후, 지형, 공기상태, 음식 등 포괄적인 환경요인에 의해 발생된다고 하는 장기설(瘴氣說, miasma theory)을 주장하였다.

(2) 중세기(500~1500년)

중세 시대의 지적 성향은 오히려 고대 그리스 시대보다 퇴보하여 문화적으로 암흑기라고 표현된다. 이 시대 사상의 핵심을 이룬 초기 기독교의 사상은, 희랍과 로마의 물질주의적 사상에 따른 극도의 사치주의에 대한 반발과 종교적인 경건사상에 의거하여 육체를 경시하고 육체적 금욕을 행동의 규범으로 삼았다.

이러한 사상은 보건학적인 측면에도 영향을 미침으로써 타인의 육체를 보는 것을 죄악시하여 목욕을 기피하고 더러운 의복을 입었다. 또한 질병을 죄악에 대한 벌로 생각하여 기도 · 참회 · 주문 등 주로 주술적이고 종교적 차원에서 보건문제를 해결하였다.

모하메드(Mohammed)가 사망한 후 종교적인 행사로 그의 출생지인 메카(Mecca)에 각처에서 사람들이 모이게 됨으로써 콜레라가 만연하였고, 이 순례자들이 귀향하는 경유지와 그들의 고국에 콜레라를 전파시켰다. 그 결과, 감염병이 범세계적(pandemic)으로 유행하게 되었다.

로마제국 몰락기와 암흑시대에 걸쳐서 나병은 서유럽 사회의 국지적인 질병에 불과했지만 12세기 십자군의 원정으로 유럽의 대도시에 환자가 급격히 늘어났으며, 또한 페스트가 유행하여 수많은 사람이 희생되기도 했다. 발진티푸스나 두창 등 다른 많은 감염병 질환도 십자군의 귀환과 더불어 유럽에 소개되었다. 그 중 동방에서 수입된 가장 악명 높은 감염병은 페스트, 즉 흑사병이었다.

이로 인해 라구사(Ragusa, 1370, 현재의 Dubrovnik)에서는 베네치아로부터 아드리아해를 건너온 이주민에 대해, 예방대책으로 30일에서 나중에는 40일의 격리기간을 두었는데, 그것에 **검역**(quarantine)이라는 이름이 붙게 되었다(quaranta는 이탈리아어로 40일을 의미함). 이것이 기록으로 나타난 최초의 검역방법이었으며, 1383년에 마르세유(Marseille)에서 최초의 검역법이 통과되어 검역소가 설치되었음은 큰 업적이라고 할 수 있다.

이 시대에는 방역의사와 경찰의(警察醫) 및 감정의(鑑定醫) 등의 활동이 활발

했으며, 불결물제거법 · 급수법 · 식품경찰 · 시가청소법 · 건축위생법 등을 제정하였음은 놀라운 사실이다. 중세 후기는 감염병과 공중보건정책에 대한 개념의 성립기라고 할 수 있다.

(3) 여명기(1500~1850년)

여명기는 요람기라고도 하며 문예부흥(1453~1600)으로 중세의 침체에서 벗어나 근대과학기술이 태동하는 시기였고, 산업혁명(1760~1830)으로 공중보건학적 사상이 싹트기 시작한 시기라고도 할 수 있다.

개인위생에서 공중보건으로 개념이 전환된 시기로, 생산수단의 도구가 기계로 대체되면서 대량생산이 가능해짐에 따라 산업혁명이 가속화되었다. 공장 중심으로 도시가 형성되어 도시에 인구가 집중되었으며 노동자, 특히 연소자의 근로조건 등이 심각한 보건문제로 대두하게 되었다.

이로 인하여 이 시대의 보건문제는 주로 빈곤과 작업장환경 및 근로조건에 관련된 것이었으며, 사회개혁론자들이 깊은 관심을 가지고 헌신적 활동을 전개하였다.

채드윅(E.Chadwick, 1743~1819)의 〈Fever report〉에 의하면 도제로 들어가서 일하는 아이들의 반 수 이상이 5년 이내에 사망하였으며, 런던 위생위원회가 1843년에 발표한 사망표와 리버풀 시의 자료를 보면 평균 사망연령이 상류사회는 36세 정도였고 상인들은 22세 정도였으며, 노동자들은 16세 정도였다.

영국의 통계학자 그라운트(John Graunt, 1620~1647)에 의한 인구의 사망, 질병, 기타 생리적 통계에 관한 업적 등은 신뢰할 수 있는 통계수치로서 정부의 정책 확립의 기본이 된다는 것을 역설하여 보건행정의 과학화를 뒷받침하였다.

라마치니(Bernardio Ramazzini, 1633~1714)는 직업병에 관한 저서를 출간하여 산업보건의 기초를 확립하였으며, 독일의 프랑크(J.P. Frank)는 "국민의 건강을 확보하는 것은 국가의 책임이다"라고 주장하고 의사경찰체계라는 위생행정에 관한 12권의 저서를 출간하였다. 이것이 최초의 공중보건학 저서로 알려져 있다.

스웨덴이 1749년에 세계 최초로 국세조사를 실시하였으며, 근대적 의미의 국세조사는 미국이 1790년에 최초로 실시하였다. 제너(E.Jenner)는 1796년에 우두종두법을 개발하였는데 이는 보건사에 아주 중요한 업적이 되었다.

영국은 산업혁명의 소산으로 빈부의 격차가 심해짐으로써 노동자계층에는 빈곤과 질병이 만연하게 되었다. 채드윅은 열병을 조사하여 〈Fever report〉를 작성하였고 이를 정부에 보고한 것이 계기가 되어 1842년에는 공중위생감독 및 각종 위생조사를 위한 보건정책조사위원회가 설치되었으며, 채드윅을 중심으로 〈영국 노동인구의 위생상태에 관한 조사 보고서〉가 만들어졌다.

이 보고서에는 위생개혁의 중요성과 중앙과 지방을 일괄한 보건행정기구 확립의 필요성이 제시되었으며, 이것이 근거가 되어 세계 최초로 1848년에 공중보건법이 제정되었다. 이어서 중앙보건국과 지방보건국이 설치됨으로써 보건행정의 기틀이 마련되었고 1919년에는 세계 최초로 보건부가 설치되었다.

또한, 미국에서는 레뮤얼 새턱(Lemuel Shattuck, 1793~1859)이 1842년에 보건 분야의 지침서라고 불리는 'Report of the sanitary commission of Massachusetts'를 제출하였다.

(4) 확립기 (1850~1900년)

확립기는 세균학의 발달과 면역학 분야의 눈부신 발전으로 인해 예방의학적 사상이 싹트기 시작한 시기이다.

영국의 존 스노(John Snow)는 1855년에 발표한 〈콜레라에 관한 역학조사 보고서〉에서 장기설을 뒤집고 '전염병 감염설'을 입증하는 계기가 되었으며 오늘날 역학조사의 좋은 실례로 남아 있다.

또한 독일의 비스마르크(Bismarck)는 1883년에 세계 최초의 근로자질병보호법을 제정하여 사회보장제도의 기틀을 마련하는 데 기여하였다. 그리고 1862년에 영국 리버풀(Liverpool)시에서 윌리엄 래스본(William Rathborne)이라는 간호사가 방문간호사업을 시작함으로써 오늘날 보건소의 효시가 되었다.

페텐코퍼(Max von Pettenkofer, 1818~1901)는 실험 위생학의 기초를 확립하여 자연환경이 인체에 미치는 영향을 과학적으로 규명하였으며, 특히 1866년에는 최초로 뮌헨대학에 위생학 교실을 창립하였다.

한편 독일의 코흐(R. Koch, 1843~1910)는 파상풍균(1978) · 결핵균(1882), 콜레라균(1883)을 발견하였고, 현대의학의 창시자인 파스퇴르(L. Pasteur,

1822~1895)는 탄저균(1877) · 닭콜레라균(1880)의 발견과 돈단독 백신(1883) · 광견병 백신(1884)을 개발하였다. 그리고 에를리히(Ehrlich, 1854~1915)가 매독치료제인 살바르산(salvarsan)을 발명함으로써 화학요법이 시작되는 등 수많은 세균의 발견, 백신개발, 치료제가 발명되어 질병예방의 기틀이 확립되었다.

(5) 발전기 (1900년 ~ 현재)

확립기의 공중보건학은 영국과 독일 등 유럽을 중심으로 발전하여 왔으나, 발전기의 공중보건학은 영국과 미국을 중심으로 전문적인 분화와 체계적인 종합화를 이루기 시작하였다. 확립기가 미생물학의 시대라고 한다면, 발전기는 탈미생물학의 시대로 질병의 치료 · 예방 중심시대에서 사회학적 및 경제학적 개념이 공중보건학에 추가되었다.

1960년대 이후로 보건의료에 대한 지역사회의 다양한 요구에 부응하기 위하여 포괄의료의 필요성이 대두되었으며, 보건소의 설치 보급으로 지역사회보건사업과 국제적 차원에서 국가 간의 협상을 통해 보건문제를 해결하고자 WHO 등 국제보건기구가 발족되었다.

1978년의 구소련 알마아타회의에서 WHO는, 'Health for all by the year 2000' 이라는 인류건강 실현목표를 설정하고 이를 실현하기 위한 최선의 방법은 1차 보건의료라는 데 의견의 일치를 보았다.

또한 환경오염으로부터 지구를 지키기 위한 세계적인 관심을 불러 일으켰는데, 제1차 국제인간환경회의(1972)는 스웨덴의 스톡홀름에서 'The only one earth' 라는 슬로건을 내걸고 오직 하나뿐인 지구를 오염으로부터 수호할 것을 다짐하는 인간환경선언(자원과 에너지의 유한성 강조)을 하였다.

1973년에는 유엔환경계획(United Nations Environment Program, UNEP)을 설립하였으며, 급기야 국제적 합의를 모색하기 위하여 1992년에는 환경과 개발에 관한 유엔환경개발회의(UNCED)를 브라질의 리우데자네이루에서 개최하였다. 이날 180여 개 회원국의 83개국 정상들이 참석한 가운데 지구환경정상회담을 개최하여 '리우환경선언' 이 선포되는 등 지구보건환경을 위한 적극적인 노력이 추진되었다.

또한 슈퍼컴퓨터가 보급되면서 인간 유전자가 완전 분석되어 보건의료를 비롯한 여러 분야에서 게놈(genome) 프로젝트가 활발해지고 있으며, 난치병 극복을 위한 줄기세포 연구와 인공지능(AI)을 이용한 질병진단 및 치료기술의 발전 등 여러 분야에서 혁명적 변화가 나타나고 있다.

2. 우리나라 공중보건의 발달사

(1) 고대 및 삼국 시대

우리나라 보건의료의 역사는 고대 역사문헌인 단군신화나 위지동이전 등의 기록에서 살펴볼 수 있다. 이들 기록에 의하면 고대인들은 시체를 매장하였으며, 청결하게 의복을 입고 다님으로써 위생에 관한 관심이 있었음을 짐작할 수 있다. 이 시대는 질병을 하늘에서 내린 계시로 간주하는 경향이 있었다.

1) 고구려

왕실의 진료를 담당하는 시의(侍醫)제도가 있었다.

2) 백 제

약부(藥部)라는 관청과 의박사(醫博士), 채약사(採藥師), 약사주(藥使主) 등의 건강을 관장하는 관직이 있었다.

3) 신 라

승의(僧醫)의 활동이 크게 이루어졌고 약전과 같은 의료행정기관과 내공봉의사 · 공봉의사 · 의박사 등이 진료를 담당하였다.

(2) 고려 시대

고려 시대는 신라문화가 계승 · 존속되었으며 특히 고려초기 성종 때는 의박사를 지방에 파견하여 의학교육을 실시하였고, 궁내어약을 담당하는 상약국이 있었다.

고려후기에는 서민의료를 위해 혜민국이 있었으며, 빈민이나 어려운 사람을 위해 대비원과 제위보가 있었다. 또한 보건업무를 관할하는 중앙행정 관청으로 대의감(전의사)을 설치하였다.

(3) 조선 시대

서민의 보건업무를 관장하기 위하여 제생원을 편성하였고, 태종은 의녀제도를 두어 제생원에서 근무하도록 하였다.

조선후기 선조 때 허준이 동의보감을 집필하여 오늘날까지도 동북아시아권에서 한방의학의 주요한 자료로 이용되고 있다. 예조판서 산하에 의약을 다루는 전형사와 왕실의료를 다루는 내의원을 설치하였고, 일반의료행정 및 의과고시를 담당하는 전의감 제도, 서민구료사업을 담당하는 혜민서, 감염병을 담당하는 활인서가 운영되었다.

1894년 갑오경장(甲午更張)을 전후하여 서양의학적 지식이 도입되었으며, 관제개혁에 의한 내부(內部)에 위생국이 설치됨으로써 감염병 예방사무와 의약업무를 담당하였다. 관립병원으로 광제원이 설립(1899년)되었고, 전국 각 지역에는 자혜병원이 설치되었다. 또한 고종 때 종두규칙과 같은 보건관계법규가 공포되어 근대적인 공중보건활동이 전개되기도 하였다.

(4) 일제 강점기 시대

일제 강점기 시대의 보건의료는 식민통치의 일환으로 이루어졌으며, 총독부 관할하에 경무총감부라는 경찰부서에서 보건위생업무가 수행되었다. 그 때문에 당시의 보건행정은 경찰행정이 담당하였고 한국민보다는 한국체류 일본인을 위주로 한 의료체제였다. 이 시기에 천연두 · 장티푸스 · 이질 · 디프테리아 등 감염병에 대한 감염병 관련법규가 제정되어 급성 감염질환의 관리가 이루어졌으며 현대적 의료기관이 서울 및 지방에 설치되기도 하였다.

(5) 해방 이후

1945년 해방과 더불어 보건관련법규와 조직의 제정 · 개편 및 재편작업이 시행되었다. 1945년 9월 미군정청은 위생국을 설치하였고, 같은 해 10월 위생국을 보건후생국으로 확대 · 개편하였다.

1946년 3월에는 보건후생국을 보건후생부로 15개국 47개 행정과로 확대·운영하였는데, 이 시기가 보건관련기구를 가장 크게 운영한 시기였다. 1947년 6월에 미군정이 끝나고 남한의 과도정부가 수립되면서 보건후생부는 7개국으로 축소 운영되었다.

(6) 대한민국 정부수립 이후

1948년 8월 대한민국 정부가 수립되면서 보건후생부는 폐지되고 사회부가 구성되어 보건국은 사회부의 한 부서로 축소되었다. 1949년에는 보건국이 보건부로 다시 독립되어 산하에 의정국, 방역국, 약정국의 3개 부서를 두었다.

1951년 9월 국민의료법이 제정되었는데, 추후 의료법의 모태가 되었다. 1955년에는 보건부와 사회부가 통합되어 보건사회부가 구성되었으며, 1956년 보건소법이 제정되기도 하였다. 각종 산업체와 근로자가 증가함에 따라 1963년 보건사회부의 노동국이 폐지되어 외청으로 이전되었고, 1981년 노동청은 노동부로 확대 승격되었다. 1980년에는 환경청이 독립되어 1994년 환경부로 승격되었다.

한편 보건사회부는 1994년에 정부조직법의 개정에 의해 보건복지부로 개칭되었다가 다시 2008년에 보건복지가족부로 개편되었고 청소년, 가족 기능을 여성부로 이관하고 보건복지정책 중심으로 기능을 개편하는 내용의 정부조직법 개편에 따라 2010년 3월 19일 보건복지부로 다시 이름을 바꾸었다.

2025년 현재 직제는 2차관, 4개실, 6개국을 두고 있으며, 이들과 별개로 장관정책보좌관과 감사관도 두었다.

핵심문제 Check Point Exercise

1. 공중보건 사업을 위한 대상으로 가장 적절한 것은?

① 급성 전염병 환자를 대상으로 한다.
② 질병이 있는 사람들을 대상으로 한다.
③ 가난한 장애인들을 대상으로 한다.
④ 빈민촌의 저소득층을 대상으로 한다.
⑤ 지역사회 전체 주민을 대상으로 한다.

2. 자료를 제대로 확보할 수 있다고 했을 때 국가 간이나 지역 간의 주민건강수준을 평가하는 기초자료로 가장 적합한 것은?

① 영아사망률 ② 모성사망률
③ 의사확보율 ④ 질병발생률
⑤ 일반사망률

3. 건강수명과 관련되어 장애보정 손실연수를 일컫는 것은?

① YLD ② YLL ③ DALY
④ Ham ⑤ LIFE

4. 보건사업의 성격상 가장 우선적으로 관리를 요하는 환자는 ?

① 위암환자 ② 간질환자
③ 치질환자 ④ 당뇨환자
⑤ 이질환자

5. 다음 중 세계보건기구(WHO)가 국가간 보건수준을 비교할 때 사용하는 지표로 적절한 것은?

① 모성사망률(Maternal Mortality Rate)
② 보통사망률(Crude Death Rate)
③ 영아사망률(Infant Mortality Rate)
④ 신생아사망률(Neonatal Mortality Rate)
⑤ 질병사망률(Disease Mortality Rate)

6. 공중보건학의 내용에 포함되지 <u>않는</u> 분야는?

① 영아 및 모성의 건강관리, 가족계획사업
② 산업장 근로자의 신체검사 및 직업병 예방
③ 보건교육을 통한 국민 보건수준 향상
④ 국민에게 다양한 영양공급 및 질병치료
⑤ 질병을 예방하고 지역주민의 건강을 증진

7. 공중보건학의 발전단계상 공중보건학적 사상이 싹튼 시기는?

① 고대기 ② 발전기 ③ 확립기
④ 여명기 ⑤ 중세기

8. 질병의 자연발생설을 부인하고 미생물설을 주장한 근대의학의 창시자로 불리는 사람은?

① 페텐코퍼(Pettenkofer)
② 존스노우(J.Snow)
③ 파스퇴르(Pasteur)
④ 레벤후크(Leeuwen Hook)
⑤ 비스마르크(Bismark)

[해답] 1. ⑤ 2. ① 3. ③ 4. ⑤ 5. ② 6. ④ 7. ④ 8. ③

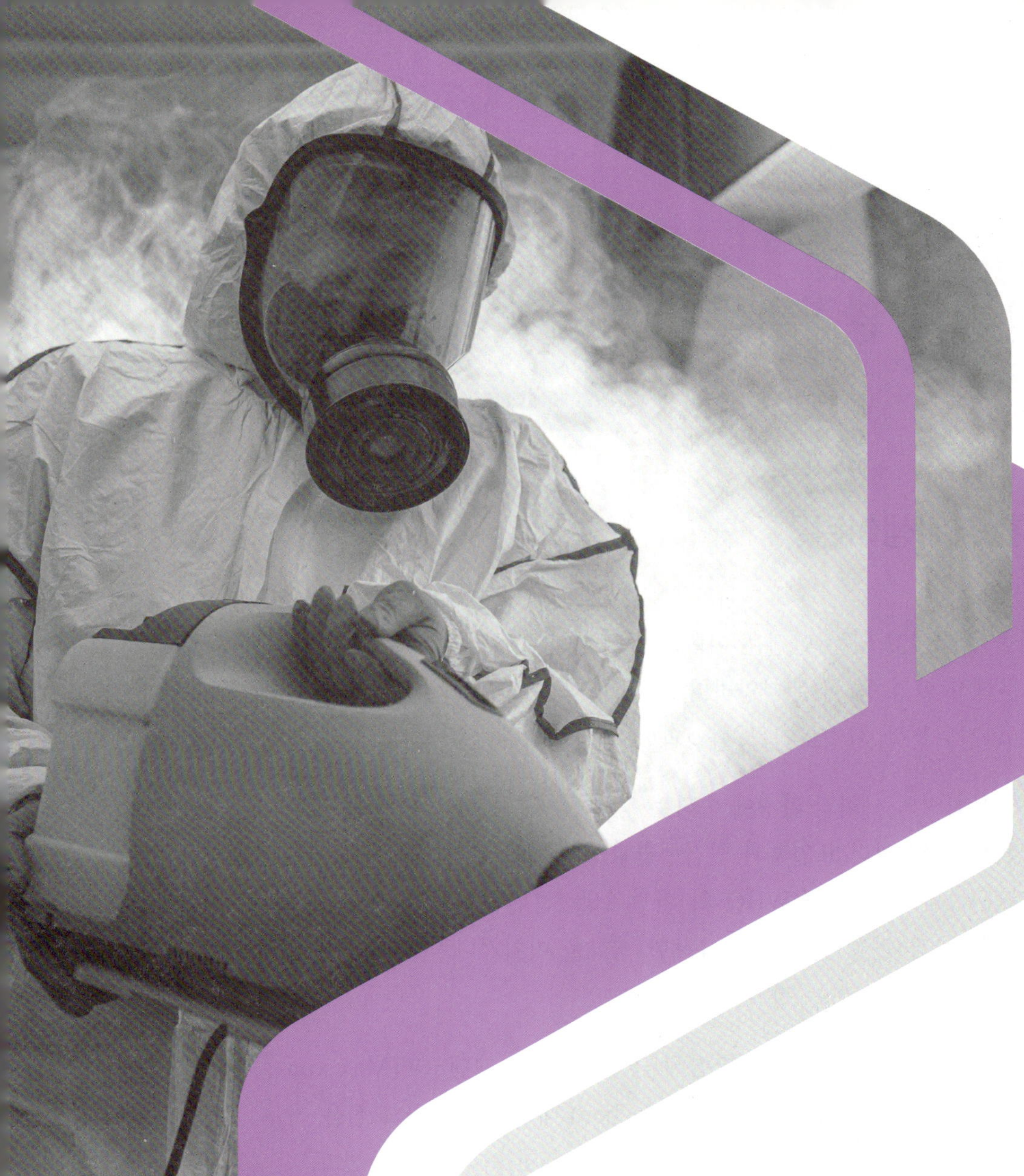

Part II 인간과 환경

Chapter 2

환경위생

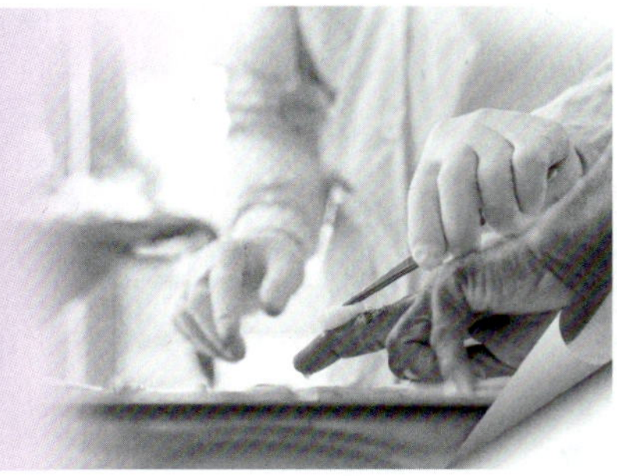

1. 환경위생이란?

우리 인간을 둘러싸고 있는 환경은 이화학적 환경 이외에 생물학적 환경, 사회적 환경, 문화적 환경 등 아주 다양하다. 이들 환경과 인간과의 관계를 다루는 학문으로 환경위생학, 환경보건학, 환경과학, 인간생태학 등이 있다.

환경위생학은 협의의 사회적 환경에 속하는 정치, 경제, 종교, 교육 등을 제외한 나머지 생활환경의 여러 요인들과 인간생활과의 관계를 규명하고 연구하는 학문이다. 따라서 세계보건기구(WHO)의 환경위생전문위원회는 "환경위생이란 인간의 신체발육과 건강 및 생존에 유해한 영향을 미치거나 미칠 가능성이 있는 모든 환경요소를 관리하는 것"이라고 정의하였다.

환경위생학을 근대과학의 하나로 확립해 놓은 사람은 페텐코퍼(Max von Pettenkofer, 1818~1901)이다. 그는 뮌헨(München) 대학에 위생학 교실을 최초로 창립하여 오늘날 환경위생(Environmental sanitation)의 기초를 다졌다.

Essential Concepts

환경위생의 4대 요소

① 공기(기온, 기습, 기류, 기압, 매연, 가스)
② 물(강수, 수량, 수질, 지표수, 지하수)
③ 토지(지온, 지균)
④ 빛, 소리

- 환경
  - 자연적 환경
    - 이화학적 환경 : 기온, 기습, 소음, 수질 등
    - 생물학적 환경 : 동물, 식물, 미생물, 곤충 등
  - 사회적 환경
    - 인위적 환경 : 의복, 식생활, 주택, 위생시설 등
    - 사회적 환경 : 정치, 경제, 종교, 교육 등

2. 기후와 온열요소

1. 기 후

기후(climate)란 어떤 장소에서 매년 반복되는 정상상태에 있는 대기현상의 종합된 상태를 의미하며, 기상이란 대기 중에서 일어나는 자연현상(맑음, 구름, 눈, 바람, 고기압, 저기압, 태풍 등)으로서 일반적으로 대류권 내에서 일어나는 자연현상을 뜻하는 일기의 평균상태를 표시한 것이다.

기후를 구성하는 요소를 기후요소(climate element)라고 하며, 기온 · 기습 · 기류 · 기압 · 풍향 · 풍속 · 강우 · 강설 · 복사량 · 일조량 등을 들 수 있는데, 이 중 기온 · 기습 · 기류를 기후의 3요소라고 한다.

또한 기후요소에 영향을 미치어 기후에 변화를 일으키는 기후인자(climate factor)로는 위도 · 해발 · 지형 · 고도 · 수륙분포 · 해류 등을 들 수 있다.

(1) 기단

기단(氣團, Air mass)이란 대류권 내에 형성되는 물리학적으로 동일 성질을 가진 공기덩어리(氣塊)로서 온기단과 냉기단으로 구분한다. 기단이 냉기단으로 이동하면 온난전선이라고 하며, 그 반대이면 한랭전선이라고 하는데 한랭전선은 보통 다습하며 가벼운 온난전선을 밀어 올려서 비를 내리게 한다.

(2) 기후와 건강

Essential Concepts

지구의 기후대

- 열대: 평균온도 20℃ 이상, 지구면적의 40% 이상
- 온대: 0~20℃, 지구면적의 52%
- 한대: 0℃ 이하, 8%

외부환경의 변동이 장시간 계속되면 생리적인 적응(adaptation)을 거쳐 내부환경의 변화에 의하여 새로운 적응한도가 성립되는 현상을 순화(acclimatization) 현상이라고 하는데, 인간이 환경변화에 적응하지 못하고 적응한도를 벗어나면 건강을 잃게 되고 사망에까지 이르게 된다. 인체의 적응은 환경의 변동이 미미하거나 일시적일 경우, 이에 따른 체내의 변화를 보였다가 원상으로 복귀하는, 즉 항상성(homeostasis)을 유지하는 것을 말한다.

인체의 순화형태는 외부환경의 변화가 장시간 지속되는 상황에서 일어나는 현상으로 고원지대에 사는 원주민에게서 흔히 볼 수 있다.

2. 일 광

태양복사에너지는 단파인 X선이나 γ선으로부터 장파인 라디오파에 이르기까지 파장범위가 넓지만 전체의 99%는 0.136~4.0 μm의 자외선 · 가시광선과 적외선 범위이다.

그리고 그 중 1/2가량이 가시광선역(可視光線域)인 0.38~0.77 μm에 속한다.

태양복사선은 대기 중을 통과하면서 얼마간은 대기에 의해서 흡수된다. 대기의 가장 윗부분인 열권을 통과하면서 0.1 μm 이하 파장의 에너지가 흡수되고 오존층 상부에서 0.13 ~ 0.3 μm 범위의 자외선 영역 에너지가 흡수된다. 또한 대기 중의 수증기, 부유분진, 가스 등에 의한 반사 · 흡수 · 산란에 의해서도 태양 에너지는 차단당한다.

(1) 자외선

1) 물리적 특성

자외선(紫外線, Ultraviolet ray)은 가시광선과 전리복사선 사이의 파장을 가진 전자파로써 1,000~2,800 Å의 원자외선(遠紫外線), 2,800~3,200 Å의 중자외선(中紫外線), 3,150~4,000 Å의 근자외선(近紫外線)으로 분류한다.

특히 2,800~3,200 Å의 파장은 사람의 몸에 유익한 작용을 하기 때문에 생명선(vital ray) 또는 'Dorno의 건강선' 이라고 하는데 도르노(Dorno Arla)가 이를 발견했기 때문에 붙여진 이름이다(1 μm=10,000 Å).

2) 생물학적 특성

① 자외선은 피부 상피층(두께 0.05 mm)에서 흡수되고 강한 홍반작용을 일으킨다. 또한 홍반현상에 이어 색소침착이 생기고 심할 때는 부종 · 수포형성 · 피부박리현상이 생긴다. 자외선에 장시간 폭로 시에 피부암을 일으키는 것으로 알려져 있다.

Reference

- **엘니뇨 현상**(해수온도가 높아지는 현상)

태평양 중남미 부근 적도 해역의 해수온도가 주변보다 약 2~10°C 정도 높아지는 현상을 엘니뇨 현상이라고 한다.
엘니뇨 현상이 있는 해는 적도의 강력한 난류가 동쪽으로 강하게 흘러 페루 부근은 호우가 발생하고 반대편 서부에는 큰 가뭄이 발생한다.

- **라니냐 현상**(해수온도가 낮아지는 현상)

적도 부근의 열대 태평양이 정상상태일 때 해수온도는 동태평양에서 차고, 서태평양에서 따뜻하다. 그러나 라니냐 현상이 발생하면 원래 찬 동태평양의 해수는 더욱 차가워지고 이 차가워진 해수는 서진한다.

② 결막염, 설안염, 백내장을 발생시킬 수도 있다.

③ 2,800~3,200 Å 파장의 자외선에 의하여 체내에 비타민 D가 생성된다.

④ 2,540~2,800 Å 자외선은 핵단백을 파괴하여 살균한다(살균작용).

⑤ 신진대사 촉진, 혈압 강하, 피부결핵이나 관절염 치료에 효과가 있다.

⑥ 자외선은 광이온작용을 할 수 있어 대기 중의 광화학반응에 영향을 미친다.

- 산소분자를 해리하여 오존을 생성한다(1,700~2,200 Å).
- N-N 결합을 끊어 산화질소와 이산화질소를 생성하게 된다.

$$N_2 + O_2 \longrightarrow 2NO, \quad 2NO + O_2 \longrightarrow 2NO_2$$

(2) 가시광선

가시광선(可視光線, Visible ray)은 그 파장이 3,800~7,700 Å의 범위로서 망막을 자극하여 명암과 색채를 식별하게 하며 5,000 Å의 빛에서 가장 강하게 느낀다.

눈은 0.5 Lux에서 10,000 Lux 이상까지도 순응하며 물체를 식별할 수 있으나 눈에 적당한 조도는 100~1,000 Lux이다. 조도가 낮거나 지나치게 강하면 시력저하, 작업능률저하, 안구진탕증을 일으킨다.

(3) 적외선

적외선(赤外線, Infrared ray)은 고열물체의 복사열을 운반하므로 열선이라고도 한다. 또 파장이 7,500 Å 이상인 광선은 파장에 따라서 근적외선(7,500~30,000 Å), 중적외선(30,000~300,000 Å), 원적외선(300,000~1,000,000 Å)으로 구분한다.

적외선은 인체 피부를 투과하므로 온열효과를 가져오고 혈류를 통해서 전신을 가온한다. 그래서 피부온도의 상승, 혈관확장, 피부홍반(색소침착 없음) 등의 작용이 있다. 과량조사는 두통, 현기증, 백내장, 일사병 등을 일으킨다.

3. 온열환경 (溫熱環境)

인간은 항온동물로서 항상 체내에서 열을 생산하고 체외로 열을 방출하며 체온조절을 함으로써 일정체온을 유지한다.

방열작용(이학적 체온조절)에 영향을 미치는 외계환경조건은 기온 · 기습 · 기류 · 복사열로서 이들 4인자를 '4대 온열인자' 또는 '온열요소' 라고 하며, 이들의 종합적인 상태를 '온열상태' 또는 '온열조건' 이라고 한다.

Reference

체온조절

- 체내 근육의 열생산에 의한 화학적 조절
- 피부와 호흡을 통해 열을 방출하는 물리적 조절

(1) 기온

기온(Air temperature)은 생물이 생존하는 데 가장 중요한 기후요소이다. 대기의 온도를 기온이라고 하며, 통상 ℃ 또는 ℉로 표시하는데 $℃ = \frac{9}{5}(℉-32)$의 관계에 있다. 일반적으로 기온이라고 할 때는 실내에서는 1.5 m, 실외에서는 1.2~1.5 m 높이의 건구온도를, 특히 작업장에서는 호흡선의 온도를 측정하는 것이 합리적이다.

하루 중의 최저기온은 일출 전 30분이고 최고기온은 오후 2시경인데, 이들 최고와 최저 기온의 차를 일교차(日較差)라고 한다. 일교차는 산악분지가 크고 산림지역은 작으며 내륙지방이 해안지방에 비하여 크다.

또한 연중 최고 · 최저기온의 차를 연교차(또는 연차)라고 하는데, 열대지방이 적고 온대지방은 비교적 크며 한대지방이 가장 크다.

① 적도지방의 기온은 춘분(春分)과 추분(秋分) 때가 최고이고, 동지(冬至)와 하지(夏至) 때가 최저이며 연교차가 극히 적다.

② 온대지방에서 기온은 북반구 기준 8월이 최고 1월이 최저이며, 연교차가 크다.

③ 한대지방에서 최고는 북반구 기준 7월이고 최저는 1월이며, 연교차는 가장 크다.

평균기온은 높이에 비례하여 하강하는데, 고도 11,000 m 이하에서는 보통 100 m당 0.5~0.7℃ 정도이다(환경감률).

1) 기온의 측정

수은온도계, 알코올온도계, 최고 · 최저온도계, 자기온도계, 건구온도계, 습구온도계, 전기저항온도계 등이 있다. 보통 수은온도계를 많이 사용하고 이상저온상태에서는 알코올온도계를 이용한다.

일반적으로 1일 3회(오전 6시, 오후 2시, 10시) 또는 2회(오전 8시, 오후 8시) 관측하여 그 결과를 산술평균해서 나타낸다.

습구온도는 온도, 습도, 기류의 종합적인 작용에 의하여 결정되므로 생물학적으로 의의가 있어 습구온도계를 '생물학적 온도계' 라고도 한다. 쾌적상태에서는 건구온도보다 3℃ 정도 낮다.

2) 기온과 보건

지구상에서 최고 기온을 기록한 곳은 리비아의 엘 아지지아(El Azizia)로서 58℃(1922.9.13)였고, 가장 낮은 곳은 시베리아의 베르호얀스크(Verhojansk)로 −53℃(1960.8.24)였다.

지역이나 연령에 따라 쾌적기온의 차가 있으나, 건구온도 18 ± 2℃ 범위를 표준기온범위(보건적 온도)로 보고 있다. 한편 실내의 적정온도는 용도에 따라 다른데, 거실의 보건적 온도는 18 ± 2℃, 침실 15 ± 1℃, 병실 21 ± 2℃이다.

(2) 기습

1) 기습 (氣濕, Air Humidity)

습도는 일정온도의 공기 중에 수증기가 포함될 수 있는 정도를 뜻하는 것으로서 포화습도, 절대습도, 상대습도, 포차 등이 이용된다.

① 절대습도: 현재 공기 1 m^3 중에 함유된 수증기량 또는 수증기의 분압을 뜻한다.

② 상대습도(비교습도, Relative humidity): 현재 공기 1 m^3가 포화상태에서 함유할 수 있는 수증기량과 현재 그 공기 중에 함유되어 있는 수증기량과의 비를 %로 나타낸 것이다.

Reference

상대습도(RH)

$= \frac{f}{F} \times 100$

F : 포화습도

f : 절대습도

③ 포화습도 : 일정공기가 함유할 수 있는 수증기량의 한계에 달했을 때(포화 상태)의 공기 중의 수증기량(g)이나 수증기 분압(mmHg)을 뜻한다.
④ 포차(deficiency of saturation) : 포화습도와 절대습도의 차를 의미한다.

공기 중에 함유될 수 있는 수증기량은 기온의 상승에 따라 증가되기 때문에 절대습도의 대소가 공기의 건습과 일치하지 않는 경우가 많다. 따라서 공기의 건습 정도는 상대습도를 이용한다. 측정에는 아스만(Assmann) 통풍습도계, 아우구스트(August) 건습구한란계, 모발습도계, 자기습도계 등이 이용되고 있다.

2) 기습과 보건

기습은 낮에는 수분이 증발하면서 기화열을 흡수하여 온도상승을 억제하고 밤에는 수증기가 응축하면서 응축열을 방출하여 온도하강을 억제함으로써 기후를 완화시키는 작용을 한다.

기습은 생물이 생존함에 있어 절대적으로 필요한 쾌적감각을 주는 기후요소로서 기온에 따라 달라진다. 즉 15℃에서는 70%, 18~20℃에서는 60%, 21~23℃에서는 50%, 24℃에서는 40%가 좋다고 한다. 따라서 쾌적기습의 범위를 40~70%로 보고 있다.

습도가 너무 낮아 실내가 건조하면 호흡기계 질병에 걸리기 쉽고, 반대로 너무 습하면 피부질환에 걸리기 쉽다.

(3) 기류

1) 기류 (氣流, Air Movement)의 정의

기류는 바람으로 기압의 차(기온차에 의한 밀도차이에 기인)에 의하여 형성된다. 기류의 강도를 풍속이라고 하며 측정단위로는 m/sec가 사용된다.

실외의 기류는 고도의 영향을 받아 낮은 고도에 비하여 높은 고도에서 측정하면 강하므로 보통 지상 10 m 고도의 것을 표준으로 하고 있다. 실내기류에 있어서 0.1 m/sec는 무풍, 0.5 m/sec 이하는 '불감기류' 라고 한다. 이는 우리가 바람을 느낄 수 있는 최저한계가 0.5 m/sec이기 때문이다.

실내기류는 풍향이 일정치 않고 풍속이 매우 작기 때문에 1.4 m/sec 이하인 경우는 일반 풍속계로는 측정할 수 없다. 그래서 카타(kata) 한란계를 사용하여 측정하는데 측정범위는 0.05~1.5 m/sec이다.

2) 기류의 보건학적 의의

실제로 기류는 우리의 체열방산과도 밀접하다. 체온이 정상적으로 방산되지 않으면 불쾌감을 느끼게 되고 심하면 울열이 생긴다. 기류는 압력과 냉각력으로 우리의 피부에 적당한 자극(혈관운동 신경, 신진대사에 좋은 영향 등)을 주는 것으로 밝혀졌다.

쾌적한 기류란 실내에서는 0.2~0.3m/sec 정도, 옥외에서는 1.0m/sec 정도일 때이다.

(4) 복사열

복사는 빛과 같은 속도로 전파되는 전자파로서 열을 이동시키는 매개체가 필요없다. 복사열은 적외선에 의한 열이며 태양에너지의 약 50%는 적외선이다. 절대영도(absolute zero) 이상의 모든 물체의 표면에서 방출되므로 실제로 우리 주위에는 언제나 복사열을 내는 발사체가 있다.

태양의 직사광선을 받는다든지 난로와 같은 발열체 주위에 있을 때는 온도계가 표시해 주는 실제 온도보다 더 큰 온감을 느끼게 된다. 이 경우 열의 직접 전달에 그 원인이 있는 것으로 이러한 열의 전달 형태가 복사이다.

복사열의 영향 범위는 거리의 제곱에 비례해서 감소되므로 사람 주위의 물체의 온도가 기온과 큰 차가 없으면 일정한 거리에 떨어진 곳에서는 이런 물체의 영향은 거의 무시될 수 있다.

복사열은 버넌(H. M. Vernon)이 고안한 흑구온도계로 측정하는데, 이 온도계는 지름이 약 15cm이고, 표면은 검은색이면서 광택이 없는 두께 0.5 mm의 빈 구리공에 온도계를 꽂아서 그 구부를 구(球)의 중심에 자리잡게 한 것이다.

Reference

흑구온도계의 직경
흑구온도계는 지름이 6인치이므로
2.54cm × 6 = 15.24cm이다.
* 1 inch = 2.54cm

(5) 온열조건의 종합작용

1) 쾌감대 (快感帶, Comfort Zone)

무풍안정 시에 보통 착의상태에서 쾌감을 느낄 수 있는 영역은 기온 17~18℃에 습도 60~65%일 때이다.

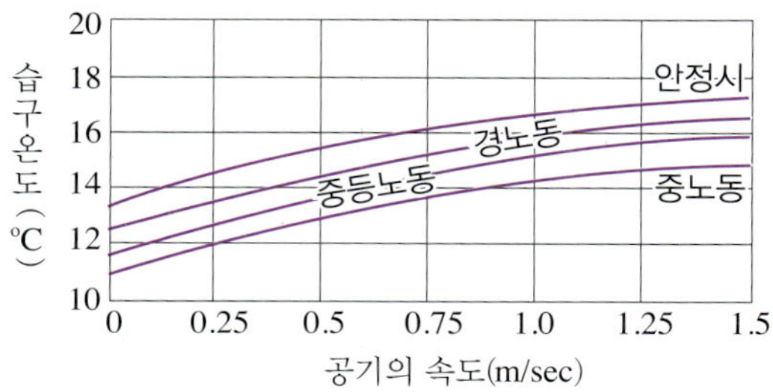

그림 2-1 온 · 습도 및 풍속과 쾌감대의 관계

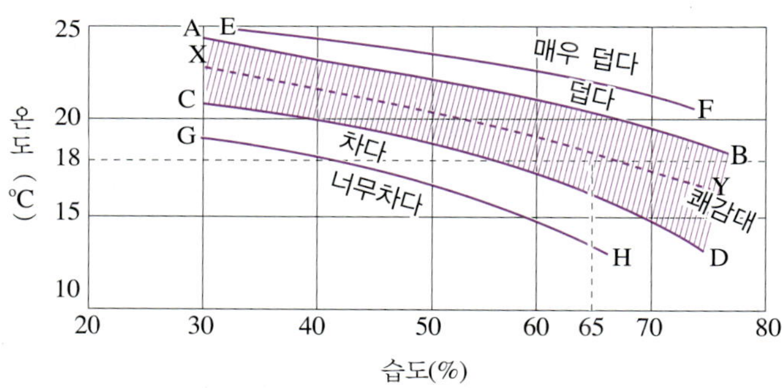

그림 2-2 실내에서의 쾌감대와 온 · 습도의 관계(무풍, 안정 시)

힐과 셰퍼드(Hill & Shephard)는 기온과 습도와의 관계에서 가장 쾌감을 느끼는 점을 '쾌감점' 이라고 하였으며 이러한 점들의 연결을 '쾌감선' 이라고 하였다. 그리고 쾌감선을 중심으로 하여 상하에 있는 범위를 '쾌감대' 라고 하였다.

그림 2-2에 있어서 XY는 쾌감점을 연결한 쾌감선으로서 18℃일 때에 65%가 가장 쾌적한 상태이다. AB와 CD 두 선 사이의 영역은 쾌감대에 해당된다.

쾌감대는 작업, 의복, 개성, 습관 등에 따라서 차이가 있다.

한국인이나 일본인과 같은 동양인은 미국이나 유럽 등 서양인에 비하여 쾌감대가 저온 쪽으로 기운 것으로 밝혀졌다.

2) 감각온도 (感覺溫度, Effective Temperature)

감각온도란 기온 · 기습 · 기류 3인자가 종합하여 인체에 주는 온감(溫感)을 말하며 체감온도 · 유효온도 · 실효온도라고도 한다.

기온 t℃에 습도 100%, 그리고 무풍일 때의 환경을 기준으로 이와 동일한 감각을 주는 기온 · 기습 · 기류의 종합된 상태를 감각온도 t℃로 나타낸 것이다.

감각온도는 피부, 계절, 성별, 연령별 그리고 그 밖의 조건에 따라 변화한다. 그러나 보통 정도 착의 시와 상반신 나체 시는 그림 2-3, 4와 같은 표를 통해서 구할 수 있는데 감각온도와 쾌적대는 중앙에 구획된 부분이다.

여름철 쾌감감각온도는 18~26℃이고 겨울철은 15.6~23℃이다. 최적감각온도는 겨울철이 19℃, 여름철이 21.7℃로서 여름보다 겨울이 낮은 것은 계절에 대한 인체의 기후 순화 결과이다.

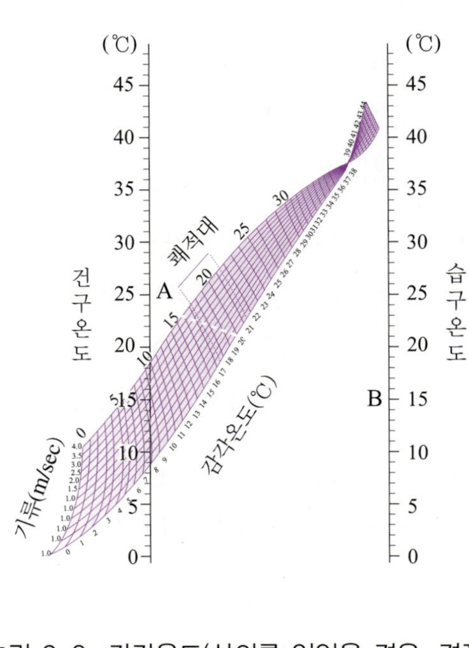

그림 2-3 감각온도(상의를 입었을 경우, 경작업)

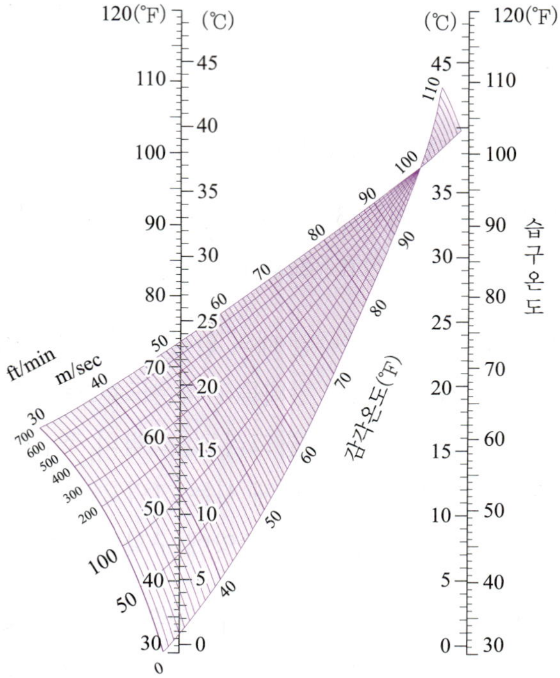

그림 2-4 감각온도표(상의를 벗었을 경우, 안정 시)

3) 불쾌지수 (不快指數, Discomfortable Index)

원래는 각종 기상조건에 따라 공장이나 사무실 등에서 전력소비량을 추정하기 위하여 사용했다. 톰(E.C.Thom)에 의해서 제창되어 미국에서는 1959년 이래 불쾌지수(DI)로 이용되었는데 나라에 따라서는 매일 예보를 하기도 한다.

불쾌지수란 기후상태로 인간이 느끼는 불쾌감을 표시한 것인데, 이 지수는 기온과 습도의 조합으로 구성되어 있어 '온습도지수'라고 한다. 실제로 이 지수는 복사나 기류가 포함되어 있지 않아 감각온도와 차이가 있을 수 있는 결점이 있기 때문에 여름철 실내의 무더위 기준으로만 사용되고 있을 뿐이다.

> *Reference*
>
> **불쾌지수의 제정**
> 공기조절장치를 가진 회사나 공장, 그 밖의 장소의 각종 기상조건 하에서 어느 정도의 전력이 필요한가를 예측하기 위해 고안된 것으로, 미국기상국이 제정하여 발표한 실내 환경에만 적용되는 지수

$$\text{DI} = (\text{건구온도℃} + \text{습구온도℃}) \times 0.72 + 40.6$$
$$= (\text{건구온도°F} + \text{습구온도°F}) \times 0.4 + 15$$

미국인은 불쾌지수(DI)가 70이면 10% 정도의 사람이 불쾌감을 느끼고, 75면 50%, 80이면 거의 모든 사람이, 85면 견딜 수 없는 상태라고 알려져 있다.

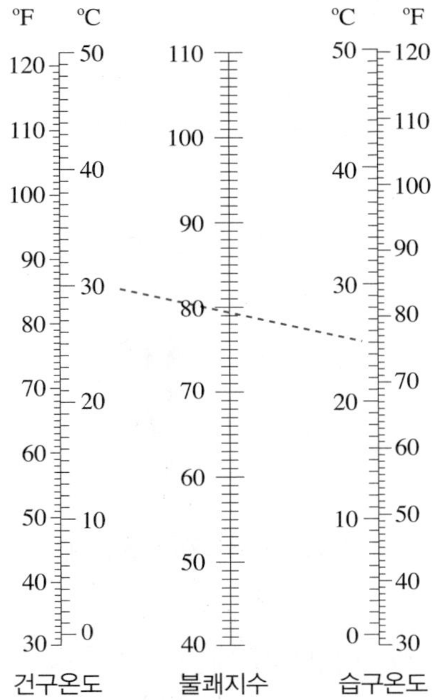

그림 2-5 불쾌지수 산출도표

동양인(한국인)은 불쾌지수가 75면 10%, 85에서 93%의 주민이 불쾌감을 느끼는 것으로 나타났다. 이로써 인종에 따라 차이가 있다는 것을 알 수 있다.

4) 카타 냉각력 (Kata Thermometer Cooling Power)

인체의 방열량은 기온과 기습이 낮고 기류가 클 때에 증대된다. 이 기온, 기습, 기류의 3인자가 종합하여 인체로부터 열을 빼앗는 힘을 그 공기가 가지고 있는 냉각력이라고 한다.

Kata(down의 뜻)온도계는 일반 풍속계로는 측정이 곤란한 불감기류와 같은 미풍을 카타 냉각력을 이용하여 측정하도록 고안되어 있다. 카타온도계는 힐(L. Hill, 1919)이 구부가 인체의 방열량과 같도록 고안한 일종의 유리온도계이다.(그림 2-6)

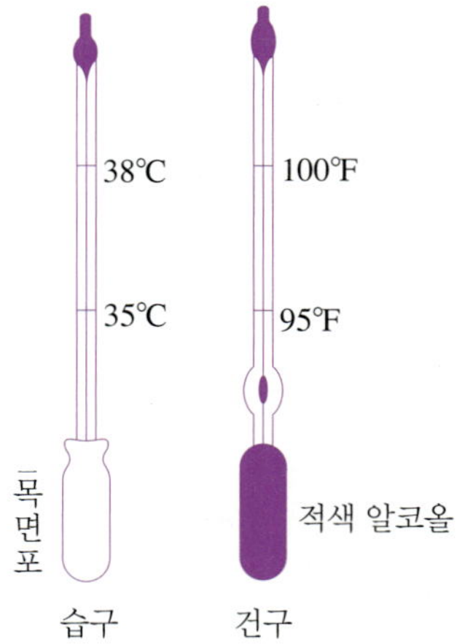

그림 2-6 카타 한란계

온도계를 37.8℃(100℉) 이상으로 데운 후에 측정하고자 하는 환경에서 알코올 주가 37.8℃에서 35℃까지 하강하는 데 소요되는 시간을 측정하여 그 시간 동안 달아난 총 열량(방산열량)을 소요시간으로 나누면 단위시간(매초)에 단위면적(cm^2)에서 손실되는 열량을 구할 수 있다. 이를 카타 냉각력이라고 한다.

카타온도계는 미풍(0.05∼1.5 m/sec)을 정확히 측정할 수 있기 때문에 최근에는 미풍계로도 사용된다.

5) 습구흑구온도지수 (WBGT: Wet Bulb Globe Temperature Index)

고온장애를 방지하기 위하여 태양복사열의 영향을 받는 옥외환경을 평가하는 데 사용하도록 고안된 것으로 감각온도 대신에 사용한다.

고열작업장을 평가하는 지표로도 많이 이용된다. 감각온도와는 달리 기류를 고려하지 않고 건구온도와 자연 습구온도로 계산하는 이 지수는 전문지식 없이도 고온의 부하를 평가할 수 있어서 사용이 간편한 장점이 있다.

우리나라 고열작업장의 허용기준은 '고온의 노출기준'에 근거하여 경작업의 경우에 작업장 WBGT가 30℃ 이하이면 계속작업이 가능하며, 32.2℃인 경우는 25% 작업에 75% 휴식(15분 작업, 45분 휴식)을 취하도록 하고 있다.

(6) 체온조절

1) 정상체온

인간의 체온은 항온성을 가지고 있어서 사계절을 통하여 변화하는 주위환경의 기후조건에도 불구하고 체표온도 37℃(구강온도)를 유지한다.

체온의 정상범위는 36.1~37.2℃이며, 이 범위를 벗어나면 생리적 이상을 초래하게 된다. 체온이 42℃ 이상이면 불가역적 변화를 일으키고(특히 신경조직의 기능마비가 문제됨), 30℃ 이하로 떨어지면 각 기관의 기능이 상실되어 회복불능의 상태가 된다.

2) 체온조절기전

인간이 일정체온을 유지할 수 있는 것은 체내에서 열을 생산하는 화학적 조절(섭취한 양분의 산화)과 이학적 조절(발한, 열전도, 열대류, 열복사 등)에 의해서 이루어지는데, 이 두 기능이 외부의 기후조건에 따라 적절히 균형을 이룸으로써 체온을 일정하게 유지하게 된다.

그런데 이와 같은 체온의 화학적 · 이학적 조절기능의 균형적 기능은 시상하부(視床下部)에 있는 체온조절 중추에 의해서 조절된다. 그 밖에 말초혈관의 수축과 확장, 한선의 발한작용, 골격근의 열생산 및 각종 호르몬의 작용으로 조절이 이루어진다(표 2-1 참조).

표 2-1 체온생산비율 및 체온방산의 비율

체온생산부위	열량(kcal)	비율(%)	방열의 종류	열량(kcal)	비율(%)
골격근	1,000	59.5	소변 및 대변	48	1.8
간장	368	21.9	호기가온(呼氣加溫)	84	3.5
신장	74	4.4	폐포증발	182	7.2
심장	60	3.6	피부에서의 증발	364	14.5
호흡	47	2.8	피부에서의 복사 및 전도	1,792	73.0
기타	131	7.8	1일 방열량 합계	2,470	100.0
계	1,680	100.0			

*자료: 安倍三史 등, "新編 公衆衛生"

3) 지적온도 (Optimum Temperature)

인간의 온도식별 범위는 0.2~1.2℃이고 피부온도가 27~33℃일 때에 제일 민감하며 피부가 순응할 수 있는 온도범위는 10~40℃이다.

체온조절이 가장 원활하게 이루어지고 감각적으로 쾌적한 온도를 지적온도라고 하는데 노동량 · 계절 · 기후 · 성 · 연령 · 의복 · 식사 등에 의해서 영향을 받는다.

3. 공 기

1. 공기의 성분

공기란 지구를 둘러싸고 있는 대기의 하부층을 구성하고 있는 기체로서 해발 10 km 이내의 공기는 99% 정도가 질소와 산소로 구성되어 있으며, 나머지 화학성분이 1% 정도를 점유하고 있다. 건조상태에서 대기권 내의 정상공기의 화학적 조성을 보면 표 2-2와 같다.

Essential Concepts

공기의 유한
대류권: 10 km
성층권: 10~50 km
중간권: 50~90 km
열권: 90~110 km

표 2-2 공기의 화학적 조성

성분	화학 기호	체적 백분율(%)	중량 백분율(%)	성분	화학 기호	체적 백분율(%)	중량 백분율(%)
산소	O_2	20.93	23.01	헬륨	He	0.0005	0.0007
질소	N_2	78.10	75.51	크립톤	Kr	0.0001	0.0003
아르곤	Ar	0.93	1.286	키세논	Xe	미량	미량
이산화탄소	CO_2	0.03	0.04	오존	O_3	미량	미량
네온	Ne	0.0018	0.0012	수소	H_2	미량	미량

2. 공기와 건강

(1) 호흡 (Respiration)

호흡은 폐포 내에서 공기를 구성하고 있는 화학성분의 분압현상에 의하여 이루어지는데, 산소를 취하고 이산화탄소 및 수증기를 배출함으로써 흡기와 호기의 공기조성성분이 달라진다.

호흡을 통해서 취해진 산소는 혈중의 헤모글로빈(Hb)과 결합하여 HbO_2로 되어 각 조직세포에 운반되고, 조직세포에서 발생된 CO_2는 폐포로 운반되어 호기로 배출된다. 이와 같이 폐포 내로 들어간 공기가 가스교환을 마치고 호기로 되어 되돌아 나올 때는 그 성분비율이 변화한다. 대체로 동맥혈 내의 O_2는 19%이고 CO_2는 47%인데, 정맥혈에서는 O_2가 13%이고 CO_2는 52%로 변화되며, 호기 중의 O_2는 17%이고 CO_2는 4%가 된다(표 2-3).

표 2-3 호기와 흡기의 공기조성 성분

구분	산소(O_2, %)	이산화탄소(CO_2, %)	질소(N_2, %)
호기(Expiration air)	17.00	4.00	79.00
흡기(Inspiration air)	20.93	0.03	78.10

(2) 군집독과 공기의 자정작용

1) 군집독

1756년에 캘커타의 형무소에서 146명의 죄수 중 23명을 제외한 전원이 밤사이에 감방에서 사망한 사건이 발생하였다.

사망원인은 산소부족이나 이산화탄소의 과잉이 아니고 공기의 이화학적 조건이 문제로 제기되었다. 밀폐된 작은 방에 다수인이 장시간 있게 되면 불쾌감, 권태감, 두통, 구토, 현기증을 일으키고 때로는 졸도하게 된다. 이와 같은 생리적 이상을 **군집독**(Crowd poisoning, 群集毒)이라고 한다.

이와 같은 현상은 밀폐된 실내에 다수인이 밀집되어 있을 때에 발생한다. 유해작용을 일으킬 수 있는 인자는 취기, 온도, 습도, 기류, 연소가스, 공기이온, 분진 등이다. 따라서 군집독의 예방으로 가장 중요한 것은 환기이다.

2) 공기의 자정작용

옥외의 공기는 가정, 공장 또는 교통기관 등에서 배출되는 각종 가스와 매연, 먼지 등에 의하여 오염되고 생물들의 호흡에 의하여 산소가 소비되며 이산화탄소가 증가된다. 그러나 대기의 자정작용(Self-purification) 때문에 그 조성은 변하지 않고 일정하다.

공기의 자정작용에는 다음과 같은 것이 있다.

① 공기 자체의 희석작용
② 강우나 강설 등에 의한 공기 중 수용성 가스나 분진의 세정작용
③ 산소와 오존 및 과산화수소에 의한 산화작용
④ 태양광선 중 자외선에 의한 살균작용
⑤ 녹색식물의 광합성에 의한 CO_2와 O_2의 교환작용

3. 공기의 종류

(1) 산소

산소는 물질의 산화나 연소에 꼭 필요하며, 생물체의 호흡에 의해 소비된다. 한편, 녹색식물은 광합성에 의하여 이산화탄소를 취하고 산소를 공기 중에 방출한다. 그런데 이와 같이 소비되는 산소의 양과 생산되는 산소의 양은 거의 일치되므로 대기는 일정한 산소농도를 유지하게 된다.

Reference

산소
70%는 바다의 플랑크톤, 30%는 육상식물(숲의 식물)에 의해 만들어진다.

산소가 결핍된 상태에서는 저산소증(hypoxia)이 올 수 있고, 고농도의 산소에서는 산소중독(oxygen poison)이 올 수 있다.

산소농도가 11~12% 정도 되면 호흡곤란이 오고 7% 이하가 되면 사망한다. 저산소증은 지하 10 m 이상의 지하터널작업 또는 높은 산이나 고공비행 중에 발생하기 쉽다. 고도 3~4 km 이상부터는 고산병이 발생할 수 있으므로 4.5 km 이상의 고산 등산 시에는 산소공급이 필요하다.

(2) 이산화탄소

이산화탄소(CO_2)는 무색과 무취의 비독성 가스로서 실내에 다수인이 밀집하여 장시간 있으면 CO_2의 증가가 있을 수 있다. 하지만 일반 가정이나 사무실에서 CO_2의 과다에 의한 피해를 입는 경우는 거의 없다.

실제로 공기 중의 CO_2 농도는 3% 이상에서 불쾌감이 오고, 6% 이상에서 인체에 유해작용을 일으킴으로써 호흡 횟수가 현저히 증가하며, 8%에서 호흡곤란이 오고 10%에서 의식을 상실하고 사망하게 된다.

(3) 일산화탄소

일산화탄소(CO)는 무색, 무취, 무자극성 기체이다. 독성이 크고 공기 중의 비중은 0.976으로 공기보다 가볍다. 확산성과 침투성이 강하여 위험하다. 물체가 불완전 연소할 때에 많이 발생하고 CO_2가 작열한 탄소와 접촉할 때도 발생한다.

일산화탄소를 흡입하여 혈액으로 들어가면 혈중 헤모글로빈(Hb)이 결합하여 COHb(carboxy hemoglobin)을 형성하는데, 헤모글로빈과의 결합능력(친화성)이 산소에 비해 200~300배나 강한 것으로 알려져 있다.

Reference

1 ppm
공기와 오염물질을 포함한 전체부피 10^6 중에서 오염물질의 부피가 1인 경우의 농도를 말하며, 1%로 나타낼 경우는 0.0001%가 된다.

결과적으로 CO는 ① 헤모글로빈의 산소결합능력을 빼앗아 혈중 O_2의 농도를 저하시키고 ② 조직세포에 공급할 산소공급의 부족을 초래하여 산소결핍증(anoxia)을 일으켜 일산화탄소 중독을 유발한다.

작업장에서 일산화탄소 최대허용농도(STEL)는 나라마다 차이가 있다. 1시간 기준으로 400 ppm이고, 8시간 기준으로(TWA)는 50 ppm으로 규정하고 있다.

(4) 질소

공기의 약 78%를 차지하고 있는 질소(N_2)는 불활성 기체이고 정상기압에서는 인체에 직접적인 피해를 주지 않지만 고기압환경이나 감압 시에는 영향을 준다. 잠수작업이나 잠수함작업과 같은 고압환경에서는 마취작용을 일으키며, 고압상태로부터 급속히 감압할 때는 체액 중에 용해되어 있던 질소가 기체로 되면서 기포를 형성하여 모세혈관에 혈전(血栓)현상을 일으킨다.

이 때문에 전신의 동통과 신경마비나 보행곤란 등 중추신경증상을 나타내는데 이를 **감압병**(減壓病) 또는 **잠함병**(caisson disease)이라고 한다.

4. 상 수

1. 물

물은 세포원형질의 주성분으로서 모든 생물이 생명현상을 유지하기 위하여 필요불가결한 요소이다. 인체의 60~70%는 수분으로 되어 있다. 성인에 있어서는 65% 중 40%가 세포 내에 있으며, 20%는 조직 내에 있고 5%는 혈액 내에 존재하는 것으로 밝혀졌다.

인체가 보유하고 있는 수분의 10~15%가 상실되면 생리적 이상이 오고 20% 이상 상실 시에는 생명이 위험하다. 물은 인체 내에서 음식물의 소화, 운반, 영양분의 흡수, 운동, 노폐물의 배설, 호흡, 순환, 체온조절 등의 생리적 작용을 한다. 성인의 경우 하루에 2~3 L의 먹는물이 필요하다.

일상생활에 필요한 물의 양은 최소한 1일 1인당 50 L이며, 수세변소가 있으면 10~20 L가 가산된다.

물의 사용량은 생활수준이 높을수록 많아지므로 현대도시에서 인구 50만 명 이상인 경우에는 1일 1인 최대급수량은 350 L 이상이 적정 급수량으로 계산되고 있다.

Reference

ppm(parts per million)
물의 경우는 (질량)/(부피)인 밀도가 1이기 때문에 mg/L을 ppm으로 나타낼 수 있다. 따라서 수질에서는 1 mg/L을 1 ppm이라고 하지만, 대기에서는 1 ppm이라고 하면 1 mL/m^3으로 나타낸다.

2. 물의 오염

물에 병원미생물이 함유되어 있을 때를 **오염**(contamination)되었다고 하며, 유해 이화학물질이 함유되어 있을 때는 **오탁**(pollution)이라고도 하는데, 우리는 일반적으로 위의 경우를 모두 **물의 오염**이라고 한다.

(1) 수인성 질병의 감염원

감염성이 있는 장티푸스 · 파라티푸스 · 세균성 이질 · 콜레라 · 감염성 설사 · 유행성 간염 등과 같은 질병들의 병원체들이 물에 오염될 경우, 오염수나 생존 가능한 음식물을 통해서 인체에 감염을 일으키므로 감염원으로 작용하게 된다.

Essential Concepts

수인성 감염병의 특징

- 유행지역과 음료수 사용 지역이 일치
- 집단적 또는 폭발적으로 발생(2~3일 이내 폭발적 발생)
- 음료수 중에서 원인 병원체를 검출
- 비교적 잠복기가 길고 치명률과 2차 감염률이 낮다(가족 집적성이 낮다).
- 성별과 직업별 및 연령에 차이가 없음
- 계절에 관계없이 발생하나, 여름에 많이 발생

대체로 수인성 감염병의 병원체는 수중에서 그 수가 증가하지 않고 감소하거나 결국은 사멸되는데, 그 이유는 ① 영양원의 부족 ② 잡균과의 생존경쟁 ③ 일광의 살균작용 ④ 온도의 부적당 ⑤ 삼투압의 부적당 등에 기인한다.

(2) 기생충 질병의 감염원

물과 직 · 간접적으로 관련있는 기생충으로는 간디스토마, 폐디스토마, 주혈흡충, 광절열두조충, 회충, 편충, 구충 등이 있다.

(3) 유해물질의 오염원

산업폐수에서 유출되는 유해물질로는 시안, 수은, 카드뮴, 6가 크롬, 유기인, 페놀, 비소 등이 있다. 이들이 각종 중독성 질환을 일으킨다.

(4) 수중 불소와 우식치

불소가 너무 많은 물을 장기음용하면 **반상치**(mottled tooth, 斑狀齒), 너무 적은 물을 장기음용하면 **치아우식**(dental caries)의 원인이 된다. 특히 8~9세 정도의 어린이에게 많이 발생한다.

(5) 기타

그 밖에 ① 생활환경의 악화, ② 음용수와 공업용수로의 활용가능성 여부, ③ 악취 및 가스 발생, ④ 해충의 서식 및 발생원으로 작용, ⑤ 정수과정 곤란 등을 초래하여 **수도열의 원인**이 되기도 한다.

Reference

수도열(Hannover fever)
1926년 하노버에서 2,500명의 장티푸스 환자가 유행하기에 앞서 약 10배의 발열 · 설사(下痢) 환자가 발생했다. 이는, 장티푸스와 관계없이 발생한 것으로, 그 원인은 대장균 및 잡균 때문인 것으로 알려졌다. 이를 하노버열 또는 수도열(water fever)이라고 한다.

3. 상수도

상수도란 중앙급수로 일정한 인구집단에 대하여 공공적으로 보건상 양질의 물을 공급하기 위한 설비를 뜻한다.

(1) 수원 (水源, Source of Water)

음용수의 수원으로는 산간 계곡의 호수나 계곡수 또는 강물의 복류수가 좋은데, 수원의 특징은 다음과 같다.

① **천수(비, 눈)** : 가장 순수하며 연수인 것이 특징이다. 열대지방이나 섬에서 많이 사용되는데, 대기가 오염된 지역에서는 매연 · 분진 · 세균량이 많다.

② **지표수** : 하천수나 호소수(湖沼水)를 들 수 있는데 오염물이 많을 수 있다.

③ **지하수** : 수온이 낮고 미생물과 유기물이 적으며, 탁도가 낮아서 좋으나 경도가 높다. 채굴 심도가 깊을수록 좋다.

④ **복류수** : 하천과 호의 바닥이나 옆면의 사력층 속을 흐르는 물을 말한다. 하천의 저부 또는 측부에서 취수를 하는 방법을 택한다. 탁도가 낮고 수질도 양호하므로 소도시의 수원으로 이용되는 경우가 많다.

⑤ **해수** : 해수는 3%의 식염을 포함하고 있어 해수 담수화 과정을 거쳐 음용수로 사용할 수 있으나, 비용이 많이 들어 장기간 항해를 위한 함상에서 이용하는 정도이다.

Reference

경도
물의 무기질 이온양을 뜻하며 경도가 높을수록 Ca^{2+}, Mg^{2+}이 많아서 비누가 잘 녹지 않는다.

(2) 도수 (導水)

수원이 멀리 떨어져 있을 때에 물을 정수장까지 도수로를 이용하여 운송하는 것을 말한다.

수원 —(도수로)→ 정수장 —(송수로)→ 배수지 —(배수관 / 급수관)→ 가정, 학교, 공장, 병원 등

(3) 정수 (淨水, Clean Water)

정수장에서 물을 정화시키는 과정으로 침전, 여과, 소독의 순서로 실시된다.

Guide

정수(淨水)
정수란, 원수를 음용 · 공업용 등의 용도에 맞게 처리한 물을 말한다.
(수도법 제 3조)

(4) 송수, 배수 및 급수

정수장에서 배수지까지 송수로를 통하여 끌어가는 과정을 송수라고 하며, 배수지에서 각 가정이나 학교 · 산업장까지의 송수를 급수(또는 배수)라고 한다.

4. 먹는물의 수질관리

우리나라는 먹는물의 수질과 위생을 합리적으로 관리하여 국민건강에 위해를 끼치는 것을 방지하고 생활환경을 개선하는 것을 목적으로 하는 「먹는물관리법」을 제정하여 운영하고 있다.

이 법(제3조)에서 '먹는물'이라 함은 먹는 데에 일반적으로 사용하는 자연상태의 물, 자연상태의 물을 먹기에 적합하도록 처리한 수돗물, 먹는샘물, 먹는염지하수(鹽地下水), 먹는해양심층수(海洋深層水) 등을 말한다.

국가와 지방자치단체는 모든 국민이 질 좋은 먹는물을 공급받을 수 있도록 합리적인 시책을 마련하고 먹는물 관련 영업자에 대하여 알맞은 지도와 관리를 하도록(먹는물관리법 제2조) 규정하고 있다.

따라서 모든 먹는물은 수질기준이나 수질검사와 같은 수질관리 부문에 관하여는 먹는물관리법의 적용을 받고 있다.(먹는물관리법 제5조제1항 참조)

5. 상수원 보호구역

환경부장관은 상수원 확보와 수질 보전을 위해 필요하다고 인정되는 지역을 상수원 보호를 위한 구역으로 지정하거나 변경할 수 있다. (수도법 제7조제1항)

(1) 상수원 보호구역 금지행위(수도법 제7조제3항)

① 수질오염물질, 특정수질유해물질을 사용하거나 버리는 행위(물환경보전법 제2조제7호 및 제8호)
② 유해화학물질을 사용하거나 버리는 행위(화학물질관리법 제2조제7호)
③ 농약을 사용하거나 버리는 행위(농약관리법 제2조제1호)
④ 폐기물을 사용하거나 버리는 행위(폐기물관리법 제2조제1호)
⑤ 오수 · 분뇨를 사용하거나 버리는 행위(하수도법 제2조제1호 및 제2호)
⑥ 가축분뇨를 사용하거나 버리는 행위(가축분뇨의 관리 및 이용에 관한 법률 제2조제2호)
⑦ 그 밖에 상수원을 오염시킬 명백한 위험이 있는 행위로서 대통령령으로 정하는 금지 행위(수도법 시행령 제12조)가 있다.

(2) 샘물보전구역의 지정 (먹는물관리법 제8조의 3)

시 · 도지사는 샘물의 수질보전을 위하여 다음 각 호의 어느 하나에 해당하는 지역 및 그 주변지역을 샘물보전구역으로 지정할 수 있다.

① 인체에 이로운 무기물질이 많이 함유되어 있어 먹는샘물의 원수(原水)로 이용가치가 높은 샘물이 부존(賦存)되어 있는 지역
② 샘물의 수량이 풍부하게 부존되어 있는 지역
③ 그 밖에 샘물의 수질보전을 위하여 필요한 지역으로서 대통령령으로 정하는 지역

5. 물의 정화

1. 물의 자정작용

Essential Concepts

물의 자정작용
① 희석작용
② 침전작용
③ 자외선(일광)에 의한 살균작용
④ 산화작용
⑤ 수중생물에 의한 식균작용

지표수가 시간이 경과됨에 따라 자연적으로 정화되어 가는 작용을 물의 자정작용이라고 하며, 이는 흐르는 물에 비하여 정지수(靜止水)에서 더욱 왕성하다.

이런 자정작용은 수중의 미생물이나 불순물이 물리·화학적 및 생물학적 작용을 받아 안정되어 무해화되는 과정이다.

2. 정수법

물의 인공적인 정수법(淨水法)은 침전, 여과, 소독의 3종류가 있다. 수원에 따라 특수정수법에 의한 처리가 필요할 때도 있다.

(1) 침 전

침전에는 보통침전과 약품침전의 2종류가 있다.

1) 보통침전

침전지에서 유속을 느리게 하거나 멈추게 하여 부유물을 침전시키는 방법이다. 이 과정을 거치면 색도, 탁도, 세균 등의 감소가 일어난다.

시간이 많이 소요되어 '완속침전법' 이라고도 한다.

2) 약품침전

보통침전법으로 침전되지 않는 부유물은 응집제를 주입하여 불용성 응집물인 플록(floc)을 형성하게 한 후에 침전시키는 방법이다.

사용되는 응집제에는 황산반토{황산알루미늄[$Al_2(SO_4)_3 \cdot 18H_2O$]}, 염화제이철($FeCl_3$), 황산제이철[$Fe_2(SO_4)_3$], 황산제일철($FeSO_4$), 폴리염화알루미늄(PAC, poly aluminium chloride) 등이 있다.

이 방법은 **'급속침전법'** 이라고 하며 세균 수의 감소 이외에 부유물 · 색도 · 탁도 · 냄새 · 이미 등을 제거한다.

(2) 여 과

밀즈(Mills)는 1893년에 매사추세츠 주에서 물을 여과 급수하여 장티푸스 · 이질 · 설사 · 장염 등의 환자와 일반 사망률을 감소시켰으며, 같은 해에 독일 라인케(Reincke)도 강물을 여과하여 함부르크 시민에게 공급하였는데 밀즈와 같은 결과를 얻게 되어 그 후에 세드윅(Sedwick)과 맥너트(Mac Nutt)는 **'Mills-Reincke 현상'** 이라고 불렀다.

여과에는 완속사여과법과 급속사여과법의 두 종류가 있다.

1) 완속사여과법 (Slow Sand Filtration)

1829년에 제임스 심프슨(James Simpson)이 영국에서 최초로 처리한 방법으로 **영국식 여과법**이라고도 한다.

① **침전지** : 원수를 보통침전 시킨 후에 여과지로 보낸다. 침전지에서 12~40시간 정치(靜置) 시키면 냄새가 감소되고 색도와 탁도는 50~95%, 균수는 40~95% 감소된다.

② **여과지** : 여과지 제일 위층에 세사(細砂, 직경 0.25~0.3 mm)를 60~90 cm 깔고 하층에는 입자가 큰 모래 · 작은 자갈(소석) · 굵은 자갈(중석)을 각각 10~15 cm 두께로 깔며 최하층에는 큰 자갈(礎石)을 빈틈없이 깐다.

원수 중의 부유물 또는 불순물은 원수를 여과하면 세사층의 상부에 남아 콜로이드(Colloid) 상의 막을 형성하게 되는데, 이 막에서 세균 · 조류 · 부유물 등의 여과작용이 이루어진다. 이 막을 **여과막**(Dirt cover) 또는 **생물막**(Vital layer)이라고도 한다.

이 여과막이 너무 두터워져서 여과 효과가 떨어지면 여과를 멈추고 막힌 모래층을 긁어낸 후에 새로운 모래를 깔아서 사면 대치를 한다.

2) 급속사여과법 (Rapid Sand Filtration)

1893년경에 미국에서 시작한 방법으로 **미국식 여과법**이라고도 한다.

① **침전지** : 약품침전 시에 응집제는 주로 황산알루미늄을 사용한다.

② **여과지** : 여상의 모래는 완속사여과지의 모래보다 더 굵은 모래(직경 0.45~0.70 mm)를 사용한다. 여과막이 빨리 두터워지므로 압축공기를 이용하여 물을 역류시켜 세척하는데 손실수두(물 높이)가 커지면 실시한다.

수원의 탁도와 색도가 높거나 조류발생이 많고 철분량이 많을 때에 추운 지역이나 대도시에서 주로 이용된다.

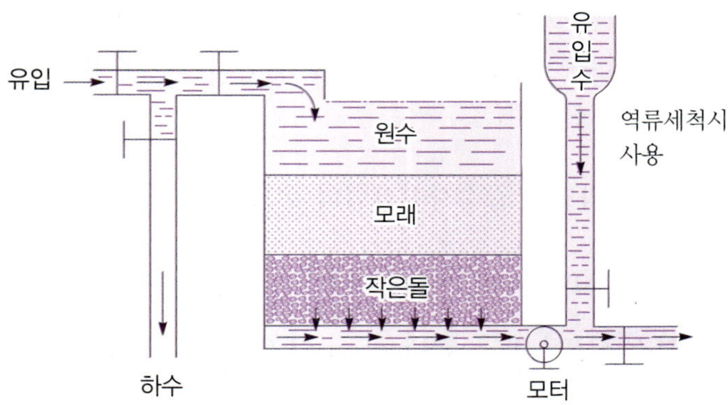

그림 2-7 급속사여과지의 단면

표 2-4 완속사여과법과 급속사여과법의 비교

구 분	완속여과	급속여과
침전법	보통침전법	약품침전법
청소방법	사면대치	역류세척
여과소독	3 m(6~7 m)/day	120 m/day
1차 사용일수	20~60일(1~2개월)	12시간~2일(1일)
탁도, 색도가 높을 때	–	좋다
이끼류가 발생되기 쉬운 장소	–	좋다
수면이 동결되기 쉬운 장소	–	좋다
면적	광대한 면적	좁은 면적
비용	건설비가 많이 든다. 경상비는 적게 든다.	완속사여과법과 반대
세균 제거율	98~99%	95~98%

3. 소 독

침전 여과 과정을 거치는 동안 99%까지 수중 세균을 제거할 수 있으나 절대 안전하다고는 볼 수 없으므로 소독(Disinfection)이 필요하다. 원수가 깨끗한 경우에도 침전이나 여과는 생략할 수 있으나 소독은 제외할 수 없다.

물의 소독에는 ① 열 ② 자외선 ③ 화학적 방법 ④ 이온변화 ⑤ pH변화 등 여러 방법이 이용되는데 상수소독에는 염소소독이 주로 많이 사용된다.

(1) 염소소독법 (Chlorination)

염소소독에는 액체염소, 이산화염소(ClO_2), 차아염소산나트륨(Sodium hypochlorite), 표백분(Bleaching powder)에 의한 염소소독 등이 있다. 이 중에서 가장 많이 사용되고 있는 것은 액체염소(염소를 0℃에서 4기압으로 액화시킨 것)로 그 이유는 취급이 간편하고 값이 싸기 때문이다.

상수 소독약으로서 염소의 장점은 ① 강한 소독력 ② 우수한 잔류효과 ③ 조작의 간편 ④ 적은 비용(경제적) 등을 들 수 있으나 반대로 냄새가 많고 독성[예: THM(Trihalomethane) 등]이 있다는 단점이 있다.

(2) 염소소독의 원리

1) 유리잔류염소 형성

염소는 강한 산화력을 가지고 있다. 물에 주입된 염소는 수중에서 가수분해되어 다음과 같이 유리잔류염소를 생성한다.

$$Cl_2 + H_2O \rightleftarrows HCl + HOCl(\text{차아염소산}) \rightarrow pH\ 4\ \text{이하}$$
$$HOCl \rightleftarrows H^+ + OCl^- \rightarrow pH\ 7$$

이온화는 수용액의 pH 영향을 받아 산성, 중성에서는 HOCl로 존재하며, 약알칼리성에서는 OCl^- 이 증가한다. 유리잔류염소인 OCl^-이나 HOCl 모두 살균력이 있으나 HOCl 이 살균력이 더욱 강한 것으로 밝혀졌다. 그러므로 염소소독 시에는 약산성이나 중성에서 실시하는 것이 효과적이다.

2) 결합잔류염소 형성

염소소독의 경우, 수중에 암모니아 또는 암모니아 화합물이 있을 때에는 유리잔류염소와 다음과 같이 반응하여 결합잔류염소인 클로라민을 형성한다.

$$HOCl + NH_3 \rightleftarrows NH_2Cl + H_2O \text{ (monochloramine)}$$
$$HOCl + NH_2Cl \rightleftarrows NHCl_2 + H_2O \text{ (dichloramine)}$$
$$HOCl + NHCl_2 \rightleftarrows NCl_3 + H_2O \text{ (trichloramine)}$$

(3) 불연속점 염소처리

수중에 염소를 주입하면 순수한 물의 경우는 주입량에 정비례하여 잔류염소량이 증가한다.(그림 2-8 직선) 즉, 물의 염소요구량은 0이다.

그러나 수중에 암모니아와 같은 물질이 함유되어 있는 경우에는 곡선 b와 같이 일정한 시간까지는 염소주입량에 비례하여 잔류염소가 증가하다가 일정시간이 지나면 주입염소량이 증가하여도 잔류염소는 감소하여 최저에 달하며, 0에 가깝게 내려갔다가 그 이후에는 다시 투입량에 비례하여 증가한다. 이 최저에 달한 시기를 '불연속점' 이라고 한다.

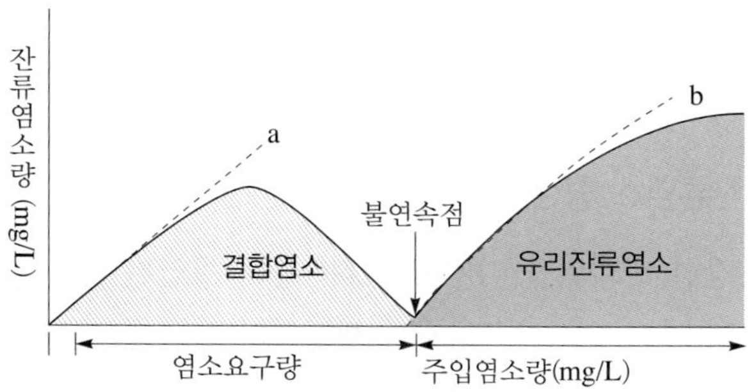

그림 2-8 잔류염소 곡선

불연속점 이전 단계에서는 염소가 암모니아성 질소와 같은 물질과 작용하여 클로라민이 형성되기 때문에 주입량에 비례하여 잔류염소가 검출되지 않지만 점차 염소주입량이 증대되면 암모니아가 염소에 의해 완전히 산화되어 불연속점에서는 염소나 클로라민이 거의 0에 달하게 된다. 이 이후부터는 염소주입량에 비례하여 유리잔류염소가 증가하게 된다.

불연속점을 발견하여 그 이상 염소를 주입하여 처리하는 것을 불연속점 염소처리(break point chlorination)라고 한다. 또 수중의 유기물질을 산화시키는 데 필요한 염소의 양을 염소요구량이라고 하며, 불연속점 이전까지 소요된 염소량이 그 물의 염소요구량이다.

잔류염소는 송수 · 배수 · 급수되는 과정과 물을 받아 사용하는 과정에서 오염될 수 있는 미생물을 소독할 수 있는 것이다. 일반적으로 유리잔류염소는 0.1 mg/L 이상이 있어야만 된다.

(4) 부활현상

물을 염소소독하면 수중 세균은 0 또는 0에 가깝도록 감소되지만, 어떤 때는 염소처리 후에 어느 정도 시간이 지나면 세균이 다시 증가하는 경우가 있다. 이런 현상을 부활현상(after growth)이라고 한다.

① 염소가 소실되면 아포형성균이 발아증식한다.
② 수중의 식균생물이 염소소독으로 사멸되기 때문에 잔존하고 있던 세균이 급증한다.
③ 염소에 의하여 조류 등 수중생물이 사멸하면 이것이 잔존하고 있던 세균의 영양원으로 되어 세균이 급증한다.

4. 특수정수법

(1) 조류제거법 (Algae 생물제거법)

대부분의 자연 수역에서 조류가 발생하고 있다. 이와 같은 조류가 때로는 다량 발생하여 **'물의 꽃**(수화, Water-bloom)' 을 일으키기도 하는데, 심한 경우 수질의 악화로 음용수로 사용할 수 없는 결과를 초래할 수 있다. 또한 조류가 많이 발생하면 여과지를 폐색시켜 여과에 어려움을 겪기도 한다.

조류현상은 유수(流水)보다 정체수에서 더욱 빈번하며 부영양호에서 잘 일어난다. 조류제거에는 황산동($CuSO_4 \cdot 5H_2O$)이 가장 많이 이용된다. 그 밖에 염소 등을 사용하는데, 황산동의 경우에 주입량은 조류의 종류에 따라 다르나 0.6~1.2 mg/L이 적당하다.

그러나 근본적으로는 ① N나 P 등과 같은 영양염류 유입원에 대한 대책 ② 수질향상 및 보존대책 ③ 조류의 관리대책으로 나누어 세심한 관리가 이루어져야 한다.

(2) 경수연화법 (硬水軟化法, Water Softening Method)

경도의 원인으로는 주로 Ca이나 Mg 이온이 주가 되는데 이 양자가 물에 용해되어 있는 양을 탄산칼슘량으로 환산하여 그 농도를 ppm으로 나타낸 것이 경도이다. 따라서 경도 1이란 물 1 m^3 중에 산화칼슘 10 g이 함유될 때를 의미한다.

이 양은 10 ppm의 CaO 양이 된다. 일반적으로 Ca이나 Mg이 중탄산염, 탄산염, 황산염의 형태로 수중에 많이 함유되어 있을 때에 이런 물을 경수라고 한다.

경수는 물맛이 나쁘고 비누거품이 일어나기 힘들며 보일러 파이프에 결석(boiler stone)을 만들어 돌발사고를 일으키는 경우가 있다. 그래서 경수를 연수로 만들어 사용한다. 끓여서 연화되는 물을 일시경수(temporary hard water)라고 하며 끓여도 연화되지 않는 물을 영구경수(permanent hard water)라고 한다.

경수를 연수로 만들 때는 Ca이나 Mg의 불용성 화합물을 만들어 침전시켜 이들 금속이온을 제거시키는 원리를 적용한다. 최근에는 이온교환수지법 등을 사용하기도 한다.

5. 우물 소독

주로 표백분($CaOCl_2$, Bleaching powder)을 사용하는데, 표백분은 25% 정도의 유효염소량을 갖고 있다. 표백분은 물에 용해가 잘 안 되므로 일단 용액으로 만든 다음에 희석하여 투입하고 진탕교반한다.

감염병 발생 시나 병원균 오염이 있을 때는 용해시킨 50%의 표백분을 소독하고자 하는 물의 1/500 양으로 투입하고 교반한 후에 12시간 이상 방치해 두면 된다. 그러나 일상 사용 시는 음용수의 잔류염소가 0.1 mg/L 이상이면 된다. 표백분을 투입하면 차아염소산을 형성하여 살균작용을 한다.

$$2CaOCl_2 + 2H_2O \rightarrow CaCl_2 + Ca(OH)_2 + 2HOCl$$

6. 우물의 위생관리

물이 지하로 침투해 들어감에 따라 본래 있던 미생물을 포함한 부유물은 없어지는 경향이 있으므로 우물을 팔 때에 지하 7 m 이상을 파서 지하수를 이용하는 것이 권장된다. 특히 우물물은 소화기계 감염병의 병원체에 오염되기 쉽기 때문에 이에 대한 위생관리가 요망된다.

일반적으로 우물이 **위생적으로 갖추어야 할 3대 조건**은 구조, 위치, 관리이다.

7. 수도(水道)의 정의 (수도법 제3조)

'수도' 란 관로(管路), 그 밖의 공작물을 사용하여 원수나 정수를 공급하는 시설의 전부를 말하며 일반수도 · 공업용수도 및 전용수도로 구분한다. 다만, 일시적인 목적으로 설치된 시설과 농업생산기반시설은 제외한다.(제5호)

'수도시설' 이란 원수나 정수를 공급하기 위한 취수(取水) · 저수(貯水) · 도수(導水) · 정수(淨水) · 송수(送水) · 배수시설(配水施設), 급수설비, 그 밖에 수도에 관련된 시설을 말한다.(제17호)

1) **원수**(原水) : 음용(飮用) · 공업용 등으로 제공되는 자연 상태의 물을 말한다. 다만, 농어촌정비법에 따른 농어촌용수는 제외하되 가뭄 등의 비상 시 대통령령으로 정하는 바에 따라 환경부장관이 농림축산식품부장관 또는 해양수산부장관과 합의하여 원수로 사용하기로 한 경우에는 원수로 본다.
2) **상수원** : 음용 · 공업용 등으로 제공하기 위하여 취수시설(取水施設)을 설치한 지역의 하천 · 호소(湖沼) · 지하수 · 해수(海水) 등을 말한다.
3) **광역상수원** : 둘 이상의 지방자치단체에 공급되는 상수원을 말한다.
4) **정수**(淨水) : 원수를 음용 · 공업용 등의 용도에 맞게 처리한 물을 말한다.
5) **일반수도** : 광역상수도 · 지방상수도 및 마을상수도를 말한다.
6) **공업용수도** : 공업용수도사업자가 원수 또는 정수를 공업용에 맞게 처리하여 공급하는 수도를 말한다.
7) **전용수도** : 전용상수도와 전용공업용수도를 말한다.

8) **전용상수도** : 100명 이상을 수용하는 기숙사 · 사택 · 요양소, 그 밖의 시설에서 사용되는 자가용의 수도와 수도사업에 제공되는 수도 외의 수도로서 100명 이상 5천 명 이내의 급수인구(학교 · 교회 등의 유동인구를 포함한다)에 대하여 원수나 정수를 공급하는 수도를 말한다.

9) **전용공업용수도** : 수도사업에 제공되는 수도 외의 수도로서 원수 또는 정수를 공업용에 맞게 처리하여 사용하는 수도를 말한다.

10) **소규모급수시설** : 주민이 공동으로 설치 · 관리하는 급수인구 100명 미만 또는 1일 공급량 $20m^3$ 미만인 급수시설

8. 중수도 (Wastewater Reclamation and Reusing System)

1) **중수도**는 배수나 하수를 처리, 재생한 것을 청소, 화장실, 살수 등의 양질의 물을 필요로 하지 않는 부분에 상수도와는 다른 계통으로 공급하는 수도시설이다. 연면적 6만 m^2 이상의 대형 호텔과 백화점, 하루 $1,500m^3$ 이상의 폐수를 배출하는 공장은 중수도를 설치해야 한다.

2) **중수도의 설치 · 관리**(물의 재이용 촉진 및 지원에 관한 법률 제9조)

시설물의 신축 · 증축 · 개축 또는 재축하거나 개발사업을 시행하려는 자는 환경부령으로 정하는 바에 따라 단독 또는 공동으로 물 사용량의 10퍼센트 이상을 재이용할 수 있도록 중수도를 설치 · 운영하여야 한다. 다만, 물 사용량의 10퍼센트 이상을 하 · 폐수처리수 재처리수로 공급받거나 빗물을 이용하는 경우에는 그러하지 아니하다.

Reference

중수도의 법적 정의

중수도란 사용한 수돗물을 생활용수나 공업용수 등으로 재활용할 수 있도록 다시 처리하는 시설을 말한다. (수도법 제3조)

6. 하 수

1. 하수란?

하수라 함은 우리생활에 의하여 생기는 오수를 말하며 ① 가정하수(취사, 세탁, 목욕, 수세변소 등) ② 산업폐수 ③ 지하수 ④ 천수(비, 눈) 등으로 이루어지는데, 하수량은 급수량에 비례하며 문화의 발전에 따라 증가된다.

하수를 처리하지 않고 방류하면 미관을 해친다. 게다가 악취발생 · 세균의 번식 · 해충 및 쥐의 서식 등으로 시민의 정서를 해칠 뿐만 아니라 보건위생상 여러 가지 문제를 야기시키고, 더욱 나아가서 하천이나 해양을 오염시켜 수산자원에도 악영향을 끼치는 등 경제적 손실의 원인도 된다. 그러므로 하수는 적당한 설비에 의하여 위생적으로 운반되고 처리되어야 한다.

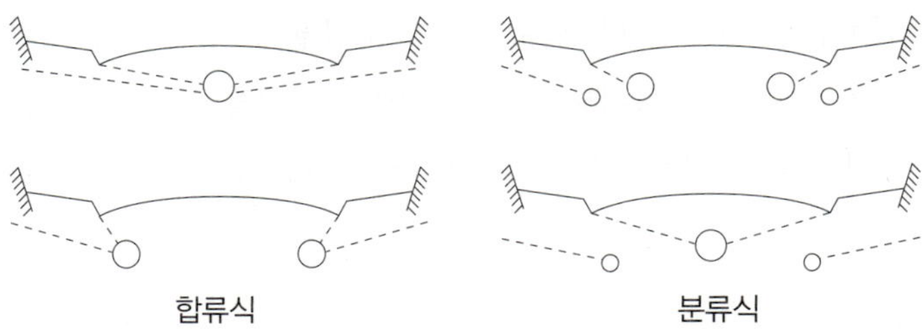

그림 2-9 합류식 하수도와 분류식 하수도

하수를 운반하는 시설을 하수도라고 하는데, 하수도에는 가정용수나 천수 등 모든 하수를 운반하는 **합류식**(combined system)과 천수를 별도로 운반하는 **분류식**(separate system) 및 천수와 가정용수 등의 일부를 섞어 운반하는 **혼합식**(mixed system)이 있다.

합류식은 ① 건설비가 적게 들고 ② 우수에 의해 하수관이 자연 청소되며, ③ 시공 · 수리 · 검사 · 청소 등을 용이하게 할 수 있는 등 여러 가지 장점이 있으나 ① 우기에 처리능력이 부족할 때는 범람의 우려가 있고 ② 천수를 별도로 이용할 수 없으며 ③ 갈수기에는 유속이 감속되고 침전물이 생겨서 하수관이 막히기 쉽고 ④ 악취가 발생하며 ⑤ 미관을 해치는 등 단점이 있다.

2. 하수처리 과정

하수처리(Sewage treatment)법에는 희석법, 침전법, 관개법, 부패조법, 임호프 탱크(Imhoff tank)법, 접촉여상법, 안정지법, 살수여상법, 활성오니법 등 여러 가지 방법이 있다. 그 중 가장 진보된 방법은 활성오니법이다. 일반적으로 **하수처리과정**은 ① 예비처리 ② 본처리 ③ 오니처리의 단계를 거친다.

(1) 예비처리

하수 유입구에서 하수 중에 함유된 큰 부유물질이나 고형물질을 제진망(screen)을 설치하여 자주 제거하고 침사조에서는 비중 2.65에 직경 0.2 mm 이상의 토사 등과 같이 비중이 큰 물질을 0.15~0.3 m/sec 정도로 유속을 감속하여 침전시킨다.

그리고 침전지에서는 screening이나 침사지에서 제거되지 않은 부유물질을 제거하기 위하여 하수유속을 아주 느리게 하거나 완전히 멈추게 하여 부유물을 침전시키는 보통침전(유속 0.3~0.6 m/min, 12시간)이나 약품침전을 실시하는데, 약품침전(3~5시간)을 할 때에는 황산알루미늄만을 사용하거나 또는 황산알루미늄을 주성분으로 하고 보조제로 소다회 · 소석회 · 황산철 등을 이용하는 방법을 택한다.

(2) 본처리

1) 혐기성 처리 (嫌氣性處理, Anaerobic Treatment)

혐기성균이 무산소 상태에서 유기물을 분해하는 과정이다. 탄화수소계 물질을 분해하여 메탄, 이산화탄소, 유기산을 생성하고 C, H, O, N, S 화합물인 단백질 등을 분해하여 아미노산, 암모니아, 황화수소, 메르캅탄(mercaptan) 등을 생성한다.

① 부패조 (腐敗槽, Septic Tank)

단순한 탱크로 이 안에서 하수 중 가장 가벼운 것은 부유하여 부사(scum)를 형성함으로써 공기를 차단한다. 이 때문에 무산소상태가 되어 혐기성균에 의한 분해작용(부패작용)이 촉진되어 오니는 액화되고 또한 가스를 발생한다. 부사를 뚫고 나온 가스는 냄새가 나고 유출하는 하수는 흑색이며, 때로는 악취가 나는 단점이 있다. 소규모의 분뇨 및 하수처리에 이용된다.

② 임호프 탱크 (Imhoff Tank)

1907년 칼 임호프(Karl Imhoff)가 부패조의 결점을 보완하여 고안한 것으로, 침전실과 오니소화실로 분리하고 액체 · 고체의 분리와 부패작용(오니소화작용)을 겸한 장치로 오니층과 탈리액이 분리되도록 만들어져 있다.

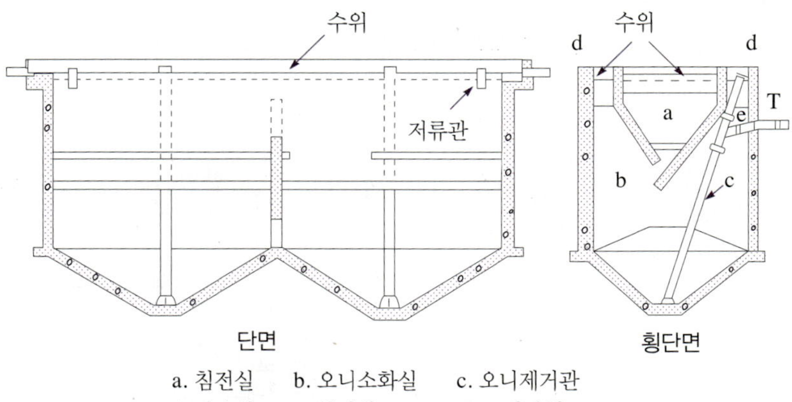

그림 2-10 임호프 탱크(Imhoff tank)

오니소화실에서 발생하는 가스와 부사가 침전실로 역류할 수 없도록 되어 있고 오니소화실에서는 충분히 부패시킨 후에 방출할 수 있도록 되어 있다. 이때 가스출구에서는 불쾌한 냄새가 난다. 소규모의 하수처리에 이용된다.

2) 호기성 분해처리 (Aerobic Treatment)

호기성 처리법에는 관개법, 접촉여상법, 산화지법, 살수여상법, 활성오니법 등이 있다. 그 중 살수여상법(trickling filter process)과 활성오니법(activated sludge process)이 대표적이어서 하수처리의 2대 방법이라고 할 수 있다.

호기성 분해처리 시에는 이산화탄소의 발생이 많다.

① 활성오니법

1912년에 영국에서 시작된 방법으로 생물학적 처리법 중 가장 진보된 하수처리 방식이다. 이 방식은 제 1 침전지를 거쳐 나온 하수에 하수체적의 20~30%에 달하는 활성오니를 가하고 2~4시간 충분한 공기를 공급하여 호기성 균의 활동에 의하여 유기물을 산화시키는 방법이다. 폭기의 방법으로는 산기판법과 기계적 교반법이 있는데, 다공질(多孔質)의 산기판을 설치하여 압축공기를 공급하는 산기판법이 가장 발전된 방법이다.

폭기조를 거친 하수는 제 2 침전지로 옮겨 2~3시간 체류시킨 후 상징액은 방류하고 침강오니의 일부는 반송하여 재사용하며, 여분의 활성오니는 예비처리에서 얻어진 오니와 함께 소화조에 보내어 혐기성 처리한 후 처분한다.

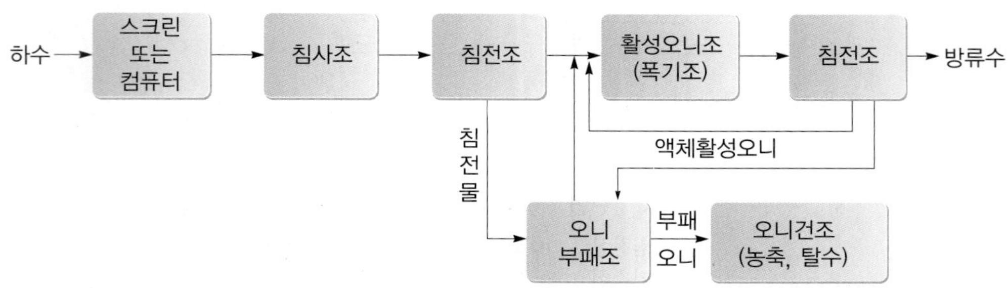

그림 2-11 활성오니처리장의 계통도

② 살수여상법(Trickling filter)

접촉여상법의 진보된 방법이라고 생각할 수 있다.

비교적 큰 쇄석(碎石, 직경 2.5~10 cm)이나 코크스를 두께 1.8~3 m 정도로 쌓아 여상으로 한다.

여상에 예비처리된 하수를 살포하면 쇄석에 증식하는 미생물과 더불어 생물막을 형성하게 되는데, 표면의 미생물은 호기적 활동을 하나 막의 저부에는 산소 공급이 단절되어 혐기성 미생물에 의한 혐기성 처리가 이루어진다.

살수하는 방법으로는 ① 분수식 ② 주행식 ③ 회전식 등이 있다.

▶ **활성오니법과 살수여상법의 비교**

- **활성오니법**은 살수여상법에 비하여 고도로 숙련된 기술을 필요로 한다.
  살수여상법에 비하여 경제적이다.
  살수여상법에 비해 처리면적이 적어도 가능하다.
- **살수여상법**은 수량이 갑자기 변화해도 처리가 용이하다.
  높은 수압을 필요로 한다.
  파리가 발생하거나 악취가 발생하는 단점이 있다.
- **활성오니처리법**은 도시하수처리에 많이 이용되고 있으며, 살수여상법은 산업폐수나 분뇨소화 처리 후 탈리액의 처리에 주로 이용된다.

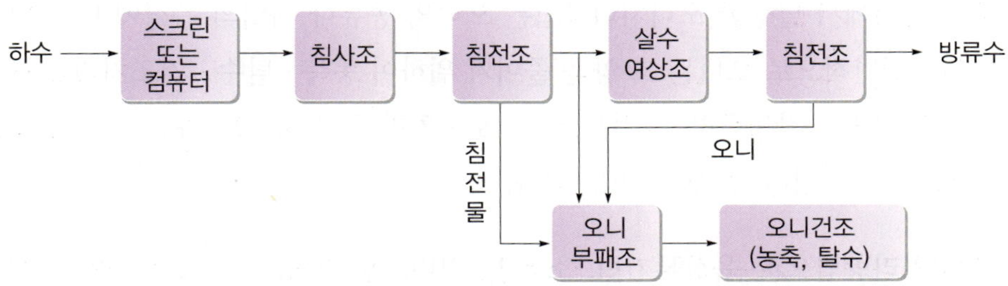

그림 2-12 살수여상처리장의 계통도

③ 산화지법(안정지법, Oxidation pond)

산화지법이란 물의 생물학적 · 화학적 · 물리적 자정작용에 의하여 하수를 처리하는 호기성 처리법의 한 종류이다.

조류의 광합성을 돕기 위하여 수심은 90cm 정도가 좋고 계속적으로 처리하기 위하여 연못을 2개 이상 이용하도록 하는 것이 좋다.

산화지의 원리는

- 호기적 상태에서 호기성균이 유기물을 분해하여 이산화탄소와 물 등의 무기물로 만든다.
- 조류(algae)는 이들 무기양분을 이용하고, 이산화탄소와 빛을 이용하여 광합성을 하고 산소를 방출하여 호기적 상태를 유지시켜 준다.

  소도시와 같은 소규모의 하수처리에 적당하다.

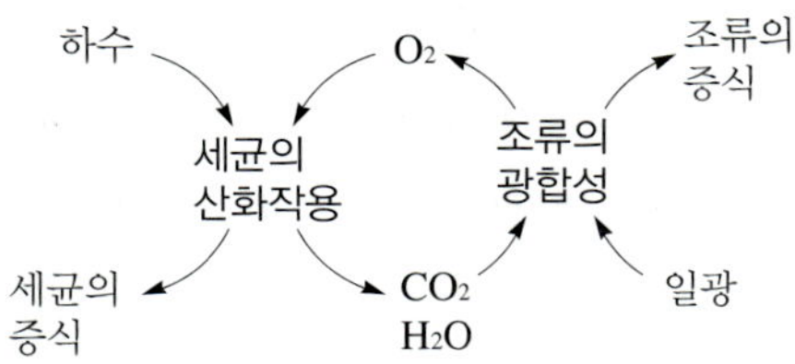

그림 2-13 산화지법의 하수 안정화 과정

(3) 오니 처리 (Sludge disposal)

하수처리에서 발생한 오니처리방법은 오니의 종류나 지역의 특성에 따라 다르지만, 일반적으로 오니는 그 양을 줄이기 위하여 농축 · 탈수 · 건조처리를 해야 한다. 그러나 안정화하기 위해 소화 · 소각처리 등을 하기도 하고, 중금속 등은 격리시키기 위해 고형화하기도 한다.

오니처리방법으로 육상투기법, 소각법, 퇴비화법, 사상건조법, 소화법 등이 일반적으로 이용되고 있다.

소화법이란 소화조에 오니를 넣어 혐기성 분해를 시킴으로써 오니 중 유기물을 안정화하고 병원미생물을 사멸시키는 방법이다. 충분히 소화된 오니는 건조시켜 비료화할 수도 있으며 경우에 따라서는 육상에 투기할 수도 있다. 제일 진보된 오니처리법이다.

Reference

- **생화학적 산소요구량**(Biochemical Oxygen Demand: BOD)
분해 가능한 유기물질이 호기성 세균의 작용에 의해서 분해·산화되어 보다 안정된 무기물질과 가스체로 되는 데 사용되는 수중 용존 산소의 손실량.
- **용존산소**(Dissolved oxygen; DO)
수중에 용해되어 있는 산소량을 말하며, mg/L로 표시.

3. 하수시험

하수의 수질검사는 이화학적 검사와 생물학적 검사에 따라 여러 가지가 있으나, 그 중에서도 생물화학적 산소요구량(BOD)과 화학적 산소요구량(COD) 및 용존산소량(DO)의 측정이 주로 사용되고 있다.

7. 폐기물 처리

1. 폐기물 처리

폐기물(廢棄物)이란 쓰레기, 연소재, 오니, 폐유, 폐산, 폐알칼리, 동물들의 사체 등으로 사람의 생활이나 사업활동에 불필요한 물질이다.

(1) 폐기물의 분류

폐기물은 일반가정이나 소규모 작업장에서 발생되는 '생활 폐기물(사업장 폐기물 외의 폐기물)'과 사업장에서 발생되는 '사업장 폐기물'로 크게 구분된다. 구체적 구분은 다음과 같다.

1) 생활 폐기물

① 가정 생활 폐기물 : 단독이나 공동주택에서 배출되는 생활 폐기물

② 사업장 생활 폐기물 : 제조업의 배출시설계 폐기물을 제외한 모든 폐기물, 비제조업(시장, 상가 등)에서 배출되는 폐기물

2) 사업장 폐기물

① 사업장 배출시설계 폐기물: 대기환경, 수질환경 등 배출시설을 설치한 사업장의 제조 공정 등에서 배출되는 폐기물(오니류, 폐금속류)

② 건설 폐기물: 건설공사로 인하여 공사를 착공하는 때부터 완료 시까지 건설현장에서 발생되는 5톤 이상의 폐기물(콘크리트 포함)

③ 지정 및 의료폐기물: 사업장 폐기물 중 폐유, 폐산, 폐알칼리, 인체적출물 및 감염 우려가 있는 폐기물

이상의 분류와 같이 사업장에서 나오는 것이라 하더라도 생활 폐기물은 생활 폐기물로 분류하고 있다.

(2) 생활 폐기물의 수집, 운반, 보관 및 처리

생활 폐기물 수집방법으로는 ① 용기수집 ② 대(袋)수집 ③ 쓰레기통(dust box) 수집 등이 있다.

용기수집은 플라스틱 등의 용기를 이용하여 수집하였다가 쓰레기 수집차가 오는 날이 되면 문 밖에 내놓거나 일정장소에 운반하여 수집한 후 용기가 비워지면 용기만을 회수해 오는 방법이다.

대수집은 폴리에틸렌이나 지류(紙類)의 주머니나 부대에 쓰레기를 넣어서 수집해 가도록 하는 방법이며, dust box 수집은 일정장소에 대형 쓰레기통을 비치하여 놓고 수집차가 설치된 크레인으로 들어올려 수집하는 방식인데 여러 세대의 쓰레기를 같이 수집하는 방법으로 아파트 단지에서 이용되고 있다.

(3) 생활폐기물 처리

부엌쓰레기는 가축의 사료로 이용가능하고, 가연성 부엌쓰레기는 퇴비로 사용하거나 소각로 이용 시에 열을 재사용할 수 있다.

도시에서는 생활폐기물의 양적인 증가 때문에 처리장소 선정이나 처리방법 채택 등이 문제점으로 제기되고 있는데 **생활폐기물처리법**으로 ① 위생적 매립법 ② 소각법 ③ 비료화법 ④ 가축사료 이용 등이 있다.

1) 위생적 매립법

저지대에 쓰레기를 매립 후 매일 복토하는 방법으로 불연성 폐기물에 적당하나, 부엌쓰레기만 매립할 때는 악취나 쥐 · 파리 발생 등의 위험이 크다.

처리비용이 적게 들고 처리방법이 용이하며 매립 후 토지를 이용할 수 있다는 장점이 있다. 그러나 매립과정에서 발생하는 악취나 쥐 · 파리 등에 의한 생활환경의 악화와 지하수의 오염 같은 환경오염이 문제점으로 제기되고 있다. 매립 후 5년이면 지반침하는 안정화되지만 주택 건립 시에는 안정성을 기하기 위하여 20년 가량 경과 후에 하는 것이 좋다.

① 매립지의 선정 및 관리

매립지는 민가에서 멀리 떨어져야 하고 저지대 산골짜기 등이 적당하며, 악취의 발생이나 파리 · 쥐 등의 서식, 그리고 수질오염이나 자연화재가 발생되지 않도록 해야 한다.

② 매립처리

Reference

지정 폐기물
사업장 폐기물 중 폐유, 폐산 등 주변환경을 오염시키거나 감염성 폐기물 등 인체에 위해를 줄 수 있는 유해한 물질로서 대통령령이 정하는 폐기물을 말한다.

매립지의 선정에 따라 ㉠ 구매립법 ㉡ 저지매립법 ㉢ 경사지매립법으로 구분한다.

생활 폐기물의 매립 시는 어느 정도 통기성을 유지해 주어야 한다. 따라서 매립 생활 폐기물 한 층의 높이는 3 m 이내로 하도록 하고 있다. 가장 적당한 높이는 1~2 m이다.

생활 폐기물을 매립한 후에는 반드시 복토를 해 주어야 하는데 24시간 이내에 15~30 cm, 최종 복토인 경우는 60 cm 이상의 두께로 하여 악취의 발생이나 쥐의 서식을 방지하여야 한다.

2) 소각처분

합리적으로 운영되면 미생물을 완전히 멸균시키므로 가장 위생적인 방법이다. 그러나 화재의 위험성이나 대기오염 등이 문제로 되고 있다.

① **현지소각법**: 가정, 공장, 상가, 병원 등의 간이소각로나 소각장에서 소각하는 방법이다. 화재의 위험성이 있고 대기오염의 원인이 될 수 있다.

② 소각로

[장점]

- 처리에 필요한 부지가 적게 든다.
- 단시간에 유기물을 완전 분해시킨다.
- 소각열을 이용할 수 있다.
- 기후의 영향을 받지 않는다.
- 처리방법이 불쾌하지 않다.
- 폐기물의 부피를 90~95% 감소시킨다.
- 대부분의 물질을 함께 처리하고 처리가 간편하다.

[단점]

- 건설비가 많이 든다.
- 시설비 운영비 등이 많이 든다.
- 숙련공이 필요하다.
- 소각장소 선정에 어려움이 있다.
- 대기오염의 원인이 된다.
- 연소가 양호하지 못하면 악취, 소음, 대기오염 등 2차 오염문제를 야기시킨다.

소각처리장이 쓰레기의 운반이나 소각과정에서 대기오염이나 환경조건의 악화를 초래하여 주민들의 반대로 그 건설의 어려움을 야기시켰다. 따라서 이러한 전 과정이 청결하고 위생적으로 이루어져 주민들에게 불쾌감을 주지 않도록 유지시키는 일이 중요하다.

3) 퇴비화법

유기물질은 호기성 생물의 활동에 의하여 발효가 일어나며, 이때 60~70℃ 정도의 열이 발생하므로 병원미생물이나 기생충란을 사멸시킨다.

보통 4~5개월 발효시켜 퇴비로 이용되는데, 고속퇴비화시설을 이용할 경우는 2~3일이면 좋은 비료를 얻게 된다.

8. 구충 · 구서(驅蟲 · 驅鼠)

위생해충은 크게 질병 매개(vector)와 뉴슨스(nuisance)의 2가지 측면에서 생각할 수 있다. **뉴슨스**는 질병매개와 상관없이 사람에게 불쾌감과 불결감 또는 혐오감을 주거나 일상생활에 불편을 야기하는 곤충을 의미한다. 질병매개(vector)의 경우에 해충구제의 목적은 질병의 근절이므로 해충을 근절하지 않고도 병만 없으면 된다.

그러나 뉴슨스는 해충을 근절하는 것이 목표이므로 한 마리도 있어서는 안 된다. 열대지역 국가들은 모기 구제를 질병관리 목적으로 실시하지만, 모기매개 질병이 없는 유럽에서는 뉴슨스로서 다루고 있다.

1. 구충 · 구서의 일반적 원칙

구충 · 구서에는 4가지 지켜야 할 원칙이 있다.

① 구제대상 동물의 발생원 및 서식처를 제거하는 것이 가장 근본적이고 중요한 대책이다. 나쁜 환경을 정비하고 개선함으로써 해충 발생을 근원적으로 억제시킬 수 있다.
② 구충 · 구서는 발생초기에 실시하여야 한다. 해충의 증식은 기하급수적이므로 발생 초기에 구제하는 것은 성충을 구제하는 것의 수십 배의 효과를 기대할 수 있다.
③ 대상동물의 생태 습성에 따라서 구제를 실시하여야 한다.
④ 구충 · 구서는 광범위하게 동시에 실시하여야 한다.

2. 위생해충의 종류

해충이란 인간에게 직접이나 간접으로 위생상의 피해를 주는 모든 곤충을 총칭한다. **위생절지동물**(Arthropoda)에는 ① 곤충강 ② 거미강 ③ 게새우강 ④ 지네강 ⑤ 나비목 ⑥ 벌목 등이 있다.

거미강의 진드기목도 위생해충의 일종인데, 우리나라에서 가장 문제시되고 있는 해충은 모기 · 파리 · 바퀴 종류이고, 그 밖에 벼룩 · 이 · 빈대 · 진드기 · 독나방 등이 있다.

3. 위생해충에 의한 피해와 구제방법

옛날 희랍이 멸망한 원인 중의 하나로 모기의 매개에 의한 말라리아의 창궐을 들고 있으며, 14세기에 유럽 인구의 1/4은 벼룩이 매개인 페스트에 의해 사망한 것으로 추정된다. 위생해충은 국가의 존망을 좌우하고, 수많은 생명 및 재산에 크나큰 피해를 입힌 과거 역사를 가지고 있다.

(1) 위생해충의 일반적 구제법

① **환경적 방법** : 발생원 및 서식처를 제거하는 방법
② **물리적 방법** : 유문등, 각종 트랩, 파리통, 끈끈이 줄을 사용하는 방법
③ **화학적 방법** : 살충제와 발육억제제, 불임제, 기피제, 유인제를 사용하는 방법
④ **생물학적 방법** : 천적 이용, 불임웅충방산법 등을 이용하는 방법

(2) 살충제

1) 유기염소계 살충제

① 척추동물에 대한 독성이 비교적 낮다.
② 살충력이 높다.
③ 잔효기간이 길다.
④ 생물체 내에 축적된다.
⑤ 토양 및 수질 등 환경오염을 초래한다.

(예) DDT, HCH(BHC), dieldrin, aldrin, chlordane, heptachlor 등

2) 유기인계 살충제

① 급성독성 위험이 크다. (신경계 마비 → 근육마비 → 치사)
② 유기염소계보다 휘발성이 강해 잔효기간이 짧다.
③ 환경오염문제를 초래하지 않는다.

(예) malathion, diazinon, fenthion, fenitrothion, parathion, naled 등

3) 피레스로이드계 살충제

① 인축에는 저독성이나 강력한 살충력 보유
② 속효성이고 잔효성이 없어 실내 공간 살포용으로 적합
③ 독성작용 – 중추신경절 공격

(예) pyrethrins, permethrin, phenothrin 등

4) 카바메이트계 살충제

유기인계 살충제와 독성작용은 비슷하나 인체중독 위험성은 훨씬 적다.

(예) propoxur, piroran, carbaryl 등

5) 기피제

살충력은 없으나 곤충이 싫어하고 기피하는 화학물질이다.

(예) DMP, dibutyl phtalate, benzoate + dimethyl phtalate 등

6) 효력 증강제

살충력은 없지만 살충제와 혼용하면 살충효능을 증강시키는 약제이다.

(예) piperonyl, butoxide, sulfoxide 등

4. 위생해충의 생태

(1) 파리 (House Fly)

우리나라 인가에서 활동하는 **파리의 종류**는 집파리(*Musca domestica*)가 가장 흔하다. 큰집파리(*Musca stabulans*), 공주집파리(*Fania caniculares*), 금파리(*Lucilia caesar*), 쉬파리(*Sarcophaga* sp.), 쇠파리(*Stomoxys calciterans*) 등이 있다. 그밖에도 작은집파리, 돌집파리, 검정공주집파리 등이 있다.

1) 파리의 생태

① **발생장소** : 집파리는 변소보다 쓰레기장이나 퇴비장에 잘 발생하고, 쉬파리와 큰검정파리는 변소와 쓰레기장 및 동물 시체 등에서 잘 발생한다.

② **파리의 기호** : 집파리는 음식물을 즐기며, 금파리 · 쉬파리는 생선을 즐기고, 쇠파리는 동물의 피를 흡혈한다.

③ **생활환** : 집파리는 완전변태 곤충으로 그 생활환은 그림 2-14와 같다.

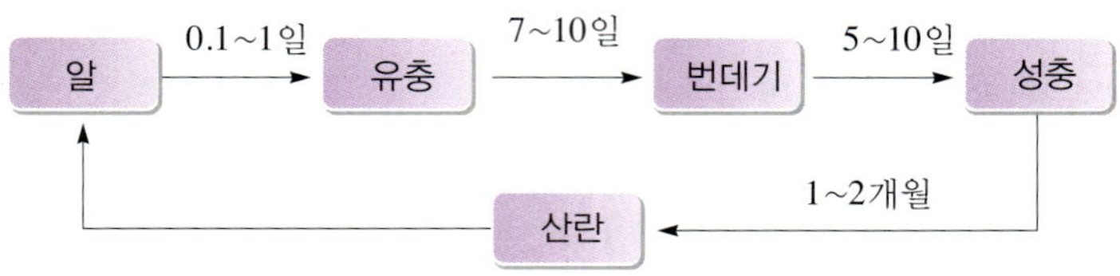

그림 2-14 집파리의 생활사

2) 파리에 의한 피해

① **소화기계 감염** : 장티푸스, 파라티푸스, 이질, 콜레라, 식중독균 등을 전파한다.

② **호흡기계 감염병** : 결핵, 디프테리아 등을 전파한다.

③ **기생충질환** : 회충, 편충, 요충, 촌충 등을 전파한다.

④ **기타** : 소아마비나 화농균 등의 전파와 흡혈에 의한 피해, 외청도에 우연히 기생하므로 발생하는 승저증(蠅疽症)이 있을 수 있으며, 불쾌감을 주거나 수면방해를 한다.

3) 파리의 구제방법

① **환경적 방법**(서식처 및 발생원 제거) : 근본적인 방법으로 부엌(취사실)의 청결, 화장실의 관리, 쓰레기장 관리, 퇴비장 관리, 하수구의 청결 등이 필요하다.

② **유충구제법** : 발생초기에 구제한다는 뜻으로 볼 때에 의미가 크며, 살충제 및 생석회 등이 이용된다.

③ **기계적 방법**(이학적 방법) : 성충구제법으로 파리통, 파리채, 끈끈이 테이프법 등이 있다.

④ **성충구제법**(화학적 방법) : 속효성 살충제 분무법이 있다.

⑤ **천적을 이용한 구제** : 파리천적은 500여 종이 알려져 있으며, 그 중에 기생벌이 가장 널리 이용되고 있다.

(2) 모기 (Mosquitos)

모기의 종류도 무수히 많이 있으며, 우리나라에 서식하는 모기의 종류는 49종(李, 1978)으로 알려졌으나 현재는 그 이상 서식할 것으로 본다. 그 중에서 **질병매개 작용을 하는 종류**는 중국얼룩날개모기(*Anopheles sinensis*), 작은 빨간집모기(*Culex tritaeniorhynchus*), 토고숲모기(*Aedes togoi*) 등과 빨간집모기, 한국얼굴날개모기, 얼룩날개집모기 등 많은 종이 보고되었다.

1) 모기의 생태

모기는 일반적으로 여름철에 많이 발생하는데 완전변태 곤충으로 그 생활환은 다음과 같다.

유충과 번데기는 수중에서 보내는데 유충은 4회 탈피한다. 학질모기, 집모기 등은 성충으로 월동한다. 주로 암놈이 굴 속이나 볏짚 속 등에서 월동하며, 숲모기 속은 알로 월동한다.

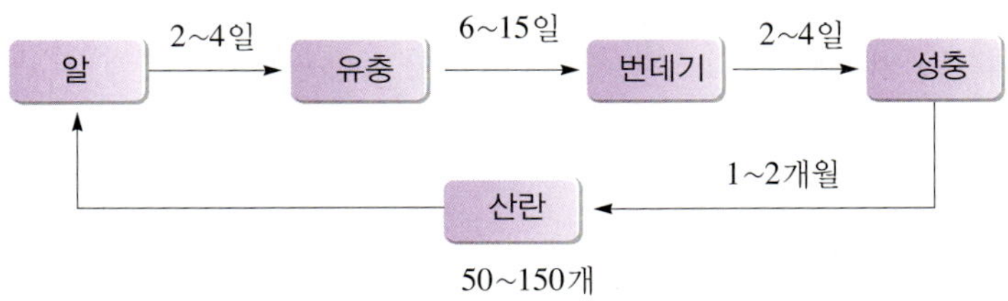

그림 2-15 학질모기의 생활사

2) 모기에 의한 피해

모기가 매개하는 감염병은 말라리아(중국얼룩날개모기), 일본뇌염(작은빨간집모기), 사상충증(토고숲모기), 황열, 뎅기열(*Aedes aegypti*) 등이 있다.

우리나라에서는 말라리아나 말레이사상충증 및 일본뇌염 등이 보고되었다.

그 밖에 피부교자(咬刺)와 흡혈 및 수면방해 등의 피해를 준다.

3) 모기의 구제와 관리방법

① 환경적 방법

발생지의 제거가 가장 중요한데, 방화수통 · 하수구 · 늪 · 웅덩이물 등이 장기간 정체하지 않도록 해야 한다.

② 유충의 구제법

일반적으로 흐르는 물에는 산란하지 않고 정체되어 있는 수역에 산란한다. 유충구제는 석유를 수표면에 도포함으로써 유충의 호흡장애를 일으키게 하는 방법과 유충의 충체에 침투시키는 살충제로 페메스린(permethrin), 페니트로티온(frenitrothion), 디엘드린(dieldrin) 등이 사용된다.

③ 성충의 구제법

기계적 방법과 살충제에 의한 방법이 있다. 살충제에 의한 것으로는 속효성 살충제 공간 살포법(space spray)으로 분무기 사용이나 연무법 등이 사용되는데, 주로 속효성 살충제인 pyrethrin, allethrin, DDVP, lindane 등이 사용된다.

④ 그 밖의 방법

기피제를 몸에 바르거나 모기장 및 모기향 등을 사용한다.

(3) 바퀴 (Cockroach)

바퀴과에 속하는 종은 4,000여 종이 알려졌으나, 이 중에는 인가나 선(船) 내에 많이 번식하여 식품이나 서책을 갉아 먹고 또한 마른 분변을 먹는 종이 있기 때문에 기계적 전파방법으로 병원균을 전파하므로 위생상 중요하다.

1) 바퀴의 생태

바퀴는 야생종이 많다. 가주성 바퀴는 온도와 습도가 1년 내내 유지되는 음식점, 주점, 다방, 과자점, 식품점, 병원, 아파트 등에 많이 서식한다.

바퀴는 야간활동성이며, 잡식성 · 질주성이고 군거생활을 한다.

2) 바퀴에 의한 피해

바퀴는 잡식성 · 질주성이며 병원체의 기계적 전파작용을 하는데, 바퀴의 체표나 다리의 극모 등에 의한 병원체의 전파(傳播)나 토해 낸 반소화물과 배설물을 통해서 병원체를 전파하기도 한다.

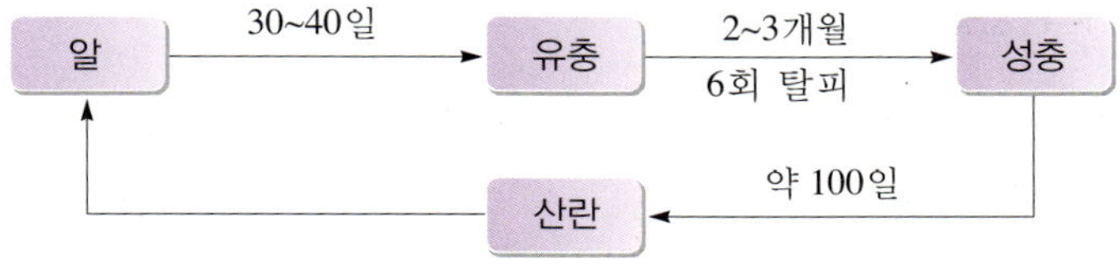

그림 2-16 바퀴의 생활사

3) 매개감염병

① 소화기계 감염병인 세균성 이질, 콜레라, 장티푸스, 살모넬라, 유행성 간염 및 소아마비 등과 ② 호흡기계 질병인 결핵, 디프테리아 ③ 기생충 질병인 회충증, 구충증, 아메바성 이질 등을 전파할 수 있다.

4) 바퀴의 구제

바퀴는 대형 해충으로 야간활동성이어서 구제가 잘 되지 않으며 번식력이 강해서 성충은 물론이고 난협까지 완전 박멸을 하지 않으면 빨리 번식한다.

① 트랩(trap) 이용: 유인제 + 접착제

② 살충제 사용

- 독이법 : 바퀴먹이 + 식물성 기름 + 살충제
- 연무법 및 훈증법
- 잔류 분무: 부엌, 창고, 거실 등의 천장, 벽 상부, 노출된 바닥에 잔류 분무.
- 분제 살포

(4) 진드기

거미강(Arachnida)에 속하는 진드기목(Acarina)은 대부분 자유생활을 하고 있으나 일부가 기생생활을 하면서 바이러스성 · 리케차성 · 박테리아성 질병을 매개하고 있다.

1) 진드기의 생활사

알에서 부화하면 3쌍의 다리를 갖는 유충이 되는데, 대체로 1령기를 거쳐서 자충(nymph)이 된다.

종류에 따라 1~7령의 자충을 거쳐서 성충이 된다. 전 발육기간이 큰 진드기는 장기간으로 1년 이상을 요하나 작은 진드기는 짧아서 2~3주만이 소요된다.

2) 위생진드기의 특성과 매개질병

① 큰진드기 (ticks)

큰진드기는 참진드기와 공주진드기의 2개과로 분류한다.

② 작은진드기 (mites=응애)

일반적인 형태는 큰진드기와 유사하나 대부분 구하체(hypostome)가 없다. 특징은 많은 털(hair)이나 극모(setae)가 있으며, 크기가 미세하여 육안으로 보기가 힘든 크기(0.1~0.2 mm)도 있다.

4) 진드기의 구제

① 진드기의 인체접촉 차단

- 진드기매개질병의 병원소나 진드기의 서식처 제초작업
- 기피제 사용 : (benzyl benzoate, dimethyl phthalate, dimethyl carbate. diethyl toluamide. indalone 등)

② 살충제 사용

- 건물 내에 진드기가 오염되었을 때는 살충제를 잔류분무하는 것이 효과적이다.
- 옥외살포 시에는 건물내와 같은 살충제를 사용하지만 잔류효과를 목적으로 사용하므로 사용 농도가 높은 것에 주의해야 하고 특히 유기염소제는 환경을 오염시키므로 사용할 수 없다.

5. 쥐의 특성과 구제법

우리나라에 서식하는 쥐는 15종이 보고되었다. 가주성(家住性) 쥐와 반가주성 쥐 및 야서성(野棲性) 쥐로 분류된다. **가주성 쥐**는 지붕쥐(*Rattus rattus*), 시궁쥐(*R. norvegicus*), 생쥐(*Mus musculus*) 등 3종이 있으며, 야서성 쥐(들쥐)에는 등줄쥐가 전국에 걸쳐 우점종이다.

야서성 쥐는 주로 농작물의 식해나 유행성 출혈열 전파와 관계가 있으며, 가주성 쥐는 곡물의 식해와 질병 매개 및 위생해충(벼룩)의 서식처 역할 등을 한다.

쥐는 두 쌍의 문치가 계속 자라기 때문에 항상 갉는 습성이 있으며, 청각 · 후각이 잘 발달되어 있으나 색맹이며 근시이고 잡식성이다. 대체로 12 m 범위 내에 거주하며, 임신기간은 4주이고 1회에 6~9마리씩 번식하며 평균수명은 2년이다.

(1) 가주성 쥐의 특성

1) 시궁쥐 (Brown Rat, Norway Rat)

집쥐라고도 하며 몸이 큰 종류로서 몸통보다 꼬리가 짧은 반 가주성 쥐라고 할 수 있다. 부엌, 변소, 축사, 경작지, 하수구, 쓰레기통 등에 서식한다.

2) 지붕쥐 (Roof Rat)

곰쥐라고도 하는데 집쥐보다 약간 작으며 꼬리가 몸통보다 길다. 주로 천장 · 벽틈 · 곡물창고 등에 서식하는데, 수직등반을 잘 해서 파이프나 벽을 타고 잘 올라간다. 주로 항구지역에 높은 밀도를 보이고 있다.

3) 생쥐 (House Mouse)

주로 인가나 들에 살며, 농작물 보관소나 농경지에 많이 서식하는 작은 쥐로서 몸통과 꼬리의 길이가 비슷하며, 머리에 비해 귀가 크고 발이 작은 것이 특징이다. 시궁쥐와 지붕쥐의 새끼는 귀가 작다.

(2) 쥐가 전파할 수 있는 질병

① **세균성 질병**: 페스트, 와일씨 병(렙토스피라증), 서교열, 살모넬라증 등

② **리케차성 질병**: 발진열, 쯔쯔가무시병 등

③ **바이러스성 질병**: 유행성 출혈열

④ **기생충 질병**: 아메바성 이질, 선모충증, 레이슈마니아증 등

(3) 쥐의 구제법

구서작업은 쥐의 개체군 밀도가 낮을 때 수행하는 것이 효과적이므로 겨울이 가장 적당하고 다음이 여름이다.

① **환경적 방법**: 서식처의 제거방법이나 방서장치를 하는 것이 최선의 방법으로 식당 · 식량창고 · 쓰레기장 등의 환경개선으로 쥐가 서식할 수 없도록 하는 것이 선행되어야 한다.

② **포서기 이용법**: 압살법, 접착제, 포서망법 등 쥐덫을 이용하여 구제한다.

③ **살서제 이용법**: 곡물이나 생선 등 미끼먹이(bait)에 기름과 설탕 등을 첨가하고 살서제인 황인 8%, 비소화학물, ANTU(α-naphthylthiourea), 불화질산소다, 와파린(warfarin) 등을 첨가하여 미끼로 사용하거나 훈연제, 아황산가스, 이황화탄소, 일산화탄소, 청산, 수소가스 등을 이용하여 구제한다.

⑤ **불임약제 이용법**: 불임시켜 번식을 억제한다.

⑥ **천적 이용법**: 고양이를 사육하여 구제한다.

9. 소독(消毒, Disinfection)

1. 소독의 정의

소독(disinfection)이란 병원미생물을 죽이거나 반드시 죽이지 못한다고 할지라도 그의 감염력이나 증식력을 없애는 조작을 의미하는 것이다. 멸균(滅菌, sterilization)은 모든 미생물의 영양형은 물론이고 그 포자까지도 멸살 또는 파괴시키는 조작을 의미한다.

그러므로 **멸균**이란 의미 안에는 소독을 내포하지만 소독이 멸균을 의미하는 것은 아니다. **방부**(antiseptic)란 미생물의 발육과 생활작용을 저지 또는 정지시켜 부패나 발효를 방지하는 조작으로 소독제는 될 수 없다.

2. 소독방법

소독방법은 가열처리법이나 무가열멸균법 등의 **이학적 소독법**(physical disinfection)과 여러 가지 화학약품을 이용하는 **화학적 소독법**(chemical disinfection)으로 나눌 수 있는데, 일반적으로 소독이란 화학적 소독방법을 뜻하는 경우가 많다.

(1) 이학적 소독법(물리적 멸균법)

1) 가열처리법

열에 의한 멸균법에는 건열멸균법과 습열멸균법이 있다. 일반적으로 습열은 건열에 비하여 더욱 깊고 넓게 작용하고, 건열은 탈수작용이 있으나 멸균효과는 습열이 건열보다 우수한 것으로 밝혀졌다.

① 건열멸균법(dry heat sterilization)

- **화염멸균법**(flame sterilization) : 멸균하려는 물체나 물품을 직접 불꽃 속에 접촉시켜 표면의 미생물을 멸균시키는 방법이다.
  실제로 백금루프, 금속류, 유리봉, 도자기류 등의 멸균을 위하여 알코올 램프나 가스버너 등의 화염 속에 20초 이상 접촉시킨다. 재생가치가 없는 오물을 태워버리는 소각법도 화염멸균의 범주 내에 속한다.

- **건열멸균법**(dry sterilization)
  건열멸균기(dry oven)를 이용하여 유리기구, 주사침, 유지, 글리세린, 분말금속류, 자기류 등과 같이 고온에 견딜 수 있는 물품에 적용한다. 보통 160~170℃에서 1~2시간 처리한다. 주로 실험실에서 많이 사용하는 방법이다.

② 습열멸균법(moist heat sterilization)

- **자비소독법** : 식기류, 도자기류, 조리기구, 의류, 금속류 등을 끓는 물에서 15~20분 동안 처리하는 방법이다.
  끓는 물은 100℃를 넘지 않으므로 내열성이 강한 미생물을 완전 멸균할 수 없다. 소독효과를 높이기 위하여 석탄산(5%)이나 크레졸(3%)을 첨가하면 효과가 더욱 좋다.

- **고압증기멸균법** : 고온, 고압 하의 포화증기로 멸균하는 방법으로 포자형성균의 멸균에 가장 좋은 방법이다. 실험실이나 연구실에서 초자기구, 고무제품, 자기류, 거즈 및 약액 등의 멸균에 이용된다.
  고압증기멸균기(autoclave)를 사용할 경우, 10 LbS(115.5℃)에서 30분간, 15 LbS(121.5℃)에서 20분간, 20 LbS(126.5℃)에서 15분간 처리한다.

- **유통증기멸균법**(free flowing steam sterlilization) : 고압증기멸균법으로 처리할 수 없는 경우에 사용된다. 유통증기(100℃)를 30~60분간 가열하는 방법으로 1회의 증기소독으로 포자를 파괴할 수 없기 때문에 포자를 말살시키기 위해 1일 1회씩 100℃의 증기로 30분간 3회씩 실시한다. 이는 100℃의 증기에서 생존하였던 포자가 15~20℃의 항온기 속에서 발아 · 분열 · 증식하도록 한 후에 다시 100℃의 증기로 반복처리함으로써 생존했던 포자를 완전멸균시키는 방법이다. 일명 간헐멸균법이라고도 한다.
- **저온살균법** : 보통 63℃에서 30분간 또는 75℃에서 15~30분간 가열해서 처리한다. 포자를 형성하지 않는 결핵균, 살모넬라균, 소유산균 등의 멸균을 위해서 사용되는 방법이다.
  아이스크림 원료는 80℃에서 30분간, 건조과실은 72℃에서 30분간, 포도주는 55℃에서 10분 동안 소독한다.
- **초고온순간멸균법** : 135℃에서 2초간 접촉시키는 방법으로 우유의 멸균처리에 이용된다.

2) 무가열 멸균법

자외선 멸균법, 초음파멸균법, 희석법, 세균여과법 등이 있다.

① 자외선 멸균법

자외선 중 260 μm의 파장을 가진 것이 살균력이 강한 것으로 알려져 있다.
240~280 μm(265 μm) 범위 내의 파장을 가진 자외선살균 등이 무균실, 수술실, 제약실 등에서 이용된다. 주로 공기, 물, 식품, 기구, 식기류 등의 소독에 이용된다.

태양광선의 자외선에 의한 소독은 주로 한낮에 이루어지는데, 지구표면에 도달가능한 자외선 중 최단파장인 2,600 ~ 2,800 Å 부분이 약간의 살균작용을 하고 있을 따름이다. 의류, 침구류, 거실 등의 소독에 이용된다.

② 초음파 멸균법

8,800 c/s의 음파는 강력한 교반작용으로 미생물을 파괴하는 살균력이 있고, 20,000 c/s 이상의 초음파는 강력한 살균력이 있다.

③ 세균여과법

화학약품이나 열을 이용할 수 없을 때에 이용된다. 미생물을 통과시킬 수 없는 세공(細孔)을 갖고 있는 필터를 이용하여 미생물을 제거하는 방법이다.

Chamberland(여과공 0.2~0.4 μm), Berkefeld(여과공 2.8~4.1 μm) 등이 사용된다.

(2) 화학적 소독법

1) 소독약의 살균기전

소독약의 살균기전과 해당 소독제는 다음과 같다. 이상반응 중 두 가지 이상의 복합작용 기전에 의해 소독이 이루어진다.

① 산화작용: 염소(Cl_2)와 그 유도체, H_2O_2, O_3, $KMnO_4$

② 균단백응고작용: 석탄산, 알코올, 크레졸, 포르말린, 승홍

③ 균체의 효소 불활화작용: 알코올, 석탄산, 중금속염, 역성비누

④ 가수분해작용: 강산, 강알칼리, 열탕수

⑤ 탈수작용: 식염, 설탕, 포르말린, 알코올

⑥ 중금속염의 형성작용: 승홍, 머큐로크롬, 질산은

2) 소독약의 구비조건

① 살균력이 강할 것

② 인축에 독성이 낮고 안전성이 있을 것

③ 용해성이 높고 침투력이 강할 것

④ 물품의 부식성과 표백성이 없을 것

⑤ 저렴하고 구입이 용이할 것

⑥ 사용법이 간편할 것

3) 소독약의 종류

① 석탄산 (Phenol)

사용하는 석탄산 농도는 3% 수용액의 것을 사용하는데, 석탄산수는 무아포균에 대해서는 1분 이내에 사멸시키지만 아포나 바이러스는 강하게 저항한다. 의류, 실험대, 용기, 오물, 토사물, 배설물 등의 소독에 이용된다.

Essential Concepts

석탄산계수
(phenol coefficient, 石炭酸係數)
소독약의 살균력을 비교하기 위하여 쓰는 것인데 20℃에서 어떤 균주를 10분 내에 살균할 수 있는 석탄산의 희석배수와 시험하려는 소독약의 희석배율을 비교하는 데 이용된다.

$$석탄산계수 = \frac{소독약의\ 희석배수}{석탄산의\ 희석배수}$$

살균력이 비교적 안정하고 유기물에도 소독력이 약화되지 않는 장점이 있으나 취기와 독성이 강하고 피부점막에 자극성과 마비성이 있으며 금속을 부식시키는 단점이 있다.

석탄산의 살균작용기전은 ① 균체단백의 응고작용 ② 세포 용해작용 ③ 균체의 효소계 침투작용 등이 있다.

예컨대 20℃에서 어떤 세균을 10분 내에 사멸할 수 있는 석탄산 100배 희석액과 어느 소독약의 200배 희석액의 살균력이 같을 때 석탄산계수는 2.0이 된다.

② 크레졸 (Cresol)

석탄산에 비하여 약 3배의 소독력을 가지나 사람에 대한 독성은 약하다. 물에 잘 녹지 않으므로 같은 양의 비누와 혼합한 유제로 사용된다.

크레졸 비누액은 아마인유, 수산화나트륨 크레졸액으로 만들어진 유제이다. 소독력은 페놀의 약 2배이고 사용시 잘 흔들어 사용해야 한다. 크레졸 비누액 3+물 97의 비율로 만든 3% 수용액을 소독약으로 사용하며, 손 · 오물 · 객담 소독에 사용한다.

크레졸은 바이러스에는 소독효과가 적으나 세균소독에는 효과가 좋으며, 피부자극성이 없고 유기물이 있어도 소독력이 약화되지 않는 장점이 있다. 그러나 냄새가 강한 단점이 있다.

③ 승홍 (昇汞, Mecury dichloride)

살균력이 대단히 강하며 소독액 온도가 높을수록 더욱 강해진다.

승홍 0.1%, 식염 0.1%에 물 99.8%의 혼합액을 만들어 사용한다.

피부소독액에는 0.1~0.5%의 수용액이 사용되는데, 무색이므로 푸크신액으로 염색하여 사용하는 것이 좋다.

승홍은 맹독성이 있으며 금속을 부식시키므로 음식기구나 장난감 등의 소독에 사용해서는 안 된다.

④ 생석회 (CaO)

생석회에 물을 가하면 발열하면서 소석회가 되는데 이것이 소독작용을 한다. 값이 싸고 탈취력이 있어 변소소독에 좋다. 분변, 하수, 오수, 오물, 토사물의 소독에 적당하다.

생석회 분말 2에 물 8의 비율로 만들어 사용한다. 생석회를 공기 중에 장기간 방치하면 공기 중의 CO_2와 결합하여 탄산칼슘이 되므로 살균력이 떨어진다.

포자를 형성하는 세균이 아니면 효과가 있다.

⑤ 과산화수소 (Hydrogen peroxide)

무아포균을 빨리 살균할 수 있고 자극성이 적어 구내염, 인두염, 상처, 입안 소독에 많이 이용된다. 과산화수소는 3%의 수용액이 이용되는데, 조직에 접촉하면 즉시 발생기산소(O)를 발생한다.

⑥ 알코올 (Alcohol)

소독용으로 사용하는 것은 70% 정도의 것이 살균력이 강하다. 피부 및 기구 소독에 사용되는데, 눈 · 비강 · 구강 · 음부 등의 점막에는 사용하지 않는 것이 좋다. 포자형성균에는 효과가 없으며 무포자균에 유효하다. 메틸 또는 에틸알코올이 이용되는데 유기물이 존재하면 소독력이 떨어진다.

⑦ 머큐로크롬 (Mercurochrome)

2% 수용액은 요오드팅크보다 살균력이 약하나 지속성이 있어 점막 및 피부 상처에 이용된다.

⑧ 역성비누 (Invert soap)

양성비누라고도 하는데 독성과 불쾌치가 없고 대장균과 소화기계 감염병의 병원체에 효력이 크다. 0.01~0.1%액을 사용한다.

조리기구나 식기류 등의 소독에 이용된다.

⑨ 약용비누

각종 살균제를 비누에 첨가하여 비누의 작용과 살균작용을 동시에 할 수 있도록 만들었다. 손, 피부, 두피소독 등에 주로 사용한다.

4) 소독대상별 소독방법

① 의류, 침구류, 모직 및 섬유류 제품 등: 일광소독, 증기 또는 자비소독, 석탄산수, 크레졸수, 포르말린수 등

② **대소변, 토사물, 배설물** : 소각법, 자비소독, 석탄산수, 크레졸수, 석회분말 등

③ **초자기구, 도자기, 목죽제품** : 석탄산수, 크레졸수, 승홍수를 사용하거나 내열성인 것은 증기 또는 자비소독한다. 또는 식기, 완구, 금속기구는 승홍수를 사용하지 못한다.

④ **피혁제품, 고무제품, 종이류, 모피, 상아, 칠기 등** : 석탄산수, 크레졸수 포르말린수를 뿌리거나 액으로 닦는다. 단, 증기, 자비소독을 해서는 안 된다.

⑤ **시체** : 입관 전에 석탄산수, 크레졸수, 승홍수, 알코올 등을 뿌리고 관 내는 석회로 메운다.

⑥ **접촉자** : 손의 소독에는 석탄산수, 승홍수, 역성비누, 약용비누를 이용하고 몸은 목욕하여 잘 닦는다.

⑦ **병실** : 석탄산수나 크레졸수 등을 뿌리거나 닦는다.

⑧ **환자** : 치료시엔 목욕시켜 의복을 갈아 입힌다. 온습포로 몸을 씻어도 좋다. 목욕물은 소독 후에 방류한다.

⑨ **변소, 하수구, 쓰레기통** : 변소나 변기에는 석탄산수, 크레졸수, 포르말린수를 분무살포한다. 분통(糞桶)에는 석회말, 석회유, 크롤석회수를 뿌린다.

쓰레기통에는 석회유나 크롤석회수를 뿌리고, 하수구에는 생석회말이나 석회유 및 크롤석회수를 뿌린다.

핵심문제 Check Point Exercise

1. 기후의 3대 요소로 적절한 것은?

① 기온, 기압, 습도
② 기압, 습도, 기류
③ 습도, 기류, 기온
④ 기류, 기온, 기압
⑤ 기온, 기압, 광선

2. 연탄가스 중독의 원인물질로써 무색 · 무취 · 무미의 가스상 물질은?

① 일산화탄소(CO)
② 이산화탄소(CO_2)
③ 아황산가스(SO_2)
④ 질소산화물(NO_x)
⑤ 오존(O_3)

3. 상수의 처리 및 운반의 과정 중 가장 마지막 단계에 해당하는 것은?

① 배수지 ② 취수탑
③ 침사지 ④ 정수지
⑤ 여과지

4. 공기의 자정작용과 거리가 먼 것은?

① 희석작용 ② 세정작용
③ 살균작용 ④ 교환작용
⑤ 여과작용

5. 군집독(Crowd Poisoning)의 적절한 예방 대책은?

① 환기시설 이용
② 예방접종 실시
③ 냉방시설 설치
④ 식생활의 개선
⑤ 적정 체중관리

6. 자외선의 인체에 대한 작용이 아닌 것은?

① 비타민의 생성
② 신진대사 촉진
③ 구루병의 예방
④ 피부 색소침착
⑤ 당뇨병의 예방

7. 흑구온도계로 측정할 수 있는 것은?

① 기온 ② 기습
③ 기압 ④ 기류
⑤ 복사열

8. 수질을 평가할 때 대장균을 검사하는 의의는?

① 대장균은 가장 병원성이 크므로
② 병원균의 존재를 추측할 수 있어서
③ 산과 반응하여 가스를 형성하므로
④ 대장균이 발병의 원인이 되므로
⑤ 어느 균보다 부패성이 강하므로

[해답] 1. ③ 2. ① 3. ① 4. ⑤ 5. ① 6. ⑤ 7. ⑤ 8. ②

Chapter 3

환경보전

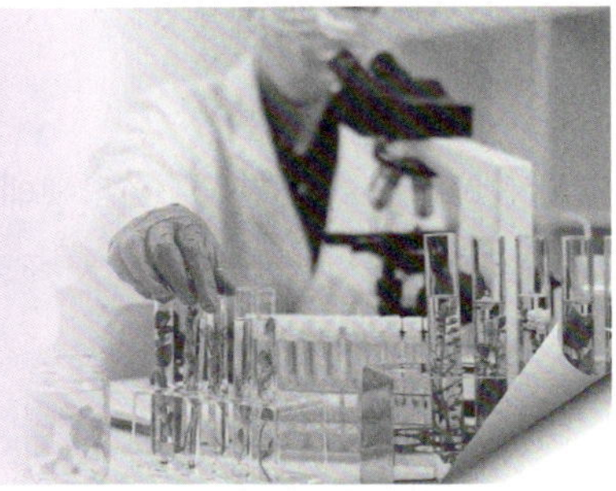

1. 환경보전의 정의

최근 환경에 관한 관심이 날로 높아져 가고 있고, 환경과 관련된 여러 가지 문제가 심각한 사회과제로 등장하고 있다.

매연, 배기가스, 공장폐수, 중금속 등에 의한 각종 환경오염문제가 급 · 만성 감염병의 예방문제보다 더욱 큰 비중으로 다루어지고 있는 추세이다. 환경파괴나 환경보호가 어떤 지역의 한정된 문제가 아니라 범세계적인 과제이며, 보다 살기 좋은 환경을 요구하는 소리가 인간의 기본적 권리로 이해되고 있다.

환경정책기본법은 그 목적(제1조)에서 "환경보전에 관한 국민의 권리 · 의무와 국가의 책무를 명확히 하고 환경정책의 기본 사항을 정하여 환경오염과 환경훼손을 예방하고 환경을 적정하고 지속 가능하게 관리 · 보전함으로써 모든 국민이 건강하고 쾌적한 삶을 누릴 수 있도록 함을 목적으로 한다"라고 하여 환경보전의 중요성을 나타내고 있다.

1. 인간환경선언

1972년 6월에 스톡홀름에서 개최된 국제인간회의에서는 **'인간환경선언'**을 하였는데 그 내용은 다음과 같다.

① 인간은 좋은 환경에서 쾌적한 생활을 영위할 기본적인 권리가 있다.

② 현재와 미래에 있어서 공기와 물 등의 자연생태계를 포함하여 지구의 천연자원이 적절히 계획 관리되어야 한다.

③ 유해물질의 배출 등으로 생태계가 회복할 수 없는 상태로 되어서는 안 된다.

④ 경제개발, 사회개발, 도시계획 등의 모든 계획은 환경의 보호와 향상을 고려하고 계획되어야 한다.

2. 국제환경협약

1933년부터 1990년에 이르는 동안, 체결된 국제환경협약은 150여 개에 달한다. 오늘날 국제적 영향력이 큰 환경협약으로 한국이 가입한 협약에는 바젤협약, 몬트리올 의정서, 생물다양성 보존협약, 기후변화 방지협약, 런던협약 등이 있다.

(1) 람사르협약

1971년에 이란의 람사르(Ramsar)에서 채택된 습지에 관한 협약으로 「**자연자원의 보전과 현명한 이용**」에 관해 맺어진 최초의 정부 간 협약이다. 1975년에 발효되었으며 한국은 1997년에 가입했다.

(2) 런던협약

폐기물의 해양투기로 인한 해양오염 방지를 위한 국제협약으로 1972년에 채택되어 1975년부터 발효되었으며 우리나라는 1997년에 가입했다.

(3) 몬트리올 의정서

오존층 파괴 물질인 염화불화탄소(CFCs)의 생산과 사용을 규제함을 목적으로 한다. 1989년 1월에 발효되었고 한국은 1992년 5월에 가입했다.

(4) 바젤협약

국제적으로 문제가 되는 유해 폐기물의 수출입과 처리를 규제함을 목적으로 하며 1989년 3월에 스위스 바젤(Basel)에서 제정되고 1992년부터 발효되었다.

(5) 생물다양성 보존협약

지구상의 생물종을 보호하기 위한 협약으로 1992년 6월에 유엔환경개발회의에서 채택되었고 1993년 12월부터 발효되었다.

(6) 기후변화 방지협약

지구온난화를 일으키는 온실 가스 배출량을 억제하기 위한 협약으로 1992년 6월에 리우(Rio)회의에서 채택되었고 1994년 3월부터 발효되었다.

3. 용어의 정의

환경정책기본법(제3조)에서 환경에 관계되는 용어를 다음과 같이 정의하였다.〈개정 2019. 1. 15, 시행 2021. 7. 6〉

① **'환경'** 이란 자연환경과 생활환경을 말한다.

② **'자연환경'** 이란 지하와 지표(해양을 포함한다) 및 지상의 모든 생물과 이들을 둘러싸고 있는 비생물적인 것을 포함한 자연의 상태(생태계 및 자연경관을 포함한다)를 말한다.

③ **'생활환경'** 이란 대기, 물, 토양, 폐기물, 소음, 진동, 악취, 일조(日照), 인공조명, 화학물질 등 사람의 일상생활과 관계되는 환경을 말한다.

④ **'환경오염'** 이란 사업활동, 그 밖의 사람의 활동에 의하여 발생되는 대기오염, 수질오염, 토양오염, 해양오염, 방사능오염, 소음, 진동, 악취, 일조 방해, 인공조명에 의한 빛공해 등으로서 사람의 건강이나 환경에 피해를 주는 상태를 말한다.

⑤ **'환경훼손'** 이란 야생 동식물의 남획 및 그 서식지의 파괴, 생태계 질서의 교란, 자연환경의 훼손, 표토의 유실 등으로 자연 환경의 본래적 기능에 중대한 손상을 주는 상태를 말한다.

⑥ **'환경보전'** 이란 환경오염 및 환경훼손으로부터 환경을 보호하고 오염되거나 훼손된 환경을 개선함과 동시에 쾌적한 환경 상태를 유지 · 조성하기 위한 행위를 말한다.

⑦ **'환경용량'** 이란 일정한 지역에서 환경오염 또는 환경훼손에 대하여 환경이 스스로 수용, 정화 및 복원하여 환경의 질을 유지할 수 있는 한계를 말한다.

⑧ **'환경기준'** 이란 국민의 건강을 보호하고 쾌적한 환경을 조성하기 위하여 국가가 달성하고 유지하는 것이 바람직한 환경상의 조건 또는 질적인 수준을 말한다.

4. 환경오염의 특성

옛날에는 대기의 경우 눈에 보이는 매연에 의한 대기오염이 주가 되었다. 그러나 오늘날은 가스상 물질이 많아졌으며, 그 내용은 다양화되고 범위는 도시뿐만 아니고 농어촌까지도 영향을 주는 광역화 현상을 보이고 있다.

현대 환경오염의 특성은 ① 다양화 ② 누적화 ③ 광역화 ④ 다발화 ⑤ 생태학적 질서 파괴 등의 현상을 보이고 있다.

5. 환경오염 관리대책

환경오염을 방지하고 자연환경 및 생활환경을 적정하게 보존하기 위해서는 산업장의 노력, 공공기관의 노력, 국민의식의 개혁이 필요하다.

(1) 산업체의 노력

① 환경오염방지에 대한 산업체의 자발적인 협조를 유도하고 이에 필요한 경비를 확보한다.
② 환경오염방지에 대한 연구 및 기술향상과 오염물질 배출관리의 조직강화가 필요하다.

(2) 공공기관의 노력

① 정확한 실태 파악
② 철저한 원인규명
③ 환경과학기술의 개발과 전문인력 양성
④ 행정적 대책 강구
⑤ 법적 규제
⑥ 환경기준 설정
⑦ 도시계획

⑧ 환경측정망의 설치와 유지
⑨ 국민계몽 및 환경교육 등

(3) 환경보전정책의 새로운 좌표정립

① 환경자원의 소비를 최소화하는 시책과 환경보전을 위한 종합책 강구
② 오염자 부담 원칙 적용
③ 국토개발은 환경보전적 차원에서 개발
④ 적극적 연구정책, 생태계 오염방지, 환경보전, 환경영향 평가 등의 정책 전개
⑤ 연구결과 및 주민의 여론에 대한 적극적 수용으로 정책에 대한 반영

2. 대기오염(Air Pollution)

1. 대기오염의 정의

대기오염에 대한 정의는 국가나 단체 또는 학자에 따라 약간씩 다르다. 우리나라는 환경정책기본법에서 대기오염을 환경오염에 포함시켜 규정하였다.

미국의 Engineer's Joint Council(기술자 총연합회의)에서는 "대기오염이란 먼지 · 흄(fume) · 가스 · 연무 · 냄새 · 매연 혹은 증기 등의 오염물질 중에 한 개 혹은 그 이상이 인체 · 식물 · 동물 또는 재산에 피해를 주거나 또는 생활과 재산을 즐기는 데 방해가 될 정도의 농도로 특정기간 동안 외기 중에 존재하는 것을 말한다."라고 정의하였다.

세계보건기구(WHO)에서는 "대기 중에 인공적으로 배출된 오염물질이 존재하여 오염물질량, 그 농도 및 지속시간이 어떤 지역주민의 불특정 대다수인에게 불쾌감을 일으키거나, 해당지역에 공중보건상 위해를 미치고 인간이나 동식물의 생활에 해를 주어 도시민의 생활과 재산을 향유할 정당한 권리를 방해받는 상태를 말한다."라고 규정하였다.

이상을 종합하여 보면 대기오염이란 "대기 중의 오염물질인 매연 · 먼지 · 가스 및 악취 등이 사람의 보건위생에 위해를 주며, 또는 인간생활에 밀접한 관계가 있는 재산과 동식물 및 그 생육환경에 해를 미칠 정도로 어떤 지역에 단위 용적당 다량으로 존재하는 상태가 되는 현상"이라고 정의할 수 있겠다.

2. 대기오염물질

대기를 오염시키는 물질은 ① 자연오염물질과 ② 인공오염물질로 나눌 수 있다. **자연오염물질**이란 화산이나 황사 등으로 인한 오염물질인데, 인간의 피해가 비교적 적고 인간의 관리가 거의 불가능하므로 일반적으로 대기오염물질에서 제외된다.

인공오염물질은 크게 1차 오염물질(primary pollutant)과 2차 오염물질(secondary pollutant)로 분류된다.

1차 오염물질은 발생원에서 직접 대기 중에 방출되는 CO, SOx, NOx, 분진 등과 같은 오염물을 말한다. 2차 오염물질은 1차 오염물질들이 대기 중에서 화학적인 반응을 일으킬 때에 생기는 광화학산화물인 O_3, oxidants, aldehyde, peroxyacetylnitrate(PAN) 등을 말한다.

또한, 대기오염물질은 형태에 따라서 ① 입자상 물질과 ② 가스상의 물질로도 분류한다. 입자상 물질에는 분진 · 매연 · 훈연 · 연무 등이 있고, 가스상 물질에는 탄화수소 · 황산화물(SOx) · 질소산화물(NOx) · 오존(O_3) · 산화제(oxidant) 등이 있다.

(1) 입자상 물질

① 분진 (dust) : 대기 중에 부유하고 있는 고체상 입자로서 유기 또는 무기물질의 연소 · 제조 · 가공 과정에서 발생하는 매연, 회분, 철분, 연, 비소, 마그네슘 등의 입자이다. 공기 중에서 확산하지 않고 중력에 의해 가라앉는다.

② 매연 (smoke) : 연료의 불완전연소에 의해 생성되는 탄소입자이다. 기름연기입자는 0.03~1.0 μm, 석탄연기입자는 0.01~0.2 μm의 크기이다.

③ **훈연** (fume) : 용융된 물질이 휘발하여 생긴 기체가 응축할 때 생기는 고체 입자로서 상호응결하며, 때로는 충돌 결합한다. 대부분이 직경 1 μm 이하로서 브라운 운동을 한다. ZnO, MgO, Pb 등의 증기이다.

④ **연무** (mist) : 증기의 응결이나 화학반응에 의하여 생긴 큰 액체입자가 낮은 상태로 분산되어 있는 것을 말한다. Mist는 적당한 핵 위에 증기가 응축하여 생기는 경우와 핵이 붕괴하여 생기는 경우가 있다.

⑤ 안개 (fog): 아주 작은 수많은 물방울이 공기 중에 떠 있는 현상으로서 수평시정(水平視程, horizontal visibility)이 1 km에 미치지 않으며 습도 100%에 가까운 경우이다.

(2) 가스상 물질

연료의 연소나 화학반응에서 생기는 각종 기체로서 그 중 중요한 가스상 오염물은 일산화탄소, 질소산화물, 황산화물, 그리고 연소되지 않았거나 부분적으로 연소된 탄화수소, 암모니아, 아민류, 휘발성 유기물 등이다.

3. 대기오염의 원인

① 인구의 폭발적인 증가와 도시화
② 공업의 발달
③ 오염물 배출량의 증가
④ 교통기관의 증가
⑤ 오염물질의 광역이동

4. 대기의 환경기준

(1) 대기환경기준

대기는 ① SO_2 ② CO ③ NO_2 ④ PM−10 ⑤ 오존 ⑥ 벤젠 ⑦ 납 등을 측정하여 오염도를 나타낸다. 우리나라 환경정책기본법 시행령 제2조에 규정된 환경기준은 표 3−1과 같다.

표 3-1 대기환경기준(제2조 관련) 〈개정 2020. 5. 12〉

항 목	기 준	측정방법
아황산가스 (SO_2)	연간평균치 0.02 ppm 이하 24시간평균치 0.05 ppm 이하 1시간평균치 0.15 ppm 이하	자외선형광법(Pulse U. V. Fluorescence Method)
일산화탄소 (CO)	8시간평균치 9 ppm 이하 1시간평균치 25 ppm 이하	비분산적외선분석법 (Non-Dispersive Infrared Method)
이산화질소 (NO_2)	연간평균치 0.03 ppm 이하 24시간평균치 0.06 ppm 이하 1시간평균치 0.10 ppm 이하	화학발광법 (Chemi luminescence Method)
미세먼지 (PM-10)	연간평균치 50 $\mu g/m^3$ 이하 24시간평균치 100 $\mu g/m^3$ 이하	베타선흡수법 (β-Ray Absorption Method)
초미세먼지 (PM-2.5)	연간평균치 15 $\mu g/m^3$ 이하 24시간평균치 35 $\mu g/m^3$ 이하	중량농도법 또는 이에 준하는 자동측정법
오존 (O_3)	8시간평균치 0.06ppm 이하 1시간평균치 0.1ppm 이하	자외선광도법 (U. V Photometric Method)
납 (Pb)	연간평균치 0.5 $\mu g/m^3$ 이하	원자흡광광도법(Atomic Absorption Spectrophotometry)
벤젠	연간평균치 5 $\mu g/m^3$ 이하	가스크로마토그래프법 (Gas Chromatography)

1. 1시간 평균치는 999천분위수(千分位數)의 값이 그 기준을 초과하여서는 아니되고, 8시간 및 24시간 평균치는 99백분위수의 값이 그 기준을 초과하여서는 아니된다.
2. 미세먼지(PM-10)는 입자의 크기가 10 μm 이하인 먼지를 말한다.
3. 초미세먼지(PM-2.5)는 입자의 크기가 2.5 μm 이하인 먼지를 말한다.

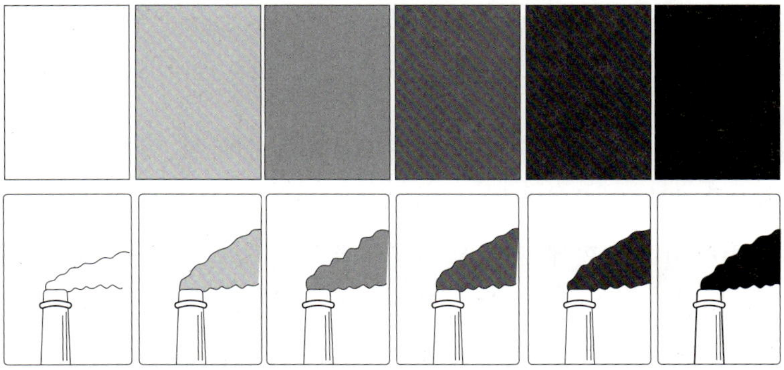

Card번호(농도)	흑색의 폭	백색의 폭	백색의 부분	매연농도
No.0(0도)	전백	–	100%	0%
No.1(1도)	1.0 mm	9.0 mm	80%	20%
No.2(2도)	2.3 mm	7.7 mm	60%	40%
No.3(3도)	3.7 mm	6.3 mm	40%	60%
No.4(4도)	5.5 mm	4.5 mm	20%	80%
No.5(5도)	전흑	–	0%	100%

그림 3-1 Ringelmann 매연 농도표

(2) 매연의 배출허용기준

매연배출량은 **링겔만비탁표**를 이용하여 측정하는데, 모든 배출시설의 매연 배출허용기준은 "링겔만비탁표 2도 이하로 한다."라고 대기환경보전법 시행 규칙 제15조의 별표 8에 규정되어 있다.

5. 대기의 안정도

대기의 안정도(安定度, Stability)란 '대기의 수직방향운동을 억제하거나 반대로 더욱 왕성하게 하는 경향, 또는 현재의 난류를 억제하거나 반대로 조장시키는 경향' 이라고 할 수 있다.

이처럼 기온의 수직분포는 대기의 안정도를 가늠하는 지표로 이용되고 있다.

지표면이 일사에 의해서 따뜻하게 데워지면 대류가 일어나고 일부의 공기가 상승하는데, 상공은 기압이 낮기 때문에 상승한 공기는 팽창한다. 그리고 팽창한 공기는 주위 공기를 압박하게 된다. 즉, 주위의 공기에 에너지를 가하게 되는데, 에너지를 가한 만큼 자체공기는 에너지의 감소가 일어나고 에너지가 감소한 공기는 냉각된다. 이를 **'단열팽창에 의한 냉각'**이라고 한다.

건조한 공기 덩어리가 단열상태에서 상승하면 공기덩어리는 100 m 상승에 1°C씩 내려간다. 이것을 **건조단열감률**(乾燥斷熱減率)이라고 한다.

또한, 상승 도중 공기덩어리의 습도가 100% 이상이 되어 구름이 발생하면 수증기가 응결할 때 잠열(潛熱)을 발생하기 때문에 그만큼 기온의 저하율이 적게 되어 100 m 상승함에 따라 약 0.5°C 정도 하강한다. 이를 **습윤단열감률**(濕潤斷熱減率)이라고 한다. 그런데 실제로는 대기온도의 수직분포가 건조단열감률이나 습윤단열감률과는 다르게 보통 100 m 상승함에 따라 0.65°C 내려간다. 이를 **환경감률**(Environmental lapse rate)이라고 한다.

그리고 태양에 의한 지표의 가열이 심한 날이나 한랭한 공기가 온난한 지표 위로 이동할 경우에는 기온의 감률이 −1°C/100 m를 초과하는 경우가 있다. 이런 경우를 **과단열감률**이라고 한다.

(1) 기온역전 (Temperature Inversion)

대기가 불안정할 때는 상하층의 공기 교환이 왕성하기 때문에 지표부근에서 발생한 오염물도 상공으로 확산하기 쉽다. 반대로 대기가 안정할 때에는 공기의 교환이 적고 확산도 잘 되지 않는다.

고도가 높을수록 기온이 상승하는 현상을 기온역전(氣溫逆轉)이라고 하는데, 이처럼 상공의 기온이 하층보다 높을 때(기온역전 시)는 대기층이 매우 안정적이며, 공기의 수직운동이 강력하게 저지되고 난류도 억제된다. 그러므로 대기오염물질 발생지역에서의 기온역전 시에는 이들 물질의 확산이 극히 제한되기 때문에 특히 주의해야 한다.

1) 복사성 역전(Radiation Inversion)

바람이 적고 맑은 날 밤에 잘 나타나는데 밤중에 지표에서 재복사되는 장파장의 열선이 방출되고 지표의 열이 손실되어 지표가 냉각됨으로써 대기를 하부로부터 냉각시키게 된다. 그러므로 위쪽에 있는 공기보다 한랭하게 되는 경우이다. 지표 가까이에 생기므로 **'지표성 역전'** 또는 **'접지역전'** 이라고도 한다. 여름보다 겨울에 많이 일어난다.

2) 전선성 역전(Frontal Inversion)

한랭전선이나 온난전선이 지날 때에 이루어지는 역전을 말한다.

3) 침강성 역전(Subsidence Inversion)

고기압하에서 상공에 있었던 대기가 점차 침강하면 주위 대기로부터 압력을 받게 되어 단열압축과정을 거쳐 기온이 상승하게 되므로 이보다 하부에 있는 공기보다 기온이 더욱 높아져서 역전층을 형성하게 된다.

4) 해풍형 역전(Sea-Breeze Inversion)

육지에 있는 온난한 기단 바로 아래에 한랭한 해풍이 불어오면 기온역전층이 형성된다.

(2) 대기안정도에 의한 연기의 확산

굴뚝의 연기 모양은 여러 가지이지만, 대기의 안정도와 바람에 의해 크게 영향을 받는다.

① 사행형 (蛇行型, Looping)

대기가 매우 불안정할 때 나타나는데, 열대류가 심하여 축(軸) 자체가 뱀이 기어가는 듯한 모양을 보인다. 연기가 급속하게 확산되지만 굴뚝 가까운 지점에 높은 농도의 연기가 있을 수 있다. 여름철 낮에 나타나기 쉽다.

② 원추형 (円錐型, Conning)

연기는 원추형으로 수평방향의 확산이 수직방향의 확산보다 일반적으로 크다. 겨울철 또는 구름이 낀 날이나 밤에 바람이 세지 않을 때에 발생하기 쉽다.

③ 부채형 (扇型, Fanning)

강한 접지역전층 내에서는 연기의 상하 부분이 모두 역전층 내에 있어 수직방향의 확산은 잘 이루어지지 않고 수평방향으로 넓게 퍼진다.

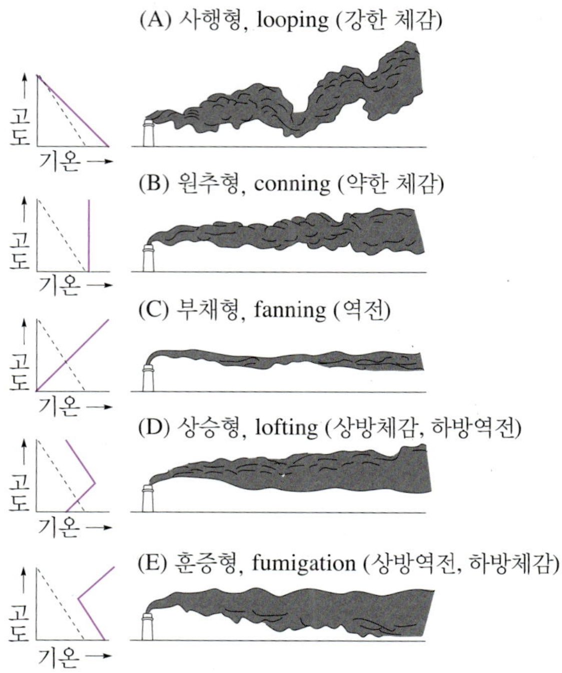

그림 3-2 환경감률과 연기의 흐름

연기는 위에서 보면 부채 모양(측면에서 보면 리본 모양)을 보이는데, 평탄한 지역에서는 멀리까지 지상에 도달되지 않지만 고층 건물인 구릉지역은 높은 농도의 연기 영향을 받는다.

④ 상승형 (上昇型, Lofting)

굴뚝의 출구로부터 하층은 안정하고 상층은 불안정한 상태에서 연기는 밑으로 내려오지 않고 위로 올라간다. 이러한 상태는 방사성 기온역전이 생기는 지역에서 발생하기 쉬우며, 굴뚝 높이가 역전층 위에 위치하면 상당기간 지속된다.

⑤ 훈증형 (燻蒸型, Fumigation)

굴뚝의 출구를 중심으로 상층은 대기가 안정상태이고, 하층이 불안정한 경우에 연기의 확산은 아랫부분으로만 일어나므로 지표의 오염이 매우 심하게 일어나는 경우가 많다.

이 유형은 부채형 형성 시에 일출 후 지표의 온도가 상승하여 굴뚝 밑부분의 기온역전이 깨질 때에 일어난다.

6. 광화학적 오염

대기오염 발생원으로부터 직접 배출된 1차 오염물질이 대기 중에서 서로 반응하거나 분해되어 2차 오염물질(오존, 알데히드, PAN 등)을 생성하는 데 태양의 자외선이 관여한다. 이런 오염현상을 광화학적 오염(Photochemical pollution)이라고 하며 다음과 같이 2단계에 걸쳐서 형성된다.

① 제1단계 : 1차 오염물질인 NOx가 태양에너지에 의하여 O_3를 형성하는 과정(광화학반응)이다.
② 제2단계 : 1단계에서 형성된 O_3와 탄화수소(HC) 간의 화학반응에 의하여 스모그(smog)를 형성하는 과정이다.

7. 대기오염 사건

영국의 에드워드 1세(1272~1307) 시대에 의회기간 중 석탄 사용을 금지하는 대기오염에 관한 금지령이 내려진 이후, 크고 작은 대기오염 사건이 많이 있었다. 그 중 대표적인 것은 다음과 같다.

① 1930년 12월 1일에 벨기에의 뮤즈 계곡(Meuse valley)의 공업지대 공장으로부터 발생한 농후한 스모그(Smog) 때문에 3일간 63명이 사망했고, 장해를 받은 사람의 수는 1,000명이며, 주요 증상은 호흡기의 급성 자극증상 · 구토 · 심장장애 등이었다.
② 도노라(Donora)는 미국 모노가헬라(Monogahela)강에 이어지는 계곡에 있는 공업도시인데, 1948년 10월에 무풍상태에서 기온역전이 일어나고 농후한 스모그가 발생하여 인구 14,000명 가운데 43%가 이환하여 18명이 사망한 사건이 발생하였다. 원인은 공장의 배기가스 성분인 아황산가스와 황산 미세입자의 피해로 밝혀졌다. 주요 증세는 호흡곤란 · 흉부협착감 · 만성 심폐질환 등이었다.

③ 1950년 11월에 멕시코의 포자리카(Poza Rica)에서 공장조작 사고로 대량의 황화수소가스가 누출되었는데, 기온역전인 상태에서 일어난 사고로 22,000명 가운데 320명이 급성 중독증에 걸렸고 그 중에 22명이 사망하였다. 주요증상은 호흡곤란 · 점막자극 · 해소 등이었다.

④ 1952년 12월 5일부터 9일까지 5일 동안 영국 런던은 기온역전 상태에서 농후한 스모그가 형성되어 안개 발생 후 2주간 4,000명이 사망하였고, 그 후 2개월간 8,000명이 사망하는 사건이 발생하였다. 특히 어린이와 45세 이상의 연령층에서 높은 사망률을 보였다. 사망자의 대부분은 만성기관지염, 기관지 폐렴 · 천식기관지 확장증 · 그 밖에 폐 또는 심장질환의 병력을 가지고 있었다. (런던 스모그)

⑤ 1954년 이후, 미국 로스엔젤레스(Los Angeles)에서는 자동차 배기가스를 중심으로 한 석유계 연료에서 유래한 NO_2 · O_3 · 알데히드 등의 광화학반응에 의한 스모그가 인체 · 가축 · 식물 · 건축물 등에 피해를 가져왔다. 인체에 대한 주요 증상은 눈 · 코 · 기도 · 폐 등의 점막에 대한 지속적인 반복성 자극 때문에 불쾌감을 호소하는 환자가 많았다. 65세 이상의 사망자가 약 400명 이상 증가하는 사건이었다. (로스앤젤레스 스모그)

8. 대기오염의 유형

대기오염은 두 가지 형으로 구분하는데, 일반적으로 ① London type(농무형) ② Los Angeles type(연무형)이 있다.

London type 은 주로 석탄의 연소 시에 발생하는 1차성 오염물질인 아황산가스 · 매연 · 분진과 이들 산화물인 에어로졸(Aerosol)이 주역할을 하는 것으로 농무가 낀 겨울철 아침에 많이 발생하는 복사 역전과 관계있는 환원형이다.

Los Angles type 은 석유계 연료가 연소 시에 발생하는 질소산화물과 Olefinic hydrocarbon(HC 화합물) 등이 태양에너지에 의하여 O_3이나 알데히드 등과 같은 광화학적 산화물을 만들고 여기에 CO · 황산 mist · 미량의 유기물 등이 혼합되어 광화학 스모그를 일으켰다. 이와 같은 광화학 스모그는 자외선이 풍부하게 있어야 가능하므로 대기가 맑고 일사량이 풍부한 여름철 낮에 잘 일어난다.

표 3-2 Los Angeles smog와 London smog의 차이점(L.H. Rogers의 분류)

구 분	Los Angeles smog	London smog
발생시의 기온	75~95°F	30°F
발생시의 습도	70% 이하	85% 이상
역전의 종류	침강역전(미동)	복사 역전
풍속	5 mile/h 이하	무풍
smog최성시의 시정	1.6~0.8 km 이하	100 m 이하
가장 발생하기 쉬운 달	8월, 9월	12월, 1월
사용된 주연료	석유계 연료	석탄 및 석유계 연료
주된 성분	오존, 유기물, NOx,	황산화물, 입자상 물질, 일산화탄소
반응의 형	광화학적	열적(熱的)
화학적 반응	산화	환원
최대 발생시간	일중(日中)	이른 아침
인체에 대한 주영향	단시간의 눈의 자극	기관지의 자극

스모그(Smog)는 연기(Smoke)와 안개(Fog)가 결합하여 생겼다고 생각하였으나 안개가 없는 지역에서도 태양에너지에 의한 광화학 작용과 그에 계속되는 화학반응으로 발생한 부유입자(Aerosol)가 스모그를 만드는 경우도 있는데, 오늘날은 대기 중에 끼는 안개 모양의 대기오염을 모두 스모그로 부르는 경향이 있다.

9. 대기오염의 피해

대기오염 물질에 대한 피해는 ① 오염물의 물리화학적 성질 ② 오염물의 농도 ③ 감수성 ④ 오염조건 ⑤ 폭로시간 ⑥ 생활환경 및 조건 ⑦ 기후인자 등에 따라서 다르게 나타난다.

(1) 인체에 대한 피해

인체에 피해를 주는 대기오염물질은 주로 SOx · NOx · CO · HC, 부유분진 · 납 등이다. 대기오염에 의한 건강장애는 주로 호흡기계 질병으로 만성 기관지염, 기관지천식 · 만성 폐기종 · 만성천식성 기관지염 등과 폐암 및 기관지암 등이 있다. 그 밖에 각막 및 결막염 등의 안과질환과 시야방해 · 불쾌감 · 우울증상 등을 초래한다.

1) 황산화물 (SOx)

황산화물은 이산화황이나 삼산화황 등의 총칭이다.

황산화물 중 가장 대표적인 것은 이산화황(SO_2)으로서 유황성분이 있는 석탄이나 석유 등 화석연료의 연소과정이라든가 황산제조공장 또는 황산을 사용하는 공장 등에서 배출된다. 이산화황은 무색이고 자극성이 있는 기체이며, 유독성 · 유해성이 있고 대기 중에 흔히 존재하므로 대기오염의 척도로 이용되고 있다.

SO_2는 광화학 반응을 거쳐 삼산화황(SO_3)이 되는데, SO_3는 흡수성이 강하여 $SO_3 + H_2O \rightarrow H_2SO_4$의 과정을 거쳐서 황산 mist를 형성한다.

무수황산이나 황산 mist는 폐의 심부에 도달하고 기관지 및 폐포점막에 자극을 주기 쉬우며, 공기 중 입자성 물질이 폐의 심부에까지 도달하기 쉽게 해주어 인체 피해의 상승적 작용도 한다.

점막이 외계와 접하고 있는 눈, 비강, 인후, 호흡기도, 점막 등에 일차적으로 염증과 궤양을 일으켜서 세균감염을 받기 쉽게 만든다. 주로 만성기관지염과 같은 호흡기계질환을 일으킨다.

2) 일산화탄소 (CO)

일산화탄소에 의한 피해는 일산화탄소와 헤모글로빈과의 결합력이 산소와 헤모글로빈과의 결합력보다 300배나 강하며, CO－Hb(Carboxy hemoglobin)이 생성되므로 혈액의 산소운반능력이 상실되는 것이 주원인이다.

장기간 흡입 시 조직은 산소부족이 되며, 이런 경우에 많은 산소를 필요로 하는 운동중추가 가장 빨리 영향을 받는 것으로 알려져 있다.

중추신경계는 산소부족에 민감하므로 기능의 저하, 두통, 현기증, 의식상실 등을 일으킨다. 만성 일산화탄소 중독 시에는 건망증이나 두통 등을 보인다.

3) 질소산화물 (NO_x)

중유나 가솔린 등의 연소 시나 자동차 배기가스, 질산, 황산의 제조공정, 화학 합성의 니트로화 공정, 각종 용접작용 등에서 질소산화물이 발생된다.

NOx에는 N_2O, NO, NO_2, N_2O_3, N_2O_4, N_2O_5, NO_3 등이 있다. 그러나 대기 오염의 측면에서 문제가 되는 것이 질소산화물이라고 할 때는 NO와 NO_2를 뜻하며 NOx로 표기한다.

NO는 자극성이 없으나 헤모글로빈과의 친화력이 일산화탄소의 약 1,000배, NO_2의 약 3배로 알려져 있다. 산화질소 헤모글로빈(NO-Hb)은 혈중에서 산화되어 메트헤모글로빈(Met hemoglobin)을 형성하며, 이것이 많아지면 혈액의 산소 결핍에 의한 중추신경계증상을 나타낸다.

NO_2는 점막의 분비물에 흡착되어 산화성이 강한 질산을 형성하므로, SO_2의 피해와 거의 비슷하게 폐렴 · 폐기종 · 기관지염 등을 일으킨다. 독성은 NO의 5~10배 정도로 알려져 있다. 보통 NO와 NO_2는 공존하며, 눈과 호흡기도에 강한 자극을 보임으로써 기침 · 두통 · 기관지염 · 폐수종 · 흉부압박감 등을 나타내고 더욱 심한 경우에는 의식불명을 일으킨다.

4) 탄화수소 (HC)

탄소와 수소만을 지닌 모든 종류의 유기화합물을 탄화수소라고 하는데, 상온에서 액체 · 고체 · 기체의 3가지 상태로 존재한다. 각종 연료나 유기용매들이 사용 중 휘발 또는 증발됨으로써 대기를 오염시킨다. 가솔린이나 대부분의 유기용매들은 주성분이 탄화수소로 되어 있다. 높은 휘발성을 갖고 있으며, 증발도 용이하기 때문에 연소되지 않고서도 대기 중으로 방출된다. 휘발성 연료를 사용하는 교통기관은 주요배출원이 된다.

대기 중의 탄화수소는 그 농도로 보아 무해한 것으로 생각되나, 올레핀(olefin)계 탄화수소는 이산화질소와 더불어 광화학적 반응에 관여하여 옥시던트(oxidants)를 발생시킨다. 3, 4-benzopyrene은 발암성 물질로 알려져 있다.

5) 부유분진

유기 또는 무기물질을 부수거나 갈 때에 주로 발생한다. 크기가 5 μm 이하의 입자는 쉽게 안정되지 않고 부유상태를 계속하는데, 다른 화학물질과 공존하고 있어 피해를 더욱 크게 한다.

주로 0.5~5μm(1~2μm)의 분진이 가장 폐포에 침착이 잘 된다. 이 입자들은 폐포를 통하여 흡입되어 혈관 또는 임파관 내에 침입하여 만성기관지염 등과 같은 호흡기계 질병을 일으킨다.

특히 분진의 성분과 크기가 문제가 된다. 예를 들어 유리규산, 연, 카드뮴, 수은, 망간, 베릴륨, 니켈 등의 화합물이 문제되고 있다.

6) 옥시던트 (Oxidants)

옥시던트는 산화제로서, 공기 중의 광화학 옥시던트(O_x)로는 O_3, NO_2, PAN(Peroxy acetyl nitrate) 등을 들 수 있는데 대표적인 것은 O_3이다.

오존은 SO_2에 비해 물에 녹기 어려워 폐의 심부까지 도달된다.

오존의 인체에 대한 영향은 0.02~0.05ppm에서 냄새를 느낄 수 있으며 0.2~0.3ppm에서 코와 목구멍을 자극하고, 1.0~3.0ppm에 2시간 노출되면 심한 기침 · 호흡곤란 · 흉통 등을 호소하며, 9.0ppm에서 2시간 정도면 폐수종을 일으키는 것으로 알려졌다. 대기 중에서 발생하는 PAN은 눈을 자극하는 정도로 밝혀졌다.

7) 연 (鉛, Pb)

연은 납이나 연화합물을 취급하는 작업장(축전지 · 건전지 · 페인트 · 인쇄 · 크레용 제조 공업 등)에서 발생하며, 과거 자동차에 사용하는 휘발유에 옥탄(octan)가를 높이기 위해서 4-에틸연이 첨가되었는데 이들이 대기를 오염시킨다.

무기연중독 증상은 요골신경마비, 근육의 위축, 뇌신경 장애 등이다. 알킬연중독은 두통, 현기증, 불면, 빈혈성 간장장애, 신장장애, 위장증상, 근육통, 안면창백, 정신기능저하 등을 일으킨다.

심하면 의식장애, 경련, 사망에 이른다. 배출허용기준은 10mg/Sm^3 이하로 규정하고 있다.

연의 증가현상은 세계적으로 생산되는 알킬연과 자동차 대수의 증가로 인한 배기가스 중의 연오염에 기인하는 것으로 밝혀졌다.

(2) 동식물의 피해

대기오염에 의한 동물의 피해는 인간과 비슷하게 나타나지만 식물은 매연이나 유해가스에 대해서 동물보다 더욱 예민하다고 알려져 있다.

유해가스로는 아황산가스, 산 mist, 황화수소, 무수황산, 오존, 에틸렌(ethylene)계 또는 올레핀(olefin)계의 탄화수소, 질소산화물 등이 있다.

식물에 대한 영향은 대기오염물질의 종류와 농도, 접촉시간, 식물의 종류나 품종 · 온도 · 습도 · 광선 등의 기상조건, 생육시기 등에 따라서 다르다.

대체로 발육기, 햇빛이 강할 때, 습도가 높을 때 저항력이 작다.\\

(3) 재산에 미치는 영향

금속제품의 부식, 페인트 변질, 건축물의 손상 등을 초래한다.

(4) 기상에 미치는 영향

1) 산성비

빗물이 pH 5.6 미만일 때에 산성비라고 한다. 공장이나 화력발전소, 교통기관 등에서 배출되는 황산화물, 질소산화물, 염소화합물이 대기 중에 떠 있다가 황산, 질산, 염산으로 변하여 빗물에 섞여 내리게 된다.

산성비는 호수나 하천을 산성화하여 담수생태계를 파괴하고 농작물과 산림에도 큰 피해를 준다. 또한 부식성이 강해서 금속류 석조건축물을 손상시킨다.

2) 오존층의 파괴

분무기나 냉장고 및 냉방장치 등에서 누출되는 프레온 가스류 같은 물질들은 성층권을 오염시켜 오존층을 파괴한다고 밝혀졌다. 이와 같은 결과는 오존층에 의한 태양광선 중 자외선 차단효과를 떨어뜨려 지상으로의 자외선 조사량을 증가시켜 피부암이나 결막염 등의 여러 가지 질병을 일으키고 지구생태계에 손상을 입힐 가능성이 있다.

3) 성층권의 오존에 직접적으로 영향을 줄 수 있는 물질

① 완전히 할로겐화 된 알칸계 : $CFCl_3$, CF_2Cl_2, $C_2F_3Cl_3$, $C_2F_4Cl_2$
- 인위적으로 생성
- 염화산화물(ClOx)의 근원물질로 작용
- 30~50 km의 고도에 있는 오존에 광화학작용

② 부분적으로 할로겐화 된 알칸계 : CHF_2Cl, $CHFCl_2$

③ 브롬물질 : 완전 할로겐화 된 알칸계 : CF_3Br

④ CO_2, CH_4, NOx

⑤ H_2

⑥ H_2O

4) 온실효과 (Green House Effect)

공기 중의 CO_2는 복사열의 흡수량이 매우 크기 때문에 공기 중에 CO_2가 증가되면 태양열의 흡수량이 커져서 지표면의 온도가 높아진다.

현재 CO_2 농도의 2배가 증가되면 지표면의 평균기온은 3.6℃ 높아지게 된다. 이와 같은 CO_2의 보온효과를 온실효과라고 한다. 대기의 기온이 높아지면 기후의 변화뿐만 아니라 빙하를 녹이게 되어 21세기 말까지 기온이 4℃ 상승할 것으로 예측하고, 해수면이 1.4 m 높아짐으로써 세계 각국의 낮은 도시의 대부분이 물에 잠길 우려가 있다.

대기 중 CO_2량은 증가추세에 있다고 하는데, 이는 화석연료의 사용량 증가가 주원인으로 밝혀졌다.

5) 열섬(Heat Island) 효과

인구의 도시화로 콘크리트빌딩이 밀집되어 있고 아스팔트로 포장된 도심지는 인근 교외의 일반지역(녹지가 많은 지역)에 비해 기온이 2~5℃ 높게 나타난다. 이처럼 주변지역보다 온도가 높은 특별한 기온현상을 나타내는 현상을 열섬효과라고 한다.

열섬현상은 여름보다 기온의 교차가 큰 봄을 비롯하여 가을이나 겨울에 뚜렷하며, 낮보다 밤에 심하게 나타나고 바람이 약할 때 두드러지게 나타난다.

열섬현상이 생기는 1차적 원인은 콘크리트빌딩의 밀집과 아스팔트도로 포장과 같은 도시구조에 있다. 아스팔트나 콘크리트 표면은 태양열을 반사하기보다 흡수하게 되며, 이로 인해 표면온도와 그 주변의 전체온도를 상승시킨다.

이에 따라 각종 배기가스를 포함한 대기오염물질도 도심 상공에 체류하면서 오염농도가 높아져서 대기오염을 가중시킬 수 있다.

6) 시정 및 일광

대기오염이 심한 지역에서는 스모그에 의해 시정이 떨어지고 일광이 차단되어 영국에서는 겨울에 주광의 25~55%가 손실되었다고 한다.

그 밖에 자연환경의 파괴 또는 악화 및 불쾌감 등을 일으킨다.

10. 대기오염 방지대책

(1) 발생원에 대한 연료대책

① 탈황시설의 확충
② 저황유 사용
③ 석탄은 회분이나 황분 등이 적은 것을 사용
④ 분진, 매연, 유해가스 발생억제 등
⑤ 자동차 매연가스 대책으로 SOx나 CO 등의 발생을 적게 한다.

(2) 공공기관 대책

① 합리적인 도시계획
② 대기오염의 정확한 실태파악
③ 대기오염 측정기술의 개발 및 도입
④ 대기오염 방지를 위한 법적 규제와 교육 등

3. 수질오염(Water Pollution)

1. 우리나라의 물 관리정책

(1) 우리나라의 수자원 확보정책

전국의 연평균 수자원량은 약 1,140억 m^3이다. 이 중 증발과 지하침투가 478억 m^3이고 하천으로 유입되어 유출되는 양이 662억 m^3인데, 대부분이 집중강우 등 홍수로 인한 것이다. 2007년 기준 전국의 수자원 이용량은 153억 m^3 정도이다.

강변여과수개발과 지하수 관정 등이 설치는 되어 있으나 관리소홀과 토사유입 및 매몰 등으로 저수량이 감소되어 물부족 현상이 더 심해지고 있는 실정이다.

수자원 확보를 위한 댐의 증축이나 보다 효율적인 지하수개발 등 적극적이고 효율적인 수자원 개발정책이 요구된다.

(2) 물 환경정책

우리나라는 1991년 낙동강의 페놀사고로 한강, 금강, 낙동강, 영산강 유역에 대한 수변지역분석과 수질예측기법을 활용해서 생태학적으로 건강한 하천과 유해물질로부터 안전한 물환경조성을 위한 과학적인 대책을 수립하였다.

2015년까지 물고기가 뛰놀고 어린이들이 물놀이를 할 수 있는 물 환경조성을 위해 물생태계의 건강성 복원사업, 수변생태벨트 조성, 위해성 평가와 생물학적 지표의 적용 등을 실시하기로 하였다.

물 환경기준과 평가기법도 인체의 위해성 평가관리를 위해 수질의 파악을 돕도록 매우 좋음에서 매우 나쁨으로 7등급화하였다.

1) 수질등급체계

① 수질등급 : 7개 등급으로 세분화
② 하천과 생태특성(서식생물 외관상태) 추가
③ 사람건강보호항목 : 43개 항목으로 강화
④ 유해물질 40종으로 확대

2) 수질평가지표 시행

① 생물평가지표 개발
② 부영양화 평가지표 개발
③ 퇴적물관리기준 마련
④ 물환경기준의 제정지침 마련
⑤ 물 측정 및 평가매뉴얼 작성

(3) 물오염 총량관리

물관리의 효율성을 높이고 수질목표를 달성하기 위하여 과학적인 근거 위에 마련한 제도가 물오염 총량관리제도이다.

폐수의 오염물질농도를 규제하는 「농도규제」는 벌칙집행은 용이하지만 배출시설물 증가로 수계의 증가하는 물오염 부하량 증가에 대한 통제가 거의 불가능하다. 그러나 총량규제는 수질오염물질의 총량을 통제할 수가 있다.

1) 수변구역

하천에 인접한 수변지역에 축사 · 공장 · 상가 등의 설치를 제한하고, 수변구역의 초지를 단계적으로 구입하여 녹지조성 · 생물서식지조성 · 습지조성 · 수림대 조성 등 수변생태계를 복원해서 물오염의 영향을 감소시켜 나가기로 하였다.

2) 호소 수질보전대책

환경부는 호소별 특성에 적합한 수질 및 생태계보전대책을 수립하고 1일 30만 톤 이상의 원수를 취수하는 호소, 동식물의 서식지 · 도래지이거나 생물다양성이 풍부하여 보전할 필요가 있다고 인정되는 호소를 비롯하여, 수질오염이 심하여 특별관리가 필요하다고 인정되는 호소 및 만수위 넓이 0.5 km^2 이상의 호소는 유역면적의 관리와 더불어 3년마다 저수량이나 취수량 등 호소수 이용상황의 조사 · 측정을 실시한다.

특히 조류가 다량 발생하는 호소는 산소부족으로 어패류가 질식사하거나 남조류의 독소로 인한 인체의 유해물질 발생이 유발되므로 남조류 개체수에 따라 조류 예보제를 발령하고 있다.

조류의 다량발생은 원인물질인 질소(N)와 인(P)의 영양염류 증가에 크게 영향을 받기 때문에 이들 영양염류를 사전에 차단하기 위해 하수 및 축산폐수시설의 방류수 수질기준을 강화했다. 또한, 상수원으로 이용되거나 하류에 취수장 및 정수장이 있는 호소일 경우는 인공양식장의 면허와 낚시행위도 금지하고 있다.

2. 수질오염의 정의

수질오염이란 이화학적 · 생물학적 오염으로 인하여 물의 자정능력이 없어지거나 생물체 내에 유해작용을 할 수 있는 상태를 말한다.

수질오염의 원인으로는 홍수나 화산활동의 결과 등에 의한 자연적 원인에 의한 것과 인간의 생활이나 생산활동 등에 의한 인위적인 원인에 의한 것이 있는데, 환경오염 문제로 취급하는 수질오염은 인위적인 것을 뜻한다.

(1) 수질오염의 특징

① 대도시나 공업도시의 하천오염도가 매우 높아지고 있다.

② 오염물질의 종류가 다양하고 복잡해지고 있다.

③ 오염이 점차로 지방으로 확대되어 가고 있다.

④ 해역오염이 증가하고 있다.

(2) 수질오염원

수질오염의 발생원은 점오염원과 비 점오염원으로 분류할 수 있다.

1) 점오염원(Point Source)

일정한 장소에서 배출되는 오염원을 의미한다.

① 산업폐수

② 도시하수

③ 분뇨 및 축산폐수

④ 발전소로부터 배출되는 냉각수 등

2) 비 점오염원(Non-Point Source)

일정한 장소없이 배출되는 오염원을 뜻한다.

① 농경지로부터의 배수

② 거리청소로 인한 배수

③ 폭우로 인한 배수 등

(3) 수질오염 물질

① **병원체 :** 병원폐수, 가정 오수 및 도시하수, 동물배설물 등

② **부영양화물질 :** 가정하수, 분뇨처리장, 도축장, 양조장, 펄프 공장의 하수 등

③ **용존산소를 감소시키는 물질 :** 가정하수, 동물배설물, 공장폐수 등

④ **자정작용 저해물질 :** 광산폐수, 각종 제조업, 석유공업, 농업 등에서 배출되는 광물질, 무기화합물, 금속물질, 농약 등

⑤ **인체, 수중생물, 어패류에 유해한 물질 :** 산업폐수, 중성 및 합성세제, 농약 등

⑥ **부식력 증가물질 :** 산업장 폐수 및 광산물질 등

⑦ **특정수질 유해물질** (물 환경보전법 시행규칙 제4조 별표 3 참조)

(4) 부영양화현상

가정하수, 도시하수, 공장폐수, 농업폐수 등에는 합성세제, 비료 등에서 유래되는 무기질소화합물이나 인산염 등이 다량 함유되어 있어 부영양화현상을 초래한다. 이런 경우에 조류나 동물성 플랑크톤 등 수생식물이 과도하게 번식하게 되며, 심하면 수화현상(Water- bloom)을 초래하여 용존산소가 부족하게 되고, 물에서 악취가 나며 물의 이용가치를 상실하게 된다. 이와 같은 현상은 호소와 같은 정체수에서 더욱 심하다.

부영양화의 원인 물질로 특히 관계 있는 것은 N과 P의 영양염류인 것으로 밝혀졌다.

> *Reference*
> **부영양화**(Entrophication) 영양염류나 유기물 증가에 따라 수생생물의 생존량·생산력이 증대되는 현상

> *Reference*
> **부영양화의 예방대책**
> 화학비료와 합성세제의 사용을 억제하고 가정하수와 공장폐수 및 가축의 분뇨처리기술을 향상시켜 N, P의 영양염류와 유기물의 유입을 막아야 한다.

(5) 수질오염의 영향

1) 인체에 대한 영향

① 미나마타병 (Minamata disease)

1953년부터 1995년까지 일본의 미나마타시에서 발병한 환자 2,950명 가운데 555명이 사망하여 그 원인을 조사한 결과, 인근 도시의 공장에서 흘러나온 메틸(Methyl) 수은폐수에 오염된 어패류를 먹은 사람들에게서 발병된 것이 확인되었다. 그래서 이를 미나마타병이라고 하였다.

수은은 뇌나 중추신경계에 영향을 주어 신경마비를 일으키고 언어장애, 시청각기능장애, 팔다리나 입술 등에 통증 · 두통 · 시력의 약화 등을 일으킨다.

② 이타이이타이병 (Itai-Itai disease)

1929년경부터 1946년까지 일본 토야마현에 있는 미쯔이 아연 제련공장에서 버린 폐광석에 함유된 카드뮴이 지하수와 지표수에 오염되어 이 물을 사용한 농산물(쌀, 대두 등)에 카드뮴이 축적되면서 이것을 섭취한 사람들에게 카드뮴 중독증상을 일으킴으로써 258명의 환자가 발생하고 128명이 사망하였다.

이 병은 전신권태, 피로감, 신장기능장애, 요통, 골연화증, 보행곤란, 심한 전신통증 등을 일으키는 질병이다.(Itai-Itai : 통증을 호소하는 일본 지방 방언 소리)

2) 경제적 손실

① 오염수가 농지의 토양성분을 변화시키는 간접피해의 경우와 직접 농작물에 접촉해서 피해를 입히는 경우가 있다.
② 수질오염에 의한 수산업의 피해는 유기물량이 농후하여 수중의 DO를 감소시켜 수중생물이 서식할 수 없게 되는 경우와 유독물질에 의하여 수질오염이 일어나 어패류에 직접 어독을 일으키는 경우 등이 있다.

일반적으로 물고기의 서식을 위해서는 BOD 5 mg/L 이하, DO 5 mg/L 이상이 필요하며, 연어나 송어와 같은 청정 어류는 산란기에는 BOD 2~3 mg/L 이하, DO 6~7 mg/L 이상이 필요한 것으로 알려져 있다.

3) 상수원의 오염

유기물이 많은 유기폐수, 시안, 카드뮴, 크롬, 수은, 페놀, 납 등과 같은 유독물질에 의한 상수원의 오염은 보건상 크나큰 문제이다.

4) 생태계의 파괴

양조장 · 도축장 · 피혁공장 등에서 유출되는 유기폐수는 수중의 용존산소를 감소시키고 부영양화를 촉진하며, 자정작용을 저해하고 악취를 발생시켜서 생태계를 파괴시킨다.

5) 기타

공업용수오염 · 생활용수오염 등에 의한 피해 등이 있다.

(6) 수질오염의 지표

수질오염은 물리적 · 화학적 · 생물학적 오염 등의 원인으로 이루어지는데, 간단히 그 정도를 나타낼 수 있는 지표는 없으나 일반적으로 이화학적 수질오염지표와 생물학적 수질오염지표로 구분하고 있다.

1) 이화학적 수질오염지표

① 수소이온농도(pH) ② 용존산소(DO) ③ 생물화학적 산소요구량(BOD) ④ 화학적 산소요구량(COD) ⑤ 부유고형물, 탁도, 색도 ⑥ 냄새와 맛 ⑦ 질소 ⑧ 인 ⑨ 음이온 계면활성제 ⑩ 염화물 ⑪ 중금속 등

2) 생물학적 수질오염지표

① 미생물(일반세균, 대장균 등) ② 저서생물 ③ 어류 ④ 조류 등

3. 산업폐수처리

(1) 산업폐수의 종류

산업폐수는 산업의 종류나 작업상황에 따라 그 성상에 큰 차이가 있다.

1) **농업폐수** : 오염은 가벼운 정도이나 비료나 농약에 의하여 수산생물에 영향을 미치는 경우가 있다.

2) **축산폐수** : 처리가 곤란하고 수질오염이나 악취의 원인이 될 우려가 있으며, 처리 후에도 질소나 인의 함유량이 많으면 하천이나 호소(늪과 호수)를 부영양화한다.

3) **광업폐수** : 동, 카드뮴, 크롬, 비소, 수은 등의 유해물질을 함유하는 경우에 농업과 어업에 대한 피해가 우려된다.

4) 공장폐수

① 생물학적 산소요구량이 높은 폐수 : 전분공장의 폐수, 도살장의 폐수
② 부유물질이 많아서 퇴적을 야기하는 폐수 : 제지공장폐수
③ 독물을 함유하는 폐수 : 도금공장의 폐수
④ 취미(臭味)가 있는 폐수 : 석유화학공장의 폐수
⑤ 색이 짙은 폐수 : 염색공장의 폐수
⑥ 산성 또는 알칼리성이 강한 폐수 : 화학약품공장의 폐수
⑦ 유지나 용해물질이 많은 폐수 : 피혁공장의 폐수
⑧ 고온폐수 : 발전소의 폐수
⑨ 기타

(2) PCB

열매체로 사용하는 PCB(Polychlorinated biphenyls)는 독물(毒物)로서 1968

년 10월 북구주(北九州) 가네미창고 주식회사에서 만든 미강유를 식용한 사람에게서 중독증(미강유중독)이 집단적으로 많이 발생하여 인정환자 1,788명, 사망 112명에 달하였다.

임상증상은 손톱이나 발톱의 변색, 안질의 증가, 좌창양피진 등을 주증상으로 하여 식욕부진, 구토, 오심, 관절통, 월경 이상, 체중감소 등을 보였다.

이 사건은 미강유 제조시에 탈취공정에서 가열매체로 사용한 PCB가 누출하여기름에 혼입됨으로써 일어난 중독사고임이 밝혀졌다. PCB는 열매체, 절연체나 콘덴서, 변압기유, 플라스틱 용매, no-carborn 복사지 등에 이용된다.

PCB는 화학적 불활성이며, 물에 난용이고 유기용제에 잘 녹는다.

저염소화합물을 제외하면 불연성이고, 내열성 · 절연성이 좋으므로 변압기유 · 감압복사지 · 윤활유 등에 널리 사용되고 있다.

(3) 합성세제

① **중성세제** : 중성세제의 대표적인 것은 ABS(Alkylbenzenesulfonate)를 주성분으로 하는 경성세제이며, 2차대전 후에 많이 사용되었으나 수중에서 잘 분해되지 않고 수중부패생물도 사멸시키며, 생물학적 하수처리과정에 영향을 주고, 기포형성이 지속되어 수면에 뜨게 되므로 수중산소공급을 방해하여 자연수의 용존산소량을 감소시켜 물의 자정작용을 감퇴시킨다.
주로 가정이나 공장에서 많이 사용되었다.

② **연성세제** : LAS(Linear alkylbenzene sulfonate)를 기제로 사용하는 세제이다. 미생물에 의해 쉽게 분해되나 성분이 트리폴리인산염(Tripoly-phosphate)이어서 분해처리되면 인(P) 성분이 조류(藻類)의 영양원으로 이용되므로 부영양화현상에 의한 조류의 다량발생 등이 문제된다.

③ **합성세제** : NTA(Nitrilotriacetic acid)를 성분으로 하는 세제이다. 최초 개발 시에는 합성세제 자체로서의 조건을 만족시켜 주고 생태적 악영향도 별로 없는 것 같았으나 그 후 수중의 수은이나 카드뮴 등 중금속과 결합하여 매우 유독한 물질을 형성한다는 것이 알려졌다. 따라서 오늘날에는 인산염을 기제로 한 LAS를 주로 사용하고 있다.

(4) 산업폐수처리

산업폐수는 폐수의 성상에 따라 적절한 처리방법이 적용되어야 한다.

① 동식물성의 유기물에 의한 오염은 도시하수와 같은 생물학적 처리방법에 의하여 처리할 수 있다.

② 화학적 유해물질은 분해하여 무해화하거나 흡착이나 침강 등의 방법으로 제거되어야 한다.

일반적으로 스크린에 의하여 크기가 큰 부유물을 제거하고 침사, 중화, 침전, 약품침전, 폭기, 유지의 부상제거(浮上除去) 등의 방법을 적절히 병용하여 실시한다. 약품 침전 시에는 석회소다회, 명반, 황산철, 염화철 등을 단독으로 혹은 다른 것과 같이 사용한다.

미생물에 유해한 성분을 함유하고 있는 폐수는 우선 그 유해 성분을 제거한 후에 생물학적 처리를 한다. 유기성의 부패가능물질을 농후하게 함유하고 있는 폐수처리는 혐기성 소화법이 적당하다.

(5) 하수의 3차 처리

하수처리 중 비교적 간단한 물리적 처리를 1차 처리라고 하며, 생물학적 처리를 2차 처리라고 한다. 그리고 2차 처리수에 대하여 고도의 각종 처리를 하는 것을 3차 처리(Tertiary treatment)라고 한다. 생물학적 처리로 유기질소화합물은 분해되어 무기화되나 수중의 질소량은 크게 감소되지 않는다. 인의 경우도 마찬가지로서 질소나 인은 물의 부영양화 원인물질이 된다.

하수에 대한 3차 처리까지 하여 각종 함유량을 거의 제거한 3차 처리수는 청정도가 높은 양질의 물이므로 수세변소나 세차 등의 잡용수나 공업용수로 직접 사용이 가능하다.

3차 처리기술은 오늘날까지 계속 개선되어 오고 있다. 활성탄, 기타 흡착제 사용, 응집제 사용, 급속사여과, 오존처리, 이온교환수지 처리, 전기투석법, 특수미생물의 이용법 등이 고려되고 있다.

4. 수질오염방지대책

① 하수도 정비 및 하수처리장 증설
② 산업폐수 처리시설의 완비
③ 정확한 실태파악 및 감시
④ 폐수처리방법의 연구 및 개발
⑤ 법적 규제의 강화
⑥ 수질보전을 위한 교육 및 계몽 등

4. 소음과 진동

1. 소 음

소음(Noise disturbance)이란 불쾌한 음, 듣기 싫은 음, 일상생활을 방해하는 음, 생리적 변화를 주는 음, 청력을 장해하는 음 등 인간생활에 유해한 작용을 하는 음으로서 기계 · 기구 · 시설, 그 밖에 물체의 사용으로 인하여 발생하는 강한 소리를 말한다.

경쾌한 음악도 다른 사람에게는 소음이 될 수 있는데, 이는 듣는 사람의 주관에 따라 차이가 있기 때문이다.

소음은 발생원인에 따라 다음과 같이 분류할 수 있다.

1) 공장 및 사업장 소음

① 공장기계 소음
② 일반업소의 소음
③ 건설현장의 기계소음과 작업소음

2) 교통소음

① 자동차 소음
② 철도 소음
③ 항공기 소음

3) 생활소음

① 가두 소음(확성기 등) ② 시장 및 유흥업소 소음

(1) 소음측정단위

매 초당 음의 진동횟수를 **주파수**라고 하여 Hz(Hertz) 또는 c/s(cycle)로 나타낸다. 인간이 소리로서 감지할 수 있는 **가청음역**은 16~20,000 Hz 이고, **일상회화음역**은 250~3,000 Hz의 범위로 밝혀졌는데, 대체로 20,000 Hz 이상의 소리는 **초음파**라고 부른다.

dB(decibel)은 Bel의 1/10이며, 음의 강도(음압수준)를 나타내는 단위이다. 이는 음파의 방향에 수직한 단위면적을 통과하는 에너지량을 말한다.

사람이 청각으로 느끼는 소리의 크기는 물리적인 음압수준보다 작게 들려 40 dB은 0 phon으로 들리고, 3,000 Hz의 소리는 음압수준보다 크게 들린다.

(2) 소음의 평가단위

소음의 평가단위로는 여러 가지가 있다. 소음에 의해 대화가 방해되는 정도를 표기하기 위하여 사용하는 **회화장애도**(speach interferance level, SIL), 실제의 소음평가에 사용하는 **청력허용도**(noise criteria, NC), NR값에 보정치를 가감한 수치로 나타내는 **소음평가지수**(noise rating number, NRN) 등이 있다. 그리고 도로교통소음측정에는 **교통소음지수**(traffic noise index, TNI), 항공기 소음측정에는 **감각소음레벨**(perceived noise level, PNL) 등이 이용되고 있다.

(3) 소음의 기준과 측정

작업환경 소음의 허용기준은 개인의 감수성에 따른 차이가 있으나 1일 8시간 기준 90 dB(A)을 넘어서는 안 되는 것으로 되어 있다. 그리고 어떠한 경우에도 115 dB(A)을 넘어서는 안 된다.

(4) 소음성 난청

인체가 강력한 소음에 일시적으로 노출된 직후에는 어느 정도의 청력손실이 발생하지만 시간이 경과하면서 점차 회복되는 현상을 보이게 된다.

그러나 이러한 소음에 반복 노출되면 청력회복시간이 길어지고 결국은 불가역적인 영구성 청력손실을 일으키는데, 이것을 소음성 난청이라고 한다.

소음성 난청은 3,000~6,000 Hz의 고주파음에 대한 청력손실로부터 나타나며, 특히 오디오그램(Audiogram, 聽力圖)상의 소음성 난청 진행 과정을 보면 4,000 Hz에서 청력손실이 심해져서 소음성 난청의 초기증상을 보이는데, 이와 같은 현상을 오디오그램C_5 dip 현상이라고 한다.

청력장애의 원인 중 가장 많은 것이 소음작업으로 인한 직업성 난청으로 밝혀졌다.

(5) 소음의 영향

일반적으로 고주파음이 저주파음보다 더욱 불쾌감을 일으키고, 상업지역이나 공업지역 등은 55~59 dB(A), 주거지역 50 dB(A), 병원, 요양시설, 녹지지역은 45~49 dB(A) 이상에서 불쾌감을 일으키고, 야간에는 35 dB(A) 이상에서도 수면방해를 일으킨다.

정상청력을 가진 작업자가 60 dB(A)의 환경에서는 2 m의 거리에서 보통 크기의 대화 내용을 95% 정도, 4 m 거리에서는 큰 소리의 대화 내용을 95% 정도 알아들을 수 있다.

이와 같은 대화장애 이외에 작업능률 저하, 불쾌감, 수면방해, 청력장애, 노이로제 등을 초래한다. 그리고 청력 이외에 생리적 장애로 교감신경에 작용하여 혈압상승, 신진대사증가, 위장관운동억제 등을 일으킨다.

(6) 소음발생원

공장소음, 건설작업소음, 교통소음(자동차, 기차, 전차, 항공기 등), 생활소음(영업장, 시장, 전파사, 선전, 발전기, 냉난방기 등) 등이 있다.

(7) 소음방지대책

소음방지에 대한 근본적인 대책은 음원을 조사하고 음을 방지하는 데 있지만 그 대책이 그렇게 간단하지는 않다. 특히, 도시소음은 공장소음과 교통기관에 의한 소음으로 대별되고 있다.

1) 발생원에 대한 대책

공장소음에 대해서는 발생음이 적은 기계 사용, 심야작업 및 이른 아침작업 억제, 소음기 부착, 배출허용기준 설정 등이 필요하다.

건설소음의 경우는 특정공사의 사전신고, 규제지역설정, 규제기준설정, 폭약 사용규제, 무음해머사용, 방음시설 등이 필요하다. 또한 교통소음은 자동차에 소음기 부착, 속도제한, 경적제한, 신규 및 사용과정 차량의 규제, 규제지역 지정 등이 필요하다.

2) 소음확산방지대책

담장의 설치, 차음벽과 흡음재 사용, 공업단지로의 이전, 지형을 이용한 공장 배치, 영세공장의 방음공장 구역 내로 일괄 격리 등의 조치가 필요하다.

3) 그 밖의 대책

① 소음피해자 관리대책
② 도시계획의 정비
③ 소음방지에 대한 지도 및 교육
④ 법적 규제 등이 필요하다.

2. 진동 (Oscillation)

기계, 기구, 시설, 기타 물체의 사용으로 발생되는 강한 흔들림을 진동이라고 한다. 진동은 공장진동, 건설진동, 교통진동 등이 있다. 공장진동의 배출허용기준을 보면 대상진동레벨에서 보정표에 의해 보정한 평가진동레벨이 60 dB(V) 이하가 되도록 규정하고 있다.

> *Reference*
> **Raynaud's disease**
> 수지의 간헐적인 창백, 청색증을 주증상으로 한다. 수지에 동통, 마비감, 냉감 등이 일어난다.

진동에 대한 대책은 진동원의 제거와 개량, 인체와 진동원과의 전파경로 차단이다. 이에 이용되는 것은 완충물(고무, 스펀지 등)의 사용이나 탄성이 적은 것(콘크리트 등)을 이용하여 진동원을 그 위에 놓는 것도 고려한다.

핵심문제 Check Point Exercise

1. 대기오염의 주된 원인으로 작용하는 기온역전(temperature inversion)이 나타나는 대기층의 조건은?

① 따뜻한 공기 위에 찬 공기 존재
② 찬 공기 위에 따뜻한 공기 존재
③ 찬 공기와 따뜻한 공기가 혼합
④ 찬 공기가 아래와 위에 존재
⑤ 위와 아래에 따뜻한 공기 존재

2. 여름철 낮에 주로 나타나며 대기가 매우 불안정할 때 일어나고 연기가 급속하게 확산되는 흐름의 형태는?

① 사행형(looping) ② 원추형(conning)
③ 부채형(fanning) ④ 상승형(lofting)
⑤ 훈증형(fumigation)

3. 대기오염의 관리에 있어서 링겔만(Ringelmann) 농도표가 사용되었을 당시 대기환경으로 허용되어진 기준치는?

① 1도(20%) 이하 ② 2도(40%) 이하
③ 3도(60%) 이하 ④ 4도(80%) 이하
⑤ 5도(100%) 이하

4. 대기오염을 일으키는 기온역전으로서 지표 가까이에서 발생하고 여름철보다 겨울철에 주로 나타나며 런던스모그에서 관찰되었던 것은?

① 복사성 역전 ② 침강성 역전
③ 전선성 역전 ④ 이동성 역전
⑤ 해풍성 역전

5. 대기오염물질로 분류하지 않고, 실내오염의 지표로 이용하는 가스상 물질은?

① 이산화탄소 ② 미세먼지
③ 아황산가스 ④ 질소화합물
⑤ 오존

6. 대기오염 물질 중 입자상 물질이 <u>아닌 것은</u>?

① 황산화물(SOx) ② 훈연(fume)
③ 연무(mist) ④ 매연(smoke)
⑤ 분진(dust)

7. 환경정책기본법 시행령에 규정한 초미세먼지(PM2.5)를 측정하는 방법은?

① 중량농도법
② 자외선형광법
③ 원자흡광광도법
④ 가스크로마토그래프법
⑤ 화학발광법

8. 성층권 오존 파괴의 주된 원인물질은?

① H_2S ② CO_2
③ CFC ④ SO_2
⑤ NO_3

[해답] 1. ② 2. ① 3. ② 4. ① 5. ① 6. ① 7. ① 8. ③

Chapter 4

산업보건

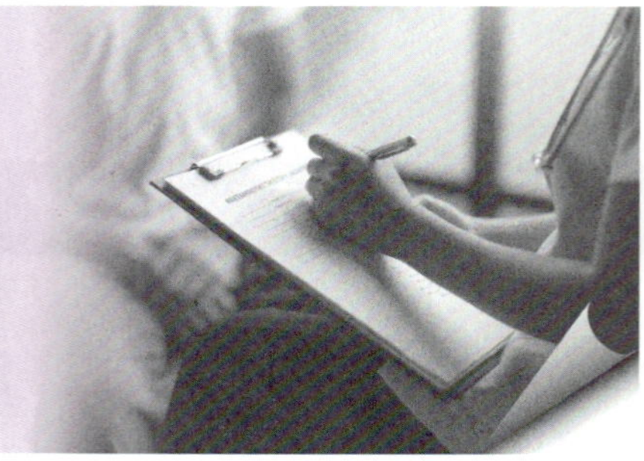

1. 산업보건의 개념

1. 산업보건의 정의 및 목표

한 나라의 힘은 경제력과 인력, 그리고 정신력의 총화로 나타난다고 한다. 산업입국으로 급속도의 경제발전을 해 온 우리나라는 이제 글로벌 시대의 재도약을 위한 훌륭한 정신력과 기술을 가진 인력의 확보가 시급한 때이다.

세계보건기구(WHO)와 국제노동기구(ILO) 공동위원회(1950)는 **산업보건**을 "모든 직업에서 일하는 근로자들의 육체적 · 정신적, 그리고 사회적 건강을 고도로 유지 · 증진시키며, 근로조건으로 인한 질병을 예방하고 건강에 유해한 취업을 방지하며, 근로자를 생리적으로나 심리적으로 적합한 작업환경에 배치하여 일하도록 하는 것으로서, 일하는 사람이 그 직무에 적합하도록 마련하는 것이다."라고 정의하고 있다.

즉, 산업보건의 중요 임무는 근로자의 건강관리, 작업환경관리, 직업병의 예방과 치료를 통해 작업능률과 효율을 극대화하는 데 있다고 할 수 있다.

2. 산업보건의 중요성

산업보건의 중요성은 첫째로 급격한 산업의 발달로 산업장의 근로 인구가 많아졌고, 둘째로 노동력의 유지 · 증진을 통해 생산성과 품질을 향상시킬 수 있으며, 셋째로 산업보건관리가 근로자들의 인권문제로 대두되었기 때문이다.

산업의 발달로 선진국에서 노동력이 부족해지자 노동자들의 건강을 보호하는 것은 단지 도의적·법적인 측면에서뿐만 아니라 경제적인 측면에서도 그 필요성을 인정받게 되었다.

2. 직업병

1. 직업병의 정의

업무상 부상으로 인한 질병 외에도 직업성 질환은 근로자들이 그 직업에 종사(특수한 작업환경에 노출)함으로써 발생하는 질병을 말하며, 발생상태와 성질에 따라 재해성 질병과 직업병으로 나눈다. 그러나 직업병은 작업에 종사하면서 장기간 노출되는 유해물질의 작용으로 발생하는 것으로서 만성적 경과를 거치게 되므로 직업과의 인과관계를 규명하기 어려운 경우가 많다.

우리나라 근로기준법에 정의된 **업무상 상병의 정의**는 그림 4-1과 같다.

- 직업성 질환(업무상 상병)
  - 재해성 질병
    - 부상에 기인하는 질병(재해성 외상) (업무 → 재해 → 부상 → 질병)
    - 재해에 기인하는 질병(재해성 중독)(업무 → 재해 → 질병)
  - 직업병(업무 → 장기간에 걸친 유해작업 또는 유해작업조건 → 질병)
    - 보상의 대상이 되는 것
    - 보상의 대상이 되지 않는 것: 경증의 질병
    - 업무와의 관련성이 불충분한 것

그림 4-1 직업성 질환의 분류

2. 업무상 질병의 범위(근로기준법 시행령 제44조제1항 관련, 2019. 7. 2 개정)

(1) 물리적 요인으로 인한 질병

작업환경의 온도, 복사열, 소음과 진동, 유해광선, 전리방사선, 이상기압, 기계적 손상 등 물리적 원인에 의하여 생기는 질병이다.

① 엑스선, 감마선, 자외선 및 적외선 등 유해방사선으로 인한 질병
② 덥고 뜨거운 장소에서 하는 업무 또는 고열물체를 취급하는 업무로 인한 일사병, 열사병 및 화상 등의 질병
③ 춥고 차가운 장소에서 하는 업무 또는 저온물체를 취급하는 업무로 인한 동상 및 저체온증 등의 질병
④ 이상기압(異常氣壓) 하에서의 업무로 인한 감압병(減壓病) 등의 질병
⑤ 강렬한 소음으로 인한 귀의 질병
⑥ 착암기(鑿巖機) 등 진동이 발생하는 공구를 사용하는 업무로 인한 질병
⑦ 지하작업으로 인한 안구진탕증

(2) 화학적 요인으로 인한 질병

유해가스, 중금속, 유기용제, 살충제 등 화학적 유해물질에 의해서 생기는 중독증이다.

① 분진이 발생하는 장소에서의 업무로 인한 진폐증 등의 질병
② 검댕 · 광물유 · 옻 · 타르 · 시멘트 등 자극성 성분, 알레르겐 성분 등으로 인한 봉와직염, 그 밖의 피부질병
③ 아연 등의 금속흄으로 인한 금속열(金屬熱)
④ 산, 염기, 염소, 불소 및 페놀류 등 부식성 또는 자극성 물질에 노출되어 발생한 화상, 결막염 등의 질병
⑤ 다음의 물질이나 그 화합물로 인한 중독 또는 질병
  • 납 • 수은 • 망간 • 비소 • 인 • 카드뮴 • 시안화수소
⑥ 다음의 물질로 인한 중독 또는 질병
  ㉮ 크롬 · 니켈 · 알루미늄 · 코발트
  ㉯ 유기주석
  ㉰ 이산화질소 · 아황산가스
  ㉱ 황화수소
  ㉲ 이황화탄소
  ㉳ 일산화탄소
  ㉴ 벤젠 또는 벤젠의 동족체와 그 니트로 및 아미노 유도체
  ㉵ 톨루엔, 크실렌 등 유기용제

㉮ ㉯ 및 ㉰ 외의 지방족 또는 방향족의 탄화수소화합물
㉱ ②부터 ⑤까지 및 ⑥ ㉮부터 ㉯까지의 화학적 요인 외의 독성 물질, 극성 물질, 그 밖의 유해화학물질

(3) 생물학적 요인으로 인한 질병

세균이나 곰팡이 등 병원성 미생물에 의한 것과 취급하는 동물 또는 식물에 의한 것이다.

① 환자의 검진, 치료 및 간호 등 병원체에 감염될 우려가 있는 업무로 인한 감염성 질병
② 습한 곳에서의 업무로 인한 렙토스피라증
③ 옥외작업으로 인한 쯔쯔가무시증, 신증후군(腎症候群) 출혈열
④ 동물 또는 그 사체, 짐승의 털 · 가죽, 그 밖의 동물성 물체, 넝마 및 고물 등을 취급하는 업무로 인한 탄저, 단독(丹毒) 등의 질병

(4) 직업성 암

검댕, 콜타르, 콜타르피치, 정제되지 않은 광물유, 6가 크롬 또는 그 화합물, 염화비닐, 벤젠, 석면, B형 또는 C형 간염바이러스, 엑스선 또는 감마선 등의 전리방사선, 비소 또는 그 무기 화합물, 니켈 화합물, 카드뮴 또는 그 화합물, 베릴륨 또는 그 화합물, 목재 분진, 벤지딘, 베타나프틸아민, 결정형 유리규산, 포름알데히드, 1,3-부타디엔, 라돈-222 또는 그 붕괴물질, 산화에틸렌 및 스프레이 도장 업무 등 발암성 요인으로 인한 암 등이 있다.

(5) 근골격계 질병

무리한 힘을 가해야 하는 업무로 인한 내장탈장, 영상표시단말기(VDT) 취급 등 부적절한 자세를 유지하거나 반복 동작이 많은 업무 등 근골격계에 부담을 주는 업무로 인한 질병이다.

(6) 업무상 과로 등으로 인한 뇌혈관 질병 또는 심장 질병

(7) 외상 후 스트레스 장애

업무와 관련하여 정신적 충격을 유발할 수 있는 사건으로 인한 외상 후 스트레스 장애를 말한다.

(8) 고용노동부장관이 지정하는 질병

(1)부터 (7)까지에서 규정한 질병 외에 「산업재해보상보험법」 제8조에 따른 산업재해보상보험 및 예방심의위원회의 심의를 거쳐 고용노동부장관이 지정하는 질병이다.

(9) 그 밖에 위에서 규정한 질병 외에 업무로 인한 것이 명확한 질병

3. 물리적 인자에 의한 건강장애

(1) 이상기온에 의한 건강장애

1) **열중증**(고열장애 : heat disorder) : 고온다습한 작업환경에서 발생되는 질환의 총칭

① **열경련**(heat cramp) : 주로 고온환경에서 심한 육체적 노동을 할 때 발생하며, 지나친 발한에 의한 탈수와 염분손실이 원인이다. 주증상으로는 작업할 때 가장 많이 쓰는 수의근의 유통성 경련 · 발작이 특징이며, 현기증 · 귀울림 · 두통 · 구역 및 구토증, 호흡곤란 등이 나타나는 경우도 있다.

처치로는 신선한 곳에 환자를 눕힌 후에 작업복을 벗기고 체온방산을 촉진시키는 동시에 생리적 식염수 1,000~2,000 mL를 정맥주사한다. 증상이 가벼울 때는 0.1% 식염수를 마시게 한다.

② **열사병**(heat stroke) : 일사병이라고도 하며 고온다습한 환경에서 격렬한 육체적 노동을 하면, 발한에 의하여 이루어져야 할 체열방출이 장해를 받으므로 체내에 열이 축적된다. 그 결과로 뇌막혈관은 충혈되고 뇌의 온도가 상승하여 체온조절 중추기능, 특히 발한기전이 장해를 받거나 손상된다. 증상으로는 땀을 흘리지 못하여 체온이 41~43°C까지 급격하게 상승하고 혼수상태에 이르게 되며 피부가 건조해진다.

응급조치로는 환부를 얼음물에 담가서 체온을 39℃까지 내려 주어야 하며, 울열방지와 체열이동을 돕기 위하여 사지를 격렬하게 마찰해 주어야 한다. 호흡곤란 시에는 산소를 공급해주고 체열생산을 억제하기 위하여 항신진대사제를 투여한다.

③ **열피로** (heat exhaustion): 일명 열실신(heat syncope)이라고도 한다. 운동에 의한 열피비(exercise induced heat exhaustion)라고도 부른다. 고열환경에 폭로될 때 혈관운동장애가 일어나서 정맥혈이 말초혈관에 저류되고, 저혈압이나 뇌의 산소부족으로 실신, 현기증, 급성 신체적 피로감 등의 증상이 나타난다.

실신환자는 무력감 · 불안 및 초조감 · 구역질 · 하품 · 지각둔마 · 시각몽롱(blurring of vision) · 온냉감 등이 생기기도 한다. 의식은 2~3분 이내에 회복하지만, 고온환경에 머물러 있으면 혈압 · 맥박수 · 자각증상 등을 정상으로 회복하는 데 1~2시간이 걸린다.

환자를 눕히거나 머리를 낮게 눕히면 곧 회복되므로 환자를 시원한 곳에 옮겨 안심시키고 1~2시간 쉬게 하면서 물을 마시도록 한다.

2) 저온환경에 의한 건강장애

저온환경에서 작업할 때는 반드시 방한구를 착용하여야 하며 고지방식을 섭취하고, 혈액순환을 위해 계속 움직이는 것도 효과적이다.

① **전신 체온강하** (general hypothermia): 장시간의 한랭한 온도에 폭로되어 체열상실에 따라 발생하는 급성 중증장애이다. 급격한 혈관확장이 일어나고 체열상실도 급속하게 이루어져 중증 전신냉각 상태가 뒤따르게 되는 것을 말한다. 진정제 복용과 음주는 체온하강의 위험을 증대시키는 요소이다.

② **참호족** (trench foot), **침수족** (immersion foot): 직접 동결상태에 이르지 않더라도 한랭에 계속해서 장기간 폭로되고, 동시에 지속적으로 습기나 물에 잠기게 되면 참호족이 발생하는데, 지속적인 국소의 산소결핍과 한랭으로 모세혈관이 손상된다. 부종 · 작열통 · 소양감 · 심한 동통이 오며, 주로 표층피부의 괴사 및 궤양이 형성되기도 한다.

③ **동상** (frostbite) : 동상은 실제로 조직이 동결되어 세포구조에 기계적 파탄이 일어나기 때문에 발생한다. 피부의 빙점은 −10°C 이지만 풍속이 늘면 체열방산이 커져서 더 빨리 동상이 나타날 수 있는데, 기류가 1초에 1 m 이상이면 평균 3°C 하강한다.

(2) 이상기압에 의한 건강장애

작업환경에서 이상기압은 일반적으로 고기압에 의한 건강장애가 문제되고 있다. 고기압으로 인한 인체의 장애는 고기압 상태에서 인체가 받는 장애와 고기압에서 평압으로 감압될 때에 받는 장애로 나누어 볼 수 있다.

1) 고압환경과 건강장애

고압환경의 생체작용은 생체강(生體腔)과 환경 간의 기압 차이로 인한 '1차성 압력현상' 과 고압하에서 대기가스의 독성 때문에 나타나는 '2차성 압력현상' 이 있다. 1차성 압력현상은 고기압에서 울혈 · 부종 · 출혈 및 동통을 일으킬 수 있으며, 특히 귀와 부비강 및 치아는 기압증가에 따라 압박장애를 일으키기 쉽다. 2차성 압력현상은 주로 질소 · 산소 · 이산화탄소가 문제가 된다.

2) 감압과정 환경과 건강장애

높은 기압에서 감압하는 과정에서 발생하는 장애로는 **잠함병**(caisson disease) 또는 **감압증**(decompression sickness)이 있다. 이는 너무 급격한 감압에 따라 혈액과 조직에 용해되어 있던 질소가 기포를 형성하여 일으키는데 이들 기포가 순환장애와 조직손상을 일으킨다.

(3) 소음 및 진동

1) 소음

소리(sound)는 물체의 진동으로 인해 일어나는 공기의 압력변화에 의하여 발생하며, 음이 사람의 귀에 도달하여 고막을 진동시킬 때에 사람은 그 음을 듣게 되는 것이다. 한편 소음은 **'원하지 않는 소리**(unwanted sound)' 라고 정의한다.

소음작업자의 영구성 청력손실은 먼저 3~6 KHz의 범위에서 나타나고, 4 KHz에서 가장 심하다. 소음폭로가 계속되면 청력손실은 4~6 KHz 밖에서도 나타나고 급기야는 전 주파수에 걸쳐서 일어나는 경우도 있다.

일과성 청력손실의 대부분은 소음에 폭로된 후 2시간 이내에 일어나며 폭로 중지 후 12시간 내에 회복된다.

산업장의 소음대책으로는 첫째, 생산공정 · 작업방법 · 사용기계 등의 변경으로 소음원을 제거하거나 감약시킨다. 둘째, 기계에 소음기 부착이나 공명 부분의 차단 등 기계의 부분적 개량을 실시한다. 셋째, 차음과 흡음(吸音) 조치를 한다. 넷째, 소음원의 거리적 격리로써 소음원이 되는 기계의 설치장소 등을 변경한다. 다섯째, 귀마개 · 귀덮개 등 보호구를 착용한다. 여섯째, 소음에 대한 폭로시간을 단축한다.

표 4-1 소음의 허용기준(충격소음 제외)

1일 노출시간(hr)	소음강도 dB(A)
8	90
4	95
2	100
1	105
1/2	110
1/4	115

주 : 115 dB(A)를 초과하는 소음기준에 노출되어서는 안 된다.

표 4-2 충격소음의 허용기준

1일 노출 횟수	충격소음의 강도 dB(A)
100	140
1,000	130
10,000	120

주 : 1. 최대음압수준이 140 dB(A)를 초과하는 충격소음에 노출되어서는 안 된다.
2. 충격소음이라 함은 최대음압수준에 120 dB(A) 이상인 소음이 1초 이상의 간격으로 발생하는 것을 말한다.

소음의 청력장애요인은 소음의 음압수준과 주파수, 폭로시간, 하루의 폭로 횟수 · 소음작업의 근속 연수 · 청력장애에 미치는 영향 · 개인의 감수성에 좌우되며 일시적 청력장애와 영구적 청력장애 두 가지로 세분할 수 있다.

이는 소음의 일반생리반응으로 혈압 · 발한 · 맥박이 증가하고 호흡이 변하며, 전신근육이 긴장된다. 생체 긴급반응의 일종이지만 오래 지속되면 다른 인체활동에 방해가 된다.

2) 진동

진동이 인체에 미치는 영향은 전신진동과 국소진동으로 구분할 수 있다.

① 전신진동장애 : 자율신경 특히 순환기계에 크게 나타나는데, 말초혈관이 수축되고 혈압상승과 맥박증가를 보이며, 발한 · 피부전기저항의 저하도 나타난다. 산소소비량은 전신진동으로 증가되고 폐환기도 촉진된다. 내분비계에도 영향을 미침으로써 요중 17-keto-steroid의 배설이 감소하며, 여자의 경우는 성기의 위치이상과 월경장애가 일어나기도 한다. 위장장애 · 내장하수증 · 척추이상 등은 비교적 특징적인 장애이다.

② 국소진동장애 : 국소진동은 주로 수지 등에 잘 나타난다. 자동톱 · 공기해머 · 착암기 등을 사용할 때 나타나며, 특히 한랭환경에서 레이노드(Raynaud) 현상(수지의 감각마비와 청색증인 cyanosis를 주증상으로 하는데, 동통 · 저림 · 냉감 등을 느낌)이 나타난다.

그 밖에 국소의 혈관 · 신경 · 골 · 관절 · 근육 등의 이상이 오며 점차로 전신에 파급되어 중추신경이나 내분비계도 침범한다.

(4) VDT증후군

VDT(Visual Display Terminal) 작업이 인체에 미치는 부담요인은 CRT (Cathode Ray Tube) 화면의 문제, 작업환경(시환경 · 음환경 · 온열환경 등), 작업공간, 조작성, 작업의 난이도, 작업시간, 작업환경, 작업편성 등이다.

세계보건기구의 연구보고에 의하면 VDT작업에 따른 건강장애는 대체로 일종의 피로현상으로 일과성 현상이며, 영구장애가 야기된다는 근거는 없다고 하였다. VDT증후군의 증상은 다음과 같다.

① 안정피로(眼精疲勞): 작업이 계속되는 과정에서 시력감퇴 · 복시 · 안통 · 두통 등이 일어나며, 때로는 오심 · 구토의 증상을 보이는 것을 말한다. VDT증후군에서 오는 안정피로는 대부분 조절성 안정피로와 근육성 안정피로지만 보다 중증인 경우도 있다.

② 경견완 증후군: VDT작업에서는 목 · 어깨 · 팔 · 손가락 등의 경견완 장애와 등이나 허리 등의 요통에 관한 자각증상이 현저하다. 이러한 증상은 VDT작업의 빈도나 작업시간이 많을수록 모두 증가하는 경향이 있다.

③ 정신신경장애: 신속한 손놀림과 복잡한 사고 및 시간에 쫓기는 작업 등으로 정신적 스트레스와 소화기계 및 순환기계 증상도 흔하다. 정신증상으로는 불안 · 억울 · 초조 · 신경질 등을 보이기 쉽고 감정의 메마름 등 심리적인 면의 영향도 보고되었다.

④ 그 밖의 장애: 캐나다 및 미국의 VDT작업자에게서 임신이나 출산의 이상이 보고된 바 있으나, 이것이 VDT에서 방출되는 전리방사선이 원인이라는 증거는 없다. 그러나 유해파에 대한 논쟁은 계속되고 있는 상태이다.

VDT증후군에 대한 대책은 아른거림(flicker)이 적고 무광택인 CRT 등을 사용하며 조명은 빛이 화면에 비치지 않도록 하고, 키보드상의 조도는 300~500 Lux로 하며 서류에는 보조 조명을 사용한다. 그리고 눈이나 손가락의 위치나 높이가 적절하여야 하며 의자의 높이는 조절이 가능하도록 하고, 1회 연속작업을 1시간 이내로 하여야 한다.

(5) 직업성 요통

요통은 전체인구의 60~80%가 일생에 한 번은 경험할 정도로 흔한 증세이며, 그 발생은 근본적으로 인간의 기립자세와 관계가 있다고 한다.

요통이 많이 발생하는 작업은 남성에서는 노동자 · 사무직 · 농부 등이고, 여성에서는 주부 · 농부 · 사무직 등이다. 종래 근육노동과 관련하여 발생하던 요통이 이제는 사무직에까지 퍼지게 되었고 또 고령자뿐만 아니라 청년층에까지 파급되었다.

예방대책으로는 무거운 물건 등을 들 때에 주의하며, 의자에서 작업하는 자세 등에 주의를 기울여야 한다. 선 자세나 앉은 자세에서 몸의 전굴자세를 유지하거나 중량물을 들 때에는 추간판 내압이 몇 배 증가하므로 작업 시에는 올바른 자세를 갖도록 하는 것이 좋다.

Reference

추간판 내압(推間板 耐壓) 척추의 추골 사이에 있는 연골, 즉 척추디스크에 압력이 가해지는 현상으로서 척추디스크나 추간판탈출증이 될 수 있다.

4. 유해물질에 의한 건강장애

(1) 유해물질의 분류

유해물질의 분류는 주로 물리적 성상에 의한 분류[기체 및 증기, 액체 · 미스트 및 안개(fog), 먼지와 훈연(fume), 연무질(aerosol) 및 스모그(smog)], 화학적 성질에 의한 분류(할로겐화합물 · 산 및 알칼리화합물 · 페놀 및 화합물 · 아민류), 생리적 작용에 의한 분류(자극제 · 질식제 · 마취제와 진정제 및 전신중독제)로 나누어 볼 수 있다.

(2) 유해물질의 인체 내 침입경로

1) 호흡기를 통한 침입

작업현장의 유해물질은 호흡기 계통을 통하여 들어가는 일이 가장 많다. 혈액순환이 왕성한 폐포막의 총 표면적은 140 m^2나 되며, 호흡에 의하여 폐포까지 도달한 유해물질은 폐포 내의 모세혈관에서 급속하게 흡수되어 전신으로 확산된다. 경구침입의 몇 배 내지 수십 배의 독성을 나타낸다.

2) 피부를 통한 침입

화학물질이 흡수될 수 있는 피부면적은 폐포의 표면적보다 훨씬 작아서 약 1.6 m^2에 지나지 않으나, 피부에서도 늘 호흡작용이 이루어지고 있으므로 전 호흡량의 1.5%에 해당한다. 또한 기체 이외의 물질이라도 수용성 물질이나 지용성 물질은 땀이나 피지(皮脂)에 녹아서 국소적인 피부장애를 일으키거나 한선(汗線)과 피지선(皮脂腺)에 있는 모세혈관에서 흡수되어 전신적인 장애를 일으킨다.

3) 소화기를 통한 침입

산업현장에서 작업 중 입으로 들어가는 유해물질의 양은 실제로 많지 않고 손가락에 묻었던 유해물질이 간접적으로 담배나 음식물과 함께 입으로 들어간다.

호흡기로 들어간 유해물질이 가래에 섞여서 섬모운동에 의하여 목까지 올라오면 이를 삼켜서 소화기로 들어간다. 소화기로 들어간 유해물질은 위장에서 산과 알칼리에 의하여 중화되고 소화액에 의하여 분해되며 간에서 해독되기 때문에 그 독성은 호흡기나 피부로부터 흡수된 때보다 훨씬 경미하다.

(3) 유해물질의 허용한계기준

허용한계는 '근로자가 유해물질에 매일 폭로되는 경우에, 작업환경 중의 유해물 농도가 이 수치 이하라면, 근로자의 건강에 유해한 영향이 거의 표시되지 않는 농도'로 정의되며, 감수성이 특별히 높지 않은 근로자가 1일 8시간 이내의 작업이나 중등도의 작업을 할 경우에 적용하고 있다.

현재 허용기준으로서 널리 이용되고 있는 것은 미국산업위생사협회(American Conference of Governmental Industrial Hygienists, ACGIH)에서 제정한 것이다. ACGIH의 허용농도는 다음과 같이 3가지 종류로 구분된다.

1) 시간가중평균 허용농도 (Threshold Limit Values-Time Weighted Average, TLV-TWA)

이 허용농도는 1일 8시간으로 주 40시간 동안의 평상작업에서 반복하여 폭로되더라도 거의 모든 작업자에게 건강장애를 일으키지 않는 공기 중 유해물질의 시간가중평균농도이다.

2) 단시간 폭로의 허용농도 (Threshold Limit Values-Short Term Exposure Limit, TLV-STEL)

이 농도는 근로자가 15분 동안 계속적으로 폭로되어도 견딜 수 없을 정도의 자극, 만성적 또는 비가역적 조직변화, 마취작용에 의한 재해의 증가 또는 작업효율을 감소시키는 것을 예방할 수 있는 최고 농도로서 1일 동안 5회 이상 이 허용한계치 초과는 용납되지 않는다.

모든 폭로시간이 60분 미만이어야 하며, 또한 시간가중 평균농도를 초과해서는 안 된다.

3) 최고치 허용농도 (Threshold limit value-ceiling, TLV-C)

어떠한 경우에도 초과되어서는 안 되는 농도이다. 어떤 물질은 자극성 가스 ceiling 값 하나만을 생각할 수 있으나, 어떤 물질은 그 생리적 작용에 따라 두 가지 또는 세 가지 범주의 허용한계를 생각하게 된다.

(4) 분진에 의한 건강장애

분진이란 지상의 물체가 외부의 힘에 의해 파쇄되어 생긴 미립자로 1 μm 이하의 미세한 입자부터 육안으로 볼 수 있는 수백 μm 정도까지 달하는 것을 말한다. 분진은 호흡기로 침입한 후 폐에 침착하여 진폐증을 일으키고, 인체에 흡수되어 중독증을 일으키기도 한다.

분진의 종류로는 진폐증을 일으키는 분진, 알레르기성 분진, 중독성 분진, 자극성 분진, 불활성 분진, 흡입성 분진이 있다. 흡입성 분진 중 폐포 먼지 침착률이 가장 높은 것은 0.5~5.0 μm이다. 분진에 의한 건강장애로는 규폐증과 석면폐증이 대표적이다.

1) 진폐증 (Pneumoconiosis)

1971년에 부크레슈티(Bucharest)의 제5회 국제진폐회의에서는 “진폐증이란 분진흡입에 동반한 폐 내 분진의 축적과 그에 의한 폐의 조직반응이다.”라고 했다.

진폐증을 일으키는 분진은 광물성(무기성) 분진과 식물성(유기성) 분진으로 구분한다. 무기성 분진은 규폐증, 탄광부진폐증, 활석폐증, 석면폐증 등을, 유기성 분진은 면폐증, 농부폐증, 목재 분진폐증 등의 질병을 유발한다.

진폐증 발생에 관여하는 요인에는 분진의 농도, 분진의 크기, 분진의 폭로기간, 작업강도(중노동, 경노동), 분진의 독성, 호흡방법(입 또는 코로 호흡), 개인차 등이 있다. 초창기의 진폐증은 규폐증과 동일시할 정도로 대부분이 규폐증이었고 규폐증을 중심으로 진폐의 연구가 이루어져 왔다.

2) 규폐증 (Silicosis)

규폐증의 원인 분진은 이산화규소 또는 유리규산(SiO_2)이고, 이는 규토 · 규석 또는 무수규산(silica)이라고도 한다.

토석 채취업을 비롯하여 암석가공업, 도자기공업, 요업, 금속광업, 석공업, 내화연화제조업, 주물공업, 석탄공업, 토건업, 유리제조업 등에서 주로 발생된다. 그 밖에도 암석이나 모래를 취급 · 가공하는 업체의 근로자들은 규폐증에 이환될 가능성이 매우 높고 유리규산 분진(SiO_2)은 각종 분진 중 독성이 가장 강한 것으로 알려져 있다.

유리규산 분진에 의한 종국적(終局的)인 변화는 폐조직의 섬유화이다. 호흡성 분진의 크기는 0.5~5 μm이지만, 그 중에서도 2~5 μm 크기의 분진은 망상내피계 반응에 큰 영향을 미친다.

3) 석면폐증 (Asbestosis)

석면은 소화용제 · 절연제 · 내화직물 등에 쓰인다. 석면분진에 폭로되어 자각증상이 발현되기까지의 기간은 작업장의 석면분진 농도와 폭로기간 등에 따라 다르지만 일반적으로 5년 이상이고, 석면폐증으로 진단되기까지 15년 이상인 것으로 알려져 있다. 증상으로는 심하면 호흡곤란 · 기침 · 객담 · 흉통을 호소하며 체중감소가 초기에 나타나지만 일반적으로 규폐증과 비슷하다.

석면취급자들에게서 중피종(Mesothelioma)이나 석면폐, 폐암이 자주 발생해 인체에 심각한 위험을 주는 것으로 알려져 있다.

(5) 각종 유해물질의 중독

유해물질 중독은 크게 유기용제의 중독과 중금속 중독으로 구분할 수 있는데, 산업의 발달과 신물질의 개발 등으로 유해물질의 종류는 너무나 다양하고 앞으로도 계속 그 종류가 많아질 것이다.

여기서는 가장 많이 발생하며 문제가 되고 있는 현상에 대해 살펴보고자 한다.

1) 납(연, Pb) 중독

① 폭로 및 체내대사

납 중독의 우려가 있는 산업장은 납 광산, 납 제련, 축전지 제조업, 크리스탈 제조업, 페인트나 안료의 제조 및 도자기 제조, 인쇄업 등으로 많은 산업장이 납과 관계가 있다. 이때의 납은 용광 · 용해 · 분쇄 · 도포 · 용접 등의 작업을 할 때에 발생되기 쉽다.

납의 인체 내 침입과정으로는 호흡기계침입과 경구침입이 있다. 호흡기계침입은 납 중독의 대부분을 차지하고 있으며, 납의 분진이나 증기로 침입하는데 폐포에 흡입된 경우는 중독증상이 빠르고 위험하다. 경구침입은 작업자의 손을 통하여 소화기로 침입하여 흡수된 납량은 침입량의 일부이고, 간에서 일부가 해독되므로 증상의 발현은 늦고 보통은 경미하다.

납중독의 기전은 급성기에는 간장 · 신장 · 십이지장 등의 장기에서 납이 검출되며, 만성기에는 난용성인 인산염의 형태로 뼈에 침착한다. 뼈중의 납은 용해성 인산염으로 혈중에 나타나서 혈중농도가 어느 한도 이상으로 되었을 때에 증상이 나타난다.

② 증상

중독 후에는 일정한 징후를 보인다. **보통 납 중독의 4대 징후**로는, 첫째로 혈관수축이나 빈혈로 인한 피부창백, 둘째로 구강치은부의 암청회색의 PbS(황화연)가 침착한 청회색선(Lead line), 셋째로 호염기성 과립(점)적혈구수의 증가, 넷째로 소변 중의 코프로포르피린(Coproporphyrin) 검출을 말한다.

납중독의 증상이 초기에 위장장애로 나타나는 증상을 보면 식욕부진, 변비, 복부팽만감 등이다. 더 진행되면 급성 복부 산통(疝痛)이 나타난다. 또 신경 및 근육계통의 장애는 주로 사지의 신근(伸筋)이 쇠약하거나 마비되며 관절통과 근육통이 일어난다.

연성마비(lead palsy)를 일으키는 중요한 소인 중의 하나는 근육의 피로이다. 중추신경장애로는 주로 급성 뇌증(acute encephalopathy)으로 알려진 심한 뇌중독 증상을 나타낸다. 유기연에 폭로된 경우에 잘 나타나며, 심한 흥분 및 정신착란과 깊은 혼수상태에 빠진다.

③ 예방 및 대책

일반적인 대책은 공업중독에 준하며 작업장의 허용기준은 우리나라는 0.05 mg/m^{3}이다. 혈중 납량 측정을 정기적으로 하는 것이 중요한데 세계보건기구(1980)는 성인남자 근로자의 혈중 납은 40 μg/100 mL를 초과해서는 안 된다고 했다.

2) 수은(Hg) 중독

수은화합물은 크게 무기수은화합물과 유기수은화합물로 크게 나눌 수 있다. 특히 유기수은화합물인 알킬수은화합물의 독성은 무기수은화합물의 독성보다 훨씬 강하다. 수은은 상온에서도 증발되므로 흡입하거나 분진과 함께 섭취된다.

① 폭로와 체내대사

금속수은이나 그 화합물의 용도는 도금, 피륙, 박제제조, 그 밖에 사진공업, 도료, 인견제조 등이다. 수은 중독의 위험이 가장 높은 직종은 수은광산과 수은 추출작업이며 작업자가 대부분 수은증기에 폭로되어 발생한다.

금속수은(Hg)의 흡수경로는 호흡기와 소화기를 통한 경우이다. 가장 문제인 것은 호흡기를 통한 흡수로서 흡수된 수은증기의 약 80%가 폐포에서 빨리 흡수된다. 그 반면에 소화기로 인한 것은 소화관 점막에서의 흡수율이 나빠서, 흡수되는 것은 섭취량의 0.01% 이하이다. 금속수은이 직접 피하로 들어가면 주요 장기의 상해가 크다.

소화기로 흡수되는 무기수은은 10~22%가 소화관 점막으로 흡수된다. 금속수은이 흡수되면 뇌에는 축적되지 않고 신장에 축적된다. 수은은 주로 대변과 소변으로 배설되며 그 밖의 미량은 피부나 침 및 땀 등으로 배설된다.

② 증상

수은 중독의 특징적인 증상은 구내염과 근육진전 및 정신증상의 세 가지로 나눈다. 초기 증상으로는 잇몸이 붓고 압통 등이 있으며, 수은의 독성으로 근육진전(근육경련)이 있는데, 술을 마시는 사람에게서 더 잘 생긴다.

정신흥분증에서는 불면증이나 근심걱정과 함께 겁이 많아지고 부끄러움을 많이 타는데, 이는 홍독성 흥분(汞毒性 興奮)이라고도 한다. 만성중독은 뇌조직에 침범하여 나중에는 청력 · 시력 · 언어장애 및 보행장애까지 일어나며 모체를 통해 아기에게도 중독증상이 나타난다.

3) 크롬(Cr) 중독

① 폭로

주로 크롬도금 작업장이나 크롬산염을 촉매로 취급하는 작업에서 크롬증기 또는 분진의 흡입으로 발생되며, 공업중독으로서 금속크롬은 무해하나 산화물 및 그 염이 유해하다. 산업장에서 널리 사용되는 크롬화합물은 3가와 6가크롬을 포함하고 있는 화합물이며, 인체에 유해한 것은 6가크롬을 포함하고 있는 중크롬산이다.

② 증상

크롬에 의한 급성중독은 심한 신장장애를 일으켜 과뇨증이 오며, 더 진전되면 무뇨증을 일으켜서 요독증으로 짧게는 1~2일, 길게는 8~10일 안에 사망한다. 만성 중독으로는 코와 폐 및 위장점막에 병변을 일으키는 것이 특징이며, 장기간 폭로될 때는 기침 · 두통 · 호흡곤란이 일어난다.

잘 알려진 증상은 비중격천공인데, 이것은 비점막의 염증증상이 빠르면 2개월 이내에 나타나며, 처음에는 비염과 구별하기 어려우나 나중에는 비중격의 연골부에 둥근 구멍이 뚫리는 것을 말한다.

4) 카드뮴(Cd) 중독

① 폭로와 체내대사

카드뮴의 직업상 폭로는 카드뮴 정련가공, 도금작업, 합금제조, 합성수지, 도료, 비료제조 등의 산업장에서 발생한다. 체내에 흡수된 카드뮴은 혈액을 거쳐서 2/3는 간과 신장으로 이동하고, 나머지는 혈액을 통하여 다른 장기로 이동하는데 50~70%는 간과 신장에 축적된다.

② 증상

급성카드뮴 증상은 카드뮴의 고농도 섭취로 인하여 발생하는데 구토 · 설사 · 급성위장염 · 복통 · 착색뇨가 나타나며 간 및 신장기능장애가 온다. 만성중독 증상으로는 보통 3대 증상으로 폐기종, 신장기능장애, 단백뇨를 들기도 한다. 그 밖에도 뼈의 통증, 골연화증 및 골소공증 등 골격계 장애가 대표적인 증상이다.

(6) 중요 오염물질의 종류와 성상

분류		상태	성 상	예
가스상 물질	가스	기체	상온, 상압(25℃, 1기압)에서 기체(임계온도가 25℃ 이하)인 것	염소, 염화비닐, 산화수소, 불화수소, 황화수소, 암모니아, 일산화탄소, 염화수소, 포스겐, 포름알데히드 등
	증기	기체	상온 · 상압하의 액체 또는 고체(임계온도가 25℃ 이상) 물질이 증기압에 따라 기체가 된 것	염소비페닐, 벤조트리클로라이드, 아크릴로니트릴, 알킬수은, 에틸렌아민, 클로로메틸, 에틸에테르, 콜타르, 수은, 니켈카르보닐, 니트로글리콜, 아세톤, 삼염화에틸렌, 사염화에틸렌, 톨루엔, 이산화황탄소 등
입자상 물질	미스트	액체	공기 중에 부유하고 있는 액체의 미세한 입자(입경 5~100 μm 정도)	염소, 비페닐, 크롬산, 콜타르 산화물, 황산디에틸, 젖산, 황산 등
	먼지(분진)	고체	고체유해물의 연마, 절삭, 분쇄 등으로 발생한 고체미립자가 공기 중에 부유하고 있는 것(입경 1~150 μm 정도)	디클로로벤지딘, 오르토톨리딘, 아크릴아미드, 석면, 황화카드뮴 무스크롬산, 이산화망간 등
	흄(fume)	고체	기체(금속의 증기 등)가 공기 중에서 응고, 화학변화를 일으켜서 미립자로 되어 공기 중에 부유하는 것 (0.1~1 μm 정도)	용융금속의 표면에서 발생하는 산화물 산화납, 산화카드뮴, 산화베릴륨 등

3. 산업보건사업

1. 작업환경의 위생관리

(1) 작업환경개선의 기본원칙

작업환경에서 작업자가 직면하는 위험과 잠재적인 위험은 단순히 기계적인 것 혹은 화재나 폭발의 원인이 되는 것, 또는 소화기 및 호흡기를 통하여 체내에 흡수되어 건강장애를 일으키거나 피부나 눈에 접촉하여 자극을 주는 물질에 의한 것 등이 있다. 또 소음, 진동, 복사선, 열과 같은 에너지 형태인 것도 있다.

이와 같은 위해요소는 작업자에게 건강장애를 일으킬 수 있기 때문에 이에 대한 대책을 수립하여 관리하여야 하는데 이것이 바로 작업환경의 위생관리이다.

표 4-3 직업병의 발생과정과 예방대책의 모형도

<table>
<tr><th rowspan="2">질병 발생과정</th><th colspan="3">예방대책</th></tr>
<tr><th>방 법</th><th>환 경</th><th>근로자</th></tr>
<tr><td rowspan="5">생산과정
• 유해 작업조건
• 유해물질의 발생(물리적 · 화학적 및 생물학적)
↓
유해작업환경
• 유해작업 조건의 정돈
• 유해물질의 양과 질
• 작업 방법(강도, 시간, 자세 등)
↓
생체반응
• 침입경로
• 장애되는 장기, 기관
• 배설경로
• 감수성
↓
직업병
• 조기발견
• 작업전환
• 치료</td><td>1. 대치
(substitution)</td><td>• 생산기술(설비 · 원료 등) 자체의 무해화
• 작업방법의 개선 및 변경</td><td>• 채용시의 신체검사
• 적성배치</td></tr>
<tr><td>2. 보호
(protection)</td><td>• 작업환경의 개선(희석 · 배기 · 환기 · 밀폐 · 격리 등)</td><td>• 위생보호구의 착용</td></tr>
<tr><td>3. 감독
(inspection)</td><td>• 환경측정
• 작업장의 점검 및 보존</td><td>• 정기 신체검사 및 특수 건강진단</td></tr>
<tr><td>4. 청결과 정돈
(cleaning)</td><td>• 작업장의 청소와 정리 · 정돈</td><td>• 신체청결
• 개인위생의 철저</td></tr>
<tr><td>5. 보건교육
(education)</td><td></td><td>• 기업주 및 근로자에게 직업병 예방 및 사후대책에 관한 지도계몽</td></tr>
</table>

직업병 예방대책은 크게 환경관리와 근로자에 대한 의학적 관리로 나누어서 생각할 수 있다. 작업장에 대한 환경관리는

① 발생원에 대한 처리(기계적 설계, 국소배기장치 설치 등)
② 희석
③ 공정의 밀폐와 격리
④ 대치 및 조업방법 개선
⑤ 작업환경의 정비 · 안전교육을 들 수 있다.

근로자의 의학적 관리는

① 건강진단 ② 질병치료 ③ 작업전환 등의 방법이 있다.

그러므로 어떤 작업환경에 위험이 있다고 판정되면 시설비, 운영비, 유지비, 근로자의 수용태세, 쾌적 정도, 편의 정도를 고려한 대책을 종합적으로 강구해 나가야 한다.

1) 대치 (Substitution)

대치방법에는 물질의 변경, 공정의 변경, 시설의 변경 등이 있다. 이 방법은 위생대책의 근본방법이며 때로는 비용도 적게 들지만 기술적인 어려움이 따른다.

2) 격리 (Isolation)

격리란 작업자와 유해인자 사이에 방호벽(barrier)이 놓여 있는 상태를 의미한다. 이 장벽은 물체일 수도 있고 거리일 수도 있으며 시간일 수도 있다. 격리 대상은 저장물질, 시설, 공정 및 작업자에 대하여 실시한다.

안전보호구 착용도 격리에 의한 방법이다.

3) 환기 (Ventilation)

환기는 작업장에서 오염된 공기를 제거하고 대신에 새로운 신선한 공기를 치환시킴으로써 이루어진다. **환기의 목적**은 첫째, 환기시설을 이용하여 고열이나 유해물질의 농도를 허용기준 이하로 낮추어 유해작용을 예방하는 것 둘째, 공기정화의 기준을 더욱 높여 작업환경을 고도로 개선하는 데 있다.

환기에는 국소배기와 전체환기가 있는데 국소배기에서는 배기량과 급기량이 동일해야 하며, 전체환기는 유해물질을 희석하는 데 쓰이기 때문에 **희석환기**라고도 한다.

(2) 위생보호구

위생보호구는 가능한 공학적인 근본대책을 활용해도 충분하지 않을 때에 마지막으로 사용하는 수단으로, 사용자는 보호구의 사용이나 보관 등에 관한 지식을 갖고 있어야 한다. **보호구의 종류**에는 호흡용 보호구, 차음보호구, 피부보호구 및 눈보호구가 있다.

1) 호흡용 보호구

유해물질의 종류와 농도범위에 따라 다른 종류의 마스크를 하며, 우리나라는 마스크의 규격이 공업규격으로 정해져 있다.

① 방진마스크 : 방진마스크는 공기 중에 부유하고 있는 입자, 즉 고체입자나 액체입자의 흡입을 방지하기 위하여 사용되는 것이다. 형태별로는 반면마스크(half mask)와 전면마스크(full face mask)가 있다.

② 방독마스크 : 가스상의 물질을 정화하기 위하여 사용되는 것으로 유해물질을 흡착하거나 유해물질과 반응하는 물질이 들어 있는 흡수통(canister)이 이용된다.

③ 공기공급식 마스크 : 산소가 결핍된 환경이나 유해물의 농도가 높거나 또는 독성이 강해서 유해물 제거에 특히 주의를 요하는 환경에서 호흡에 필요한 산소용기를 휴대한다든지 호스를 통해 외부에서 공급하는 방식이다.

2) 차음보호구

산업장에서 발생하는 소음을 차단하기 위한 장치로 귀마개와 귀덮개가 있다. 소음이 120 dB보다 클 때에는 귀마개와 귀덮개를 함께 사용하는 것이 좋다.

① 귀마개 (ear plug) : 외이도에 삽입하여 소음을 차단하는 것으로 고무나 플라스틱으로 만든다. 귀마개는 40dB 이상의 차음효과가 있어야 한다.

② 귀덮개 (ear muff) : 통신용 이어폰과 비슷하게 생긴 것으로 일반적으로 저음역의 차음효과는 20 dB, 고음역의 차음효과는 45 dB 이상이어야 한다.

3) 피부보호구

보통 보호의라고 부르며 형태별로는 신체일부를 보호하는 것과 전체를 보호하는 것이 있는데, 작업장 유해물질의 종류에 따라 보호구의 재질이 달라져야 한다. 그리고 피부에 유해물질이 닿지 않게 하기 위하여 피부보호용 크림을 사용하는데 작업을 마친 후에는 반드시 완전하게 제거되어야 한다.

4) 눈보호구 (goggle)

눈을 보호하는 보호구(안경)로서 유해광선을 차광하는 것과 먼지나 이물을 막아주는 것의 두 가지가 있다. 유해광선을 막아주는 것으로는 자외선과 적외선 또는 가시광선을 막아주는 것이 있으며, 이 차광도 번호별로 광선의 차광률이 규격화되어 있다.

2. 근로자의 건강관리

근로자들에 대한 건강관리는 근로자들의 건강을 보호 · 유지 · 증진시키기 위해 필요한 것으로 근로자의 채용 시부터 퇴직 시까지 계속되어야 한다.

(1) 건강진단

1) 건강진단의 목적

① 생산능률에 좋지 못한 영향을 끼치는 근로자들의 질병과 건강장애를 일으킬 수 있는 소인을 가진 근로자들을 발견한다.
② 업무상 불가피하게 발생할 수 있는 직업성 질환자 및 건강장애를 조기 발견한다.
③ 그 밖에 근로자들을 불행하게 만들 수 있는 일반 질환을 조기 발견한다.

2) 건강진단의 종류

① **채용 시의 건강진단**: 채용 시의 건강진단은 그 직업에 적합하지 못한 자를 가려내고, 채용 후 신체적 · 정신적 특성에 맞는 부서에 배치함으로써 건강장애를 예방하며, 취업 후 유해작업에 종사함으로써 일어날 수 있는 신체적 변화를 판단하기 위한 기본적인 자료를 얻고자 함에 그 목적이 있다.

② **정기 건강진단**: 정기 건강진단은 채용 시의 건강진단결과를 기초로 하여 근로자들의 건강상태를 조사함으로써 질병의 조기발견 및 조기치료를 통한 신체적 손상의 최소화와 치료경비절감의 최대화를 가져오기 위하여 실시된다. 정기 건강진단은 1년에 1회 또는 2회 실시하는 것이 보통이며 사무직 근로자에게는 2년에 1회 실시한다.

③ **특수 건강진단**: 모든 직업에는 그 업종에 특유한 작업환경과 작업조건이 있기 때문에 그로 인한 특정한 질병에 걸릴 수 있다. 이것을 찾아내기 위해 실시하는 것으로 1차와 2차로 나누게 된다. 1차 건강진단(screening test)은 유해작업 근로자 전원에게 실시하여 그 집단의 건강수준을 파악하고 건강관리상의 참고자료로도 사용하며, 또한 그 집단에서 직업병의 의심이 있는 자를 찾아내어 보다 정밀한 검사를 실시하는 근거로 삼고자 이루어진다. 2차 건강진단(정밀검사)은 1차 건강진단에서 발견된 건강이상자에 대하여 직업병 여부의 최종적 판정을 내리기 위하여 행해진다.

3) 건강진단의 검사항목

근로자의 건강진단은 산업의 종류 및 산업의 공정과 성질에 따라 **색출대상질병**(索出對象疾病)과 그 검사항목을 결정한다.

표 4-4 1차 건강진단의 공통검사항목과 대상

1차 건강진단 공통검사항목	건강진단대상
• 일반상태 및 외상과 후유증: 문진, 그 밖의 진료 • 체격: 체중 · 신장 · 흉위 • 혈액검사: 혈액비중(혈색소량 · 혈구용적 또는 적혈구수), 혈액형(채용 시) • 순환기: 혈압 • 호흡기: X-선 간접촬영 • 감각기: 시력 · 청력 · 색맹검사(특히 채용 시) • 기타: 건강관리상 필요한 검사	채용예정자 및 이미 근무 중인 근로자 전원

4) 건강진단 결과 판정 및 사후조치

표 4-5 건강진단 실시 후 사후조치

판정등급 및 사후관리기준		
판정등급	판정기준	사후관리기준
A	건강자	사후관리 필요 없음
B	경미한 결함이 있는 건강자	사후관리 필요 없음
C	건강관리상의 주의를 요하는 자	작업전환이나 근로시간 단축 등 의사의 소견에 따른 의학적 조치
D_1	직업성 질병의 소견이 있는 자 (유소견자)	요양신청, 작업전환, 취업장소의 변경, 휴직 및 근무 중 치료, 기타 의학적 조치
D_2	일반질병에 이환된 자 또는 상당한 소견이 있는자(유소견자)	의사의 소견에 따른 근로시간 단축, 작업전환, 휴직 및 근무 중 치료, 기타 의학적 조치
R	질환의심자	2차 정밀검사 실시

(2) 근로자의 영양관리

1) 노동에 필요한 열량

기초대사량 이외에 일하고 휴식을 취하는 데에도 에너지가 필요하다. 신체활동의 강도와 지속시간에 따라 에너지 소비량이 달라진다.

일상생활 활동 시의 에너지 소비량은 표 4-6과 같다.

표 4-6 일상생활 활동 시의 에너지 소비량

활동내용	kcal/kg/hr	활동내용	kcal/kg/hr
옷을 입고 벗는다	1.76	달리기	8.14
자동차 운전	1.98	정좌 · 식사 · 독서 · 흡연	1.54
운동 : 경도	2.20	기립 · 취사 · 다리미질	1.98
중등도	4.18	수면 · 휴식	0.88
고도	6.16	수영	9.02
격심	8.36	타자	2.20
가사(청소)	2.64	산책	2.42
뜨개질	1.76	보행(5 km/hr)	3.08
피아노 연주	1.98	탁구	5.50

2) 성인노동별 열량 및 단백질 권장량

우리나라 식품영양전문위원회에서 결정한 성인들에 대한 노동별 열량 및 단백질의 권장량은 표 4-7과 같다.

표 4-7 한국 성인의 노동별 열량 및 단백질 권장량

노 동 별	열량(kcal)		단백질(g)	
	남	여	남	여
보통 또는 가벼운 노동 : 사무원 · 교원 · 점원	2,500	1,800	80	70
중등 노동 : 학생 · 농부 · 경공업직공 · 기사	2,700	2,000	80	70
중근 노동 : 모심기 · 광부 · 석공 · 철강공	3,200	2,300	80(100)	70(90)
격심한 노동 : 철공 · 굴진	3,700	2,700	80(100)	–

※ 괄호 내의 수치는 노동에 미숙한 기간 중에는 안전을 고려하여 체중 kg당 2 g의 단백질을 공급한다는 원칙 하에 산출한 숙련자와 미숙련자의 중간치이다.

3) 근육작업과 영양공급

근육작업의 노동강도는 현재 격 · 중(重) · 강 · 중(中) · 경의 5종으로 나누어져 있고 이에 따라 강도별로 소요 칼로리와 비타민류가 결정되어 있다.

특히 소요열량이 3,200~3,700 kcal나 되는 중근 · 격심한 작업자에게 특별한 식사를 주어야 한다는 것이 인정되고 있다. 식사의 횟수, 식단구성, 소화흡수, 조리방법 등을 연구하여 섭취를 도와야 한다. 또한 적당량의 당질 · 지방질 · 단백질 보급이 근육의 에너지 공급을 원활하게 해준다.

4) 정신작업과 영양보급

중근작업은 산업의 진보와 더불어 점차로 줄어들고 있는 반면, 정신노동의 분야가 커지고 있는 현실이다. 또한 신경성 소모를 일으키는 스트레스는 칼로리나 비타민의 보급만으로는 회복이 어렵다.

근대 기술적 환경에 노출되어 있는 노동자의 경우, 식사는 단순한 에너지의 충족뿐만 아니라 식욕을 돋우는 분위기도 중요하다고 본다. 그러므로 영양가, 분위기, 조리법 및 색채 등에 대한 다양한 노력이 필요하다.

5) 직업성 중독과 영양

인체에 중독증상을 일으키는 중독물질은 생체 내 신진대사과정의 여러 부분을 저해하고 있으며 공업중독에 효과가 있는 영양소는 다음 표 4-8과 같다.

표 4-8 공업중독에 효과가 있는 영양소

중독물질	영양소
벤젠	급성중독 시에는 비타민 B_2
암모니아	만성중독 시에는 비타민 B_6
일산화탄소	비타민 C
사염화탄소	비타민 B_1
이황화탄소	비타민 E
아연	대두단백, 철분, 구리
염소	nicotin산, 비타민 E

4. 산업재해

1. 산업재해의 개념

재해(accident)의 일반적인 정의는 원하지도 않고 계획하지도 않은(unwanted, unplanned) 사건의 발생을 말한다. 산업장에서 발생하는 각종 재해는 인력과 경제적인 손실 이외에도 생산력의 감퇴와 사회적 불안을 조성한다.

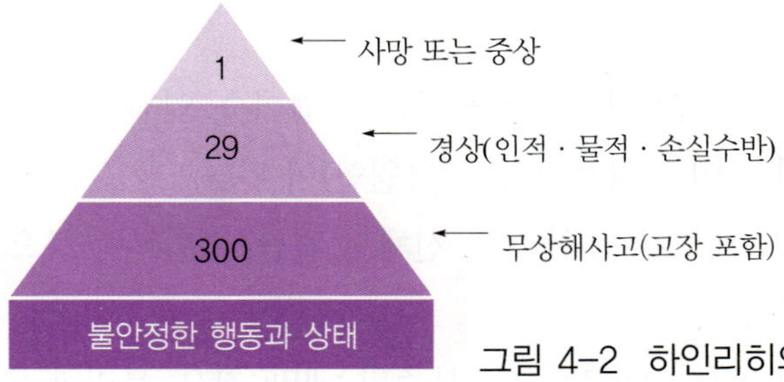

그림 4-2 하인리히의 재해구성비율

하인리히(Heinrich, 1959)에 의하면 재해 구성비율은 1 : 29 : 300의 법칙이라고 했다. 이것은 330회의 사고 가운데 중상 또는 사망 1회, 경상 29회, 무상해사고 300회의 비율로 사고가 발생한다는 것을 나타낸다.

2. 재해발생의 요인

재해발생의 요인을 살펴보면 크게 환경적 요인(environmental factors)과 인적 요인(human factors : 개체요인)으로 나눌 수 있다.

(1) 환경적 요인

환경적 요인은 물적 요인이라고도 하는데 주로 다음과 같은 요인이 있다.

① 시설, 공기구의 불량

② 안전장치의 미비

③ 작업환경의 불량 : 낮은 조도, 강한 소음, 환기불량, 지나친 고온 · 저온

그 밖의 요인들로 작업장소, 높은 작업밀도, 빠른 작업속도, 감독자의 재해예방에 대한 태도 등과 물리적 환경으로서 작업장소의 면적과 위치 및 주변상황 등이 문제가 된다.

(2) 인적 요인

산업재해는 기계의 결함이나 안전장치의 미비 등 환경적 요인으로 일어나는 것보다 근로자의 방심, 태만, 무모한 행위, 관리자의 감독불충분 등 불안전행위가 주로 관여된다.

① **관리상 요인** : 작업지시사항의 불명확, 작업미숙, 인원부족 혹은 과잉, 작업진행의 혼란 등이 산업재해의 요인(원인)이 된다.

② **생리적 요인** : 체력부족, 불건강, 신체적 결함, 수면부족 등으로 인하여 발생하는 것을 말한다.

③ **심리적 요인** : 정신집중력 부족, 부주의, 태만, 착오, 무리한 행동 등으로 인하여 발생한다.

3. 산업재해지수

재해통계

재해통계는 그 항목 · 내용 · 재해요소가 정확하게 파악되고, 이에 따라서 재해방지대책이 세워진다.

1) 재해율(건수율)

근로자 100 명당 1년간 발생한 재해건수이다.

$$\text{재해율} = \frac{\text{연간재해건수}}{\text{평균근로자수}} \times 100$$

2) 연천인율 (number of accident per year in thousands, 年千人率)

근로자 1,000 명당 1년간 발생하는 사상자수를 뜻한다. 산출공식은 다음과 같다.

$$\text{연천인율} = \frac{\text{사상자수}}{\text{평균근로자수}} \times 1{,}000$$

3) 도수율 (frequency rate of injury : FR, 度數率, 빈도율)

도수율은 연근로시간 100만 시간당 몇 건의 재해가 발생했는가를 나타낸다.

$$\text{도수율} = \frac{\text{재해발생건수}}{\text{연근로시간수}} \times 1{,}000{,}000$$

4) 강도율 (severity rate of injury : SR, 强度率)

산업재해의 경중 정도를 알기 위해 많이 사용되며, 근로시간 1,000시간당 발생한 근로손실일수를 말한다.

$$\text{강도율} = \frac{\text{근로손실일수}}{\text{연근로시간수}} \times 1{,}000$$

사망 및 영구 전노동불능(신체장애등급 1~3급)은 7,500일로 계산한다.

핵심문제 Check Point Exercise

1. ILO와 WHO 공동위원회에서 정한 산업 보건의 목표와 거리가 먼 것은?

① 근로자의 육체적, 정신적, 사회적 건강을 증진시킨다.
② 사업장의 유해요인으로 인한 손상을 사전에 예방한다.
③ 합리적 노동조건을 설정하여 근로자 건강을 유지한다.
④ 적성에 맞는 직종에 배정함으로써 작업 능률을 올린다.
⑤ 근로자들의 직업병을 저렴하고도 효율적으로 치료한다.

2. 산업재해의 경중 정도를 알기 위해 많이 사용되며, 근로시간 1,000시간당 발생한 근로손실 일수를 말하는 것은?

① 건수율(件數率) ② 도수율(度數率)
③ 강도율(强度率) ④ 중독률(重篤率)
⑤ 발생률(發生率)

3. 다음 중 직업병이라 볼 수 없는 것은?

① 연중독 ② 잠함병
③ 진폐증 ④ 열경련
⑤ 성홍열

4. 고열작업에 의한 신체장애의 원인이 아닌 것은?

① 염분 및 수분 손실
② 신체 지방질 부족
③ 비타민 B_1 결핍
④ 체온조절의 부조화
⑤ 순환기계의 이상

5. 방사선 장애와 관련이 없는 것은?

① 생식기능 장애
② 악성종양 유발
③ 피부점막 궤양
④ 조혈기능 장애
⑤ 호흡기능 저하

6. 진폐증의 발생과 비교적 거리가 먼 직업은?

① 광부 ② 연마공
③ 채석공 ④ 페인트공
⑤ 벽돌제조공

7. 서로 관련이 없는 것으로 연결된 것은?

① 진폐증 – 폐포의 섬유증식
② 크롬중독 – 비중격 천공
③ 소음성 난청 – Audiogram C_5 dip
④ 카드뮴중독 – 미나마타병
⑤ 진동 – Raynaud's disease

8. 직업병 발생의 예방대책으로 적합하지 않은 것은?

① 정기 예방접종
② 근로시간의 적정화
③ 보호구의 착용
④ 작업방법의 개선
⑤ 정기 신체검사

[해답] 1. ⑤ 2. ③ 3. ⑤ 4. ② 5. ⑤ 6. ④ 7. ④ 8. ①

Chapter 5

식품위생

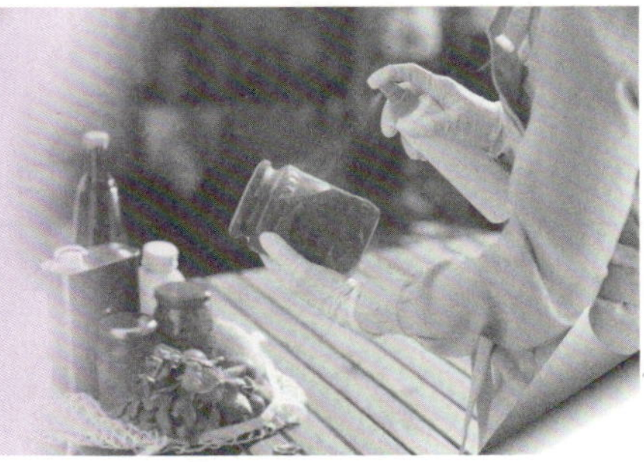

1. 식품위생의 개요

1. 식품위생의 정의

식품위생(food hygiene, food sanitation)이란 식품으로 인한 질병과 위해를 방지하여 인간의 생명과 건강을 유지시키기 위한 수단과 기술을 말한다.

세계보건기구(WHO) 환경위생전문위원회(1956년)는 "식품위생이란, 식품의 재배 · 생산 · 제조로부터 인간이 섭취하는 과정까지 모든 단계에 걸쳐 식품의 안전성(safety)과 완전 무결성(wholesomeness) 및 건전성(soundness)을 확보하기 위한 모든 수단을 말한다."라고 정의하고 있다.

식품위생법(제1조)에서는 식품위생의 목적을 '식품으로 인하여 생기는 위생상의 위해(危害)를 방지하고 식품영양의 질적 향상을 도모하며 식품에 관한 올바른 정보를 제공하여 국민보건의 증진에 이바지하는 데' 두고 있다. 여기서 말하는 식품이란 모든 음식물을 말하며 의약으로 섭취하는 것은 제외한다고 하였다. 또한 식품위생의 대상범위에 식품, 식품첨가물, 기구 또는 용기 · 포장을 포함시키고 있다.

2. 식품으로 인한 건강장애

식품의 안전성은 식품에 의해 발생하는 건강장애 문제와 직결된다. 식품으로 인하여 야기되는 건강장애로는 식중독 · 경구감염병 · 인수공통감염병 · 기생충증이 주류를 이루며 최근에는 식품과 관련된 발암이 부각되고 있다.

그러나 건강장애의 원인물질은 식품 자체의 성분 외에도 외적인 요인을 비롯하여 식품의 제조과정이나 생리적인 작용 등에 의하여 생성되기도 한다.

표 5-1 식품으로 인한 건강장애의 생성요인별 분류

생성요인	종류	병인 물질
내인성 (natural, intrinsic)	① 유해 · 유독 성분(자연독)	• 버섯독, 시안배당체, 발암물질, 식물 알칼로이드, ciguattera 독, 복어독, 마비성 조개독 등
	② 생리적 작용성분(고유 유해물)	• 식이성 allergen, 항비타민물질, 항효소성 물질, 항갑상선 물질
외인성 (invaded, added)	① 생물적인 것	• 세균성 식중독균, 경구감염병균, 곰팡이독, 기생충
	② 인위적인 것 • 의도적 첨가	• 불허용 식품첨가물(dulcin, 불허용 tar 색소 등)
	• 비의도적 첨가(오염물질)	• 잔류농약, 환경오염물질, 방사성 물질, 용기 · 포장용출물 등
	• 가공과정(과오)	• 비소, PCB 등
유기성 (induced)	① 물리적 작용생성물	• 가열(산화)유지, 조사유지 등
	② 화학적 작용생성물	• 조리과정의 가열분해물(Trp-P-1, IQ 등), 식품성분간의 상호반응으로 생성되는 N-nitroso 화합물
	③ 생리적 작용생성물	• N-nitrosamine의 생체 내 생성

이런 관점에서 식품으로 인한 건강장애를 생성요인별로 분류해 보면 내인성(內因性), 외인성(外因性) 및 유기성(誘起性)의 3가지로 나누어 볼 수 있다. (표 5-1 참조).

내인성이란 식품 자체에 유해인자가 있어서 발생하는 것이고, 외인성은 식품 외적인 원인, 즉 생육 · 생산 · 제조 · 유통 · 소비과정에서 일어나는 경우이며, 유기성은 식품의 조리과정이나 섭취에 의하여 생성되는 유해물질을 말한다.

내인성에 의한 것으로는 유해하거나 유독한 성분과 생리적 작용에 영향을 미치는 성분이 있는데 유해 · 유독한 물질로는 자연독으로서 복어독, 버섯독 등이 있고, 생리작용 성분으로는 항비타민성 물질, 식이성 알레르겐(allergen) 등이 있다.

외인성의 경우는 세균성 식중독, 곰팡이독과 같은 생물적인 것과 불허용 첨가물과 같은 인위적인 것이 있다. 유기성에 의한 것으로는 물리적 · 화학적 및 생리적 작용에 의해 생성되는 물질로 나누어 볼 수 있다.

3. 식품의 안전성 확보

(1) 독성시험

식품위생, 특히 식품첨가물의 안전성 확보에는 동물을 이용한 독성시험이 필수이다. 보편적으로 시행되는 일반독성시험에는 급성 · 아급성 및 만성 독성시험이 있다.

급성 독성시험은 생쥐 · 흰쥐 등을 이용한 1회 투여로 중위(반수)치사량, 즉 LD_{50} 값(mg/kg)을 구하여 독성정도를 파악하는 데 이용되며 값이 작을수록 독성은 강하다.

아급성 독성시험은 만성독성시험의 전 단계로 시행하며, 투여량 등 조건 설정에 이용된다. 만성(장기) 독성시험은 식품첨가물의 사용기준 설정을 위해 반드시 필요하다. 대 · 소 동물을 대상으로 1~2년에 걸쳐 수행되는데, 최대무작용량(MNEL, NOEL), 즉 그 동물에 일생동안 계속적으로 투여하여도 아무런 독성이 나타나지 않는 최고섭취량을 구하는 것이 목적이다.

(2) 사용기준의 설정

식품첨가물의 1일 섭취허용량(ADI)은 최대무작용량의 값을 안전계수(safety factor)인 100으로 나누어 구할 수 있으며, 따라서 ADI는 사람이 일생동안 섭취하여도 아무런 영향이 나타나지 않을 것으로 예상되는 양으로 체중 1 kg당 mg수로 표시된다.

식품첨가물의 섭취허용량은 첨가물의 1일 섭취량이나 식품기호계수 등을 고려하여 ADI를 넘지 않는 범위 내에서 결정되고, 법적인 사용기준량은 섭취허용량보다 낮게 설정하는 것이 보통이다.

(3) 위해요소 중점관리기준(HACCP)

식품의 안전성을 확보하기 위한 방법으로 규격검사, 식품위생검사, 현장검사, 근래에 도입된 적정제조기준(good manufacturing practice, GMP) 등이 있다. 그러나 최근에는 범세계적으로 HACCP 방식이 보편화되고 있다.

HACCP이란 위해요소중점관리기준(hazard analysis and critical control point)의 약칭으로 식품의 안전성을 확보하기 위하여 위해요소를 중점관리하는 제도이다.

HACCP은 위해요소분석(HA)과 중요관리점(CCP)의 두 가지 부분으로 구성되며, HA는 위해가능성이 있는 요소를 찾아 분석 · 평가하는 것이고 CCP는 그 위해성을 제거하고 안전성을 확보하기 위하여 중점적으로 다루어야 할 관리점을 설정하여 사전에 예방하는 수단과 절차를 의미한다.

식품의약품안전처에서는 이를 "식품의 원료 제조 · 가공 · 조리 및 유통의 전 과정에서 위해물질이 해당식품에 혼입되거나 오염되는 것을 사전에 방지하기 위하여 각 과정을 중점적으로 관리하는 기준"이라고 정의하고 있다.

HACCP 방식은 생산자로부터 최종소비자까지 모든 식품공급단계에 적용할 수 있으며, 검사보다는 사전 예측 및 예방에 중점을 두어 식품의 미생물학적 · 화학적 · 물리적 위험을 제어하는 보다 효과적인 제도라고 할 수 있다.

HACCP 방식과 기존의 위생관리방식(GMP 등)의 특성을 비교해 보면 표 5-2와 같다.

표 5-2 HACCP 방식과 기존의 위생관리방식의 비교

항 목	기존의 관리방식	HACCP 방식
조치단계	문제발생 후의 반작용적 관리	문제발생 전 선조치
숙련 요구성	시험결과의 해석에 숙련 요구	이화학적 항목에 의한 관리로 전문적 숙련 불필요
신속성	시험분석에 장시간 요구	필요시 즉각적 조치 가능
소요비용	제품분석에 많은 비용 소요	저렴
공정관리	현장 및 실험실 관리	현장관리
평가범위	제한된 시료만 평가	각 집단별 많은 측정 가능
위해요소 관리범위	제한된 위해요소만 관리	많은 위해요소 관리
제품 안전성 관리자	숙련공만 가능	비숙련공도 관리 가능

2. 식품과 미생물

1. 식품의 오염지표균

식품이나 음용수가 인축의 분변에 오염되어 있을 경우 소화기계 감염병 · 인수공통감염병 · 세균성 식중독 등의 병원균에 감염될 가능성이 있음을 의미한다. 이들 병원균을 개별적으로 검사하기는 현실적으로 곤란하므로 이들과 항상 공존하고 검사가 용이한 일부 세균을 오염의 지표로 삼아서 검사하며, 그와 같은 세균을 오염지표균이라 한다. **오염지표균**에는 대장균군이 널리 이용되고 있으나 장구균이 이용되기도 한다.

(1) 대장균군

대장균군(coliform group)이란 그람 음성 무포자의 간균으로서 유당을 분해하여 산과 가스를 생산하는 모든 호기성 또는 통성혐기성 세균을 말한다. 분변 중에 존재하는 대장균(*Escherichia coli*)이 압도적으로 많고 그 밖에 분변 또는 비분변 유래 몇 가지 세균도 포함된다.

일반적으로 식품에서 대장균군이 검출된 경우, 비위생적인 취급과 감염병원균의 오염가능성을 시사하므로 품질관리상 유력한 지표가 된다.

(2) 장구균

장구균(enterococcus)은 그람 양성 구균군으로 장내상재균이다. *Streptococcus*속의 enterococcus군에 해당하고, *Streptococcus faecalis*, *S. faecium*, *S. durans*를 포함하는 균군의 총칭이다.

분변 중 대장균군의 1/2에 불과하지만 동결에 대한 강한 저항성 때문에 냉동식품의 오염지표로 이용된다.

2. 식품의 변질

(1) 식품의 부패

식품이 생물학적 · 화학적 · 물리학적 요인 등에 의해 그 품질이 변화하여 섭취할 수 없는 상태에 이른 것을 변질 또는 열화(spoilage 또는 decay)라고 한다. **부패**(putrefaction)는 일반적으로 육류 · 달걀 · 어패류 등과 같은 단백질을 주성분으로 하는 식품에서 일어나는 유해한 변질에 국한해서 사용되며, 인간에게 유용한 물질이 만들어지는 발효(fermentation)와 대립되는 개념이다.

지방이 분해되는 경우를 **산패**(rancidity)라고 하며, 질소를 함유하지 않은 성분, 즉 지방이나 탄수화물이 변질되는 현상을 **변패**(deterioration)라고 구분하기도 한다. 그러나 대부분의 식품은 세 가지 성분을 모두 포함하므로 명확히 구분하기는 어렵다.

(2) 초기부패의 판정

① 관능검사

관능검사는 시각 · 촉각 · 미각 · 후각 · 청각 등에 의존하는 검사법으로 개인적인 차이가 있으므로 객관적인 척도는 되지 못한다.

② 미생물학적 검사

미생물학적 검사는 식품 중의 생균수를 측정하여 부패정도를 판정하며 실제로 널리 이용된다. 식품 1 g 또는 1 mL당 $10^7 \sim 10^8$이면 초기부패로 간주한다.

③ 화학적 검사

화학적 검사는 어육이나 식육 등에서 휘발성 염기질소, TMA, pH 등의 함량 변화를 측정하는 것이다. 초기부패의 어육은 휘발성 염기질소 값이 30~40 mg%이다.

④ 물리적 검사

물리적 검사법은 식품의 경도 · 점성 · 탄성 · 전기저항 등을 측정하는 것으로 측정치의 오차가 큰 것이 문제이다.

(3) 알레르기성 식중독

세균증식이나 세균독소의 원인이 아니라 세균오염에 의한 부패산물이 원인으로 일어나는 식중독으로 그 증상이 알레르기(allergy) 상태인 때를 말한다.

꽁치, 고등어, 정어리, 참치, 방어, 날치 등의 붉은살 어류와 그 가공품에는 히스티딘(histidine) 함량이 높다. 여기에 *Proteus morganii*가 오염세균인 경우에는 유독아민인 히스타민(histamine)이 체내에 축적되므로 알레르기성 식중독이 발생한다.

어육 1 g 중에 히스타민이 4~10 mg이면 중독이 일어나는데, 공존하는 아그마틴(agmatine) 등 아민류의 협동작용으로 일어나는 경우가 많다. 섭취 후 1시간 정도 지나면 발병되지만 빠르면 5분 이내에 일어나기도 한다.

증상은 안면부에서 열이 나고 붉어지며 전신에 두드러기가 생긴다. 그 밖에 심한 두통 · 오한 · 발열 · 구토 · 설사가 일어나는데, 하루 이내에 회복되며 사망하는 경우는 드물다. 항히스타민제를 복용하면 회복이 빠르다.

3. 식품의 보존

(1) 물리적 보존법

① 가열법

가열에 의한 식품 중 미생물의 사멸과 효소파괴로 식품의 부패나 변질을 방지하는 방법이다. 보통 세균은 80°C에서 30분, 포자형성 세균은 120°C에서 20분 동안 가열하면 완전 사멸된다. 우유 · 과즙 · 주류 등은 60°C에서 30분의 저온살균법이 바람직하며 식품 고유의 향미 · 비타민 · 영양가 등의 손실이 최소화되도록 해야 한다.

② 냉장 · 냉동법

식품을 저온상태에서 보존하여 화학 및 효소반응과 미생물 증식을 지연시키거나 정지시킬 목적으로 시행된다. 채소 · 과실 · 육류 등 단시간의 신선도 유지를 위해 0~10°C의 저온에서 보존하는 것을 냉장이라고 하며, 0°C 이하의 동결상태에서 장기간 식품의 질적 변화없이 보존하는 것을 냉동이라고 한다. 호냉세균은 냉장상태에서도 증식하므로 주의를 요한다.

③ 건조법

미생물이 이용할 수 있는 식품 중의 수분을 제거하여 미생물의 증식을 억제하는 방법이다. 보통 수분함량이 40% 정도면 미생물의 번식이 완만해지고 13~15% 정도가 되면 억제된다. 일광건조법 외에 인공건조법으로 열풍건조, 분무건조, 적외선건조 등의 방법이 있다.

지나친 탈수나 건조는 식품 고유의 특성을 손상시키므로 주의를 요한다. 이 방법은 과일, 어류, 곡류, 육류 등의 보존에 이용되고 있다.

④ 자외선 및 방사선 이용법

자외선의 살균작용을 이용하는 방법으로 2600 Å 부근의 파장이 유효하다. 잔류효과가 없어서 오래 보존할 수 없으며 공기와 물 · 식기 등에 제한적으로 쓰인다.

방사선 처리는 Co-60의 r선을 이용하여 법적 기준에 따라 적용해야 한다. 식품의 발아억제, 살충, 살균, 숙도 조절 등의 목적으로 이용된다.

⑤ 환경기체 조절 저장법(CA저장법)

CA(controlled atmosphere) 저장법은 식품의 주위 환경, 즉 포장 용기나 저장고 내의 기체조성을 인위적으로 조절하여 증산이나 호흡작용 등의 생리적 작용이나 미생물 증식을 억제함으로써 과실이나 채소 등 신선식품을 장기간 신선상태로 저장하는 방법이다. 경비가 많이 드는 것이 단점이다.

(2) 화학적 보존법

① 염장법 및 당장법

식품에 다량의 식염이나 설탕을 첨가하여 탈수작용과 염소이온의 직접 작용 등에 의해 보존하는 방법이다.

대개 10~20%의 소금이나 40~50%의 설탕 절임법이 이용된다. 염장법은 주로 해산물 · 축산물 · 채소류에 이용되고, 당장법은 주로 잼 · 젤리 · 마멀레이드 · 과실 등에 이용된다.

② 산 및 보존료 첨가법

부패세균의 최적 pH는 중성이나 알칼리성 부근이므로 구연산 · 젖산 · 초산 등의 유기산 첨가는 식품의 pH를 낮추어 세균의 발육을 억제할 수 있다.

보존료 첨가는 보존료의 정균작용을 이용하는 것으로 미생물의 증식 저지에 도움이 된다. 사용기준에 맞도록 첨가하되 필요최소량만 사용해야 한다.

③ 훈연법

목재의 불완전연소 시 나오는 연기 속의 포름알데히드(formaldehyde)나 아세톤(acetone) 등의 개미산 등에 의한 살균작용을 이용한다. 최근에는 훈연액에 담그기도 한다. 소시지, 햄, 베이컨 등 동물성 식품의 보존에 주로 쓰인다.

④ 천연물의 이용

마늘, 고추, 겨자 등과 같은 향신료는 강한 항균작용 때문에 식품보존에 널리 이용되고 있다. 클로브, 로즈마리, 타임, 세이지 등과 같은 허브류도 항균 및 산화방지작용이 강한 것으로 알려져 있으므로 이들의 추출물이 산화방지 등 식품의 보존에 활용되고 있다.

3. 식중독

1. 식중독의 개요

(1) 식중독의 정의

WHO는 "식중독이란, 식품 또는 물의 섭취에 의해 발생됐거나 발생된 것으로 생각되는 감염성 또는 독소형 질환이다."라고 정의하고 있다.

식품위생법(제2조)에 의하면 **식중독**은 '식품 섭취로 인하여 인체에 유해한 미생물 또는 유독물질에 의하여 발생하였거나 발생한 것으로 판단되는 감염성 질환 또는 독소형 질환' 을 말한다.

(2) 식중독의 발생상황

최근 6년(2010~2016) 동안 식품의약품안전처가 발표한 자료를 근거로 식중독발생(환자수 기준)을 살펴보면 다음과 같다.

① 원인별 식중독 발생상황

원인별로는 세균성 및 바이러스성 식중독이 84.0%로 대부분을 차지하였고, 자연독과 화학물질은 극소수였다. 또한, 세균성 식중독(62.3%)이 바이러스성 식중독(21.7%)보다 많았다. **원인세균**별로는 병원성 대장균, 살모넬라, 클로스트리디움 퍼프린젠스, 캠필로박터 제주니, 황색포도상구균, 장염비브리오 순으로 많았다. 보툴리누스균 식중독은 발생환자수가 없었고, 바이러스성 식중독은 98.4%가 노로바이러스(총 환자수 9,862)가 원인으로 전체 식중독 중 병원성대장균(총 13,669명) 다음으로 환자수가 많았다.

② 계절별 · 시설별 식중독 발생상황

월별로는 8월, 6월, 9월, 7월, 12월, 5월 순으로 주로 여름철에 많았고, 4월~9월 사이에 집중되는 경향이 있다. 시설별(섭취장소)로는 집단급식소(학교, 기업체) 52.8%, 음식점 24.7%, 가정집 0.5%로 환자발생률이 나타났다. 그러나 환자수가 아닌 식중독 발생건수로 비교시 음식점 54.6%, 집단급식시설 19.8%, 가정집 2.3%로 나타났다.

(3) 식중독의 분류

식중독은 광의로 세균성(감염형, 독소형) 식중독, 화학물질에 의한 식중독, 자연독(식물성, 동물성)에 의한 식중독, 곰팡이독 등으로 분류할 수 있다.

2. 세균성 식중독

(1) 세균성 식중독

1) 세균성 식중독의 분류

세균성 식중독은 감염형과 독소형으로 분류된다. 감염형은 원인균 자체가 식중독의 원인이 되는 식중독을 말하며, 독소형은 원인균이 생산한 독소가 원인이 되는 식중독을 말한다.

감염형에는 살모넬라, 장염 비브리오, 병원성 대장균, 캄필로박터 등이 있다. 그리고 **독소형**에는 포도상구균, 보툴리누스균, 웰치균, 세레우스균 등이 있다.

2) 세균성 식중독과 경구감염병의 차이점

세균성 식중독과 경구감염병은 역학적으로 몇 가지 차이가 있다(표 5-3).

표 5-3 세균성 식중독과 경구감염병의 비교

항 목	세균성 식중독	경구감염병
발병균량	다량	소량
잠복기, 경과	짧다	길다
2차 감염	거의 없다	심하다
면역성	성립되기 어렵다	성립되기도 한다

3) 세균성 식중독의 예방원칙과 식중독지수

세균성 식중독은 ① 세균에 의한 오염방지 ② 세균의 증식억제 ③ 세균의 사멸 등 3가지 원칙에 입각하여 대처하면 예방이 가능하다.

식중독지수(food poisoning index)는 기온과 습도의 변화에 따른 식중독, 주로 세균성 식중독의 발생 가능성을 백분율로 수치화한 것으로 3월부터 11월까지 매일 식품의약품안전처와 기상청을 통하여 각 지역별로 제공되고 있다. 식중독지수는 4단계로 나누어서 각각 다른 색깔로 구분되며 식중독 예방을 위한 참고 지표로 활용 가능하다(표 5-4).

표 5-4 식중독지수 단계별 유의사항

단계	지수범위	유 의 사 항
위험	95 이상	3~4시간 내 음식물 부패, 식중독 발생위험 매우 높음
경고	70~95	4~5시간 내 음식물 부패, 식중독 발생위험 높음
주의	35~70	6~11시간 내 음식물 부패
관심	35 미만	음식물 취급주의

(2) 감염형 식중독

1) 살모넬라 식중독

살모넬라 식중독(salmonellosis)의 대표적인 원인균은 *Salmonella enteritidis*(장염균), *S. typhimurium*(쥐티푸스균), *S. choleraesuis*(돼지콜레라균) 등으로 12~48시간(평균 20시간)의 잠복기를 거친 후에 발열 · 복통 · 설사 · 구토 증상이 나타난다. 다른 식중독과의 차이점은 급격하게 발열증상을 나타내는 것으로 때로는 38~40℃에 이르며, 2~3일이 지나면 치유되고 치사율은 1% 이하이다. 원인식품은 알과 식육 및 그 가공품인 경우가 많다. 동물들도 감염된다는 특성 때문에 닭고기, 육류 등의 소비증가는 식중독 환자의 증가로 이어지기도 한다.

살모넬라균은 62~65℃에서 20분간 가열로 사멸되므로 식품의 가열이 식중독 방지에 가장 효과적인 방법이다. 10℃ 이하에서는 거의 발육하지 않으므로 식품을 저온보존하는 것도 필요하다.

그 밖에 축산물의 철저한 위생검사, 환자나 보균자의 식품취급 금지, 식품취급시설의 위생관리, 애완동물에 의한 오염방지 등도 예방대책이 될 수 있다.

2) 장염비브리오 식중독

장염비브리오 식중독(halophilism)은 1950년 일본에서 최초로 보고되었는데, 원인균은 3~5%의 소금물에서 잘 자라는 장염비브리오균(*Vibrio parahaemolyticus*)이다. 이 균은 그람 음성 무아포의 간균으로 통성혐기성이며, 최적 발육온도는 30~37℃이고 10℃ 이하에서는 잘 발육하지 않는다. 해수 온도가 15℃ 이상이 되면 급격히 증식하여 2~3시간이면 발증균량에 도달할 수 있다. 이 균은 60℃에서 5분 이내에 사멸한다.

잠복기는 8~24시간(평균 20시간)으로 전형적인 급성 위장염을 일으키는데 복통과 설사가 주 증상이고 중증일 때는 상복부 복통, 점액변, 혈변을 나타내기도 한다. 구역질, 구토 증상도 있을 수 있고 37~39℃로 발열한다. 원인식품은 어패류와 그 가공품이며, 특히 생선회나 생선초밥 등의 생식이 주 원인이 된다.

예방을 위해서는 어패류의 생식 시에 주의가 요구되고 10℃ 이하 저온저장이 필수이다. 오염된 어패류로부터 조리기구, 행주, 손 등을 거쳐서 다른 식품으로의 2차 오염을 방지하는 것도 중요하다.

3) 병원성 대장균 식중독

사람이나 동물의 장에서 자연적으로 생존하는 대장균(*Escherichia coli*)과는 달리 대장균 중 특정 균주, 즉 병원성 대장균만이 식중독의 원인이 된다.

현재 **병원성 대장균**은 ① 장 병원성 대장균(EPEC) ② 장 조직침입성 대장균(EIEC) ③ 독소원성 대장균(ETEC) ④ 장 출혈성 대장균(EHEC) 등 4종이 확인되고 있다. 사람의 장에 감염 · 증식하여 출혈성 대장염을 유발하고 베로(vero)라는 강력한 독소를 생성하는 O-157균은 EHEC에 속한다.

대장균은 보통 식품섭취 후 12~24시간 또는 72시간 만에 증상이 나타난다. 증상은 설사와 복통의 위장염형(EPEC, ETEC), 이질과 같은 증상의 이질형(EIEC), 혈액성 설사의 출혈성 대장염형(EHEC)으로 구분된다.

공통적인 증상은 복통과 설사이며 특히 영유아는 병원성이 강하다. 특히 O-157균은 1군 감염병으로 지정하여 관리할 정도로 위험성이 높은 편이다.

원인식품은 햄버거, 치즈, 소시지, 우유, 채소샐러드, 샌드위치, 도시락, 두부, 분유 등으로 알려져 있다.

환자나 보균자의 대변이 손을 거쳐서 조리된 식품으로 이행되어 감염될 수 있으며 식품이나 음용수의 가열(70~75℃) 섭취가 가장 유효하다.

4) 캄필로박터 식중독

캄필로박터(Campylobacter) 식중독의 원인균은 주로 *Campylobacter jejuni*이며, *Campylobacter coli*도 가끔 식중독을 일으킨다. 25℃에서는 발육하지 않고 43℃에서는 활발하게 증식하며 미호기성을 나타낸다. 감염 2~7일 후에 증상이 나타난다. 주증상은 설사 · 복통 · 두통 · 발열이며, 구토 · 탈수증상을 수반하기도 한다. 증상은 1~4일 동안 지속되며 심하지 않다.

원인식품으로는 이 균의 오염률이 높은 육류가 가장 많이 보고되고 있으며, 살균처리가 되지 않은 물이나 우유에 의한 발생사례도 있다.

예방을 위해서는 육류 · 우유 · 음용수 등의 오염을 방지하고, 열에 약하므로 식품 등의 적절한 가열처리가 가장 유효하다.

(3) 독소형 식중독

1) 포도상구균 식중독

사람이나 동물의 화농성 질환의 대표적 원인균인 황색 포도상구균(*Staphylococcus aureus*)은 식품 중에서 증식하여 장독소(enterotoxin)를 생산한다.

이 독소는 A, B, C, D, E 등 5형이 알려져 있으며 내열성이 강해서 100℃에서 30분 동안 가열하여도 무독화되지 않지만 균체는 80℃에서 30분 가열로 사멸한다.

주 증상은 급성 위장염으로 구역질 · 구토 · 복통 · 설사를 일으키는데, 독소가 연수의 최토중추를 자극하므로 구역질과 구토가 심한 편이고 발열은 거의 없다. 잠복기는 1~6시간(평균 3시간) 정도이고 경과는 1~3일이며 치명률은 매우 낮다.

원인식품은 육류 · 가금육류 · 우유 · 유제품 · 어류 등이며 우리나라에서는 김밥 · 도시락 · 떡 · 두부 등이 포함되기도 한다.

감염원은 화농소 · 손 · 식기 · 조리기구 등이고 감염경로는 피부 · 구강 · 먼지 · 흙 · 하수 등이다.

예방대책으로는 식품오염의 방지, 조리기구의 멸균, 저온 저장, 손 청결, 화농성 질환이나 인두염에 걸린 사람의 조리 금지, 취사장의 청결 등이다.

2) 보툴리누스균 식중독

보툴리누스균 식중독(botulism)은 보툴리누스균(*Clostridium botulinum*)이 생산하는 신경독소(neurotoxin)에 의해 일어난다. 이 균은 그람 양성 아포형성의 혐기성 간균으로 생산하는 독소형에 따라 A~G로 분류되며, 사람에게는 A, B, E, F 형이 식중독을 일으킨다.

A형 포자는 120℃에서 4분, E형 포자는 80℃에서 20분 가열로 사멸된다. 독소는 80℃에서 30분간, 100℃에서 10분간 가열로 무독화된다.

주 증상은 신경계 증상이 특징이다. 복시 · 시력저하 · 동공산대 · 안검하수 · 연하곤란 · 언어장애 · 호흡곤란 등이며 신경증상 전에 구역질 · 구토 · 복통 · 설사 등의 위장장애를 나타내는 경우도 있다.

잠복기는 보통 12~36시간이고 2시간에서 8일간 지속되기도 하며 E형이 A형이나 B형보다 짧은 편이다. 발열은 없고 호흡곤란이나 심장발작 등으로 인해 죽음에 이를 수 있으며, 사망률이 25% 정도로 높아 항독소 투여 등 신속한 조치가 필요하다.

원인균의 특성상 채소, 과일, 식육, 어육 등의 통·병조림 식품 중 살균이 불충분한 경우와 햄, 소시지, 순대 등의 육제품이 원인 식품으로 될 가능성이 크다.

원인균은 토양, 바다, 하천 등에 널리 분포한다. 그러므로 이 균에 의한 식재료의 오염방지가 최우선이고 섭취 전 가열이 예방에 효과적이다. 우리나라에서의 발생률은 극히 낮은 편이다.

3) 웰치균 식중독

웰치균 *Clostridium perfringens*(*Cl. welchii*)은 그람 양성의 혐기성 간균으로 아포를 형성한다. 15~50℃에서 발육하고 최적발육온도는 43~47℃, 세대시간은 10~12분 정도이다.

이 균의 독소는 A~F의 6형으로 분류할 수 있고, A형균은 100℃에서 1~4시간 가열하여도 사멸하지 않을 정도로 내열성이 강하여 주로 식중독의 원인이 된다.

주 증상은 복통과 설사 등 위장장애이며 구역질, 구토, 발열은 거의 없다. 주로 가열·조리된 동·식물성 단백질 식품이 가장 주목되고 있다.

예방을 위해서는 가열·조리된 식품의 저온보존에 의한 아포의 발육증식 방지, 섭취 전 재가열에 의한 영양형균의 사멸, 식품의 소분에 의한 혐기성 상태의 억제 등이 효과적이다.

4) 세레우스균 식중독

원인균 *Bacillus cereus*는 호기성 그람 양성의 간균으로 타원형의 아포를 형성한다. 이 식중독은 경구적으로 섭취된 대량의 생균이 소장 내에서 증식하여 아포를 형성할 때에 생산하는 이열성(易熱性)의 엔테로톡신(enterotoxin)에 의해 일어나며 계절과 관계없이 발생한다.

원인식품은 동·식물성 단백질 및 전분식품에 의한 것이 많다. 설사형은 향신료를 사용한 식품이나 요리로, 육류 및 채소 수프, 바닐라 소스, 푸딩(pudding) 등이고 구토형은 주로 쌀밥이나 볶음밥 등이 원인이다.

설사형은 잠복기간이 8~12시간이고 주 증상은 복통 및 설사이며, **구토형**은 1~6시간의 잠복기를 가지며 메스꺼움과 구토가 특징이고 설사는 거의 없다. 1~2일만에 회복된다.

조리과정에서 식품의 실온방치를 비롯하여 조리환경이나 조리기구에서의 2차 오염 등도 식중독을 일으키는 주 요인이다.

엔테로톡신은 가열에 약하여 60℃에 5분간의 열처리로 활성을 잃는다.

따라서 가열조리하거나 섭취 전 열처리가 효과적인 식중독 예방책이다. 조리 후 신속히 섭취하고 그렇지 못하면 10℃ 이하로 급속히 냉각보존한다.

(4) 바이러스성 식중독

1) 바이러스성 식중독의 개요

최근 문제가 되고 있는 바이러스성 식중독은 기온의 영향을 받지 않아 겨울철에 주로 유행한다는 점, 원인식품에서 검출된 예가 없는 등 역학조사방법이 확립되어 있지 않다는 점, 감염경로가 원인식품에 국한되지 않고 오염된 음용수·환자의 변이나 토물·공기감염 등 매우 다양하다는 점 등에서 종래의 세균성 식중독과는 여러 가지 면에서 큰 차이를 보인다.

바이러스성 식중독은 장염바이러스 중 로타바이러스가 주로 6개월부터 2세까지의 아이에게서 배탈과 설사를 일으키는 데 비해, 노로바이러스는 어린이는 물론이고 주로 성인에게 집단 식중독을 유발하는 대표적인 식중독 바이러스로 알려지고 있다.

노로바이러스는 1999년에 국내에 보고된 이래 2003년과 2004년에 집단설사를 유행시키면서 주목받기 시작했다.

2) 노로바이러스 식중독

노로바이러스(norovirus)에 감염되면 메스꺼움·구토·설사·복통 등의 증상이 나타나며 때로는 두통, 오한 및 근육통을 유발하기도 한다. 미국 오하이오주 노워크(Norwalk)라는 지역에서 집단 발생된 이후, 이 지역의 이름을 따서 NLV(Norwalk-like virus)라고도 불리다가 최근에 노로바이러스로 공식명칭이 승인되었다.

주로 11월부터 3월에 걸쳐 발생하는데 어린이나 노인에 발병한 경우 또는 구토나 설사로 인해 손실된 수분을 충분히 보충해주지 못해 탈수증세가 나타나는 경우에는 병원 치료가 필요하다. 바이러스에 감염된 이후 24~48시간 정도 후에 증상이 나타나기 시작하며, 증상을 느끼는 날부터 회복 후 최소 3일까지는 감염성을 가지고 있다.

감염자의 구토물이나 변에서 감염자의 손이나 다른 시설 및 장비 등에 묻었다가 식품에 접촉하게 되면 식품을 오염시킨다. 노로바이러스에 감염된 식품이나 음료수를 섭취하거나 노로바이러스에 오염된 물건을 잡았던 손으로 입을 만졌을 때, 노로바이러스에 감염된 사람을 간호할 때, 또는 환자와 식품이나 기구 등을 함께 사용했을 경우 등에 감염된다.

노로바이러스는 연령 및 성별에 관계없이 인체에 감염성이 매우 강하며 또한 면역이 되지 않으므로 재발이 가능하다. 인체의 ABO 혈액형이 중요한 결정요인으로 작용하며 O형이 노로바이러스에 대한 감수성이 크고, B형은 저항성이 큰 것으로 확인되었다.

3) 바이러스성 식중독의 예방과 치료

바이러스성 식중독은 병원체가 바이러스이기 때문에 치료용 항바이러스제제나 예방용 백신이 아직 개발되어 있지 않으며, 기존의 항생제로도 치료가 불가능한 상황이다. 식중독 환자의 치료는 대증요법에 의존할 수밖에 없으며 특히 구토나 설사가 심할 때는 탈수되지 않도록 수분 보충을 충분히 해야 한다.

바이러스 사멸에는 열탕이나 차아염소산나트륨 사용이 도움이 되지만, 알코올이나 역성비누는 효과적이지 않다. 바이러스성 식중독은 치료방법이 없기 때문에 감염방지를 위한 대책, 즉 예방이 무엇보다도 중요하다.

3. 화학물질에 의한 식중독

(1) 유해 식품첨가물

① 보존료

붕산은 방부작용 때문에 한때 햄 · 베이컨 · 마가린 등에 사용된 적이 있다.

또한 승홍($HgCl_2$)은 강력한 살균작용을 가지고 있으며 방부력도 강하기 때문에 주류 등에 쓰는 경우가 있다. 포름알데히드와 포르말린은 살균 및 방부력이 강하여 대부분의 식품이나 플라스틱 용기에서는 검출되어서는 안 된다.

살리실산(salicylic acid)은 강한 항균작용 때문에 우리나라에서 1972년까지 청주 · 과실주 · 식초 등에 사용하기도 했으나 독성이 인정되어 금지되었다.

② 착색료

아우라민(auramine)은 강한 독성을 가지는 염기성 황색 타르색소로, 과자 · 단무지 · 카레가루 · 팥앙금류 등에 사용될 가능성이 크다.

로다민(rhodamine) B는 핑크색의 염기성 타르색소로 어묵, 과자 등의 착색에 쓰인다. 파라니트로아닐린(ρ-nitroaniline)은 황색계통의 유해성 합성착색료이고, 실크 스칼렛(silk scarlet)은 등적색의 수용성 타르 색소인데 이것으로 착색된 대구알젓을 먹고 중독된 경우도 있다.

녹색계의 말라카이트 그린(malachite green)은 어류의 양식과정에서 병해방지용으로 불법사용되고 있어 문제가 되기도 했다.

③ 표백제

론갈리트(rongalite)는 포름알데히드에 산성아황산나트륨을 축합 · 환원하여 만든 것으로, 아황산의 표백작용 외에 상당량의 포름알데히드가 유리되어 나온다. 우리나라에서 한때 물엿의 표백제로 사용되어 문제가 되기도 하였다.

삼염화질소(NCl_3)는 밀가루 표백제로 미국에서 쓰인 적이 있으며, 형광염료는 압맥 · 국수 · 어육연제품의 표백제로 불법으로 사용되기도 한다.

④ 감미료

둘신(dulcin)은 설탕의 250배 단맛을 가지며 사카린(saccharin)과 병용하면 감미도가 커지고 설탕과 비슷한 맛을 낸다.

그 때문에 청량음료수 · 과자류 · 절임류 등에 널리 쓰였으나 독성 때문에 우리나라에서는 1966년 11월부터 사용이 금지되었다.

시클라메이트(cyclamate)는 설탕의 40~50배의 감미를 가지며 청량감이 있고, 설탕과 비슷한 감미를 가지므로 한때 많이 사용되었다. 그러나 발암성 때문에 논란이 많아 우리나라에서는 1970년 4월부터 사용을 금하고 있다.

파라-니트로-오르토-톨루이딘(ρ-nitro-o-toluidine)은 감미도가 설탕의 200배이지만 독성이 강하고 중독사고가 많았기 때문에 일본에서는 살인당 또는 원폭당으로 부를 정도였다.

에틸렌글리콜(ethylene glycol)은 무색 · 무취의 점조성 액체로 글리세린과 비슷한 성질을 가지고 있고 엔진 냉각용수의 부동액으로 쓰인다. 단맛이 있어서 감주나 팥앙금 등에 불법으로 사용되기도 한다.

⑤ 그 밖의 유해물질

메틸알코올(methyl alcohol)은 주류의 위화에 오래 전부터 쓰여졌고 중독의 원인이 되기 쉽다. 메탄올은 알코올 발효에서 펙틴(pectin)이 존재하면 생성되기 때문에 포도주, 사과주 등의 과실주와 정제 불충분한 에탄올이나 증류주에는 미량이 함유되어 있다. 그렇기 때문에 식품위생상 메탄올을 0.5 mg/mL(과실주는 1.0 mg/mL) 이상 함유하는 주류는 판매나 제조를 금하고 있다.

메탄올의 중독증상은 급성일 때 두통 · 현기증 · 구토 · 복통 · 설사 등을 일으키는 외에 시신경에 염증을 일으켜서 눈을 멀게 하는 경우가 많다. 중증의 경우에는 마취상태에 빠짐으로써 호흡장애나 심장쇠약 등으로 인하여 사망하며 만성일 때는 두통 · 흉통 · 신경염 등이 나타난다.

중독량은 5~10 mL이고 치사량은 개인차가 크나 대개 30~100 mL이다. 일반적으로 섭취 후의 몇 시간 이내에 중독을 나타낸다.

(2) 화학성 식중독 사건

① 비소우유사건

1965년에 일본 오카야마현에서 조제분유를 먹은 유아가 운동저하, 식욕부진, 빈혈, 피부발진, 피부의 색소침착, 설사, 신경염, 흑피증, 각화증 등의 증상을 나타내다가 사망한 사건이 발생하였다.

그 원인은 안정제인 제2인산나트륨에 불순물인 비소가 As_2O_3로서 20~30 ppm 함유되어 있었기 때문이었다.

1966년에 2월 보고에서는 중독 12,159명에 사망자수 131명이었다. 후유증도 심해서 보행불능, 언어장애, 피부종기, 난청, 약시, 복통 등의 후유증이 나타났다.

② 유증(油症)사건

1968년에 일본 후쿠오카현을 중심으로 피부발진, 색소침착, 피부의 각질화, 손톱의 변형, 눈꺼풀과 관절의 종창 등이 나타나면서 심하면 간경변이나 간종양을 일으킬 수 있는 괴병이 발생하였다.

조사결과 미강유의 탈취공정에서 가열매체로 사용한 폴리염화비페닐(polychlorinated biphenyl, PCB)이 파이프의 미세구멍(pin hole)에서 흘러나와서 미강유에 혼입됨으로써 일어났음이 밝혀졌다. 이 사건의 인정환자는 1,788명이고 사망자수는 112명이었다.

(3) 금속제 용기와 합성수지

① 금속제 용기

금속을 사용한 조리용 기구와 식기류는 사용과정에 유해성 금속이 용출되어 중독사고가 일어날 수 있으므로 주의가 필요하다. 철 · 주석 · 알루미늄 · 스테인리스 스틸 등은 위험성이 적으나 구리 · 아연 · 납 또는 이들의 합금은 위험성이 크다.

금속제 용기로부터 용출이 우려되는 유해금속과 용출원인은 표 5-5와 같다.

표 5-5 금속의 용도와 용출원인

금속명	용 도	용출원인
Cu	놋쇠, 청동, 양은	산성
Pb	옹기의 유약	산성식품
Sn	통조림	질산 · 아질산이온, 산성식품
Zn	물통, 용기	산성식품
Sb	법랑제 식기, 도자기의 착색료	산성식품
Cd	식품용 기계, 용기, 식기도금	산성식품
Al	식기, 용기	염장식품

② 합성수지

합성수지는 열경화성 수지와 열가소성 수지로 나눌 수 있다. 열경화성 수지에 속하는 페놀(phenol)수지, 요소(urea)수지, 멜라민(melamine)수지는 제조 시에 가열 · 가압조건이 부족할 때 미반응물인 페놀, 포름알데히드가 용출되는 경우가 있다.

열가소성 수지 가운데 염화비닐수지(polyvinyl chloride, PVC)는 원재료인 염화비닐 단량체(vinyl chloride monomer, VCM)의 급 · 만성 독성, 가소제(프탈산에스테르 등), 안정제 등 각종 첨가제의 유독성 등이 널리 알려져 있어서 식품과 직접 접촉하는 경우에 문제가 될 수 있다.

(4) 발암성 물질

① N-니트로사민(N-nitrosamine)

아질산염이 아민이나 아마이드류와 반응하여 생산하는 N-nitroso화합물은 N-nitrosamine과 N-nitrosamide의 2가지 그룹이 있으며, 이 중 N-nitrosamine이 조리조건에서 파괴되지 않고 잔존하여 강력한 발암성을 보인다.

N-nitrosamine은 생체 내외에서 2급 아민과 아질산과의 반응으로 생성된다. 아질산염과 질산염은 채소나 과일 등에 상당량 존재하고 질산염은 각종 세균과 구강세균에 의해 쉽게 환원되어 아질산염이 된다. 아민은 어패류나 어란 등에 많고 아미노산 등에서도 쉽게 생성될 수 있다.

② 벤조피렌과 헤테로고리아민류

가열식품 중에는 강력한 발암성 또는 변이원성 물질이 포함되어 있다. 벤조피렌(benzopyrene)은 다환방향족탄화수소(PAH)인데 300°C 고온에서 가열 또는 훈연할 때에 생성되며 불고기 · 불갈비 · 훈제육 등에서 발견되는 강력한 발암물질이다.

한편, 구운 생선과 육류에는 새로운 돌연변이 유발물질인 헤테로고리아민류(heterocyclic amines), 즉 Trp-P-1, Glu-P-1, Lys-P-1, IQ, MeIQ 등이 발견된다. 이들은 식품자체나 아미노산, 단백질을 300°C 이상에서 가열할 때 생성되는 열분해산물(pyrolysate)에서 분리 · 확인할 수 있다.

4. 자연독에 의한 식중독

(1) 식물성 자연독

1) 독버섯

한국에는 독버섯이 50여 종, 특히 맹독성인 것은 20여 종이 분포하고 있다. 알광대버섯, 광대버섯, 화경버섯, 외대버섯, 미치광이버섯, 무당버섯, 깔대기버섯, 마귀곰보버섯, 땀버섯, 노랑다발버섯 등이 대표적인 독버섯이다.

버섯의 독성분으로 무스카린(muscarine), 아마니타톡신(amanitatoxin), 무스카리딘(muscaridine), 팔린(phaline), 콜린(choline), 뉴린(neurine), 파시큘롤(fasciculol) 등이 알려져 있다. 특히 무스카린은 대표적인 버섯독으로 땀버섯, 광대버섯, 마귀광대버섯 등에 들어 있다. 아마니타톡신은 알광대버섯, 독우산광대버섯, 흰알광대버섯 등에 함유된 독성분으로 가장 맹독성이고 내열성이어서 섭취하면 혼수상태 후 2~4일 안으로 사망한다.

중독증상은 대개 위장 장애형, 콜레라상 증상형, 신경계 장애형, 혈액독형, 뇌증형의 5종으로 분류한다.

경험적으로 민간에 전승되어 내려온 **버섯의 감별법**은 다음과 같다.

① 줄기가 세로로 쪼개지는 것은 무독하다.
② 색이 아름답고 선명한 것은 유독하다.
③ 악취가 나는 것은 유독하다.
④ 줄기에 턱이 있는 것은 유독하다.
⑤ 점성의 액이 나오거나 공기 중에서 변색되는 것은 유독하다.
⑥ 쓴맛이나 신맛을 가진 것은 유독하다.
⑦ 버섯을 끓일 때 증기에 은수저가 검게 변하는 것은 유독하다.

2) 유독식물

① 감자

감자의 발아부위와 녹색부위에는 0.1% 이상의 솔라닌(solanine)이 함유되어 다량 섭취 시에 식중독을 일으킬 수 있다. 중독은 콜린에스테라아제(cholinesterase) 작용을 억제하기 때문인데, 예방을 위해서는 발아부위와 녹색부위를 제거하고 섭취해야 한다.

② 청매

미숙한 매실, 즉 청매에는 아미그달린(amygdalin)이라는 시안 배당체가 함유되어 있다. 섭취 시에는 자가효소인 에멀신(emulsin)에 의해 청산(HCN)이 생성되므로 치명률이 높은 중독의 원인이 될 수 있다.

③ 목화

목화씨에는 0.6% 정도의 고시폴(gossypol)이라는 독성분이 존재한다. 정제된 면실유에는 제거되어 함유하지 않으나 면실박에는 잔존하므로 사료로 사용 시에 문제가 될 수 있다.

④ 독미나리

미나리와 유사한 모양의 독미나리의 지하경에는 시쿠톡신(cicutoxin)이 함유되며 중독 시에 호흡곤란이나 경련 등을 일으킨다.

⑤ 바꽃

바꽃은 미나리아재비과의 다년생 초본으로, 이를 건조한 근경은 부자(附子) 또는 오두(烏頭)라고 하여 한방에서 진통제로 사용한다.

근경에는 0.5～1.0% 정도의 맹독성 알칼로이드(alkaloid)인 아코니틴(aconitine)을 함유하며 중증일 때는 호흡마비로 사망한다.

⑥ 고사리

고사리의 독성분은 발암성인 프타퀼로시드(ptaquiloside)인데, 불안정하여 우려내는 과정에서 분해되어 발암성을 잃는다.

(2) 동물성 자연독

1) 복어

복어의 독성분은 **테트로도톡신**(tetrodotoxin)으로 복어의 난소 · 간장 · 위장 · 피부 등에 많이 함유되어 있으며, 내열성이어서 100℃에 4시간으로도 파괴되지 않는다.

중독은 섭취하고 나서 30분~4시간 후에 나타나며 8시간을 경과하면 회복되는 예가 많다. 증상은 입술과 혀의 마비, 사지 운동마비, 언어장애, 호흡마비 등이다. 사망률은 40~80%로 알려져 있다. 치료는 먼저 구토 · 위세척 · 설사를 유도하여 위장 내의 독소를 제거한다. 강심제와 혈압상승제의 투여나 인공호흡 등이 도움이 될 수 있으나 경과가 빨라서 치료가 충분하지 못할 때가 많다.

중독방지 대책으로는 전문조리사가 요리를 하도록 하고 독성이 있는 알 · 간 · 내장 등을 철저히 제거 후에 섭취해야 한다.

2) 조개류

① 마비성 조개중독

마비성 조개중독은 중독증상의 특징에서 연유된 것이다.

섭조개나 홍합 등에는 **삭시톡신**(saxitoxin), **고니오톡신**(gonyautoxin) 등의 독성분이 수온 상승의 특정시기에 기준치(80 μg/100 g) 이상으로 높아지는데, 이 시기에 채취한 조개를 섭취하면 중독될 수 있다.

중독증상은 식후 30분경에 입술 · 혀 · 안면 등의 마비가 시작되고 심하면 사지마비 · 언어장애 · 운동장애 등이 나타남으로써 호흡마비로 사망하기도 한다.

조개류의 독화원인은 먹이인 유독플랑크톤이 체내에 축적되어 일어나는 것으로 밝혀졌다. 시기적으로 5~9월, 특히 한여름에 독성이 가장 강하고 치사율은 10% 정도이다.

② 베네루핀 중독

모시조개 · 바지락 · 굴 등에 함유된 베네루핀(venerupin)이라는 내열성 독소에 의해 발생하며 치사율은 44~50% 정도로 높다. 우리나라에서는 거제도 앞바다에서 서식하는 바지락에 의한 식중독 발생사례가 있다.

12시간~7일(대개 1~2일)의 잠복기를 거친 후에 복통 · 구토 · 변비 · 피하출혈 · 황달 등의 증상이 나타나고 중증일 때는 뇌증상에 이어 의식장애를 일으킴으로써 7일 이내에 사망한다.

발생시기는 3~4월경이며 조개의 독화원인은 유독플랑크톤의 식이와 관련이 있을 것으로 추정한다.

5. 곰팡이독

(1) 곰팡이독의 개요

1) 곰팡이독과 곰팡이 중독증

곰팡이가 생산하는 2차 대사산물로 인축에 중독증을 일으키는 물질군을 곰팡이독(mycotoxin)이라 하고, 곰팡이독을 경구적으로 섭취하여 일어나는 급만성의 건강장애를 곰팡이 중독증(**진균 중독증**, mycotoxicosis)이라 한다.

곰팡이 중독증은 다음과 같은 특징을 가진다.

① 곡류 등 탄수화물이 풍부한 농산물 섭취가 원인이다.

② 원인 식물(食物)이 곰팡이에 오염되어 있다.

③ 계절과 관계가 깊다.

④ 동물 또는 사람 사이에서 전파되지 않는다.

⑤ 항생물질은 치료효과가 없다.

2) 곰팡이독의 분류

장애를 일으키는 기관이나 부위별로 분류하면 다음과 같다.

① **간장독**: 동물의 간경변이나 간종양 또는 간세포의 괴사를 일으키는 물질군이다. 간암을 일으키는 아플라톡신(aflatoxin)을 비롯하여 루브라톡신(rubratoxin)류, 스테리그마토시스틴(sterigmatocystin), 루테오스키린(luteoskyrin), 오크라톡신(ochratoxin)류, 시클로클로로틴(cyclochlorotin) 등이 있다.

② **신장독**: 급만성의 신장장애를 일으키는 물질군이다. 시트리닌(citrinin), 시트레오마이세틴(citreomycetin), 누룩산(kojic acid) 등이 있다.

③ **신경독**: 뇌와 중추신경계에 장애를 일으킨다. 파툴린(patulin), 말토리진(maltoryzine), 시트레오비리딘(citreoviridin), 시클로피아존산(cyclopiazonic acid) 등이 있다.

(2) 주요 곰팡이독

① 아플라톡신

Aspergillus flavus 등이 생산하는 가장 강력한 간암 유발물질인 아플라톡신(aflatoxin)은 생산 곰팡이의 이름을 따서 1962년에 명명되었다.

독소생산의 최적조건은 수분 16% 이상, 온도 25~30℃, 습도 80~85% 이상이다. 광범위한 식품에 자연오염을 일으키며, 땅콩 · 옥수수 · 면실 · 쌀 · 견과 등이 주요 오염원이 된다. 13종의 아플라톡신 중 B_1, G_1, B_2, G_2 등의 순으로 독성이 강하다.

② 맥각독

맥각(ergot)은 라이맥의 자방에 맥각균(*Claviceps purpurea*)이 기생하여 발생하는 균핵이다. 이것이 혼입된 곡물을 섭취하면 맥각 중독(ergotism)을 일으킨다. 맥각에는 에르고타민(ergotamine), 에르고톡신(ergotoxine), 에르고메트린(ergometrine) 등 3군의 유독 알칼로이드(alkaloid)가 함유되어 있다.

곡류 중에 맥각이 0.5~1% 이상 혼입되면 중독이 일어나고, 7% 이상이면 치사량이 된다.

③ 오크라톡신

*Aspergillus ochraceus*의 대사산물인 오크라톡신(ochratoxin)은 A, B, C 중 A의 독성이 가장 강하다. 주로 간과 콩팥에서 암 등의 장애를 일으킨다. **독소의 분포**는 쌀 · 보리 · 밀 · 옥수수 · 콩 · 커피콩 등인데, 자연오염도 광범위한 지역에서 일어난다.

④ 황변미 독

쌀에 곰팡이가 기생하여 황색으로 변하는 것을 황변미(yellow rice)라고 하며 3종의 황변미가 확인되었다.

톡시카륨 (toxicarium) 황변미의 독성분은 *Penicillium toxicarium*(그 후 분류명이 *P. citreoviride*로 바뀜)이 분비하는 시트레오비리딘(citreoviridin)이며 강한 신경독 물질이다.

아일랜디아(islandia) 황변미의 독성분은 지효성의 루테오스키린 (luteoskyrin)과 속효성의 cyclochlorotin (islanditoxin)이며, 이들은 간장장애를 일으키고 *Penicillium islandicum*이 원인 곰팡이이다.

태국황변미는 *Penicillium citrinum*이 기생하여 만들어지며 그 유독물질은 시트리닌(citrinin)으로 신장독을 일으킨다.

⑤ 파툴린

파툴린(patulin)은 신경독 물질로 *Penicillium patulum*에서 최초로 발견되었다. 사과부패균 *P. expansum* 에서도 발견되므로 부패된 사과나 사과 주스의 오염사례가 많다.

4. 식품의 안전관리

1. 농 약

(1) 농약에 의한 식품오염

농약은 독성과 잔류성 때문에 직 · 간접으로 식품을 오염시키고 이를 섭취할 경우는 인체에 급 · 만성의 장애를 일으킨다. 독성은 I급(맹독성), II급(고독성), III급(보통독성), IV급(저독성)의 4단계로 구분된다.

우리나라는 현재 I급은 한 품목도 없고, 고시품목의 2% 정도가 II급이며, 나머지 약 98%는 III급과 IV급 농약에 속한다. 농약은 정상적인 사용법에 따라 사용하는 경우라도 상당 기간 농작물에 부착 혹은 침투하여 그대로 또는 그 대사산물이나 분해산물로서 미량이기는 하지만 잔류하게 된다.

또한 살포된 농약이 물이나 토양을 오염시키고 어패류 등의 생물체 내에 농축 · 축적되며 먹이연쇄로 사람에게까지 전이되는데 고등동물로 갈수록 그 농도가 높게 축적된다(그림 5-1).

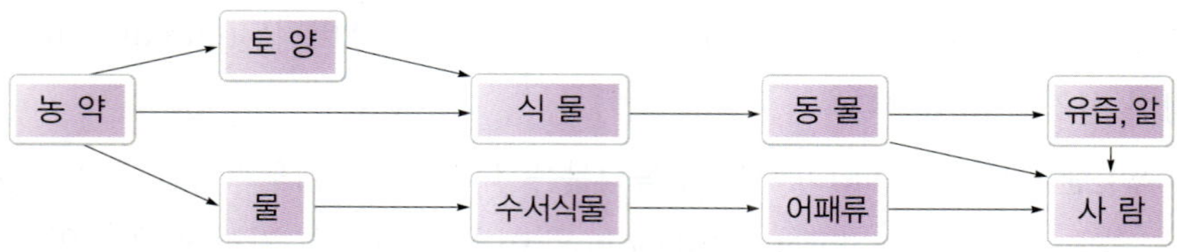

그림 5-1 먹이연쇄를 통하여 농약이 인체에 들어오는 경로

(2) 농약의 종류와 독성

1) 유기인제

유기인제는 살충효과가 우수하지만 독성이 강하여 급성중독의 원인이 될 수 있으나, 잔류기간이 짧아서 잔류독성은 거의 없는 것이 특징이다. 맹독성이어서 지금은 제한적으로 사용되는 파라티온(parathion)과 함께 비교적 저독성의 말라티온(malathion), 디클로르보스(DDVP), 다이아지논(diazinon) 등이 있다.

독작용은 신경에 존재하는 **콜린에스테라아제**(cholinesterase)의 작용을 억제하여 아세틸콜린(acetylcholine)이 축적되기 때문인데 독성 정도는 이 효소의 저해 정도에 따라 달라진다.

2) 유기염소제

유기염소제는 DDT · BHC · drin제 · heptachlor 등이 살충제로, procymidone · thalonil 등이 살균제로, PCP · 2,4-D · 2,4,5-T 등이 제초제로 쓰인다. 하지만 살충제의 대부분과 일부 제초제는 1970~80년대에 사용이 금지된 바 있다. 살충제 중에는 잔류성이 지나치게 크고 지용성이어서 인체지방조직에 축적되는 것이 있다(표 5-6).

유기염소제는 일반적으로 중추신경계에 작용하여 해를 끼치나 유기인제에 비해 저독성이어서 급성 중독사고는 적은 편이다.

표 5-6 토양 중 유기염소제의 잔류기간

농약명	잔류율(%)		95% 소실 소요년수
	1년 후	3년 후	
DDT	80	50	10
aldrin	26	5	3
dieldrin	75	40	8
r-BHC	60	25	6.5
chlordane	55	15	4
heptachlor	45	10	3.5

3) 카바메이트제

카바메이트제는 살충제로 carbaryl, BPMC, methomyl, carbofuran 등이 쓰이고 제초제로 barban, propham 등과 살균제로 benomyl, thiophanate-methyl 등이 쓰인다. 유기인제와 같은 콜린에스테라아제의 저해제이지만 그 저해정도가 약하고 피부에 잘 흡수되지 않아 인축에 대한 급성 독성이 낮다. 또한 체내에서 빨리 대사되므로 체내에 축적되어 만성 중독을 일으킬 가능성도 적다.

4) 유기불소제

살서제 프라톨(fratol), 침투성 살충제 퍼솔(fussol), 침투성 살비제 니솔(nissol) 등이 대표적인 유기불소제이다. 대부분 독성이 강한 편이고 또한 침투성인 것도 있어서 잔류에 특히 유의해야 한다. 생체 내에서 아코니타아제(aconitase)에 강력한 저해작용을 갖는 모노플루오로시트르산(monofluorocitric acid)을 생성하면서 체내에 구연산을 축적하여 독작용을 나타낸다.

5) 금속함유 농약

유기수은제는 전면 사용금지된 상태이지만 비산석회 · 비산망간 등의 무기비소제, 아소진(asozin) · 네오아소진(neo-asozin) 등의 유기비소제, 석회보르도액 · 황산동 등의 구리제가 현재 사용되고 있다. 금속 함유농약은 생체 내에 흡수되면 세포 원형질에 침투하여 −SH기와 결합한 후 단백질의 기능이나 효소의 작용을 저해하는 등 심각한 독작용을 나타낸다.

(3) 농약의 오염방지

1) 사용제한기간 설정법

농약의 분해기간을 고려하여 최종사용일에서부터 수확까지의 사용제한기간(preharvest interval)을 정하는 것으로, 농약별로 사용시기, 사용방법, 사용 횟수 등을 각 작물별로 설정하는 소위 농약의 안전사용기준을 말한다. 이는 수확된 농산물의 농약잔류량이 잔류허용기준을 초과하지 않게 하기 위함이다.

2) 잔류허용량 설정법

농산물에 잔류하는 농약의 양을 제한하는 것으로, 잔류허용량(tolerance of residue)이란 농산물에 함유된 농약의 양이 일생동안 그 농산물을 섭취하여도 전혀 해가 없는 수준을 법으로 규제하는 것이다. 시판 중인 농산물을 대상으로 대부분의 농약에 대하여 설정되어 있으며, 잔류허용량 초과 시 폐기는 물론이고 처벌도 받게 된다. 농산물 외에 식육, 인삼(건조품), 차 등에도 기준이 설정되어 시행 중이다.

2. 항생물질

(1) 식품 중 항생물질의 잔류

가축의 사육이나 수산물의 양식과정에서 사용되는 사료에는 질병치료와 발육촉진을 목적으로 항생물질과 합성항균제 및 합성호르몬제가 첨가되고 있기 때문에 이들이 식육이나 우유 또는 수산물에 잔류하여 식품을 통해 인체에 이행될 가능성이 있다.

테트라사이클린(tetracycline)류 · 틸로신(tylosin) · 암피실린(ampicillin) 등의 항생물질, 설파디메톡신(sulfadimethoxine) 등의 합성항균제, 디에틸스틸베스트롤(diethylstilbestrol) 등의 성장호르몬제는 거의 대부분 잔류허용기준을 설정하고 있어서 불법 사용이나 오 · 남용을 제한하고 있다.

(2) 잔류의 문제점과 대책

잔류의 문제점으로는 급 · 만성 독성, 내성균의 출현, 균교대증, 알레르기의 발현 등이다. 현실적으로는 항생물질에 의한 내성균의 출현문제가 가장 중요한 과제이다.

항생제 저항성 세균 균주가 많아지게 되면 각종 질환의 치료나 예방 과정에서 기존 항생제의 효과를 떨어뜨림으로써 직접적인 피해로 이어질 수 있다.

대책으로는 잔류기준을 초과하지 않도록 안전사용 기준인 휴약기간을 지키도록 지도하고, 도살장 · 식품처리장 · 어시장 등을 중심으로 잔류를 모니터링할 수 있는 감시체계를 구축할 필요가 있다.

3. 방사성 물질

(1) 식품의 방사능 오염

식품오염과 관련하여 3가지 핵종이 문제된다. Sr-90은 유효반감기가 18년으로 매우 길고 뼈조직에 침착된다. Cs-137은 유효반감기가 70일이고 연골이나 내장에 모이게 되며, I-131은 반감기는 짧으나 생성률이 크고 갑상선 장애를 일으킨다.

원자력 발전소 등에서 방출되는 방사성 물질은 토양과 물을 거쳐 동식물의 오염으로 연결되고 식품섭취와 함께 인체에까지 확산되어 탈모, 염색체 파괴, 돌연변이, 생식 불능, 백혈병, 암 등 직접적인 피해를 줄 수 있다.

(2) 방사성 물질에 의한 피해방지

핵실험의 금지로 방사성 강하물(fall-out)에 의한 피해는 거의 문제가 되지 않지만 원자력 발전소에서 나오는 방사능 폐기물(radioactive waste)의 완전한 처리가 우선이고 아울러 원자력발전소에서 방출되는 온배수 중의 방사성 핵종의 관리도 철저하게 이루어져야 한다.

4. 내분비계 장애물질(환경호르몬)

(1) 폴리염화비페닐(PCB)

1968년에 일본에서 일어났던 유증사건의 원인물질인 PCB (Poly Chlorinated Biphenyl)는 내열성, 불연성, 불용성, 미생물 분해성 등 안정성이 극히 우수하여 환경 중에 오래 잔존한다. 또한 먹이연쇄를 통해 생물농축이 일어나 식품을 오염시키고, 이를 섭취하면 피부색소의 흑변, 임산부 사산 등 인체에 직·간접의 피해를 준다.

현재 세계적으로 PCB의 생산과 사용을 규제하고 있지만, 특유의 안정성 때문에 오래 잔존하여 환경은 물론이고 동·식물성 식품, 인체나 모유에서도 검출되고 있어서 주의가 요구된다.

(2) 다이옥신

다이옥신은 2, 3, 7, 8-tetrachlorodibenzo-ρ-dioxin (2, 3, 7, 8-TCDD)을 지칭하는데 맹독성이어서 최근 인체 발암물질로 분류되었다. 다이옥신은 제초제와 소독살균제의 제조과정, 염소화합물의 연소과정, PVC 등 폐기물의 소각 과정 등에서 생성된다.

환경에 배출된 다이옥신은 목초지나 토양 및 수질을 오염시키고, 풀이나 곡물을 이용하는 가축이나 물에 서식하는 어류에 축적된다. 사람은 육류나 어류를 먹음으로써 인체 내에 축적되어 각종 피해를 유발한다. 이런 이유 때문에 식품에서의 다이옥신 오염기준 마련이 시급한 과제이다.

다이옥신은 인공합성품 중 가장 강력한 발암물질로 aflatoxin B_1의 3배 정도로 추정되고 있다. 또한 환경에서의 잔류성과 생물농축계수가 지나치게 큰 점도 지나칠 수 없는 특징의 하나이다.

5. 신개념 식품의 안전성

1. 방사선 조사식품

방사선으로 Co-60의 r선이 사용되고 있으며, 방사선은 살균목적 외에 식품의 발아억제, 살충 및 숙도조절의 목적에도 사용 가능하다. 조사식품의 건전성이 국제적으로 인정되고 있고 여러 가지 장점 때문에 각국에서 사용이 확대되고 있는 추세이다. 다만 허용대상 식품과 조사선량 규정에 맞게 사용해야 하고, 포장이나 용기에 넣어 판매하되 일정 크기의 도안을 라벨에 표시하여 소비자의 선택권을 보장하도록 하고 있다.

2. 유전자 재조합식품

유전자 재조합식품(genetically modified organisms, GMO)이란, 식량 증산을 비롯하여 영양성분의 개선, 저장성 향상, 병충해 내성 향상 등을 위하여 생물공학기법으로 처리한 생물체로부터 유래한 식품으로 정의된다.

유전자 조작기술을 이용하면 새로운 작물을 짧은 시간에 손쉽게 개량할 수 있고 제초제를 덜 쓰고 적은 노동력과 생산비용으로 많은 수확량을 올릴 수 있기 때문에 식량문제와 환경문제를 해결할 수 있는 잠재력이 있다. 그러나 GMO는 잠재력 못지 않게 위험성도 무시할 수 없다.

인축에 대한 식품안전성이 검증되지 않았다는 점, GMO에 의한 생태계 교란, 생물다양성 파괴의 위험성, 다국적기업의 식량시장 지배 등이 문제가 된다. GMO식품 함유 여부는 라벨에 표시하도록 규정하고 있으므로 콩이나 옥수수 등의 제품 선택 시에 확인이 가능하다.

3. 패스트푸드

빠르고 간편한 음식, 즉 패스트푸드(fast food)란 햄버거 · 라면 등 가공식품과 인스턴트 식품을 지칭하는 말이다.

패스트푸드는 지방의 과다사용, 고온에서 여러 번 사용한 기름의 재사용 문제, 질이 좋지 않은 재료사용, 식품첨가물의 과다사용 문제 등으로 소비자, 특히 청소년의 건강에 많은 영향을 미치게 된다.

패스트푸드의 반대개념으로 등장한 느린 음식, 슬로푸드(slow food)를 주목할 필요가 있다. 발효나 가공 등의 정성스런 작업을 거친 좋은 재료의 전통음식이 기다림의 결정체, 느린 음식이다.

서양유래 음식으로 와인, 맥주, 파스타 등과 우리 음식으로 장류, 김치 · 젓갈류, 탕 종류, 전통 술, 떡류 등이 대표적인 슬로푸드이다. 슬로푸드 이용은 영양불균형과 비만문제 해결에 도움이 될 뿐만 아니라 지역농산물 소비로 농업발전에도 기여할 수 있다.

4. 트랜스 지방

액체 상태의 불포화지방은 산소를 만나면 산패되기 때문에 이를 방지하고 보관을 쉽게 하기위해 고체 상태로 가공하게 된다. 이러한 경화(고체화)과정에서 수소를 첨가했을 때 분자 구조의 형태에 따라 트랜스 지방이 생성된다.

트랜스 지방은 마가린이나 쇼트닝 등 유지와 이를 이용하여 만드는 도넛, 비스킷, 튀긴식품, 팝콘 등에 많이 들어 있다. 특히 쇼트닝은 튀김에 바삭바삭한 조직감과 특유의 풍미를 부여하므로 소비자들이 선호하는 유지이다.

트랜스 지방은 혈액 내의 나쁜 콜레스테롤 수치를 높이고 좋은 콜레스테롤 수치를 낮추는 작용을 하므로 포화지방보다 오히려 더 몸에 좋지 않은 것으로 알려지고 있다. 특히 심혈관계 질환과 밀접한 관계가 있음이 확인되고 있다.

이에 따라 한국을 포함하여 각 나라에서는 함량 표시를 의무화하거나 규제치를 정하는 추세이다. WHO는 하루섭취량의 1% 이내로 제한할 것을 권고하고 있는데, 하루 섭취량이 2,000 kcal인 경우는 권고량이 20 kcal이므로 지방 1 g이 9 kcal인 점을 고려할 때 제한량은 2.2 g 정도이다.

핵심문제 Check Point Exercise

1. 식품위생법상 식품위생의 대상이 적절하지 않는 것은?

① 식품기구 ② 식품용기
③ 식품첨가물 ④ 식품포장
⑤ 식품영양소

2. 식품의 부패에 미치는 영향이 가장 적은 것은?

① 식품보관 습도 ② 식품의 당도
③ 식품주위 기압 ④ 식품의 영양성분
⑤ 식품의 온도

3. 다음 중 독소형 식중독에 해당하는 것은?

① 살모넬라균 식중독
② 보튤리누스균 식중독
③ 장염비브리오균 식중독
④ 병원성대장균 식중독
⑤ 연쇄상구균 식중독

4. 식중독 중에서 내열성 장독소가 원인물질이며 유제품에 의하여 많이 발생했고 잠복기가 매우 짧으며 심한 구토와 탈수 증상을 보이는 것은?

① 캠필로박터균 식중독
② 포도상구균 식중독
③ 살모넬라균 식중독
④ 보튤리누스균 식중독
⑤ 장염비브리오균 식중독

5. 식물성 자연독으로서 덜 익은 매실에서 나타나는 물질로서 섭취시 청산이 만들어지는 시안 배당체는?

① 솔라닌(solanine)
② 아미그달린(amygdaline)
③ 고시폴(gossypol)
④ 무스카린(muscarine)
⑤ 아플라톡신(aplatoxin)

6. 농약 중 체내 축적으로 가장 문제가 되는 것은?

① 유기인제 ② 유기염소제
③ 비소제 ④ 유기수은제
⑤ 카바메이트제

7. 모시조개에 들어 있으며 식중독을 일으키는 독성분은?

① 에르고톡신(ergotoxin)
② 솔라닌(solanin)
③ 색시톡신(saxitoxin)
④ 클로라인(chlorine)
⑤ 베네루핀(venerupin)

8. 독화살에 사용되었던 독미나리의 독성 성분은?

① 아미그달린(amygdaline)
② 베네루핀(venerupin)
③ 무스카린(muscarine)
④ 시큐톡신(cicutoxin)
⑤ 테트로도톡신(tetrodotoxin)

[해답] 1. ⑤ 2. ③ 3. ② 4. ② 5. ② 6. ② 7. ⑤ 8. ④

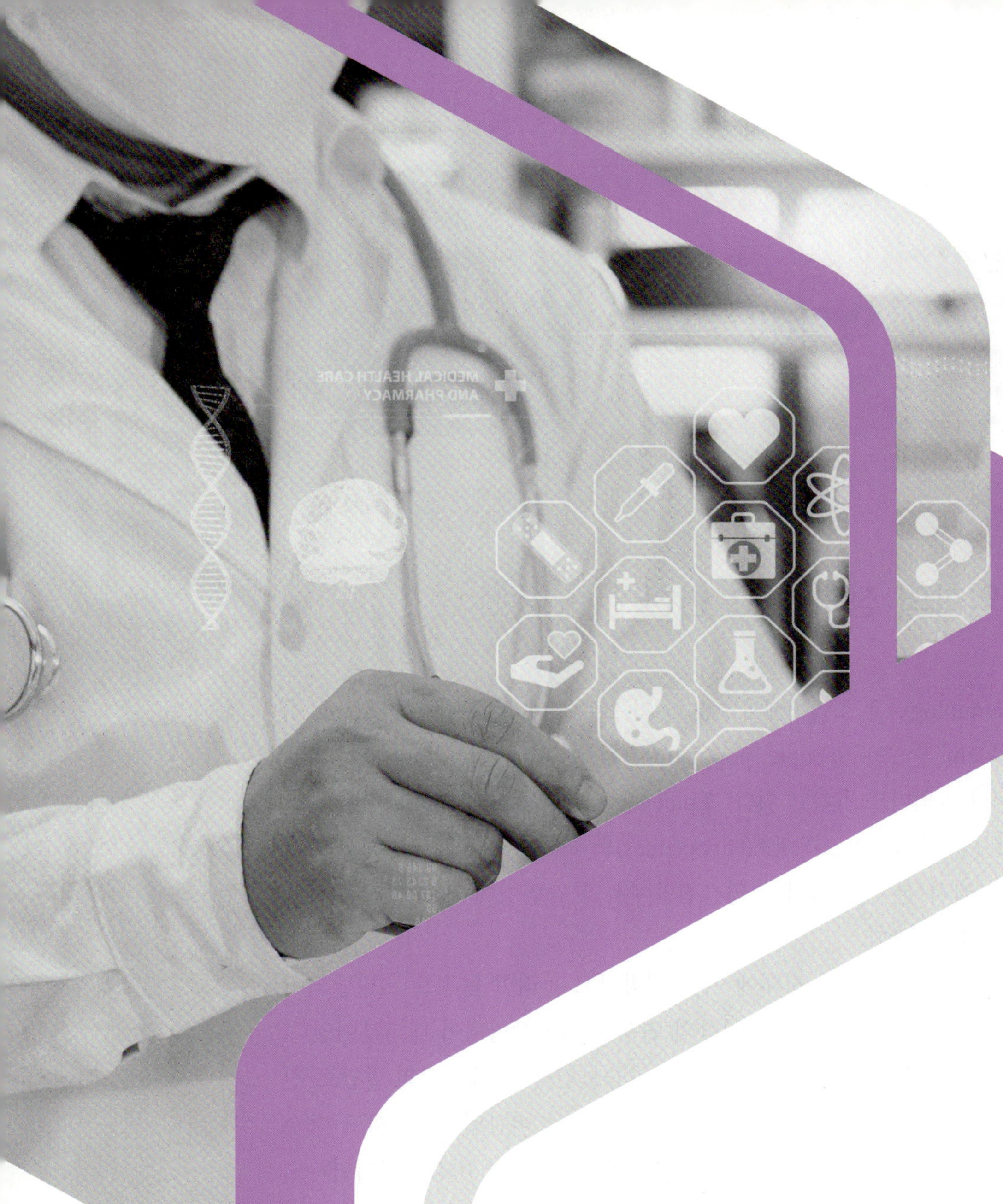

Part Ⅲ 역학 및 질병관리

Part Ⅲ

Chapter 6

역학(疫學)

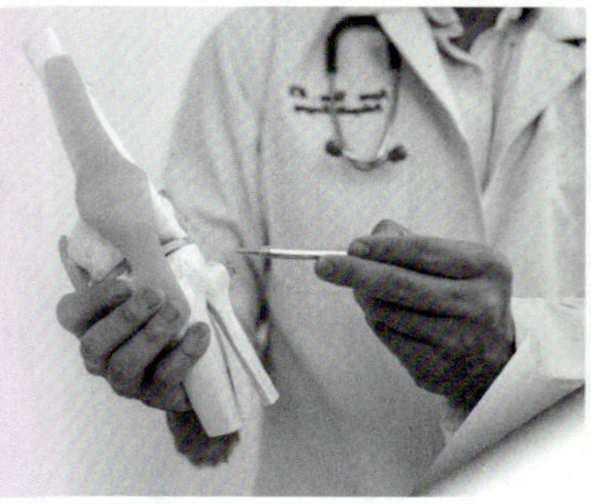

1. 역학의 정의와 그 변천

역학(Epidemiology)은 희랍어에서 기원한 것으로 'Epi'는 '~에 관한(upon)'이란 뜻이고, 'dem'은 '인구(people, population)'라는 의미이며, 'ology'는 '학문(Science)'이라는 의미를 가지고 있다. 'Epidemic(= Upon the people)'이라는 말은 B.C. 3세기경 의성 히포크라테스(Hippocrates)의 저서에서 나오기 시작한 고어(古語)이다. 그래서 본래의 의미는 인간집단에서의 감염병에 관하여 연구하는 학문으로 사용되어 왔다.

역학은 감염병이 창궐했던 시대에 이를 예방하고 관리할 목적으로 발달되어 온 학문이기 때문에 1930년대까지 역학의 연구내용은 감염병이 대부분이었다. 그러나 그 이후부터는 점차적으로 면역학과 공중보건학 및 세균학의 발달로 전염성 질환은 점차 감소되어 가는 반면, 인구집단에서 비감염성이면서도 다수 발생하는 질병이 야기됨에 따라 그 시초의 개념과는 달리 비감염성이면서도 인구집단에서 다수 발생하는 질병에까지 범위가 확대되었다.

그 정의에 있어서도 학자마다 다소의 차이를 볼 수 있다. 하버드대학교의 맥마흔(MacMahon) 교수는 "인간집단에 발생하는 질병빈도 분포와 이들의 결정요인에 관한 연구"라고 하였으며, 스탤리브래스(Stallybrass)는 "역학은 감염병의 주요 원인, 전파 및 예방을 연구하는 과학이며, 특히 유행적 증후를 취급하는 학문"이라고 하였다.

존 고든(John Gordon)은 "역학이란 인간집단 내의 질병과 상해의 집단적 형태를 연구하는 의학생태학의 한 분야"라고 하여 질병을 의학생태학적 개념과 집단현상으로 취급하는 학문으로 폭넓게 해석하고 있다.

이와 같은 여러 개념을 종합 정리하여 **역학의 포괄적인 정의**를 내려보면, 역학이란 ① 인간집단에서 발생 · 존재하는 ② 질병의 분포를 관찰하고 ③ 그와 관련된 요인을 구명하여 ④ 그 질병의 관리와 예방을 목적으로 하는 과학 또는 학문이라고 할 수 있다. 이 정의에서 질병이란 각종 질병 상해 및 사망, 그리고 생리적 이상상태 등 광범위한 내용을 내포함을 뜻한다.

2. 역학의 역할

1. 질병발생 원인규명의 역할

질병발생의 원인 혹은 유행의 원인을 찾아내는 역할을 말한다. 즉, 아직 알려지지 않은 원인이나 원인이 밝혀진 질병이라도 그 병원체의 전파양식이 알려지지 않았을 때에 그 전파기전 혹은 병원체와 전파기전이 밝혀진 질병이라도 어떤 특정 환경에서 유행이 발생했을 때에 그 유행의 발생원인을 규명하는 역할 모두가 이 범주에 속하며, 역학의 역할 중 가장 중요하고도 공헌이 큰 부분이다.

2. 질병의 자연사에 관한 기술적 역할

어느 질병이든 한 질병을 완전하게 이해하려면 그 질병과 관련하여 의학적인 처치를 하지 않은 자연상태에서의 감수성이 있는 시기, 증상이 나타나기 전의 시기, 증상이 나타난 시기, 후유증이 남는 시기, 그리고 사망에 이르는 시기까지의 모든 정보를 정확하게 알아야 하는데 이는 질병의 자연사(natural history of disease)라고 하며, 이 경시적 단계에서 일어나는 모든 현상의 관찰 · 기술을 말한다.

질병의 임상적 특징, 검사결과, 그리고 임상경과 등 자연사에 관한 통계는 임상의사들에게 진단기준이 될 뿐만 아니라 예후를 추정하는 데 아주 유용하다.

3. 건강수준과 질병양상에 관한 기술적 역할

주어진 어떤 지역사회의 건강 수준과 질병양상에 관한 역학적 기술을 **'협의의 지역사회진단'** 이라고도 한다. 건강상태를 측정하는 여러 가지 보건지수의 기술뿐만 아니라 이들을 결정하는 요인들, 즉 그 특정 지역사회를 둘러싼 환경인 정치 · 사회적 체계, 문화 · 민속적 규범, 인구밀도, 주민들의 건강과 질병에 대한 전통적인 의식구조, 보건문제 해결을 위한 지역사회의 조직된 노력, 경제구조, 그리고 그 지역의 물리적 · 생물학적 환경 등을 관련시켜 기술한다.

4. 질병 발생과 유행의 감시역할

질병의 발생 및 유행을 방지하려면 항상 질병의 이상상태를 감시하여야 한다. 질병 유행상황 파악, 문제점 발견, 관리대책 수립 및 결과의 평가 등 질병유행의 감시역할이 있다.

5. 임상분야에 활용하는 역할

역학과 임상의학은 불가분의 관계에 있으며, 임상에서의 질병진단, 처치, 예후 및 환자에 대한 충고 등 역학에서 발전된 각종 지식이 크게 도움이 된다는 것은 두말할 나위가 없다.

역학적인 원리 및 방법론은 환자의 치료를 위한 치료약제 및 수술효과의 측정(임상실험), 진단검사방법의 정확성을 판정해 주는 감수성 및 특이성의 측정, 각종 생물학적인 변이(variation)의 분포 및 정상치와 비정상치의 구분 등에 많이 기여해 왔다. 특히 역학적인 원리와 방법을 임상의학의 연구에 적용하는 분야를 임상역학(clinical epidemiology)이라고 한다.

6. 연구전략 개발의 역할

의학이나 보건학에서는 인간의 건강 혹은 질병이 연구대상이기 때문에 함부로 조작을 가하는 실험을 할 수 없다. 그러므로 사람의 건강에는 전혀 영향을 미치지 않으면서도 어떤 특정 요인의 존재나 부재가 건강에 미치는 결과를 명

백히 증명해 줄 수 있는 연구방법, 즉 원인-결과의 관계를 구명하기 위해 필요한 여러 가지 과학적인 방법을 개발하는 데 많은 공헌을 하고 있다.

7. 보건사업 평가의 역할

보건사업의 계획과 집행 및 이 사업의 효과를 평가하는 데 역학자들의 참여가 증가하고 있다.

옴란(Omran)에 의해 **작전역학**(作戰疫學)이라고 불려지는 이 역학은 ① 보건사업의 필요도를 측정 · 평가하고 ② 새로 도입될 사업계획 및 설계에 대한 평가 ③ 사업의 진행과정과 그 효율성에 대한 평가 ④ 실제 그 사업에 의해 얻은 효과에 대한 평가로 구성된다.

역학의 기본요인으로는 병인, 숙주, 환경의 세 가지를 들 수 있다. 생태계에서 발생하는 질병은 그 어느 것이고 한 가지 요인에 의한 것이 아니며, 적어도 두 가지 이상의 요인이 겹쳐서 생기게 된다(multiple causation).

3. 역학의 기본 요인

1. 병인 (Causal Agents)

어떤 질병이 발생하는 데 필수요소로 직접적인 원인이 되는 것을 말한다.

(1) 영양소적 요인

단백질 · 지방 · 비타민 · 수분 등을 들 수 있는데, 이들 영양소의 결핍 또는 과잉이 병인으로 작용하여 영양결핍증이나 비만증 · 당뇨병 · 심장병 등을 일으키게 된다.

(2) 생물학적 요인

질병, 특히 감염병의 병원체로서 매우 중요하고 큰 비중을 차지하는데 박테리아 · 바이러스 · 리케차 · Protozoa · 기생충 · 곰팡이 등의 살아 있는 미생물이 이에 속한다.

(3) 물리적 요인

기계적인 힘에 의한 외상, 열에 의한 화상이나 동상, 고산병이나 잠함병 같은 기압의 변화에 의한 질환, 방사선에 의한 암, 백혈병, 그리고 소음, 진동, 전기, 광선 등에 의한 질환 등은 물리적 병인의 대표적인 예이다.

(4) 화학적 요인

화학물질은 대부분 독물이라고 생각하면 된다. 직접 피부나 점막을 상하게 하는 강산이나 강알칼리, 일산화탄소, 청산가스, 독가스 등과 같은 유독가스는 기도를 통해 들어가는데 뇌, 혈액, 폐에 여러 가지 장애를 유발한다.

특히 경구적으로 들어가는 것으로는 각종 항생물질과 중금속 등이 있는데, 이들은 간에 장애를 일으키며 심장 · 폐 · 뇌 · 조혈장기 등에도 병변을 일으킨다.

(5) 정신적 요인

신경성 두통, 기능성 소화불량, 정신질환, 고혈압, 위궤양 등 거의 모든 신체적 질병의 원인과 관계가 있다.

(6) 사회환경적 요인

사회환경적 요인으로는 환경오염에 의한 공해와 산업재해에 의한 직업병, 식품에 의한 중독증, 의료행위의 부작용으로 일어나는 외인성 질환, 폐기물에 의한 중독, 사회적 스트레스가 원인인 신경정신질환 등이 있다.

2. 숙 주 (Host)

같은 조건의 병인과 환경이라고 할지라도 숙주의 상태에 따라 질병발생양상은 다르게 나타난다. 특히 성장과 발육과정에 있어서는 생활태도 및 생물학적 차이 때문에 질병에 대한 감수성의 차이는 그것이 선천성이든지 또는 후천성이든지 개인차가 커진다.

질병발생에 관련하여 영향을 미치는 인간숙주의 요소로는

① 인적 특성인 성, 연령, 인종, 결혼상태, 직업, 사회경제적인 상태 등이 있다.
② 신체적 특성은 해부학적 구조와 숙주의 생리적인 변화에 따라 사춘기나 임신 중에 결핵의 이환율이 높게 나타나는 것과 영양상태 등을 들 수 있다.
③ 정신적 특성으로 숙주가 가지고 있는 스트레스(stress)로 인해 질병이 발생한다. 소아마비나 결핵은 스트레스를 받으면 마비증상이 나타난다든지 결핵이 활동성으로 진전된다.

스트레스는 뇌하수체의 아드레날린 호르몬(pituitary-adrenocortical hormone)의 분비로 인해 일어나는데, **스트레스를 일으키는 요인**은 ① 오한 ② 임신 ③ 자극물질 ④ 주위환경 등이 있다.

3. 환 경 (Environment)

병인과 인간 숙주를 제외한 모든 것, 특히 숙주 주위 모든 유·무형의 것이 환경이다. 환경요인은 물리적 환경, 생물학적 환경, 사회경제적인 환경이 포함되는데 질병발생에 직접적으로 영향을 미치는 경우보다는 간접적으로 영향을 미치는 경우가 훨씬 많다.

(1) 물리적 환경 (Physical Environment)

지형, 지질, 기후, 지세, 주거, 그 밖에 인간이 생활하는 데 관여되는 지상과 지하 양측면이 모두 물리적 환경이다.

(2) 생물학적 환경 (Biological Environment)

생물학적 환경이란 질병의 전파 또는 발생과 관계가 있는 인간 주위의 모든 동물이나 식물을 말한다. 식물과 동물은 서로 상호작용을 하여 인간에게 영향을 준다. 식물의 꽃가루 · 깃털 · 동물의 피부에서 나오는 비듬 등은 심한 고초열을 일으키며 유독한 담쟁이 넝쿨과 옻나무는 인간에게 수포성 피부염을 발생시킨다.

(3) 사회경제적 환경 (Socioeconomic Environment)

인구밀도와 인구분포, 자연자원, 경제수준, 직업, 사회, 정치, 문화, 과학의 발달은 인간의 건강에 직접 또는 간접으로 큰 영향을 주고 있다.

4. 질병 발생 및 유행의 생태학적 개념

질병 발생 및 유행에 영향을 주는 요인들의 상호작용을 나타내주는 모형은 다음 세 가지로 구분할 수 있다.

① 역학적 삼각형 모형
② 수레바퀴 모형
③ 원인망 모형

이들 모형의 기본적인 개념은 특정시기에 개인의 건강상태는 세 구성인자—병인, 숙주, 환경—의 '힘의 균형'이 결정짓는다. 어느 하나가 유해한 변화를 하더라도 다른 요인이 그 피해를 보상할 능력을 가졌다면 감지할 만한 질병은 발생하지 않을 수 있다. 만일 균형이 불안정하면 작은 피해에도 질병이 발생할 수 있다.

(1) 역학적 삼각형 (Epidemiological Triangle) 모형

이 모형은 수년 동안 널리 사용되어 왔으며 인간이 질병에 이환되는 것을 병인 · 숙주 · 환경의 세 가지 요소로 설명한다.

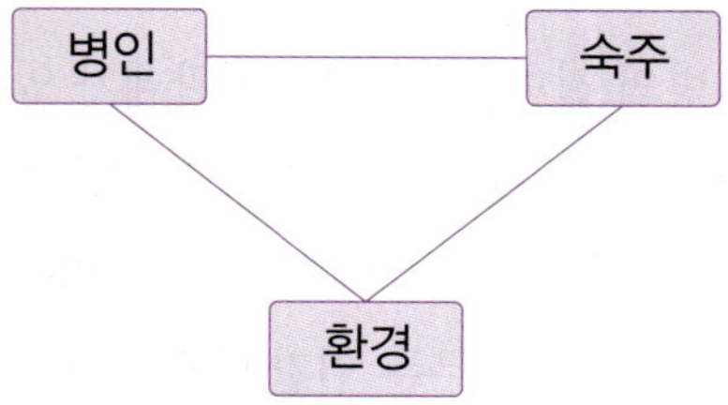

그림 6-1 병인, 숙주 및 환경의 상호관계

그림 6-1은 개념을 그림으로 나타내어 단순화한 것이다. 즉, 개인 혹은 지역사회의 건강상태는 병인 · 숙주 · 환경요인들이 평형을 이루어 어느 쪽으로도 기울지 않는 상태이다.

이 3개의 요인 중 어느 한 가지 요인이라도 변동을 일으켜 평형이 깨지거나 어느 한쪽으로 기울어진 상태일 때 질병 혹은 유행이 발생된다는 것이다.

이 모형은 감염병 발생 설명에 잘 맞는 장점이 있는 반면에 선천성 질환 등 유전적 소인이 있는 질병이나 비감염성 질환의 발생을 설명하는 데에는 한계가 있다.

(2) 수레바퀴 모형 (Wheel Model)

수레바퀴를 사용한 모형은 질병발생과정에 대한 인간과 환경과의 상호관계를 설명하기 위한 또 다른 접근이다.

바퀴의 중심부분은 숙주가 되며 그 핵심은 인간의 유전적 요인에 해당된다. 숙주를 중심으로 그 밖을 환경이 둘러싸고 있으며, 환경은 생물학적 · 사회적 · 물리 · 화학적인 환경으로 분리한다.

이 모형에서 질병의 발생에 기여하는 비중은 질병에 따라서 다르다. 예를 들어 유전성 질환인 경우는 핵심부위에 있는 유전적 요인이 큰 비중을 차지하며, 홍역 같은 질병인 경우는 적은 비중을 차지한다.

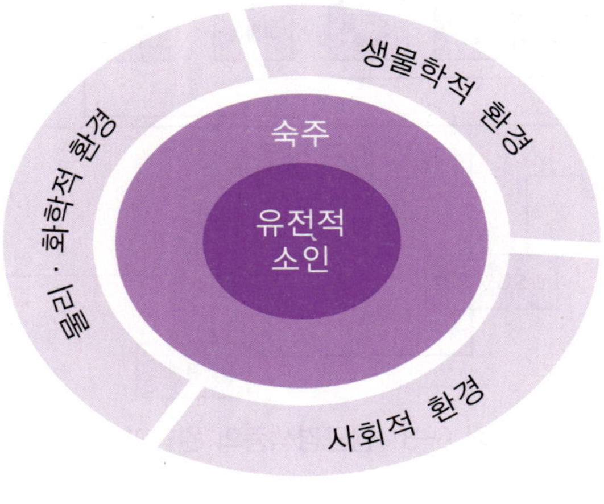

그림 6-2 인간과 환경 사이의 상호작용에 관한 수레바퀴 모형

이 모형은 원인망 모형의 근본적인 개념을 갖고 있으면서도 원인망과는 대조적으로 역학적 분석에 유용한 특성과 숙주 및 환경요인의 분리묘사를 강조하는 장점이 있다.

(3) 원인망 모형 (Web of Causation)

이 모형은 맥마흔(MacMahon)과 그의 동료(1970)들이 제창한 것으로 질병의 발생이란 결과가 단지 하나의 독립된 원인에 의해서는 결코 이루어질 수 없으며, 선행된 요인과 이러한 간접요인의 다시 선행된 직접 · 간접요인이 있게 마련이어서 이들은 서로 거미줄처럼 얽혀 있다는 것이다.

따라서 이러한 복잡한 원인 요소의 망 중 가능한 몇몇 단계에서 차단하면 해당 질병을 예방할 수 있다.

본 모형은 심근경색증과 같은 비감염성 질환의 발생을 이해하는 데 유리하다.

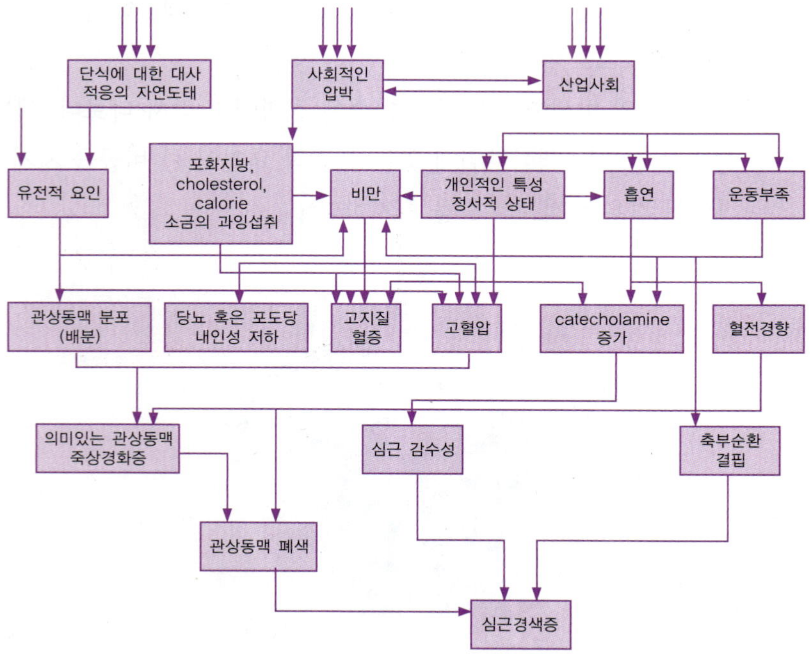

그림 6-3 심근경색증의 원인망

5. 역학의 조사방법

역학적인 실제 조사방법으로는 관찰적 연구(observational study)와 실험적 연구(experimental study)를 들 수 있다.

관찰적 연구란 어떤 실험적 자극이나 행위를 가하지 않고 자연상태하에서 일어나는 현상에서 정보를 입수하여 비교 · 평가 · 분석하는 연구를 말한다.

관찰을 주로 하여 연구하는 조사방법은 기술역학적 방법과 분석역학적 방법으로 구분할 수 있는데 분석역학적 방법은 이를 다시 ① 단면조사 연구 ② 환자-대조군 연구 ③ 코호트 연구로 구분한다.

실험적 연구는 인위적으로 어떠한 실험적 자극이나 조건을 준 상태하에서 실험군과 대조군 간의 차이를 비교 · 평가 · 분석하는 방법인데, 인간집단을 대상으로 한 실험이므로 백신(vaccine)의 효과 측정이나 치료약품의 효과 및 효능을 입원환자를 대상으로 측정하는 등의 제한된 범위 내에서만 적용된다.

역학적인 방법은 그 조사내용의 성격에 따라 ① 기술역학(記述疫學) ② 분석역학(分析疫學) ③ 실험역학(實驗疫學) ④ 이론역학(理論疫學) ⑤ 작전역학(作戰疫學) 등으로 분류하기도 한다.

1. 기술역학

(1) 기술역학 (Descriptive Epidemiology)

인구집단을 대상으로 하여 집단에서 발생되는 질병의 분포나 경향 등을 그 집단의 특성에 따라 기술하여 조사, 연구하는 제1단계 역학이다.

기술역학에서 집단의 특성은 다음과 같다.

① 인적 특성 (who-person) : 연령, 성, 인종, 결혼, 교육정도, 직업, 사회경제적인 상태 및 출생순위

② 지역적 특성 (where-place) : 국가나 지역사회의 특성

③ 시간적 특성 (when-time) : 토착성, 유행성, 추세변화, 주기변화, 계절적 변화 및 불규칙 유행

이러한 특성과 질병 발생과의 관련성, 상관관계 유무를 관찰하게 된다.

(2) 가설의 설정

1) 역학적 조사환 (Epidemiologic Study Cycle)

기술역학에서 얻은 여러 가지 자료를 수집 · 분석하여 질병의 발생과 관련이 있다고 생각되는 속성과 그 밖에 질병발생 분포요인에 대한 기왕의 지식, 요인과 관계가 있다고 생각되는 각종 사항의 통계자료, 그 질병의 의학적 소견 등을 토대로 하여 질병발생요인에 대한 가설을 설정(formulation of hypothesis)한다.

그리고 설정된 가설이 옳은지 그른지를 알아내기 위하여 가설감정을 실시한다.

위와 같은 과정에서 얻은 결과를 기초로 하여 기술역학적 조사를 시행하고 새로운 가설을 설정하게 되는데, 이러한 일련의 연구를 역학적 조사환(epidemiologic study cycle)이라고 한다. 그림 6-4는 그 양상의 모형도이다.

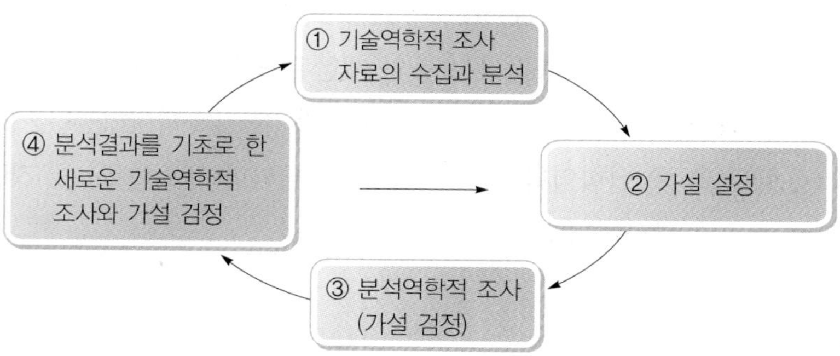

그림 6-4 역학적 조사환의 모형도

2) 가설 설정의 기본 방법

인간집단에서 발생 · 분포되는 질병의 요인에 대한 가설을 설정함에 있어서 적용되는 기본적 방법에는 다음의 4가지 방법이 있다.

① 일치법 (The method of agreement)

가설적인 한 요인이 여러 가지 사항의 기술적 관찰에서 나타난 몇 가지 연관성과 공통적으로 부합될 때 그것을 요인으로 가정하는 방법이다.

② 상위법 (The method of difference)

두 개의 다른 사항 간에 질병분포 차이가 현저한 경우, 어떤 가설적인 요인이 A에서는 인정이 되는데 반해 B에서는 그것이 결여 또는 희소할 때, 그 요인이 그 질병발생과 관련이 있을 것으로 가정하는 방법이다.

③ 동시변화에 의한 법 (The method of concomitant variation)

한 질병의 빈도의 변화에 병행해서 어떤 가설적인 요인의 빈도 또는 강도가 변화될 때 그것을 그 질병 발생과 관련이 있는 요인으로 가정하는 방법이다. 이것은 가부(可否)를 묻는 이분법(二分法)이 아니라 양적(量的)으로 검토하는 방법인데, 음료수 중의 불소함량과 그 주민의 충치발생빈도를 비교한 연구가 있다.

④ 유사법 (The method of analogy)

어떤 질병의 분포양상이 이미 잘 알려져 있는 질병의 분포양상과 상당히 유사할 때, 후자의 잘 알려진 요인을 전자에다 적용해 보는 방법(예 : 여름과 모기)이다.

2. 분석역학 (Analytical Epidemiology)

기술역학에서 관찰을 통해 얻어진 결과를 토대로 질병발생과 질병발생의 요인 혹은 속성과의 인과관계(cause-effect)를 밝혀내는 **'제 2 단계 역학'**이라고 한다. 즉, 질병발생의 요인들에 대하여 어떤 가설을 설정하고(formulation of hypothesis), 이를 실제로 관측조사해서 얻은 자료를 분석하여 이 가설이 옳은지 그른지를 특별히 설계된 조사를 통해 검정하는 것을 내용으로 한다.

가설을 검정하기 위한 역학적 연구방법에는 단면조사 연구(cross-sectional study), 환자-대조군 연구(case-control study) 및 코호트 연구(cohort study)의 세 가지 조사방법이 있다.

(1) 단면조사 연구 (Cross Sectional Study)

일정한 인구집단을 대상으로 특정한 시점 또는 기간 내에 어떤 질병 또는 상태의 유무를 조사하고 그 인구집단의 개개 구성요원이 갖고 있는 각종 속성(연령, 성별, 사회경제적인 요인, 교육정도, 인종, 종교, 거주지 등)과 연구하려는 질병과의 상관관계가 있는지 여부를 구명하는 연구방법이다.

따라서 단면적인 연구를 **'상관관계 연구'**(correlation study)라고도 한다.

분석역학적 조사에서 단면조사는 구체적 가설을 설정해서 이를 검정하기 위한 조사이고, 기술역학은 가설없이 질병 또는 어떤 불건강한 상태의 과거 및 현재에 대한 상황판단을 위한 유병상태 연구(prevalence study)라는 점에서 차이가 있다.

[장 점]

① 비교적 단시간 내에 결과를 얻을 수 있다.
② 동시에 여러 종류의 질병과 발생요인과의 관련성을 조사할 수 있다.
③ 비용이 저렴하다.
④ 일반화가 쉽다.

[단 점]

① 일정한 시점에서의 조사이기 때문에 질병발생과 질병의 원인으로 의심되는 요인이나 속성과의 시간적인 선후관계를 규명하기 어렵다.
② 복합요인 중에서 원인요인만을 찾아내기 어렵다.
③ 대상 인구집단이 비교적 커야 하며, 빈도가 낮은 질병이나 이환기간이 짧은 급성 감염병에 대해서는 적절하지 못한 연구방법이다. 특히 단면적 조사 연구에서는 일반적으로 시간적으로나 공간적으로 한 번의 관찰 또는 측정으로 연구가 실시되기 때문에 세심한 주의를 기울여야 한다.

(2) 환자-대조군 연구

환자-대조군 연구(Case-control study)에서는 어떤 질병에 이환된 집단을 대상으로 하여 환자군을 선택하고, 이환되어 있지 않은 건강한 대조군을 선정하여, 가설된 위험요인을 과거에 갖고 있었는지 또는 위험요인에 폭로되었는지의 여부를 비교 · 검토함으로써 위험요인과 질병발생과의 인과관계(因果關係)를 규명하는 연구방법이다.

즉 환자군과 대조군이 과거에 질병발생요인에 얼마나 폭로되었는지를 알아내는 방법으로, 환자군이 대조군보다 더 많이 폭로되었을 경우에 적절한 통계적인 검정을 거쳐 이들 양자 간에 인과관계가 있다고 가정하는 방법이다.

1) 환자의 선택

환자의 선택에서 가장 중요한 것은 환자 선택의 진단기준(diagnostic criteria) 설정이다. 연구의 타당성을 높이고 후에 대조군 선정의 기준으로 삼기 위해서도 질병 자체의 진단을 분명하게 하여 연구에 포함시킬 연구대상자의 범위를 정해야 한다.

실제 **연구대상 환자의 선택**은,

첫째, 한 지역사회 인구 전체를 대상으로 어느 시점 또는 일정기간에 발생된 모든 환자 또는 그 대표 표본(representative sample)을 선택하는 방법이 있을 수 있다. 이러한 방법을 이용해 환자군과 대조군을 선택할 때 이를 '지역사회 환자-대조군 연구(community-based case control study)' 라고 한다.

둘째, 환자를 색출하는 데 소요되는 시간과 경제성을 고려하여 이미 하나 또는 여러 개의 병 · 의원에서 진단이 확정된 환자를 선택하는 방법이 있다. 이 방법을 이용해 환자군과 대조군을 선택하는 경우에 '병원환자-대조군 연구(hospital-based case control study)' 라고 한다.

그 밖에도 의료보험가입자, 학교나 군대 또는 산업장 등의 특수집단에서 환자군을 선택할 수 있다.

2) 대조군의 선택

대조군 선정에서 가장 중요한 원칙은 비교성(comparability)이 높아야 하는 것이다. 즉, 두 그룹의 연령 · 성 · 인종 및 경제상태 등이 비슷하여야 한다. 또한, 연구대상이 되는 요인에 대한 정보제공 상태가 양 그룹에서 비슷해야 한다. 환자군과 대조군의 비교성을 높이고 선택하는 사람의 편견을 줄이기 위해서는 대조군의 선택시 표본추출법(sampling method)과 짝짓기법(matching method)을 이용하여야 한다.

이 연구의 **장점**은 ① 비교적 비용이 적게 들고 ② 빠른 시일 내에 결론을 얻을 수 있으며 ③ 희귀한 질병을 조사하는 데 적절하다는 것이다.

단점으로는 ① 환자의 기억력이 정확하지 않으면 착오가 생길 수 있고 ② 대조군의 선정이 어려우며 ③ 상대위험도만 얻을 수 있다는 점 등이 있다.

(3) 코호트 연구 (Cohort Study)

코호트(Cohort)란 의미는 **'동일한 특성을 가진 인구집단'** 이란 뜻이다. 어떤 특정기간에 출생한 자의 집단은 출생 코호트(birth cohort)라고 하며, 어떤 특정기간에 결혼한 자의 집단은 결혼 코호트(marriage cohort)라고 하는데 시간적인 개념이 포함되어 있다는 것이 특징이라고 할 수 있다.

코호트 연구는 질병의 원인과 관련되어 있다고 짐작되는 어떤 요소를 가진 인구집단과 갖지 않은 인구집단을 계속해서 관찰하여 양 그룹에서 질병의 발생률을 서로 비교해 보는 연구방법이다.

바꾸어 말하면 어떠한 질병의 요인에 폭로된 그룹과 폭로되지 않은 그룹의 비교 연구라고 할 수 있는데 이를 일명 **'폭로-비폭로 연구**(exposure-nonexposure study)' 라고도 한다.

과거에 이미 일어난 사건에 대한 연구인 후향성 코호트 연구(retrospective cohort study)는 과거의 기록에 의하여 원인이 되는 요소를 먼저 분류하고, 거기에 따른 질병발생의 결과를 관찰 · 분석한다. 앞으로 일어날 사건을 연구대상으로 하는 전향성 코호트 연구(prospective cohort study)는 질병발생의 어떤 요인이나 속성에 폭로된 인구집단과 폭로되지 않은 인구집단 간에 앞으로 어떤 결과가 나타나는지를 비교 · 연구하는 것이다.

코호트 연구의 장 · 단점을 요약하면,

[장 점]

① 현재 일어나고 있는 원인에 대한 미래의 결과를 관찰하는 것이므로 비교위험도와 귀속위험도를 직접 측정할 수 있다.

② 속성 또는 요인에 편견이 들어가는 일이 적다.

③ 부수적으로 다른 질환과의 관계를 알 수 있다.

④ 시간적 선후관계를 알 수 있다.

[단 점]

① 질병분류에 착오가 생길 수 있으며

② 오랜기간 계속 관찰하여야 하므로 시간과 비용이 많이 들고

③ 대상자가 중도에 탈락되기 쉽다.

(4) 질병 발생 위험도의 측정

질병 발생의 원인이 되는 속성이나 요인에 폭로됨으로써 질병에 이환될 위험도가 어느 정도 되는지를 알아보기 위한 측정방법으로는 **비교위험도**(relative risk)와 **귀속위험도**(attributable risk)가 적용된다. 이것은 폭로군과 비폭로군에서 각각 나타나는 결과의 비율을 중심으로 검토한다.

1) 비교위험도 (Relative Risk)

비교위험도의 측정은 질병 발생의 위험 요인(risk factor)을 갖고 있거나 폭로된 그룹에서 질병 발생률을 폭로되지 않은 그룹의 질병 발생률로 나눈 것이다. 즉, 폭로군에서는 비폭로군에 비해 질병 발생 위험이 몇 배나 더 높은지를 나타내주는 것으로서 보건문제의 순위결정 등 공중보건학적인 측면에서 더욱 의미가 크다.

$$\text{비교위험도} = \frac{\text{위험요인에 폭로된 그룹의 질병발생률}}{\text{비폭로 그룹의 질병발생률}}$$

$$\text{즉, } \frac{a}{a+b} \div \frac{c}{c+d} = \frac{a(c+d)}{c(a+b)} \fallingdotseq \frac{ad}{bc} \text{ (교차비)}$$

2) 귀속위험도 (Attributable Risk)

귀속위험도는 어떤 위험요인에 의해서 초래되는 결과의 위험도를 측정하는 방법이다. 폭로군에서의 발생률에서 비폭로군의 발생률을 뺌으로써 구할 수 있는 것으로 어떤 요인이 질병 발생에 얼마나 기여했는지를 나타내며, 이 요인을 제거하면 질병 발생이 얼마나 감소될 것인지를 말해 준다.

표 6-1 흡연과 폐암 발생과의 관계

구 분		질병		계
		폐암(+)	폐암(−)	
병인 (검사)	흡연(양성)	a	b	a + b
	비흡연(음성)	c	d	c + d
계		a + c	b + d	a + b + c + d

흡연과 폐암과의 관계를 나타낸 표에서

$$\frac{a}{a+b} = \mathrm{R}_1\text{: 흡연 시의 폐암 발생률}$$

$$\frac{c}{c+d} = \mathrm{R}_2\text{: 비흡연 시의 폐암 발생률}$$

$$\text{귀속위험도} = \mathrm{R}_1 - \mathrm{R}_2 = \frac{a}{a+b} - \frac{c}{c+d}$$

3) 진단검사의 타당성 (Validity) - 검사의 정확성 평가

① **민감도**(감수성, Sensitivity) : 실제 병이 있는 사람을 어떤 진단검사법으로 검사한 후 병이 있다고 판정할 수 있는 능력(probability) = a/a+c

② **특이도**(특이성, Specificity) : 진단검사법으로 검사한 후 병이 없는 사람을 병이 없다고 판정할 수 있는 능력 또는 확률 = d/b+d

③ **예측도**(Predictability) : 진단검사법으로 양성이라고 판정된 사람 중 정말 양성일 확률(양성 예측도 = a/a+b), 진단검사에서 음성이라고 판정된 사람 중 실제 병이 아닐 확률(음성예측도 = d/c+d)

④ **의양성**(위양성, False Positive = b/b+d) : 실제 병이 없음에도 검사법으로 양성으로 판정되는 확률

3. 실험역학 (Experimental Epidemiology)

실험적으로 가설적인 요인을 작용시키거나 제거한 후에 그 결과로 질병이 나타나는지의 여부를 관찰하는 것이다. 만일 실험적 연구가 실시될 수 있다면 인과관계(cause-effect relation) 여부는 그 결과로 결정될 수 있다.

그러나 인간을 대상으로 하는 실험적 연구는 인간에게 위해를 주는 요인임을 의심하면서 실험을 해서는 안 된다는 윤리적인 문제 때문에 많은 제약이 있다. 그래서 기초의학적인 연구에서는 인간을 대상으로 하는 실험이 어려우므로 주로 동물을 대상으로 실험한다.

실험동물을 대상으로 하는 경우 변수의 통제가 쉽고 편견의 개입을 최소화할 수 있으나 연구결과가 사람에게 반드시 그대로 적용된다는 보장이 없다는 약점이 있다.

실험역학은 실제 적용면에서 임상실험(clinical trial)과 지역사회실험(community trial)으로 분류한다.

(1) 임상실험 (Clinical Trial)

임상의학에서는 널리 쓰이는 연구방법으로 백신(vaccine)의 효과 측정, 새로운 치료약품이나 처치방법 등의 효과 및 효능 등을 규명하기 위하여 입원환자를 대상으로 연구하는 것으로서 역학에서는 2차 예방효과의 측정 등을 위하여 오래 전부터 사용해 온 연구방법이다.

(2) 지역사회 실험 (Community Trial)

최근 많은 역학적인 연구결과로 질병발생과 관련되어 있는 각종 위험요인들이 많이 알려짐에 따라 어떤 인구집단을 대표하는 집단을 대상으로 이러한 요인 또는 위험요소를 제거하거나 또는 생활태도를 변화시킴으로써 대상 질병의 발생이 감소되는지를 규명하려는 1차 예방사업의 효과를 측정하는 연구이다.

실험역학의 기본적 방법은 대상요인을 인위적으로 투여하여 그 영향을 측정하는 것이다. 따라서 원칙적으로 대상요인 이외의 변수는 실험군과 대조군이 똑 같아야 한다. 이러한 조건을 맞추기 위해서 모집단에서 연구대상으로 선정될 기회를 동일하게 하는 무작위추출방법(randomization)으로 대상자를 뽑아 무작위(random)로 실험군과 대조군으로 각각 배정(allocate)해야 한다.

이때 실험자나 피실험자가 이 사실을 인지함으로써 발생할 편견(bias)을 최소화하기 위해 실험대상자 자신이 자기가 실험군에 속하는지 대조군에 속하는지를 모르게 하는 방법을 **단일맹검법**(single blind method)이라 하고 피실험자와 실험자 공히 누가 실험군이고 누가 대조군인지를 모르게 하는 방법을 **이중맹검법**(double blind method)이라고 한다.

4. 이론역학 (Theoretical Epidemiology)

이론역학이란 질병발생 양상에 관한 모델과 유행현상을 수리적으로 분석하여, 이론적으로 유행법칙이나 현상을 수식화하고 실제로 나타난 결과와 비교해 봄으로써 그 모델의 타당성을 검정하거나 또는 그 모델 내에서의 여러 요인들 간의 상호관계를 수리적으로 규명해 내는 역학이다. 어떤 질병의 발생이나 유행양상을 파악하는 데 주로 활용될 수 있다.

5. 작전역학 (Operational Epidemiology)

작전역학은 옴란(Omran)이 개발한 것으로 보건 서비스를 포함하는 지역사회 서비스(community service)의 운영에 관한 계통적 연구를 통해 이 서비스의 향상을 목적으로 하는 역학이다.

작전역학이 다루는 내용은 다음과 같다.

① 보건사업의 효과를 그들의 목적 성취 여부를 근거로 평가하는 것(outcome evaluation)

② 사업의 운영과정에 관한 연구를 하는 것(process evaluation)

③ 투입된 예산, 경비, 노력에 대한 결과 혹은 효과를 관련시켜 연구하는 것(cost benefit analysis)

④ 사업의 수용 혹은 거부반응을 일으키는 데 영향을 미치는 요인들을 규명하는 것

⑤ 지역사업 보건문제해결을 위한 여러 가지 접근방법을 비교 평가하는 것(comparative evaluation) 등이다.

6. 역학의 연구사례

1. 존 스노의 콜레라 역학조사

존 스노(John Snow, 1813~1858)는 1848~1849년에 런던에서 발생했던 콜레라의 2차 유행을 관찰하고, 다음과 같은 사실을 확인하였다. 즉 **콜레라**는

① 인간의 상호 왕래를 통해 전파된다는 점

② 콜레라 환자와 밀접한 접촉을 하는 사람들 중에서 주로 발병자가 생긴다는 점

③ 빈곤과 군집생활을 하는 사람과 관련이 있는데, 이는 특히 오물과 관련이 있다는 점

④ 임상적 · 병리학적으로 보아 콜레라는 주로 위장관을 침범하는 질병이라는 점

이러한 사실을 토대로 하여 콜레라는 환자의 위장관을 통해서 배설되는 특수한 세포 성분인 병원독을 건강한 사람이 삼킴으로써 발생된다는 가설을 정립하였다.

그 후 이 가설은 1853~1854년에 다시 런던에서 발생했던 콜레라의 3차 유행 시에 증명되었다. 그는 브로드 스트리트(Broad Street)의 펌프가 콜레라 발생의 요인임을 밝혀내고 펌프를 철거하여 그 물을 마시지 못하도록 하였는데, 그 후로는 환자의 발생이 감소하고 끝내는 종식되었던 것이다.

특히 그는 콜레라의 발생을 인간집단을 대상으로 하여 시간별 · 지역별, 그리고 인적 특성에 따라 그 분포를 관찰하였으며 발생요인에 대한 가설을 설정하였고, 그것을 적절한 방법으로 증명하여 그 결과를 토대로 해서 필요하고도 효과적인 관리방법을 제시함으로써 역학의 참다운 이론과 방법을 배울 수 있는 좋은 연구사례가 되고 있다.

2. 돌 등의 폐암 역학조사

담배가 폐암과 관계가 있을 것이라는 점이 큰 관심을 끌게 된 것은 윈더(Wynder, 1950), 레빈(Levin.,1950), 돌(Doll, 1980) 등의 논문이 발표되면서부터이다. 이들은 병원에 입원한 폐암 환자들을 대상으로 하여 이들의 과거 흡연력을 조사하고, 같이 입원 중인 비폐암 환자와 대조 · 비교하여 폐암과 흡연과의 관계를 입증하였다.

돌(Doll,1956)과 하몬드(Hammond, 1958) 및 돈(Dorn, 1959) 등은 각각 의사집단과 지역사회 주민집단(50~60세 그룹) 또는 군복무 후 정부가 시행하는 생명보험에 가입한 가입자 집단을 대상으로 이들의 흡연 습관을 조사하고 후에 사망하는 경우, 폐암으로 사망하였는가의 여부를 철저히 조사하여 흡연과 폐암과의 관계를 입증하였다.

이들의 공통된 소견은 ① 흡연과 폐암발생의 사이에는 통계학적으로 유의한 연관성이 있다는 점 ② 흡연의 비교위험도는 9.35로 상당히 크다는 점 ③ 용량-반응 관계가 성립된다는 점 등이다.

이 연구에 의해 흡연과 폐암 발생과의 사이에는 인과관계가 있다는 결론에 도달할 수 있는 기초가 되었다고 볼 수 있다.

그러나 이들의 연구는 흡연과 폐암의 관계를 밝히는 데 있어서 사용한 방법으로 전자들은 어떤 결과(폐암)를 현재에 두고 과거의 사실(흡연 과거력)을 조사함으로써 그 관계를 알려고 시도한 데 반하여, 후자들은 현재의 사실(흡연)에서 시작하여 미래에 올 결과(폐암)를 조사한다는 방법의 차이를 두어 역학적 연구의 발전에 크게 기여하였다.

3. 골드버거의 펠라그라 역학조사

현재 펠라그라(pellagra)는 영양결핍질환이며, 비타민 B_3(nicotinic acid) 결핍증이라는 것을 누구나 잘 알게 되었다. 펠라그라는 스페인의 카살(Casal)에 의해 1735년부터 한센병의 일종으로 기재해 왔으나, 1914년 미국 보건성의 골드버거(Goldberger)는 이것이 감염병이 아니고 영양결핍증임을 실험역학적으로 입증하였다. 즉, 12명의 죄수에게 동물성 단백질이 없는 식사를 공급하여 인위적으로 펠라그라 증상의 환자를 만들었다.

그러나 이러한 단백질 공급 차단은 간접적 요인일 뿐이고 실제로는 세균이 관여했는지도 모른다는 주장이 나왔기 때문에 골드버거는 이들 환자의 분비물을 자기 자신과 자기 부인 외 수명의 건강한 사람의 인후 점막에 묻혀서 펠라그라 환자가 되지 않음을 확인함으로써 영양결핍증임을 입증하였다.

그 후 동물성 단백질에 내포된 니코틴산(nicotinic acid)의 결핍이 펠라그라의 원인임을 알게 되었으며, 골드버거의 기술역학적 접근이나 실험역학적으로 가설을 입증한 것이 특기할 일이다.

핵심문제 Check Point Exercise

1. 운동하지 않는 집단과 운동하는 집단을 건강한지 불건강한지로 구분하여 운동과 건강의 관계를 파악하고자 연구한다면 이 역학연구는?

① 횡단면 연구(cross-sectional study)
② 전향성 연구(prospective study)
③ 후향성 연구(retrospective study)
④ 환자-대조군 연구(case-control study)
⑤ 코호트 연구(cohort study)

2. 현재 건강한 사람들을 대상으로 원인이라 생각하는 요인에 폭로된 그룹과 폭로되지 않은 그룹으로 구분하여 계속 관찰하면서 원인과 결과를 밝혀내는 연구는?

① 횡단면 연구 ② 환자-대조군 연구
③ 코호트 연구 ④ 임상적 연구
⑤ 후향성 연구

3. 역학 연구에 있어서 2단계 역학이라고 일컫는 것은?

① 기술역학 ② 분석역학
③ 실험역학 ④ 이론역학
⑤ 임상역학

4. 콜레라의 유행에 관하여 연구하고 전파 양상을 설명하여 역학연구에 크게 기여한 사람은??

① Robert Koch ② Goldberger
③ John Snow ④ Lister
⑤ J.E.Gordon

5. 전향성 연구에 비하여 후향성 연구의 단점에 해당하는 것은?

① 연구하는데 비용이 많이 든다.
② 조사 기간이 많이 소요된다.
③ 정확한 정보의 수집이 어렵다.
④ 많은 대상자를 필요로 한다.
⑤ 발생률이 높은 질병에 적합하다.

6. 급성 감염병의 역학적 특성을 설명한 것은?

① 발생률과 유병률이 모두 높다.
② 발생률과 유병률이 모두 낮다.
③ 발생률은 높고 유병률은 낮다.
④ 발생률은 낮고 유병률은 높다.
⑤ 발생률과 유병률은 관계없다.

7. 30~40년 주기로 질병이 유해하는 양상은?

① 순환변화 ② 추세변화
③ 장기변화 ④ 계절변화
⑤ 불규칙변화

8. 정확도를 측정하는 지표로 적절하지 않은 것은?

① 민감도 ② 특이도
③ 상대위험도 ④ 양성예측도
⑤ 음성예측도

[해답] 1. ① 2. ③ 3. ② 4. ③ 5. ③ 6. ③ 7. ② 8. ③

Chapter 7

감염병 관리

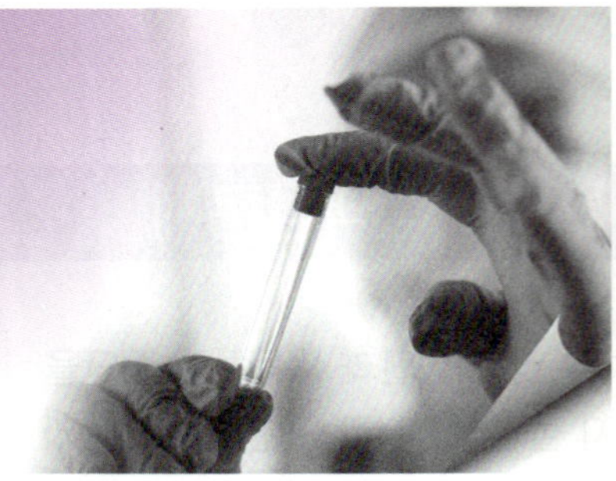

질병을 예방하고 건강을 유지하여 수명을 연장하려는 우리 인간의 노력은 끊임없이 계속되고 있으며, 이러한 노력은 인류의 역사가 시작되었을 때부터 계속되어 왔다고 할 수 있다.

인류에게 가장 큰 고통을 안겨다 준 질병은 감염병으로서, 매년 상당수의 생명을 앗아가며 사회적 불안과 더불어 막대한 경제적 피해를 주어 국민생활에 큰 위협이 되고 있는 것이 사실이고, 아직도 지역에 따라서는 감염병이 보건상 큰 문제점으로 남아 있다. 우리의 건강을 해치는 감염병의 종류는 무수히 많으며 그 유행양식이나 감염경로 또한 매우 다양하다.

원래 질병은 감염성 질환과 비감염성 질환으로 대별한다. 즉, 한 환자를 통해 새로운 환자를 만들 수 있는 질병을 감염성 질환이라고 하며, 이는 병원성 미생물의 독성 산물로 인하여 생긴다. 한편, 감염원으로는 작용하지 않고 한 환자가 타인에게 전파되지 않는 질환을 비감염성 질환이라고 한다.

1. 감염병 발생설

(1) 종교설 시대 (Religious Era)

원시 사람들은 두 가지 신(神), 즉 선신(善神)과 악신(惡神)이 있는 것으로 믿었는데, 종족의 번영이나 성공과 같은 인간생활에 좋은 일이나 영향을 끼쳤을 경우는 선신의 덕(德)이라고 생각하였고, 반대로 질병의 유행이나 폭풍우 · 기아 · 패전 · 사망 등의 경우는 악신, 즉 악마(demon)나 귀신 때문이라고 믿었다.

따라서 이러한 질병을 관리하는 방법은 재물을 제공하거나 사람을 희생물로 제공하여 악마를 진정시키거나 또는 고뇌를 받고 있는 사람으로부터 악마를 축출하는 것인데, 종족의 제사장이 이들 모두를 담당하였다. 한편, 질병을 죄악에 대한 벌로 해석하여 죄를 진 사람에게 노한 신(神)이 주는 벌이라고 하여 **'신벌설(神罰說)의 시대'** 라고도 일컫는다.

(2) 점성설 시대 (Astrology Era)

신벌설만 가지고 만족하지 못하고 자연에 대한 인식이 점차 높아짐에 따라 질병의 발생이 환경의 어떤 물리적 상태와 관련이 있다고 해서 별자리의 이동을 관찰하여 감염병의 유행, 전쟁, 기아 등을 점치던 시대를 말한다.

(3) 장기설 시대 (Miasma Theory Era)

지구에서 발산하고 바람에 따라서 전파되는 유독물질 때문에 감염병이 발생된다는 설이다. malaria(mal = bad, aria = air)가 모기 때문에 전파된다는 것이 증명된 것은 19세기 말 이후로, 그 이전에는 유독가스, 즉 장기에 의해 발생한다고 믿었다.

그리하여 그 관리방법도 특별하여 오염된 공기를 정화시키기 위하여 대포를 발사한다든가 불을 지르는 방법이 사용되기도 하였고, 질병이 발생한 가옥에 대하여는 그 공기를 정화시킬 목적으로 훈증(fumigation)소독법이 시행된 것도 특기할 만하다.

(4) 접촉 전염설 시대 (Contagious Theory Era)

질병발생에 대한 신벌설이나 장기설이 19세기 말까지 지배적이기는 했지만, 이미 그 이전 구약성서에 나타나 있는 모세의 율법(mosaic law)에서는 질병의 전파에 있어서 접촉의 중요성을 말하는 공중보건규칙을 포함하고 있다. 아리스토텔레스는 페스트가 환자의 주위에 있는 건강한 사람에게 잘 감염된다는 것을 지적하고 있으며, 특히 16세기 초에 매독이 유럽 전역에 만연했는데 그 원인도 바로 이 설을 뒷받침하는 이론적 근거로 충분하다.

(5) 미생물 병인론 시대 (Bacteriological Era)

그 후 1676년에는 현미경 발명자인 네덜란드의 레벤후크(Anton Van Leewenhoek)가 자신이 연마한 렌즈로 설사변을 검사하여 그 원인이 미소동물(Animalcula)이라는 사실을 관찰하고 그림으로 나타냈는데 이것이 세균을 포착한 최초의 일이라고 한다.

이 시대와 1860년대의 파스퇴르(Louis Pasteur, 1822~1895) 시대 사이에는 현미경적 미생물에 대해서 많은 사람들의 진지한 관찰과 논의가 서서히 진행되었다. 파스퇴르는 흑종의 질병이 현미경적 미생물에 의한다는 사실을 증명하였다. 이런 미생물이 동물의 몸속으로 들어갈 때에 질병이 생긴다는 것도 알았다. 그는 한걸음 나아가서 이러한 병원균이 부패한 채소나 동물체에서 자연적으로 나타나는 것이 아니라 모든 세균이 기존세균의 후대(後代)라는 것을 밝혔다. 이로써 마침내 생물의 **자연발생설**이 1860년에 이르러 근본적으로 뒤집혔다.

또한 독일에서는 로버트 코흐(Robert Koch, 1843~1910)가 탄저균과 결핵균을 발견하고 콜레라의 병원체인 비브리오 콜레라(Vibrio cholera)를 발견하여 미생물 병인설이 세계 각국에서 확인되기에 이르렀다.

한편, 세균학의 발달로 면역학도 발전하기 시작하여 1798년에 처음으로 제너(Edward Jenner)가 우두를 발견하였고, 1881년에는 파스퇴르(Pasteur)가 탄저균의 백신을, 이어서 1886년에는 광견병의 백신을 개발하였다. 즉, 병원체의 발견으로 예방접종 백신이 계속 완성되어 인공면역을 통해 이루어질 수 있는 새로운 감염병 예방시대가 도래하게 되었다.

2. 감염병 유행의 3대 요인

감염병 유행의 3대 요인은 ① 감염원 ② 감염경로(환경요인) ③ 감수성 숙주로 대별된다.

(1) 감염원 (Source of Infection)

감수성 숙주에게 병원체를 전파시킬 수 있는 근원이 되는 모든 것을 의미한다. 감염원으로는 환자, 보균자, 감염동물, 오염식품이나 오염식기구 및 생활용구 등이 있다.

(2) 감염경로 (Route of Transmission)

감염원으로부터 감수성 보유자에게 병원체가 운반되는 과정을 말하며 ① 접촉감염 ② 공기전파(비말전파) ③ 동물매개 전파 ④ 개달물 전파 등의 전파체에 의한 감염 등이 있다.

(3) 감수성 숙주 (Susceptible Host)

숙주의 병원체에 대한 저항력(resistance)이 낮은 상태, 즉 감수성이 높은 인구집단은 감염병 유행이 쉽게 만연되지만 면역성이 높은 집단에서는 유행이 잘 이루어지지 않는다.

3. 감염병의 생성과정

모든 감염병의 생성은 ① 병원체 ② 병원소 ③ 병원소로부터 병원체의 탈출 ④ 전파 ⑤ 병원체의 새로운 숙주 내 침입 ⑥ 숙주 감수성의 6개 요소가 반드시 연쇄적 관계를 가지고 존재할 때에 이루어지며, 이들 6개 요소 중 한 요소라도 결여 또는 차단되면 감염병은 생성되지 않는다.

표 7-1 질병 발생 3대 요소와 감염병 생성과정 6개 요소와의 관계

질병 발생 3대 요소	감염병 생성과정 6개 요소
병인	병원체 병원소
환경	병원소로부터 병원체의 탈출 전파 병원체의 새로운 숙주 내 침입
숙주	숙주의 감수성

1. 병원체

인체에 침입하는 미생물을 말하며, 그 종류는 다음과 같다.

(1) 박테리아 (Bacteria)

병원성 박테리아(pathogenic bacteria)는 적절한 온도와 습도의 환경조건에서 급속하게 증식한다. 장티푸스, 콜레라, 결핵, 디프테리아, 백일해, 한센병 등

(2) 바이러스 (Virus)

0.01~0.3 μm 정도의 크기로 전자현미경으로만 볼 수 있고 세포 내에 기생한다. 홍역, 폴리오(polio), 유행성 간염, 일본뇌염, 공수병(광견병), 유행성 이하선염, AIDS 등

(3) 리케차 (Rickettsia)

박테리아와 크기가 흡사하며 세포 내에 기생하는 점은 바이러스와 비슷하다. 발진티푸스, 발진열 등

(4) 기생충 (Parasite)

동물성 기생체로서 단세포(protozoa)와 다세포(metazoa)가 있다. 말라리아, 아메바성 이질, 회충, 십이지장충, 유구조충, 무구조충, 간디스토마, 폐디스토마 등

(5) 진균 또는 사상균 (Fungus)

무좀 및 각종 피부질환

2. 병원소

병원체가 생활하고 증식하며 생존을 계속해서 다른 숙주에게 전파될 수 있는 상태로 저장되는 장소를 병원소(reservoir of infection)라고 하며 그 종류는 다음과 같다.

(1) 인간 병원소

대부분 감염병이 감염된 다른 사람으로부터 오는 것이기 때문에 병원소로서 아주 중요한 역할을 한다고 볼 수 있다.

인간 병원소(human reservoir)에는 뚜렷한 임상증상을 나타내는 현증환자(frank case)와 임상증상이 아주 미약하여 간과되기 쉬운 무증상 감염자(無症狀 感染者, subclinical infection), 그리고 보균자(carrier)의 3가지가 있다.

1) 현증환자 (Frank Case)

병원체에 감염되어 뚜렷한 임상증상을 나타내는 사람

2) 무증상 감염자 (Subclinical Infection)

임상증상이 아주 미약하여 간과되기 쉬운 환자로서 행동이 자유롭고 행동영역이 넓기 때문에 감염병 관리 측면에서 보면 감염원으로서 그 의미가 상당히 크다고 볼 수 있다. 흔히 무증상 감염을 일으키는 질병은 장티푸스, 세균성 이질, 콜레라, 성홍열 등이 있다.

3) 보균자 (Carrier)

자각적 · 타각적으로 인지할 만한 임상증상은 없는데, 체내에 병원체를 보유하여 항시 또는 때때로 균을 배출하는 병원체 보유자를 말한다.

감염병 관리상 환자보다도 보균자가 무증상 감염자와 더불어 병원소로서 중요한 위치를 차지한다. ① 보균자는 사회생활면에서 자유로이 활동하기 때문에 감염시킬 수 있는 영역이 넓으며 ② 주위사람들이 경계하지 않기 때문에 전파기회가 많고 ③ 보균자수는 일반적으로 환자의 수보다 많기 때문에 중요한 관리대상이 되고 있다.

한편, 보균자는 보균상태의 계속기간을 기준으로 영구보균자(permanent carrier)와 일시적 보균자(temporally carrier) 및 만성보균자(chronic carrier)로 분류하기도 한다.

보균자는 다음과 같이 분류한다.

① **회복기 보균자** (병후보균자, convalescent carrier)

감염병을 경과하고 그 임상증상이 전부 소실되었는데도 불구하고 병원체를 배출하는 자를 말한다. 장티푸스, 세균성 이질, 디프테리아

② **잠복기 보균자** (incubatory carrier)

발병전 보균자로서 잠복기간 중에 병원체를 배출하여 감염성을 가지고 있는 자를 말한다. 디프테리아, 홍역, 백일해

③ **건강 보균자** (healthy carrier)

병원체의 감염을 받고도 전혀 임상증상을 나타내지 않고 발병하지 않는 건강자와 구별이 어려운 보균자이기 때문에 공중보건의 측면에서 특히 문제가 되고 있다. 폴리오, 디프테리아, 일본뇌염

(2) 동물 병원소

동물이 감염된 질병 중에서 2차적으로 인간숙주에게 감염되어 질병을 일으킬 수 있는 감염원으로 작용하는 경우를 동물 병원소(animal reservoir)라고 하며, 동물과 사람 간에 서로 전파되는 병원체에 의하여 발생되는 감염병 중 질병관리청장이 고시하는 감염병을 **인수공통감염병**(zoonosis, 人獸共通感染病)이라고 한다.

1) 인수공통감염병 (감염병의 예방 및 관리에 관한 법률 제2조 제11호)

동물과 사람 간에 서로 전파되는 병원체에 의해 발생되는 감염병 중 질병관리청장이 고시하는 감염병

2) 인수공통감염병의 통보 (감염병의 예방 및 관리에 관한 법률 제14조)

① 「가축전염병예방법」 제11조제1항제2호에 따라 신고를 받은 국립가축방역기관장, 신고 대상 가축의 소재지를 관할하는 시장 · 군수 · 구청장 또는 시 · 도 가축방역기관의 장은 같은 법에 따른 가축전염병 중 다음 각 호의 어느 하나에 해당하는 감염병의 경우에는 즉시 질병관리청장에게 통보하여야 한다.

1. 탄저
2. 고병원성조류인플루엔자
3. 광견병
4. 그 밖에 대통령령으로 정하는 인수공통감염병

• (시행령제9조) "대통령령으로 정하는 인수공통감염병 → 동물 인플루엔자

② 앞의 ①에 따른 통보를 받은 질병관리청장은 감염병의 예방 및 확산 방지를 위하여 이 법에 따른 적절한 조치를 취해야 한다.

③ ①에 따른 신고 또는 통보를 받은 행정기관의 장은 신고자의 요청이 있는 때에는 신고자의 신원을 외부에 공개하여서는 아니 된다.

④ ①에 따른 통보의 방법 및 절차 등에 관하여 필요한 사항은 보건복지부령으로 정한다.

(3) 토양

토양(soil)은 진균류인 histoplasmosis, blastomycosis 및 sporotrichosis와 파상풍의 병원소 역할을 한다.

3. 병원소로부터 병원체의 탈출

병원체가 병원소로부터 탈출하는 경로는 그 성장하는 숙주 체내의 장소, 즉 기생부위에 따라 다르다. 그 탈출구에 따라 다음과 같이 분류한다.

(1) 호흡기 계통으로 탈출

호흡기 감염병이 주가 되는데, 해부학상으로 코 · 비강 · 기도 · 기관지 · 폐 등으로 성립된다. 이들 기관의 여러 부분에서 생장하는 많은 병원체가 외호흡을 통해서 나가며, 주로 대화 · 기침 · 재채기를 통해 전파된다.

폐결핵, 폐렴, 백일해, 홍역, 수두, 두창 등의 질병이 이에 해당된다. 최근에는 신종바이러스로 인해 많은 희생자가 발생하여 2014년에는 사스(SARS) 바이러스로 중국에서 수백명이 희생되었으며, 우리나라에서도 2015년 메르스(중동호흡기 증후군, MERS)로 30명 이상이 사망하는 등 큰 충격을 받았다.

(2) 소화기 계통으로 탈출

위장관을 통한 탈출로 분변이나 토물(吐物)에 의해서 소화기 감염병이나 기생충 질환의 병원체가 체외로 배설되는 경우이다. 그러나 구토에 의한 토물은 병원체가 나가는 데 있어서 중요한 역할을 하지 않는다.

이질, 콜레라, 장티푸스, 파라티푸스, 소아마비, 기타 장질환의 경우에는 분변이 많은 수의 병원체를 운반한다.

(3) 비뇨생식기 계통으로 탈출

주로 소변이나 분비물을 통하여 탈출한다.

(4) 드러난 상처 (Open Lesion)

신체 표면의 농양, 피부병, 옴 등의 병원체가 병변 부위에서 직접 탈출하게 된다.

(5) 기계적 탈출 (Mechanical Escape)

모기, 이, 벼룩 등의 흡혈성 곤충(blood sucking insect)에 의한 탈출을 비롯하여 주사기 및 감염된 육류에 의한 탈출방법을 말한다. 발진티푸스, 발진열, 말라리아 등이 있다.

4. 전 파

병원체가 병원소로부터 탈출하여 새로운 숙주에게 침입하는 전파경로는 직접 전파와 간접 전파의 두 가지가 있다.

(1) 직접 전파

병원체가 매개체에 의한 중간역할 없이 병원소에서 직접적으로 새로운 숙주에게 전파되는 경우를 말하는데, 성병과 같이 육체적 접촉에 의한 전파와 감기 · 홍역 · 결핵 등으로 인한 기침이나 재채기 및 대화를 통한 **비말감염**(droplet infection)도 직접 전파(direct transmission)에 속한다.

특히 신체의 일부가 직접 토양이나 퇴비에 접촉됨으로써 파상풍 · 탄저 · 사상균증 및 구충증에 걸리는 경우를 직접접촉감염이라 한다. 임부(姙婦)가 감염되어 태반을 통해 태아에게 감염이 파급되는 경우는 **태반감염**(placental infection) 또는 **수직감염**(vertical infection)이라고 일컫는데, 여기에는 매독 · 풍진 · 톡소플라스마증(toxoplasmosis) 등의 질병이 있다.

(2) 간접 전파

병원체가 어떤 매개체(vehicle)를 통하여 전파되어 감염이 성립되는 경우를 말한다. 간접 전파(indirect transmission)가 이루어지기 위해서, 첫째는 병원체를 옮기는 매개체가 있어야 하고, 둘째는 병원체가 병원소 밖으로 탈출하여 일정기간 동안 생존할 수 있는 능력이 있어야 한다.

(3) 전파체의 종류

1) 활성전파체 (Animate Vehicle)

매개 역할을 하는 생물을 말하는데, 모기 · 이 · 파리 · 벼룩 등과 같은 각종 절족동물(vector)과 흡충류의 중간숙주인 패류(貝類) 및 담수어와 개구리나 뱀과 같은 고충(sparganum)의 중간숙주 등이 이에 속한다.

2) 비활성전파체 (Inanimate Vehicle)

병원체를 매개하는 모든 무생물로서 물 · 우유 · 식품 · 공기 · 토양이 대표적이다. 이 다섯 가지를 제외한 병원체를 운반하는 수단으로서만 작용하는 모든 무생물을 **개달물**(介達物, fomites)이라고 칭하는데, 특히 의복 · 책 · 침구 · 완구와 같은 개달물에 의한 감염병의 전파를 **개달물감염**(vehicle-borne infection)이라고 한다.

(4) 공기전파

재채기 · 기침 · 대화시에 감염원인 환자의 입과 코에서 분비물이 비산하고, 그 분비물의 수분이 증발하여 공기 중에 부유하는 미소잔유물이 다른 사람에게 흡입됨으로써 감염될 때 이를 공기전파(air-borne transmission)라고 한다. 이 미소잔유물을 **비말핵**(droplet nuclei)이라고도 하는데, 이 핵(nuclei)이 감수성 보유자의 흡기에 의해서 폐 등에 감염이 성립되는 전파를 **비말전파**(droplet spread)라고 한다.

또 공기전파에는 토양이나 생활환경으로부터 비산된 먼지에 의해서 전파되는 경우도 있다.

(5) 식품매개전파 (Food-borne Transmission)

이질, 장티푸스, 파라티푸스 등의 소화기계 감염병은 식품에 의해서 매개되는 경우가 많으므로 전파체로서 식품의 위치는 대단히 중요하다. 소화기계 감염병은 환자 또는 보균자의 기침이나 분뇨를 통해서 병원체가 탈출하는 기회가 많다. 이에 오염될 가능성이 있는 식품으로는 두부, 채소, 어패류(魚貝類) 등이 있다.

소화기계통에 기생하는 기생충의 대부분은 식품에 의해서 인체에 감염되는데, 생식(生食)하거나 충분히 가열하지 않고 섭취하였을 때는 위험성이 더욱 증대된다.

(6) 물에 의한 전파 (Water-borne Transmission)

환자 또는 보균자의 배설물과 더불어 병원체가 물속으로 들어가더라도 물은 병원체에 대해서는 적당한 생활환경이 못되기 때문에 증식을 못할 뿐만 아니라 서서히 사멸하게 된다.

그러나 물속에서 생명을 유지하는 경우도 있는데, 낮은 온도의 경우와 정체해 있는 물이 흐르는 물보다 병원체의 생존에는 더 적합하다고 알려져 있다.

만일에 물이 오염되면 감염의 전파 범위가 넓어지게 된다. 환경위생이 발달되지 않은 지방에서는 역시 중요한 대상이 된다. 사람의 배설물에 의해 오염될 가능성은 지표수가 지하수보다 더 크다. 물에 의해 전파되는 병원체로는 장티푸스균, 콜레라균, 이질균 등이 대표적이다.

(7) 우유매개 전파 (Milk-borne Transmission)

우유는 미생물에 대해서 양호한 배양기(培養器)가 되기 때문에 병원체가 증식할 수도 있다. 크림 · 버터 · 치즈와 같은 유제품도, 살균처리가 제대로 되지 않은 우유로 제조된 경우에는 전파체로서 위험성이 높다.

우유의 오염은 대체로 다음의 세 가지 원인으로 발생한다.

① 소의 질병
(예) 우형결핵, 브루셀라증
② 사람의 질병에 의해서 소의 유방이 오염된 경우
(예) streptococcal infection
③ 착유된 후에 우유가 직접오염된 경우
(예) 장티푸스, 이질

(8) 절지동물에 의한 전파(Vector-borne Transmission)

절지동물에 의한 감염병의 기전은 기계적 전파(mechanical transmission)와 생물학적 전파(biological transmission)로 구분할 수 있다.

1) 기계적 전파 (Mechanical Transmission)

매개곤충이 병원체가 들어 있는 인축(人畜)의 배설물 · 혈액 · 조직액 등을 체표면이나 주둥이 및 다리 등에 묻힌 후에 음식물이나 식기를 오염시키는 경우와 오물을 섭취한 후에 다시 토해내거나 분(糞)을 통해서 살아 있는 병원체를 음식물에 오염시키는 경우이다.

장티푸스, 파라티푸스, 이질, 살모넬라증, 결핵, 흑사병, 회충 및 편충 같은 기생충 등 수많은 질병이 이와 같은 방법에 의해서 전파된다.

2) 생물학적 전파 (Biological Transmission)

매개곤충의 체내에 들어간 병원체가 감염성을 갖기 위해서 일정기간 발육 또는 증식한 후에 전파되는 경우이다. 우리나라에서 말라리아와 사상충의 외적 잠복기간(extrinsic incubation period)은 12일이고 일본뇌염은 10~14일이다.

생물학적 전파양식은 다음의 다섯 가지 유형으로 구분할 수 있다.

① **증식형** (Propagative Transmission)

곤충의 체내에서 병원체가 수직적으로 증식만 한 후, 곤충의 자교(刺咬) 시에 인체 내로 감염되는 감염형태로서 페스트(*Yersinia pestis*)는 쥐 벼룩의 전위(proventriculus)에서, 그리고 뇌염과 황열은 바이러스가 모기 위세포에 들어가서 증식한 후에 전파된다. 이밖에도 발진티푸스나 재귀열은 이가 전파하고, 뎅기열(dengue fever)은 모기가 옮기며 발진열은 벼룩이 전파한다.

Reference

- **자교증**(刺咬症) 벌레의 독으로 인하여 일어나는 병적인 증세
- **전위**(前胃) 동물의 식도 밑에 있는 위의 앞부분

② **발육형** (Cyclo-developmental Transmission)

곤충 체내에서 병원체가 수직 증식은 하지 않고 형태적 변화를 동반하며 단지 발육만 하여 전파되는 경우로서 로아사상충증(Loa loa)은 흡혈성 등에모기가 전파한다. 특히 사상충증(*Brugia malayi*, *Wuchereria bancrofti*)은 그 자충(子蟲, micro-filaria)이 흡혈시에 모기의 위로 들어간 후 위벽을 뚫고 흉부근육에 정착하여 일정기간 자란 뒤에 전파하게 된다.

③ **발육증식형** (Cyclo-propagative Transmission)

병원체가 곤충 체내에서 증식과 발육을 함께하여 전파되는 형태로서 말라리아(*Plasmodium vivax* 등)는 모기, 수면병(sleeping sickness)은 감비아파동편모충(*Trypanosoma gambiense*)이 체체파리의 흡혈로 인체에 침입하여 전파한다.

④ **배설형** (Fecal Transmission)

병원체가 곤충의 체내에서 증식한 후에 장관을 거쳐서 분(糞)으로 배설되어 숙주의 피부 상처부위나 호흡기계 등으로 전파되는 형태이다. 발진티푸스(*Rickettsia prowazekii*)는 이가 전파하고, 발진열(*Rickettsia typhi*)과 페스트는 벼룩이 전파한다.

⑤ 경란형 (Transovarian Transmission)

병원체가 난소 내에서 증식 생존하며, 그 안에서 부화된 다음 세대가 자동적으로 감염되어 전파되는 경우이다. 록키산 홍반열, 재귀열, 쯔쯔가무시병 등 주로 진드기 매개 질병이 이 경우에 속한다.

표 7-2 곤충이 매개하는 질병

곤충	질병명	병원체	감염경로
모기	말라리아 사상충증 일본뇌염 황열 뎅기열	원생동물 선충류 바이러스 바이러스 바이러스	흡혈 흡혈 흡혈 흡혈 흡혈
이	발진티푸스 재귀열 참호열	리케차 스피로헤타 리케차	피부, 외상 피부, 외상 피부, 외상
체체파리	수면병(아프리카형)	원생동물	흡혈
노린재	수면병(중남미형)	원생동물	피부, 외상
벼룩	흑사병 발진열	세균 리케차	흡혈 피부, 회상
공주진드기	재귀열	세균	흡혈
참진드기	록키산 홍반열	리케차	흡혈
참진드기	야토병	세균	흡혈
털진드기	양충병(쯔쯔가무시병)	리케차	흡혈
나방파리	리슈마니아증	원생동물	흡혈
등에모기	로아사상충증(Loa loa)	선충류	흡혈

5. 신숙주 (New Host)에 대한 침입

병원체가 신숙주에 침입(entry into new host)하는 양식은 병원소로부터 탈출하는 양식과 대체로 같다.

소화기계 감염병은 오염된 음식물을 섭취함으로써 경구적 침입을 하고, 호흡기계 감염병은 병원소로부터 배출되는 미세한 비말이나 비말핵(droplet nuclei)을 흡입함으로써 호흡기계로 침입한다,

그 밖에도 성병과 같이 직접 접촉으로 점막을 통한 침입과 동물의 교상(咬傷), 감염병매개 곤충의 자상(刺傷), 오염된 혈액의 수혈이나 주사기, 구충(鉤蟲)의 감염기, 유충의 경피 침입 등이 있다.

침입구별 감염병의 종류는 표 7-3과 같다.

표 7-3 침입구별 감염병

소화기	병원체	호흡기	병원체
콜레라	세균	결핵	세균
이질	세균, 아메바	나병	세균
장티푸스	세균	두창	바이러스
파라티푸스	세균	디프테리아	세균
폴리오	바이러스	성홍열	세균
감염성 간염	바이러스	수막구균성 수막염	세균
파상열	세균	백일해	세균
		홍역	바이러스
		유행성 이하선염	바이러스
		폐렴	세균
점막피부	**병원체**	**성기점막, 피부**	**병원체**
트라코마	바이러스	매독	세균
파상풍	세균	임질	세균
Weil's병	세균	연성하감	세균
페스트	세균		
발진티푸스	리케차		
일본뇌염	바이러스		

6. 신숙주의 감수성과 면역

숙주 체내에 병원체가 침입하였다고 해도 반드시 감염이 성립되거나 발병되는 것이 아니고, 그 숙주가 병원체에 대한 저항력(抵抗力, resistance) 또는 면역(免疫, immunity)이 있을 때는 발병이 되지 않으며, 감수성이 있을 때에 감염 또는 발병이 일어난다.

(1) 감수성(感受性, Susceptibility)

숙주에 침입한 병원체에 대항하여 감염 또는 발병을 막을 수 있는 능력이 안 되는 방어력의 상태를 감수성이 있다고 한다.

감수성에 관해서 고트슈타인(Gottstein)은 접촉에 의하여 전파되는 급성 호흡기계 감염병에 있어서는 감수성 보유자가 감염되어 발병하는 율이 대체적으로 일정하다고 하여 이를 '**감수성 지수**' 또는 '**접촉감염지수**(contagious index)' 라고 명명하였다.

또 데 루더(De Rudder)는 감수성 지수를 %로 표시하였는데, 두창 95%, 홍역 95%, 백일해 60~80%, 성홍열 40%, 디프테리아 10%, 폴리오 0.1% 이하로서 두창과 홍역이 가장 높다고 산출하였다.

(2) 면역(免疫, Immunity)

면역이란 병원체의 침입에 대한 절대적인 방어를 의미하는 것으로서 저항력이 충분히 클 때를 '면역' 이라고 하는데, 주로 후천적으로 얻게 되는 면역을 말한다. 특히 선천적으로 지니고 있는 비특이적 저항력을 **선천면역**(inherent immunity)이라고 한다.

면역의 종류는 다음과 같이 분류된다.

- 면역
  - 선천면역 — 종족, 인종, 개인특이성
  - 후천면역
    - 능동면역
      - 자연능동면역
      - 인공능동면역
    - 피동면역
      - 자연피동면역
      - 인공피동면역

7. 선천면역과 후천면역

(1) 선천면역(Inherent Immunity)

선천면역에는 ① 종족저항력(species immunity), ② 인종저항력(racial immunity), ③ 저항력의 개인차(individual immunity)가 있다.

(2) 후천면역(Acquired Immunity)

감염병을 경과하거나 또는 불현성 감염(inapparent infection)으로 지나는 경우, 예방접종 등에 의해서 후천적으로 얻게 되는 면역을 말한다.

1) 능동면역 (Active Immunity)

능동면역은 병원체 또는 독소에 의해서 생체의 세포가 스스로 활동하여 생기는 면역으로서, 어떤 항원의 자극에 의해 항체가 형성되는 상태를 말한다.

① **자연능동면역** (natural active immunity): 각종 감염병에 이환된 후에 성립되는 이환후 면역과, 불현성 감염에 의한 잠복 면역(latent immunity)의 두 가지가 있다. 또한 그 면역의 역가는 감염병의 종류에 따라 효력 지속 기간이 다르다.

② **인공능동면역** (artificial active immunity): 생균백신과 사균백신 및 순화독소(toxoid)를 사용해서 인위적으로 면역이 생기게 한 것을 말한다.

표 7-4 자연능동으로 면역되는 질병

항 목	질 병 명
1. 한 번 이환되면 두 번 이환되는 일이 드문 감염병(영구면역이 잘 되는 것)	두창, 홍역, 수두, 유행성 이하선염, 콜레라, 백일해, 성홍열, 발진티푸스, 장티푸스, 페스트
2. 불현성 감염에 의해서 강한 면역이 형성되는 감염병(영구면역이 잘 되는 것)	일본뇌염, 소아마비
3. 이환되어도 약한 면역만 형성되는 것	디프테리아, 인플루엔자, 수막구균성 수막염, 세균성 이질, 폐렴
4. 감염면역만 형성되는 것	매독, 임질, 말라리아

표 7-5 인공능동면역 방법과 질병

방 법 별	예방할 질병
생균백신(living vaccine)	두창, 탄저, 광견병, 결핵, 황열, 풍진, 볼거리
사균백신(killed vaccine)	장티푸스, 파라티푸스, 콜레라, 백일해, 일본뇌염, 폴리오
순화독소(toxoid)	디프테리아, 파상풍

2) 피동면역 (Passive Immunity)

피동면역은 이미 면역을 보유하고 있는 개체가 가지고 있는 항체를 다른 개체가 받아서 면역력을 지니게 되는 경우이다. **자연피동면역**은, 태아가 모체로부터 태반을 통해서 항체를 받거나 생후에 모유를 통해서 항체를 받는 방법을 말한다. 그리고 회복기혈청, 면역혈청, 감마글로불린(γ-globulin) 등을 주사하여 항체를 주는 방법을 **'인공피동면역'** 이라고 한다.

피동면역은 능동면역에 비해 면역효과는 빨리 나타나는 반면에 체내에서 빨리 파괴된다. 면역의 지속기간은 2~4주 정도로 짧은 것이 특징이다.

4. 감염병 유행의 양식

감염병은 숙주의 생물학적 요인과 사회적 요인이 관계되어 그 양상이 달라지며, 또한 병인과 숙주 저항에 따라 시간적으로 달라진다.

1. 생물학적 현상 (Biological Factors)

(1) 연령 (Age)

질병과 연령 간에는 밀접한 관계가 있다. 영유아기에는 감염병에 대한 저항력이 약하고, 노령층에서는 뇌졸중 · 암 · 심장질환 등의 이른바 성인병 또는 노인병이 증가한다.

연령관계를 나타내는 구체적 수치로는 이환연령분포, 연령별 이환율, 연령별 사망률, 사망연령분포, 연령별 치명률 등이 있다.

(2) 성별(Sex)

병원체에 대한 반응이나 저항력에 있어서 남녀 간의 차이가 있다. 또한, 성에 따르는 사회적 환경과 감염 기회의 차이 등도 고려에 넣어야 한다. 일반적으로 임신과 분만을 제외하면 사망률은 여자보다 남자가 더 높고, 이환율은 여자가 더 높다.

(3) 인종(Race)

인종 간에도 이환율의 차이가 있는데 이것이 인종에 따르는 감수성의 차이에서 오는 것인지, 생활환경의 차이에서 오는 것인지 등에 관하여는 질병에 따라서 그 특성을 달리하고 있다. 예를 들면 흑인들에서는 고혈압성 심장질환 · 뇌혈관질환 · 폐결핵 · 매독 · 사고 등으로 사망하는 율이 높고 백인들에 있어서는 동맥경화성 심장질환 · 자살 · 백혈병 등으로 인한 사망률이 높다.

우리나라와 일본 사람에게는 위암이나 자궁암의 발생률이 높은 반면, 미국사람에게는 폐암이나 유방암의 발생률이 높은 것으로 나타나 있다.

2. 시간적 현상 (Time Factors)

(1) 추세변화(Secular Trend)

감염병의 유행양상이 수십 년에 걸쳐서 발생 및 유행하는 양상을 말하는데, 장기변화라고도 한다. 예컨대 장티푸스는 30~40년, 디프테리아는 약 20년, 인플루엔자는 약 30년의 주기로 반복한다.

(2) 순환변화(Cyclic Trend)

몇 년의 단기간을 주기로 하여 순환적으로 유행을 반복하는 주기적 변화를 말한다. 예컨대 홍역은 2년, 백일해는 2~4년, 유행성 이하선염은 3~4년의 주기를 가진다.

(3) 계절적 변화(Seasonal Variation)

1년을 주기로 하여 계절적으로 반복되는 변화를 말하는데, 일반적으로 소화기계 감염병은 여름에, 호흡기계 감염병은 겨울에 잘 발생한다.

(4) 불규칙 변화 (Irregular Variation)

돌발적 유행의 경우를 말하는 것으로서 외래 감염병의 불시 침입에 기인하는 유행이나 수계유행(water-borne epidemic) 등이 그 예이다.

3. 지리적 현상 (Geographical Factors)

기후대나 토지의 고저 등 지리적 현상에 따라서 유행의 양상이 달라지는 것을 말한다. 또한, 어떤 질병의 유행이 지역적으로 어느 정도 분포하는가에 대하여 범세계적 · 전국적 · 지방적 · 산발적으로 나눌 수 있다.

감염병이 어떤 국한된 지방에서 유행하는 경우에는 **지방적 유행**(endemic)이라 하고 전국적인 경우에는 **전국적 유행**(epidemic)이라고 하며, 세계적일 경우에는 **범발적 유행**(pandemic)이라고 한다. 그리고 불규칙적으로 일부 한정된 지역에서 산발적으로 발생하는 경우에는 **산발적 유행**(sporadic)이라고 한다.

4. 사회적 현상 (Social Factors)

거주, 인구이동, 직업, 문화제도 등은 감염병의 유행 양식과 관계를 가진다. 이를 사회적 현상이라고 한다.

5. 감염병 관리방법

감염병 생성과정 6개 요소 중의 어느 요소에 대한 공격조치를 통하여 그 요소를 제거함으로써 그 전파의 연쇄작용이 이루어지지 않아서 감염병이 발생하지 못하게 하는 것이 감염병 관리의 원칙이다. 그러나 가장 효율적인 성과를 거두기 위해 6개 요소 중에 어느 요소를 차단할 것인가는, 감염병의 종류에 따라 다르다. 특히 외래감염병은 국내침입 자체를 막아야 하므로 검역을 철저히 하는 일이 선행되어야 한다.

일반적으로 **감염성 질환의 예방과 관리방법**에는 크게 나누어서

① 전파예방(preventing spread)
② 면역증강(increasing immunity)
③ 예방되지 못한 환자에 대한 조치 등으로 요약할 수 있다.

1. 전파예방

병원소를 제거하고 병원소로부터 병원체의 탈출이 이루어지지 않도록 하여 감염병의 전파를 막는다. 그 방법으로는 다음과 같은 것이 있다.

(1) 병원소 제거

동물 병원소로 되어 있는 인수공통감염병(zoonosis)인 우형(牛型)결핵 · 페스트 · 탄저병 · 광견병 등 동물 질환에서는 감염원이 되는 환축을 제거함으로써 감염병의 전파를 예방할 수 있는 최선의 방법이다. 그러나 인간 병원소에 대해서는 외과적으로 수술을 하거나 약물요법으로 치료하여 환자 또는 보균자를 없애도록 한다.

(2) 감염력 (Communicability)의 감소

적절한 치료를 하면 환자가 완전히 치유되기 전부터 감염력이 감소되어 환자로 하여금 감염을 전파시키지 않게 할 수 있다.

비소주사에 의해 매독환자를 비감염으로 하는 것이나 결핵의 개방성 환자에게 항결핵제를 투여함으로써 폐쇄성으로 만드는 방법 등이 좋은 예이다.

(3) 병원소의 격리 (Segregation)

감염된 사람이나 동물을 사회에서 격리시켜 다른 사람에게 전달하지 못하게 한다. 격리(isolation)와 건강격리(quarantine)의 방법이 있다.

1) 격리 (Isolation)

감염된 사람이나 동물로 하여금 병원체를 운반하는 위험성이 지나갈 때까지 격리하는 방법으로서 환자격리 또는 환축(患畜)격리를 일컬으며, 격리의 필요기간은 세균학적 방법을 사용한 검사실 소견으로 결정하게 된다.

2) 건강격리 (quarantine)

외래감염병의 국내침입을 방지하기 위한 수단으로 취해지는 검역에서 유래된 방법으로, 감염병 유행지역에서 입국하는 감염병 감염이 의심되는 사람이나 감염되어 있는 환자와 접촉이 있던 사람에 대해 취해지는 강제격리이다.

일반적으로 그 감염병의 최장 잠복기간을 격리(감시)기간으로 하고 있다.
콜레라 : 120시간, 페스트 : 144시간, 황열 : 144시간

3) 격리와 건강격리의 효과감소 요인

감염을 방지하기 위한 격리의 효과를 감소시키는 요인은 다음과 같다.

① 은닉환자 (hidden case)
격리조치를 두려워해서 가족이나 의사가 고의로 감염병 발생보고를 하지 않으므로 환자가 감추어진 경우

② 간과환자 (missed case)
임상증상이 미약하여 감염성 질환인지 모르고 지나쳐 버리는 경우로서 이들은 사회활동을 자유롭게 하여 감염병을 전파시킨다.

③ 보균자 (carrier)

④ 발병 전 기간의 감염성
임상증상이 나타나기 전인 잠복기 동안에 감염력이 강한 경우이다. 백일해, 홍역이 그 대표적인 예이다.

(4) 환경위생 관리

병원체가 병원소를 탈출해서 새로운 숙주로 전파되기까지 상당기간 우리의 생활환경 속에서 생존해야 하므로 환경조건을 개선하여 전파과정을 차단하는 것이 효과적인 감염병 관리방법이다.

환경위생에는 환자나 보균자의 배설물이나 이로 인해 오염된 물건과 장소에 대한 소독, 구충과 구서, 물의 정화, 하수 및 폐기물의 위생적 처리, 식품 및 우유위생과 호흡기 감염병의 전파 대책으로 공기 소독과 환기(ventilation) 등이 그 내용이 된다. (2-11 **소독** 참조)

(5) 감염병의 예방과 관리

우리나라 감염병은 제1급 감염병, 제2급 감염병, 제3급 감염병, 제4급 감염병, 기생충감염병, 세계보건기구 감시대상감염병, 생물테러감염병, 성매개감염병, 인수공통감염병 및 의료관련 감염병 등으로 분류하여 규정하고 있다(감염병의 예방 및 관리에 관한 법률 제2조제1호).

이들 감염병에 대해서는 국가나 지방자치단체가 환자의 발생신고의 의무, 예방접종 실시, 방역사업 등의 규정을 두어 발생과 유행을 방지하기 위한 행정적 관리를 하고 있다.

감염병의 예방 및 관리에 관한 법률(2024.1.3 개정)에 의한 내용은 다음과 같다.

① **"감염병"**이란 제1급감염병, 제2급감염병, 제3급감염병, 제4급감염병, 기생충감염병, 세계보건기구 감시대상 감염병, 생물테러감염병, 성매개감염병, 인수(人獸)공통감염병 및 의료관련감염병을 말한다.

② **"제1급감염병"**이란 생물테러감염병 또는 치명률이 높거나 집단 발생의 우려가 커서 발생 또는 유행 즉시 신고하여야 하고, 음압격리와 같은 높은 수준의 격리가 필요한 감염병으로서 다음 각 목의 감염병을 말한다. 다만, 갑작스러운 국내 유입 또는 유행이 예견되어 긴급한 예방 · 관리가 필요하여 질병관리청장이 보건복지부장관과 협의하여 지정하는 감염병을 포함한다.(17종)

- 에볼라바이러스병
- 마버그열
- 라싸열
- 크리미안콩고출혈열
- 남아메리카출혈열
- 리프트밸리열
- 두창
- 페스트
- 탄저
- 보툴리눔독소증
- 야토병
- 신종감염병증후군
- 중증급성호흡기증후군(SARS)

- 중동호흡기증후군(MERS)
- 동물인플루엔자 인체감염증
- 신종인플루엔자
- 디프테리아

③ "제2급감염병"이란 전파가능성을 고려하여 발생 또는 유행 시 24시간 이내에 신고하여야 하고, 격리가 필요한 다음 각 목의 감염병을 말한다. 다만, 갑작스러운 국내유입 또는 유행이 예견되어 긴급한 예방 · 관리가 필요하여 질병관리청장이 보건복지부장관과 협의하여 지정하는 감염병을 포함한다.(21종)

- 결핵(結核)
- 수두(水痘)
- 홍역(紅疫)
- 콜레라
- 장티푸스
- 파라티푸스
- 세균성 이질
- 장출혈성대장균감염증
- A형간염
- 백일해(百日咳)
- 유행성 이하선염(流行性耳下腺炎)
- 풍진(風疹)
- 폴리오
- 수막구균 감염증
- b형 헤모필루스인플루엔자
- 폐렴구균 감염증
- 한센병
- 성홍열
- 반코마이신내성 황색포도알균(VRSA) 감염증
- 카바페넴내성 장내세균목(CRE) 감염증
- E형 간염

④ "제3급감염병"이란 그 발생을 계속 감시할 필요가 있어 발생 또는 유행 시 24시간 이내에 신고하여야 하는 다음 각 목의 감염병을 말한다. 다만, 갑작스러운 국내 유입 또는 유행이 예견되어 긴급한 예방 · 관리가 필요하여 질병관리청장이 보건복지부장관과 협의하여 지정하는 감염병을 포함한다.(26종)

- 파상풍(破傷風)
- B형 간염
- 일본뇌염
- C형 간염
- 말라리아
- 레지오넬라증
- 비브리오패혈증
- 발진티푸스
- 발진열(發疹熱)
- 쯔쯔가무시증
- 렙토스피라증
- 브루셀라증
- 공수병(恐水病)
- 신증후군출혈열(腎症侯群出血熱)
- 후천성면역결핍증(AIDS)
- 크로이츠펠트-야콥병(CJD) 및 변종크로이츠펠트-야콥병(vCJD)

- 황열
- 뎅기열
- 큐열(Q熱)
- 웨스트나일열
- 라임병
- 진드기매개뇌염
- 유비저(類鼻疽)
- 치쿤구니야열
- 중증열성혈소판감소증후군(SFTS)
- 지카바이러스 감염증
- 매독(梅毒)

⑤ "제4급감염병"이란 제1급감염병부터 제3급감염병까지의 감염병 외에 유행 여부를 조사하기 위하여 표본감시 활동이 필요한 다음 각 목의 감염병을 말한다. 다만, 질병관리청장이 지정하는 감염병을 포함한다.(23종)

- 인플루엔자
- 회충증
- 편충증
- 요충증
- 간흡충증
- 폐흡충증
- 장흡충증
- 수족구병
- 임질
- 클라미디아감염
- 연성하감
- 성기단순포진
- 첨규콘딜롬
- 반코마이신내성 장알균(VRE) 감염증
- 메티실린내성 황색포도알균(MRSA) 감염증
- 다제내성 녹농균(MRPA) 감염증
- 다제내성 아시네토박터바우마니균(MRAB) 감염증
- 장관감염증
- 급성호흡기감염증
- 해외유입기생충감염증
- 엔테로바이러스감염증
- 사람유두종바이러스 감염증

⑥ "기생충감염병"이란 기생충에 감염되어 발생하는 감염병 중 질병관리청장이 고시하는 감염병을 말한다.

⑦ "세계보건기구 감시대상 감염병"이란 세계보건기구가 국제공중보건의 비상사태에 대비하기 위하여 감시대상으로 정한 질환으로서 질병관리청장이 고시하는 감염병을 말한다.

⑧ "생물테러감염병"이란 고의 또는 테러 등을 목적으로 이용된 병원체에 의하여 발생된 감염병 중 질병관리청장이 고시하는 감염병을 말한다.

⑨ "성매개감염병"이란 성 접촉을 통하여 전파되는 감염병 중 질병관리청장이 고시하는 감염병을 말한다.

⑩ "인수공통감염병"이란 동물과 사람 간에 서로 전파되는 병원체에 의하여 발생되는 감염병 중 질병관리청장이 고시하는 감염병을 말한다.

⑪ "의료관련 감염병"이란 환자나 임산부 등이 의료행위를 적용받는 과정에서 발생한 감염병으로서 감시활동이 필요하여 질병관리청장이 고시하는 감염병을 말한다.

⑫ "감염병환자"란 감염병의 병원체가 인체에 침입하여 증상을 나타내는 사람으로서 제11조제6항의 진단 기준에 따른 의사, 치과의사 또는 한의사의 진단이나 제16조의2에 따른 감염병병원체 확인기관의 실험실 검사를 통하여 확인된 사람을 말한다.

⑬ "감염병의사환자"란 감염병병원체가 인체에 침입한 것으로 의심이 되나 감염병환자로 확인되기 전 단계에 있는 사람을 말한다.

⑭ "병원체보유자"란 임상적인 증상은 없으나 감염병병원체를 보유하고 있는 사람을 말한다.

⑭의2 "감염병의심자"란 다음 각 목의 어느 하나에 해당하는 사람을 말한다.

가. 감염병환자, 감염병의사환자 및 병원체보유자(이하 "감염병환자등"이라 한다)와 접촉하거나 접촉이 의심되는 사람(이하 "접촉자"라 한다)

나. 「검역법」 제2조제7호 및 제8호에 따른 검역관리지역 또는 중점검역관리지역에 체류하거나 그 지역을 경유한 사람으로서 감염이 우려되는 사람

다. 감염병병원체 등 위험요인에 노출되어 감염이 우려되는 사람

⑮ "감시"란 감염병 발생과 관련된 자료, 감염병병원체 · 매개체에 대한 자료를 체계적이고 지속적으로 수집, 분석 및 해석하고 그 결과를 제때에 필요한 사람에게 배포하여 감염병 예방 및 관리에 사용하도록 하는 일체의 과정을 말한다.

⑮의2 "표본감시"란 감염병 중 감염병환자의 발생빈도가 높아 전수조사가 어렵고 중증도가 비교적 낮은 감염병의 발생에 대하여 감시기관을 지정하여 정기적이고 지속적인 의과학적 감시를 실시하는 것을 말한다.

⑯ "역학조사"란 감염병환자등이 발생한 경우 감염병의 차단과 확산 방지 등을 위하여 감염병환자등의 발생 규모를 파악하고 감염원을 추적하는 등의 활동과 감염병 예방접종 후 이상반응 사례가 발생한 경우나 감염병 여부가 불분명하나 그 발병원인을 조사할 필요가 있는 사례가 발생한 경우 그 원인을 규명하기 위하여 하는 활동을 말한다.

⑰ "예방접종 후 이상반응"이란 예방접종 후 그 접종으로 인하여 발생할 수 있는 모든 증상 또는 질병으로서 해당 예방접종과 시간적 관련성이 있는 것을 말한다.

⑱ "고위험병원체"란 생물테러의 목적으로 이용되거나 사고 등에 의하여 외부에 유출될 경우 국민 건강에 심각한 위험을 초래할 수 있는 감염병병원체로서 보건복지부령으로 정하는 것을 말한다.

⑲ "관리대상 해외 신종감염병"이란 기존 감염병의 변이 및 변종 또는 기존에 알려지지 아니한 새로운 병원체에 의해 발생하여 국제적으로 보건문제를 야기하고 국내 유입에 대비하여야 하는 감염병으로서 질병관리청장이 보건복지부장관과 협의하여 지정하는 것을 말한다.

⑳ "의료 · 방역 물품"이란 「약사법」 제2조에 따른 의약품 · 의약외품, 「의료기기법」 제2조에 따른 의료기기 등 의료 및 방역에 필요한 물품 및 장비로서 질병관리청장이 지정하는 것을 말한다.

㉑ 감염병의 신고

의료기관의 장 또는 기관장은 제1급 감염병의 경우에는 즉시, 제2급 감염병부터 제3급 감염병까지의 경우에는 24시간 이내에, 제4급 감염병의 경우에는 7일 이내에 질병관리청장 또는 관할 보건소장에게 신고해야 한다(감염병의 예방 및 관리에 관한 법률, 제11조).

2. 면역증강

감염원과 전파과정에 대한 관리를 철저히 하더라도 병원체가 새로운 숙주에 도달하였을 때나 숙주의 감수성이 높은 때는 질병에 걸리게 되므로 감수성이 높은 사람에 대하여 면역력을 증강시키기 위해서 예방접종을 실시하고 면역혈청이나 감마 글로불린(γ-globulin)의 접종을 하는 경우가 있다.

그러나 일반적으로 저항력 증강을 위해 영양관리, 적절한 운동과 휴식 및 충분한 수면 등의 관리도 중요하다.

(1) 기본접종과 추가접종

예방접종은 기본접종과 추가접종으로 구분하여 실시하는데, 기본접종으로 얻게 되는 역가(titer)는 어느 시기에는 떨어지기 때문에 이 역가를 높이기 위해 실시되는 것이 추가접종(booster injection)이다.

추가접종으로 얻게 되는 역가는 기본접종에서 얻게 된 역가보다는 상승하게 되는데, 이런 상승현상을 **이차면역반응**(anamnestic response)이라 한다.

예방접종을 시행할 때는

① 연령에 따른 정확한 양의 접종

② 정확한 접종방법 사용

③ 예방약의 저온(2~4℃) 보관

④ 예방약 운반 시에 저온보관(ice box 이용)

⑤ 유효기간 및 금기사항 확인 후 사용 등의 주의가 필요하다.

(2) 필수예방접종

특별자치시장 · 특별자치도지사 또는 시장 · 군수 · 구청장은 다음의 질병에 대하여 관할 보건소를 통하여 필수예방접종을 실시하여야 한다.

① 디프테리아　　② 폴리오

③ 백일해　　④ 홍역

⑤ 파상풍　　⑥ 결핵

⑦ B형 간염　　⑧ 유행성 이하선염

⑨ 풍진　　⑩ 수두

⑪ 일본뇌염 ⑫ b형 헤모필루스인플루엔자
⑬ 폐렴구균 ⑭ 인플루엔자
⑮ A형 간염 ⑯ 사람유두종바이러스 감염증
⑰ 그룹 A형 로타바이러스 감염증
⑱ 그 밖에 질병관리청장이 감염병의 예방을 위하여 필요하다고 인정하여 지정하는 감염병

(3) 임시예방접종

특별자치시장 · 특별자치도지사 또는 시장 · 군수 · 구청장은 다음 각호의 어느 하나에 해당하면 관할 보건소를 통하여 임시예방접종을 하여야 한다.

1. 질병관리청장이 감염병 예방을 위하여 특별자치시장 · 특별자치도지사 또는 시장 · 군수 · 구청장에게 예방접종을 실시할 것을 요청한 경우
2. 특별자치시장 · 특별자치도지사 또는 시장 · 군수 · 구청장이 감염병 예방을 위하여 예방접종이 필요하다고 인정하는 경우

3. 환자 관리

(1) 예방되지 못한 환자의 조치

전파방지나 면역증강의 방법으로도 예방되지 못하는 경우가 생긴다. 이를 위하여 진단시설의 제도화, 치료를 위한 의료시설의 확충, 무의지역 해소 등의 국가적 · 사회적 차원의 감염병의 관리가 필요하며 계속적인 보건교육 등이 필요하다.

또한 질병이 발생하였을 때는 가능한 최소한의 피해로 이를 막도록 노력해야 하고, 아울러 조기진단과 조기치료로써 질병의 경과를 가볍게 하며, 합병증을 줄이고 감염원으로 작용하지 않도록 필요할 때에는 격리하여 2차적 전파예방을 해야 한다.

표 7-6 표준예방접종일정표(2024)

질병관리청 | KMA 대한의사협회 | 예방접종전문위원회

구분	대상 감염병	백신 종류 및 방법	횟수	출생시	4주이내	1개월	2개월	4개월	6개월	12개월	15개월	18개월	19~23개월	24~35개월	4세	6세	11세	12세
국가예방접종	B형간염	HepB[1]	3	HepB 1차		HepB 2차			HepB 3차									
	결핵	BCG(피내용)[2]	1		BCG 1회													
	디프테리아 파상풍 백일해	DTaP[3]	5				DTaP 1차	DTaP 2차	DTaP 3차		DTaP 4차				DTaP 5차			
		Tdap/Td[4]	1														Tdap/Td 6차	
	폴리오	IPV[5]	4				IPV 1차	IPV 2차		IPV 3차					IPV 4차			
	b형헤모필루스인플루엔자	Hib[6]	4				Hib 1차	Hib 2차	Hib 3차	Hib 4차								
	폐렴구균 감염증	PCV[7]	4				PCV 1차	PCV 2차	PCV 3차	PCV 4차								
		PPSV[8]	–											고위험군에 한하여 접종				
	로타바이러스 감염증	RV1[9]	2				RV 1차	RV 2차										
		RV5[10]	3				RV 1차	RV 2차	RV 3차									
	홍역 유행성이하선염 풍진	MMR[11]	2							MMR 1차					MMR 2차			
	수두	VAR[12]	1							VAR 1회								
	A형간염	HepA[13]	2									HepA 1~2차						
	일본뇌염	IJEV(불활성화 백신)[14]	5								IJEV 1~2차			IJEV 3차		IJEV 4차		IJEV 5차
		LJEV(약독화 생백신)[15]	2								LJEV 1차			LJEV 2차				
	사람유두종바이러스감염증	HPV[16]	2														HPV 1~2차	
	인플루엔자	IIV[17]	–										IIV 매년 접종					

• 국가예방접종: 국가에서 권장하는 필수예방접종(국가는 「감염병의 예방 및 관리에 관한 법률」을 통해 예방접종 대상 감염병과 예방접종 실시기준 및 방법을 정하고, 이를 근거로 재원을 마련하여 지원하고 있음)

1. HepB(B형간염): B형간염 표면항원(HBsAg) 양성인 산모로부터 출생한 신생아는 분만 직후 12시간 이내 B형간염 면역글로불린(HBIG) 및 B형간염 백신(1차)을 동시에 접종하고, 2차와 3차 접종은 각각 생후 1개월 및 6개월에 실시
2. BCG(결핵): 생후 4주 이내 접종
3. DTaP(디프테리아·파상풍·백일해): DTaP-IPV(디프테리아·파상풍·백일해·폴리오) 또는 DTaP-IPV/Hib(디프테리아·파상풍·백일해·폴리오·b형헤모필루스인플루엔자) 혼합백신으로 접종 가능
4. Tdap/Td(파상풍·디프테리아·백일해/파상풍·디프테리아): 11~12세 접종은 Tdap 또는 Td 백신으로 접종 가능하나, Tdap 백신을 우선 고려
   ※ 이후 10년마다 Tdap 또는 Td 추가접종(11세 이후 접종 중 한 번은 Tdap으로 접종)
5. IPV(폴리오): 3차 접종은 생후 6개월부터 18개월까지 접종 가능하며, DTaP-IPV(디프테리아·파상풍·백일해·폴리오) 또는 DTaP-IPV/Hib(디프테리아·파상풍·백일해·폴리오·b형헤모필루스인플루엔자) 혼합백신으로 접종 가능
6. Hib(b형헤모필루스인플루엔자): 생후 2개월 ~ 5세 미만 모든 소아를 대상으로 접종하며, 5세 이상은 b형헤모필루스인플루엔자 감염 위 험성이 높은 경우(기능적 또는 해부학적 무비증(겸상적혈구증, 비장 절제술 후), 면역결핍질환(특히 igG2 아형 결핍증), 항암치료에 따른 면역저하, HIV 감염, 초기 요소 보체결핍증, 조혈모세포이식술을 받은 경우 접종, DTaP-IPV/Hib (디프테리아·파상풍·백일해·폴리오·b형헤모필루스인플루엔자) 혼합백신으로 접종 가능

- DTaP-IPV(디프테리아·파상풍·백일해·폴리오) 혼합백신: 생후 2, 4, 6개월, 4~6세에 DTaP, IPV 백신 대신 접종할 수 있음
- DTaP-IPV/Hib(디프테리아·파상풍·백일해·폴리오·b형헤모필루스인플루엔자) 혼합백신: 생후 2, 4, 6개월에 DTaP, IPV, Hib 백신 대신 접종할 수 있음
  ※ DTaP 혼합백신 사용 시 기초접종 3회는 동일 제조사의 백신으로 접종하는것이 원칙이며, 생후 15~18개월에 접종하는 DTaP 백신은 제조사에 관계없이 선택하여 접종 가능

7. PCV(폐렴구균 단백결합): 10가와 13가 단백결합 백신 간에 교차접종은 권장하지 않음
8. PPSV(폐렴구균 다당질): 2세 이상의 폐렴구균 감염의 고위험군을 대상으로 하며 건강상태를 고려하여 담당의사와 충분한 상담 후 접종

※ 폐렴구균 감염의 고위험군
- 면역 기능이 저하된 소아: HIV 감염증, 만성신부전과 신증후군, 면역억제제나 방사선 치료를 하는 질환(악성 종양, 백혈병, 림프종, 호지킨병) 또는 고형 장기 이식, 선천성 면역결핍질환
- 기능적 또는 해부학적 무비증 소아: 겸상구 빈혈 또는 헤모글로빈증, 무비증 또는 비장 기능장애
- 면역 기능은 정상이나 다음과 같은 질환을 가진 소아:만성 심장 질환, 만성 폐 질환, 만성 간 질환, 당뇨병, 뇌척수액 누출, 인공와우 이식 상태

9. RV1(로타바이러스 감염증): 생후 2, 4개월 2회 접종(경구투여)
10. RV5(로타바이러스 감염증): 생후 2, 4, 6개월 3회 접종(경구투여)
11. MMR(홍역·유행성이하선염·풍진): 홍역 유행 시 생후 6~11개월에 MMR 백신 접종이 가능하나 이 경우 생후 12개월(1세가 되는 생일) 이후에 MMR 백신으로 일정에 맞추어 접종
12. VAR(수두): 생후 12~15개월에 1회 접종
13. HepA(A형간염): 1차 접종은 생후 12~23개월에 시작하고 2차는 1차 접종으로부터 6개월 이상 경과한 후(제조사에 따라 추천 접종간격이 다름) 접종
14. IJEV(일본뇌염 불활성화 백신): 1차 접종 1개월 후 2차 접종을 실시하고, 추가 접종은 2차 접종으로부터 11개월 후, 6세, 12세에 접종
15. LJEV(일본뇌염 약독화 생백신): 1차 접종 12개월 후 2차 접종
16. HPV(사람유두종바이러스 감염증): 11~12세 여아에서 6~12개월 간격으로 2회 접종하고2가와 4가 백신 간 교차접종은 추천하지 않음
17. IIV(인플루엔자 불활성화 백신): 생후 6개월~9세 미만 소아에서 접종 첫 해는 최소 4주 간격으로 2회 접종이 필요하며, 이듬해부터는 매년 1회 접종, 접종 첫 해에 1회만 접종 받았다면 다음 해에 4주 간격으로 2회 접종해야 함, 이전에 인플루엔자 접종을 받은 적이 있는 생후 6개월~9세 미만 소아도 유행주에 따라서 2회 접종이 필요할 수 있으므로, 매절기 인플루엔자 국가예방접종 지원사업 관리지침*을 참고

* 예방접종도우미 누리집(https://nip.kdca.go.kr) 〉 예방접종 정보 〉 예방접종 지식창고 〉 예방접종 지침

• 백신 두문자어

백신종류	두문자어	백신
B형간염	HepB	Hepatitis B vaccine
결핵	BCG(피내용)	Intradermal Bacille Calmette-Gúerin vaccine
디프테리아·파상풍·백일해	DTaP	Diphtheria and tetanus toxoids and acellular pertussis vaccine adsorbed
	Tdap	Tetanus toxoid, reduced diphtheria toxoid and acellular pertussis vaccine, adsorbed
	Td	Tetanus and diphtheria toxoids adsorbed
디프테리아·파상풍·백일해·폴리오	DTaP-IPV	DTaP, IPV conjugate vaccine
폴리오	IPV	Inactivated poliovirus vaccine
b형헤모필루스인플루엔자	Hib	*Haemophilus influenzae* type b vaccine
디프테리아·파상풍·백일해·폴리오·b형헤모필루스인플루엔자	DTaP-IPV/Hib	DTaP, IPV/*Haemophilus influenzae type b*conjugate vaccine
폐렴구균	PCV	Pneumococcal conjugate vaccine
	PPSV	Pneumococcal polysaccharide vaccine
로타바이러스	RV1	Rotavirus vaccine(monovalent)
	RV5	Rotavirus vaccine(pentavalent)
홍역·유행성이하선염·풍진	MMR	Measles, mumps, and rubella vaccine
수두	VAR	Varicella vaccine
A형간염	HepA	Hepatitis A vaccine
일본뇌염	IJEV	Inactivated Japanese encephalitis vaccine
	LJEV	Live-attenuated Japanese encephalitis vaccine
사람유두종바이러스	HPV	Human papillomavirus vaccine
인플루엔자	IIV	Inactivated influenza vaccine

발행일자: 2023.11.20.(월)

(2) 환자에 대한 역학조사

질병관리청장, 시 · 도지사 또는 시장 · 군수 · 구청장은 감염병이 발생하여 유행할 우려가 있다고 인정하면 지체없이 역학조사를 하여야 하고, 그 결과 지역 확산 방지 등을 위하여 필요한 경우 다른 의료기관에 제공하여야 한다.
(감염병 예방 및 관리에 관한 법률 제18조)

1) 역학조사의 시기 (감염병 예방 및 관리에 관한 법률 시행령 제13조)

역학조사는 아래에 해당하는 사유가 발생하면 실시한다.

① 질병관리청장이 역학조사를 하여야 하는 경우

1. 둘 이상의 시 · 도에서 역학조사가 동시에 필요한 경우
2. 감염병 발생 및 유행 여부 또는 예방접종 후 이상반응에 관한 조사가 긴급히 필요한 경우
3. 시 · 도지사의 역학조사가 불충분하였거나 불가능하다고 판단되는 경우

② 시 · 도지사 또는 시장 · 군수 · 구청장이 역학조사를 하여야 하는 경우

1. 관할 지역에서 감염병이 발생하여 유행할 우려가 있는 경우
2. 관할 지역 밖에서 감염병이 발생하여 유행할 우려가 있는 경우로서 그 감염병이 관할구역과 역학적 연관성이 있다고 의심되는 경우
3. 관할 지역에서 예방접종 후 이상반응 사례가 발생하여 그 원인 규명을 위한 조사가 필요한 경우

2) 역학조사의 내용 (감염병 예방 및 관리에 관한 법률 시행령 제12조)

① 법 제18조제1항에 따른 역학조사에 포함되어야 하는 내용

1. 감염병환자 등의 인적 사항
2. 감염병환자 등의 발병일 및 발병 장소
3. 감염병의 감염원인 및 감염경로
4. 감염병환자 등에 관한 진료기록
5. 그 밖에 감염병의 원인 규명과 관련된 사항

② 법 제29조에 따른 역학조사에 포함되어야 하는 내용

1. 예방접종 후 이상반응자의 인적사항

2. 예방접종기관, 접종일시 및 접종내용
3. 예방접종 후 이상반응에 관한 진료기록
4. 예방접종약에 관한 사항
5. 그 밖에 예방접종 후 이상반응의 원인 규명과 관련된 사항

6. 급성 감염병의 관리

1. 감염성 유행에 대한 방역조치

표 7-7 최근 주요 감염병 발생현황(2018~2023년도)

감염병급/감염병		2018	2019	2020	2021	2022	2023
제1급	에볼라바이러스병	–	–	–	–	–	–
	중증급성호흡기증후군(SARS)	–	–	–	–	–	–
	중동호흡기증후군(MERS)	1	–	–	–	–	–
	신종인플루엔자	–	–	–	–	–	–
제2급	홍역	15	194	6	–	–	8
	콜레라	2	1	–	–	–	–
	장티푸스	213	94	39	61	38	19
	유행성 이하선염	19,237	15,967	9,922	9,708	6,358	7,737
제3급	일본뇌염	17	34	7	23	11	17
	말라리아	576	559	385	294	420	747
	비브리오패혈증	47	42	70	52	46	69
	쯔쯔가무시증	6,668	4,005	4,479	5,915	6,235	5,663
	신증후군출혈열	433	399	270	310	302	452
	중증열성 혈소판감소증후군(SFTS)	259	223	243	172	193	198

*자료 : 감염병 포털, "감염병 통계"
**2015년 중동호흡기 증후군(MERS), 2019년 COVID-19로 사회에 큰 충격을 받았다.

1) 질병관리청장, 시 · 도지사 또는 시장 · 군수 · 구청장은 감염병이 유행하면 감염병 전파를 막기 위하여 다음에 해당하는 모든 조치를 하거나 그에 필요한 일부 조치를 해야 한다. (감염병 예방 및 관리에 관한 법률)

① 감염병 환자 등이 있는 장소나 감염병 병원체에 오염되었다고 인정되는 장소에 대한 다음의 조치를 취한다.
- 일시적 폐쇄
- 일반 공중의 출입금지
- 해당 장소 내 이동제한
- 그 밖에 통행차단을 위하여 필요한 조치

② 의료기관에 대한 업무 정지
③ 감염병 의심자를 적당한 장소에 일정한 기간 입원 또는 격리시키는 것
④ 감염병 병원체에 오염되었거나, 오염되었다고 의심되는 물건을 사용 · 접수 · 이동하거나 버리는 행위 또는 해당 물건의 세척을 금지하거나 태우거나 폐기처분하는 것
⑤ 감염병 병원체에 오염된 장소에 대한 소독이나 그 밖에 필요한 조치를 명하는 것
⑥ 일정한 장소에서 세탁하는 것을 막거나 오물을 일정한 장소에서 처리하도록 명하는 것

2) 오염장소 등의 소독 조치(법 제48조)
① 육군 · 해군 · 공군 소속 부대의 장, 국방부직할부대의 장 및 제12조제1항 각 호의 어느 하나에 해당하는 사람은 감염병환자 등이 발생한 장소나 감염병병원체에 오염되었다고 의심되는 장소에 대하여 의사, 한의사 또는 관계 공무원의 지시에 따라 소독이나 그 밖에 필요한 조치를 하여야 한다.
② 소독 등의 조치에 관하여 필요한 사항은 보건복지부령으로 정한다.

2. 소화기계 감염병

소화기계 감염병은 환자나 보균자의 분뇨를 통해 배출된 병원체가 식품이나 음료수, 우유 등에 오염되어 경구적으로 침입하여 감염을 일으키는 질병을 말한다.

소화기계 감염병에는 장티푸스, 세균성 이질, 콜레라, 파라티푸스, 폴리오, 유행성 간염, 세균성 및 아메바성 이질 등이 있다.

소화기계 감염병의 일반적인 예방대책으로는

① 감염원인 환자나 보균자를 조기에 발견하여, 격리, 치료 및 주변의 소독을 철저히 해야 한다.
② 분뇨의 위생적인 폐기를 한다.
③ 보균자의 식품취급과 식품조리를 금한다.
④ 상하수도의 위생적 관리를 한다.
⑤ 위생 해충을 구제한다.
⑥ 식품위생의 강화, 특히 방충망이나 수세식 설비 등을 한다.
⑦ 어패류와 식품의 처리 및 판매의 위생적 관리
⑧ 손을 깨끗이 씻는다.
⑨ 환경위생 감시를 강화한다.
⑩ 정기적인 예방접종을 실시한다.

(1) 장티푸스 (Typhoid Fever)

발병초기에 열이 단계적으로 상승하여 1주일이 지나면 40℃의 고열이 몇 주일 동안 계속된다. 환자는 권태감, 식욕부진, 느린 맥박, 임파조직의 병변, 특히 회장의 peyer' s patches 궤양, 설사 후에 변비, 허리부분의 장미 같은 발진 등의 증상을 나타내는 열성 전신질환이다. 때로는 아주 경하게 경과하거나 무증상일 때도 있다. 종전에는 치명률이 10% 이상이었으나 항생제 요법이 보편화되고부터는 사망자가 거의 없다.

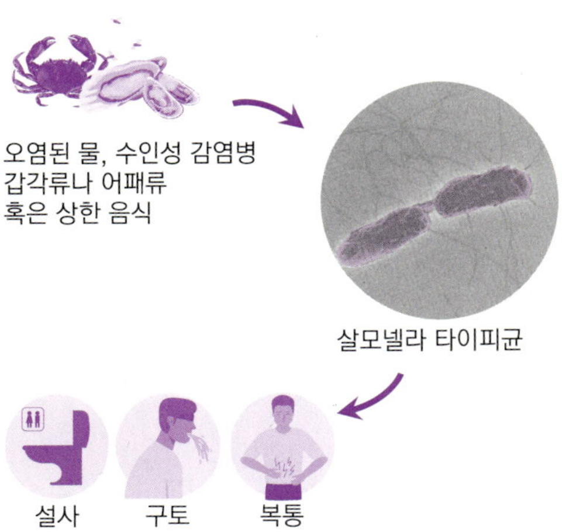

그림 7-1 장티푸스의 감염경로 및 증상

1) 병원체

*Salmonella typhi*로 그람 음성이며 아포 및 협막이 없는 간상균이다.

2) 병원소 및 감염원

환자와 보균자가 병원소이다. 보균자는 기간에 따라 회복기, 만성, 영구 등으로 구분할 수 있다. 회복기 보균자는 급성 증상이 없어진 후 몇 개월 간이며 10% 이내이다.

감염 후 1년이 경과하면 만성보균자라 할 수 있다. 환자의 2~4%가 영구보균자가 된다. 회복기 보균자는 시일이 경과함에 따라 감소하지만, 1년 이후의 영구보균자는 외과학적 제거를 하지 않고서는 보균상태가 소멸되기 곤란하다.

영구보균자는 병원균의 생장장소에 따라 4개소로 나눈다.

① 담낭보균자(biliary carrier)

전 보균자의 90~95%를 차지한다. 언제나 담낭의 염증이 수반되며 1년 이상 계속되면 담석이 형성되는 경우가 많다.

② 장보균자(intestinal carrier), 변보균자(fecal carrier)

③ 신성보균자(renal carrier)

신우의 만성 감염이 비뇨기계 보균상태를 초래할 수 있다.

④ 누관보균자(fistula carrier)

예외적이기는 하나 간혹 늑연골 중에 장티푸스 농양을 볼 수 있다.

3) 전파

직접 전파와 간접 전파가 있다. 간접 전파는 보균자의 대소변에 오염된 매개물로 인한 경우이고, 직접 전파는 오염된 손으로 인한 경구적인 경우이다.

잠복기는 10일부터 14일이며 감염부위는 장의 임파조직이나 담낭 및 신장 등이다.

4) 감수성 및 면역성

감수성은 전반적으로 높다. 감수성 여부는 위달 테스트(widal test)로 판정하고 완쾌 후에는 일반적으로 영구면역을 얻는다. 화학요법으로 치료된 자는 영구면역을 얻기가 힘들며 인공능동면역은 사균(vaccine)이 이용된다.

5) 예방대책

① 손씻기 등 개인 위생을 청결하게 유지할 것

② 음식물을 날것으로 먹지 말 것

③ 급수시설 및 주방용구 소독실시

④ 예방접종의 철저와 보건교육의 강화

(2) 세균성 이질(Shigellosis)

급성 세균성 질환으로서 발열, 구토, 경련 등이 일어난다. 심할 때는 점액성 혈변을 일으키며 또한 대장점막에 궤양성 병변을 수반한다.

지리적으로 열대 · 한대 · 온대 전 지역에서 발생하나, 온대지방에서 가장 많이 발생한다. 계절적으로는 6월부터 유행이 시작하여 7월과 8월에 가장 창궐이 심하고, 그 후에는 점차 발생빈도가 떨어진다. 연령적으로 10세 이하가 3분의 2를 차지하고 남자가 약간 높다.

1) 병원체

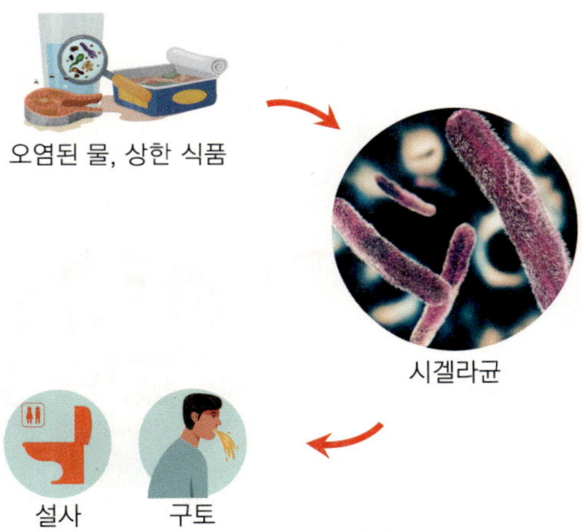

그림 7-2 세균성 이질의 감염경로 및 증상

크루세(Kruse), 플렉스너(Flexner) 등에 의해서 병원균이 발견되었고 이질균(*Shigella* species)이 병원체이다.

시겔라균(*Shigella*, 세균성 이질)은 그람 음성이고 운동성이 없으며, 당분해와 혈청반응에 의해 A, B, C, D의 4군으로 나눈다.

A군은 *Shigella dysenteriae*(맹독)

B군은 *Shigella flexneri*

C군은 *Shigella boydii*

D군은 *Shigella sonnei*

이들 중 우리나라에서는 *Shigella flexneri*가 가장 많고, 다음이 *Shigella sonnei*이며, 체외독소를 분비하므로 독성이 매우 강한 *Shigella dysenteriae*는 요즈음 거의 볼 수 없으나 때때로 유행에 따라 변동이 있다.

2) 병원소 및 감염원

병원소는 환자이며 잠복기는 2~7일 정도로 평균 4일이다.

3) 전파

이 균은 외부에서 저항력이 약한 관계로 오랫동안 외부에서 생존할 수 없으며, 분변으로 탈출하여 파리나 불결한 손을 통하여 음식물 등으로 경구 침입한다.

4) 감수성 및 면역성

소아가 성인에 비해 감수성이 높고 이완 후의 면역은 불확실하다.

5) 예방대책

장티푸스와 같은 관리가 필요하며 예방접종은 실시되지 않는다.

(3) 콜레라 (Cholera)

콜레라는 심한 위장장애와 전신증상을 호소하는 급성 감염병으로서 발병이 빠르다. 구토, 설사, 탈수, 허탈 등을 일으킨다. 사망은 발병 후에 몇 시간 안으로 일어나는 경우가 많다.

1) 병원체

*Vibrio cholerae*로 그람 음성이다. 작고 운동성이 있고 콤마 모양을 하고 있으며, 다른 세균이 자라지 못하는 알칼리성 환경에서도 잘 자란다.

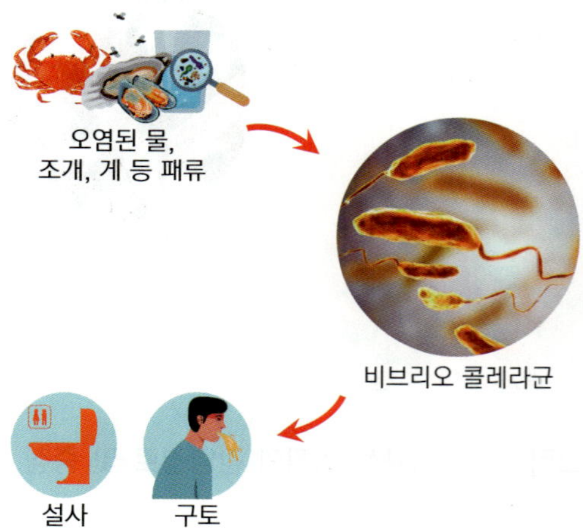

그림 7-3 콜레라의 감염경로 및 증상

2) 병원소 및 감염원

병원소는 환자이며 감염원은 배변 및 토사물에 의한 오염소와 오염음식물 및 식기 등이다.

3) 전파

주로 분변이나 오염수 및 오염 음식물로 전파되며, 잠복기는 최단 몇 시간부터 최장 5일간이며 보통 1~3일이다.

4) 감수성 및 면역성

지역 내 주민의 사회경제상태가 낮은 곳에서 집단 발생하며, 불현성 감염률은 높고 유행이 지나가면 대부분 면역(50~60%)이 된다. 사균백신에 의한 인공능동면역도 유효하다.

5) 예방대책

환자의 신속한 보고와 격리, 치료, 철저한 환경적 소독이 요구된다. 특히 환자를 중심으로 식기 · 식품 · 분변관리를 철저히 해야 하며 예방접종의 실시가 필요하다.

(4) 폴리오 (Poliomyelitis)

폴리오는 중추신경계의 손상으로 나타나며, 소아에게 주로 영구적인 마비를 일으키는 급성 감염성 질환이다. 감기증상을 나타내는 부전형(abortive type), 마비형 폴리오의 85% 정도를 차지하는 척수형(spinal type), 마비형 환자의 6~10%에서 나타나고 매우 중한 연수형(bulbar type) 등이 있다.

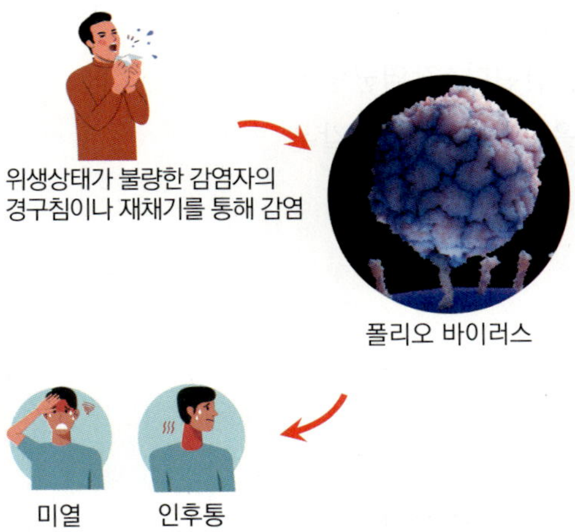

그림 7-4 폴리오의 감염경로 및 증상

1) 병원체

*Polio virus*이다. 면역학적으로 I형, II형, III형의 3종이 있고 I형이 마비형 소아마비와 가장 관계가 깊다.

2) 병원소 : 환자 및 불현성 감염자

3) 전파

환자와 불현성 감염자의 인두분비물과 대변에 직접 접촉 혹은 비말산포로 감염된다.

4) 감수성 및 면역성

면역항체가 없는 개체는 연령의 고하를 불문하고 감염되며 대부분은 불현성 감염으로 끝난다. 나이가 많을수록 마비형이 되는 수가 많다. 일반적으로 소아기에 면역을 획득하며 잠복기는 보통 7~12일이다.

5) 예방대책

예방접종이 효과적인데 예방접종은 혼합형 세이빈백신(sabin vaccine)의 사용이 좋으나 불가능하면 사크백신(salk vaccine)을 사용한다. 예방접종은 생후 1개월부터 1~2개월 간격으로 3회 기본접종을 실시하고 추가접종은 18개월에 실시한다.

(5) 파라티푸스 (Paratyphoid Fever)

때때로 장열을 일으켜서 장티푸스와 비슷한 증세를 나타내지만 기간이 짧고 증세가 미약하다. 또, 위장염을 일으키는 경우도 있어서 임상적으로 다른 식중독과 구별하기 힘든 증상을 나타낸다.

1) 병원체

Salmonella paratyphi A, *Salmonella paratyphi* B, *Salmonella paratyphi* C 등이다.

2) 병원소 및 감염원: 환자와 보균자의 대소변이 감염원이다.

3) 전파

환자 또는 보균자의 배설물을 통하여 직접 또는 간접 감염된다. 감염균량은 장티푸스균보다도 많은 것으로 추정된다. 섭취균량이 많을 때는 위장염 같은 증상을 나타낼 때도 있다.

4) 감수성 및 면역성

감수성은 보편적이고 한 번 앓고 나면 몇 년 동안은 재감염이 잘 안 되며, 균형특이면역항체를 갖게 된다.

잠복기는 1~2주일이지만 섭취균량이 많아지면 1~10일에도 발병한다.

5) 예방대책: 장티푸스와 같다.

(6) 장출혈성 대장균 감염증 (Enterohaemorrhagic *Escherichia coli*)

1982년에 발견된 후 북아메리카, 유럽, 일본에서 유행하였으며 우리나라는 아직 집단발생 사례는 없으나 산발적 발생 사례가 있고, 점차 증가하고 있는 추세에 있는 질병이다.

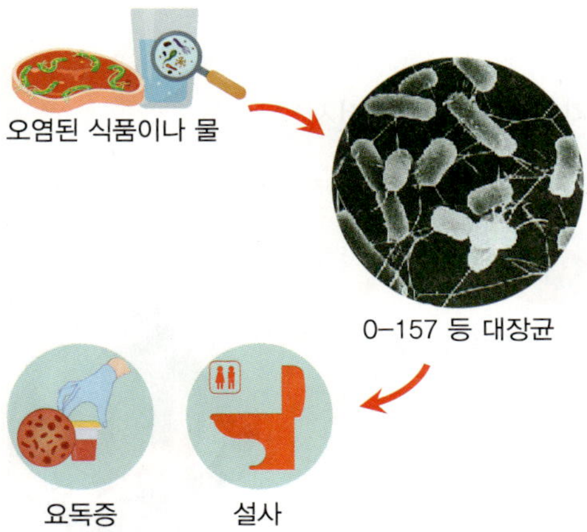

그림 7–5 장출혈성 대장균 감염증의 감염경로 및 증상

1) 병원체

Shiga 독소 생성 *E. coli*(O-157: H7, O-157: NM, O-26, O-111)

2) 병원소

소, 양, 염소, 돼지, 개, 닭 등 가금류의 대변에서 시가(Shiga) 독소를 생성하는 *E. coli*가 발견되며 소가 가장 중요한 병원소이다.

3) 임상증상

무증상 감염자도 드물지 않게 관찰된다. 오심, 구토, 비혈변성 설사에서 복통, 미열, 오심, 수양성 설사, 출혈성 장염, 용혈성 요독증후군 및 혈전성 혈소판 감소성 자반증, 사망에 이르기까지 매우 다양하게 나타난다.

4) 전파경로

오염된 식품이나 물을 통하여 감염되며, 사람과 사람 간의 전파도 중요한 전파경로이다. 대부분의 발생은 쇠고기로 가공된 음식물에 의하여 발생된다.

5) 예방대책

주된 감염원인 소를 비롯한 가축사육장에 대한 종합적 방역감시와 도축장 및 육류가공 처리과정에 대한 오염방지에 힘쓴다. 특히 육류제품은 충분히 익혀서 섭취토록 한다.

(7) 유행성 간염 (Infectious Hepatitis)

일상 임상적으로 볼 수 있는 급성 간염은 바이러스성 간염이 대부분이며 이 중에 유행성 간염과 수혈 후의 간염이 포함된다.

유행성 간염은 이전부터 발생하기 시작하여, 1980년경부터 전국 각지에서 유행하였다. 연중 발생하지만 봄과 가을에 다소 높은 발생률을 보였고, 연령적으로는 2~10세의 소아와 30~39세의 성인층에 비교적 많다.

유행은 빈민층의 위생시설이 나쁜 곳과 도시보다는 농촌지역에서 많고, 전시에 군부대에서 많이 발생하였으며 특히 가족 내 감염이 흔하다.

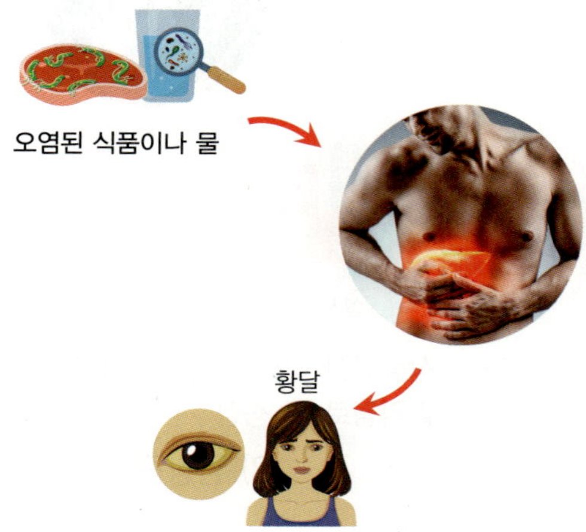

그림 7-6 유행성 간염의 감염경로 및 증상

1) **병원체**: 간염 바이러스 A형이다.

2) **병원소 및 감염원**

환자가 병원소이며 오염된 음식물과 물의 경구감염에 의한 전파가 가장 많다.

3) **전파**

분변을 통하여 탈출한다. 음식물 오염으로 경구적 침입이 되거나 수혈을 통해 감염이 성립된다.

4) **감수성**

잠복기간은 15~40일이 보통이고 치명률은 2% 내외이다.

어려서 감염되면 황달없이 면역만 생기는 비율이 높고, 15세가 되면 90% 이상에서 항체가 발견된다.

5) **예방대책**

일반적인 예방법은 소화기계 감염병에 준하고 수동면역으로 감마글로불린 주사가 효력을 나타낸다.

3. 호흡기계 감염병

호흡기계 감염병은 환자나 보균자의 객담 또는 콧물 등으로 배설되어 감염되는 비말감염과 공기전파로 이루어지는 비말핵(飛沫核, droplet nuclei) 감염 및 먼지(dust)에 의한 감염으로 이루어진다.

비말은 대화를 할 때는 1 m, 재채기를 할 때는 3 m의 범위까지 영향을 끼친다.

호흡기계 감염병에는 디프테리아, 백일해, 인플루엔자, 홍역, 결핵 등이 있다. 호흡기계 감염병 관리는 환경개선으로 효과가 없으므로 병원소 및 감수성 보유자 대책이 중요하며 예방접종이 효과적인 방법이다.

호흡기계 감염병의 일반적인 특징은

① 대체로 초기에 다량의 삼출성 분비물을 배출한다.

② 대부분 보균자로부터 감수성자에게 직접 전파된다.

③ 연령, 성, 사회경제적 상태에 따라 그 발생에 많은 차이를 나타낸다.

④ 계절적으로 많은 변화 양상을 나타낸다.

(1) 디프테리아 (Diphtheria)

디프테리아는 인후나 코 등의 상피조직에 국소적 염증을 일으키며 장기조직에도 장애를 일으키는데, 체외독소를 분비함으로써 신경조직 등에 장애를 일으키는 제1급 법정감염병이다.

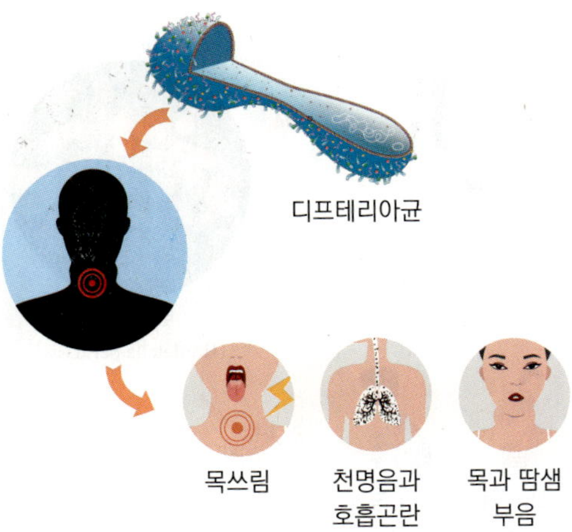

그림 7-7 디프테리아의 감염경로 및 증상

1) 병원체

*Corynebacterium diphtheriae*로 그람 양성으로 길이가 1~6 μm인 가는 곤봉과 비슷하게 생긴 간균으로 운동성이 없으며 아포를 형성하지 않는다.

2) 병원소 및 감염원

인간이 병원소이며 환자와 보균자의 코와 인두점막과 피부 및 그 밖의 병소에서의 배설물과 분비물이 감염원이다.

3) 전파

환자나 보균자의 콧물, 인후분비물, 기침 또는 피부의 상처를 통하여 직접 전파된다. 잠복기는 대체로 2~5일간이며 감수성 지수는 10%이다.

4) 감수성 및 면역성

감수성 여부는 시크 테스트(schick test)로 판정한다. 모체로부터 받는 면역은 생후 몇 개월간 유효하며, 완쾌 후에는 일반적으로 영구면역을 얻게 되나 재발되는 경우도 있다.

5) 예방대책

환자의 격리 및 소독이 필요하다. 예방접종으로는 순화독소(toxoid)가 이용되고 감염이 의심될 때는 항독소(antitoxin)가 이용된다.

(2) 백일해 (Pertussis, Whooping Cough)

백일해는 예방접종에 의한 관리가 가장 효과적이며 9세 이하에서 많이 발생한다.

특히 5세 이하의 소아에게 다발하며 계절적으로는 늦은 겨울부터 초봄에 많은 유행을 한다. 개발도상국에서는 발생률이 높고, 소아의 감염병 중에서 가장 사망률이 높은 질병 중의 하나이다.

1) **병원체**: *Bordetella pertussis*로 운동성이 없는 그람 음성균이다.

2) **병원소**: 환자이며 잠복기는 보통 7일이다.

3) 전파

환자와의 직접접촉 감염과 비말전파 방법이 있고, 간접적으로는 환자의 배설물로 오염된 물건에 의해 접촉감염도 된다.

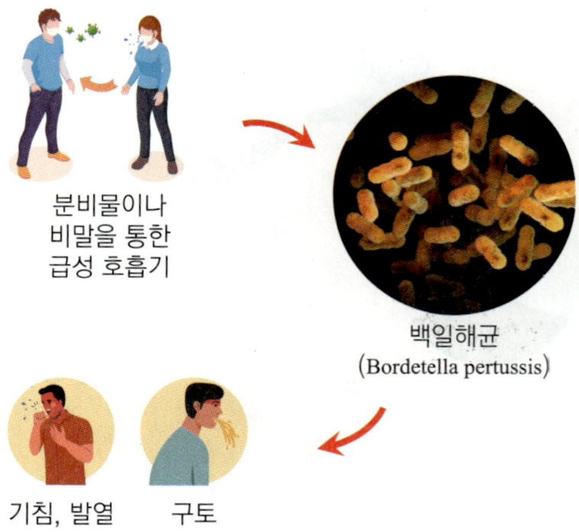

그림 7-8 백일해의 감염경로 및 증상

4) 감수성 및 면역성

감수성은 보편적이고 모체에서 받는 수동면역은 없다. 그러므로 신생아가 더 쉽게 감염된다.

완쾌 후에는 영구면역을 얻게 되며 감수성 지수는 60~80%이다.

5) 예방대책

예방접종을 철저히 실행하는 것이 중요하다. 예방접종은 디프테리아와 백일해 및 파상풍을 동시에 실시하는 DTaP를 생후 2개월부터 2개월 간격으로 3회 기초접종하고, 생후 18개월이 되었을 때 추가접종하면 된다.

특히 유행 시에는 보건당국에 즉시 신고해야 하며, 환자의 비인두 배설물이나 그 오염된 물건을 철저히 소독해야 한다.

(3) 홍역(Measles)

감염성이 강한 바이러스성 질환으로서 대개 2~3년 간격을 두고 주기적으로 많이 유행한다. 일반적으로 1~2세에 감염이 많이 이루어지는데, 열과 전신발진이 생기는 급성 감염병이며, 합병증으로 이염(귀의 염증)이나 폐렴(폐의 염증)의 2차 감염이 문제되기도 한다.

1) 병원체 : *Measles virus*

2) 병원소 : 환자

3) 전파

환자와의 접촉 또는 환자의 인후비강(목 · 콧구멍) 분비물로 오염된 물건에 의하여 감염이 잘 된다.

공기전파 또는 간접 접촉으로도 감염이 된다.

잠복기는 8~13일로서 대개 10일간이고 발진이 나타날 때까지는 14일이 필요하며, 감염기간은 전구기부터 시작해서 발진 출현 후 4일까지 계속된다.

Reference

전구기(前驅期)
잠복 감염병이나 뇌출혈, 전간 따위가 일어나기 직전에 증상이 나타나는 시기. 흔히 1~3일.

4) 감수성 및 면역성

모든 사람이 다 감수성이 있으며 한 번 이환되면 평생면역을 가진다. 생후 6개월까지는 모체로부터 받은 항체로 방지된다.

감수성 지수는 95%이다.

5) 예방대책 : 예방접종이 최선의 방법이다.

(4) 인플루엔자 (Influenza)

급성호흡기 감염병으로 38~40°C의 발열과 오한, 근육통, 사지통, 때로는 전신쇠약감 같은 특이한 전신증상이 갑자기 나타난다.

호흡기증상은 열이 떨어지면서 심해지고 재채기를 하며 콧물이 나오거나 코가 막히는 때가 많고, 눈은 빨개지며 인두는 건조하고 다소 충혈된다. 기침은 환자의 약 3/4에서 나타나며 기침을 할 때는 앞가슴이 아프다.

주로 겨울철에 유행하는 인플루엔자는 산발적인 소유행이 특징이나 1957년과 1958년에 세계적인 유행을 하여 전 세계를 휩쓸었다. 우리나라에서도 1957년 여름에 5백만~6백만 명 이상이 감염된 바 있다.

1) 병원체

인플루엔자 바이러스로 면역학적으로 A와 B 및 C형이 있으며 주로 A형이 유행하고 있다. B형이나 C형은 산발적으로 소유행을 일으키고 있다.

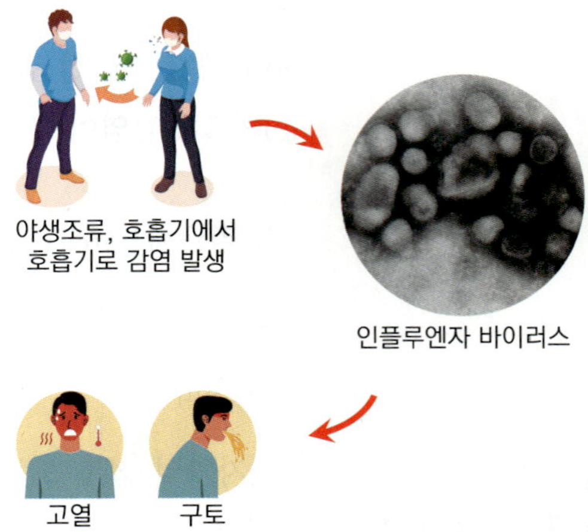

그림 7-9 인플루엔자의 감염경로 및 증상

2) 병원소 : 환자

3) 전파

환자가 재채기를 하거나 호흡할 때 비말이 직접 감염된다. 콧물이나 인두분비물로 오염된 물건을 통해 간접 감염도 되며, 인구밀도가 높은 곳에서는 주로 비말감염으로 직접 감염된다.

잠복기는 24~72시간이며 감염기간은 환자가 임상적으로 증상을 나타낸 후 3일까지이다.

4) 감수성 및 면역성

어린이나 학령기 소아가 높은 이환율을 나타낸다. 감염된 사람은 그 바이러스에 대해서는 면역이 된다.

5) 예방대책

① 저항력의 증감

최근 인플루엔자의 예방접종이 시행되고 있지만, 백신이 유행균주와 같은 균주를 사용했을 때는 중등도의 효력이 있다. 그러나 유행시의 균주를 미리 알 수 없기 때문에 유행과 동일한 백신을 준비하기가 곤란하다.

② 환자, 접촉자 환경위생관리

대중이 많이 모이는 공공장소를 피하는 것은 감염 기회를 줄이는 데 효과적이므로 많은 사람과의 접촉을 피하는 것이 좋다.

(5) 신종플루(신종인플루엔자 A[H1N1])

2009년 3월 멕시코에서 처음 발병 · 전파되기 시작한 유행성 독감으로, 신종인플루엔자 바이러스에 의하여 야기되어 돼지가 발병되면서 사람에까지 감염되었다. 일반적으로 인플루엔자 바이러스들은 오직 한 종에만 영향을 미칠 수 있다. 그러나 한 종류 이상의 바이러스가 다른 한 종에서 영향을 미치는 경우도 있다.

즉, 두 개 이상의 인플루엔자 바이러스가 침투하여 서로 혼합됨으로써 유전자 변형이 일어나 어떤 동물이 새로운 변종 바이러스를 만드는 숙주의 역할을 한다.

1) 병원체

바이러스 A형 H1N1 아종의 변종으로 유전자의 변형은 오직 돼지 또는 조류에만 감염시킬 수 있었던 바이러스들이 인간에게도 감염시킬 수 있도록 진화되기도 하는데, 이러한 변종 바이러스를 '**돼지인플루엔자**(swine flu)' 또는 '**조류인플루엔자**(bird flu)' 라고 한다.

일반적인 돼지 인플루엔자 바이러스는 인간을 감염시킬 수 있는 변종 바이러스로 진화하는 경우도 있지만 이때의 바이러스가 다시 인간으로 감염되는 경우는 거의 없었다. 그러나 신종인플루엔자A(H1N1)는 인간을 감염시킬 수 있도록 진화했을 뿐만 아니라 인간들 사이에서 감염할 수 있도록 진화되었다.

2) 전파

돼지 인플루엔자와 조류 인플루엔자가 인간들 상호간에까지 감염될 수 있는 능력으로 진화하였을 때 매우 위험할 수 있다. 그들은 급속도로 전 세계에 전파될 수 있고, 추가적인 심각한 질병을 발생시킬 수 있다. 인간이 면역성을 갖기 전에, 바꾸어 말해서 그 바이러스에 대한 백신이 개발되기 전에 그 질병이 전 세계적으로 유행할 수 있다는 의미이다.

3) 감수성 및 면역성

일반적인 과거의 인플루엔자는 어린이들과 노인들이 감염대상자였지만, 많은 사망자가 발생한 멕시코나 유행정도가 약한 미국 등 여러지역에서 대부분 건강하고 젊은 성인들에게 발생되었다.

이렇듯 모든 연령층에서 감염 및 사망자가 발생한 것은 매우 우려스러운 사항이다. 1918년에서 1919년에 발생한 스페인 독감에서의 많은 감염자 및 사망자가 건강하고 젊은 사람들이었기 때문이다.

4) 진단

신종인플루엔자A(H1N1) 감염의 최초 증상은 근육통과 열이 발생하고 콧물이 흐르거나 목이 따갑거나 하는 등 일반적인 인플루엔자와 유사하다.

때때로 메스꺼움, 구토, 설사 등을 보이기도 한다. 이 경우에 의사는 기침을 했을 때 나오는 가래 등을 샘플로 채취하여 바이러스 배양을 위한 검사를 의뢰해야 함과 동시에 관할 보건소에 신고하여 추가적인 감염을 예방하여야 한다.

5) 유병기간

일반적으로 성인은 증상이 시작된 후에 최소한 7일까지, 아이들은 10일에서 14일 정도이다. 증상이 있을 때는 다른 사람을 감염시킬 수도 있다.

6) 예방대책 : 감염예방법은 일반적인 감기나 독감의 예방법과 유사하다.

① 손을 자주 씻고, 손으로 눈, 코, 입을 만지는 것을 피한다.
② 손 씻기는 흐르는 물에 20초 이상 씻는다.
③ 여러 사람이 함께 쓰는 비누보다는 액체용 비누를 사용하는 것도 좋다.
④ 물로 손 씻기가 어려울 경우 알코올이 함유된 손소독제를 사용한다.
⑤ 재채기나 기침을 한 경우에는 휴지로 입과 코를 가리고 하며, 이때에도 휴지를 버린 후 손을 깨끗하게 씻도록 한다.
⑥ 기침을 자주 할 경우에는 마스크를 사용한다.
⑦ 만약 신종인플루엔자의 발생지역에 거주한다면 되도록 많은 사람들이 모인 장소는 피한다.
⑧ 본인 또는 주변사람이 신종인플루엔자가 발생한 국가 또는 지역을 방문한 후 7일 이내에 급성 열성 호흡기질환(37.8℃ 이상의 발열이 있으며, 인후통, 기침, 콧물 또는 코막힘 중에 1가지 이상 증상이 있을 경우)이 생기면 관할 보건소에 신고하여 확진을 받고 최대한 빨리 치료받을 수 있도록 한다.

(6) 중증 급성 호흡기증후군(Severe Acute Respiratory Syndrome, SARS)

2001년 11월에 중국 광둥성에서 첫 환자가 발생한 이후 홍콩, 싱가포르, 베트남 등 전 세계로 확산된 감염병이다. 사스바이러스에 의해 발병한다. 보통 잠복기는 2~7일이며 10일이 걸릴 수도 있다.

1) 병원체

인플루엔자 바이러스가 원인인 독감의 사망률보다 낮으나 코로나 바이러스가 변종을 일으켜 백신 생산이 지연되어 사망률이 높았다.

2) 증상 및 전파

① 38℃ 이상의 발열증상이 있고
② 최근 10일 이내에 사스로 진단받은 사람과 접촉한 적이 있는 경우
③ 세계보건기구(WHO)에서 지정한 사스가 발생한 국가로 여행을 다녀온 경우

이러한 조건을 만족하는 환자 중에서 흉부 방사선 사진상 이상증상이 보이면 중증 급성 호흡증후군의 가능성이 높은 사례로 분류할 수 있다.

확실한 진단을 위해서는 사스-코로나 바이러스를 세포 배양해서 분리해 내거나 역전사 중합효소 연쇄반응(RT-PCR)법을 이용하여 바이러스의 핵산을 검출해야 한다.

3) 치사율

치사율은 약 10%로 일반적인 호흡기 질환보다는 훨씬 높지만 4천만 명의 목숨을 앗아갔던 1918년의 스페인 독감만큼 높지는 않다.

(7) 조류독감 (Avian Influenza)

닭, 오리 등의 가금류에 생기는 바이러스성 질환으로 버드플루(Bird Flu)라고도 하며 조류 인플루엔자 또는 가금 인플루엔자라고도 한다.

감염된 조류의 콧물이나 호흡기 분비물, 똥 등에 접촉한 조류들이 다시 감염되는 형태로 전파되며, 특히 철새들에 의해 많이 전파된다. 병원성에 따라 고병원성, 약병원성, 비병원성으로 구분되며, 고병원성 조류 인플루엔자(highly pathogenic avian influenza)는 우리나라에서 법정 제 1종 가축감염병으로 분류된다. 닭은 특히 감수성이 커서 감염되면 80% 이상 호흡곤란으로 폐사한다.

1) 병원체

조류 인플루엔자 바이러스는 HA형과 NA형이 있다. HA형 15종과 NA형 9종이 곱해져서 이론적으로는 135종의 바이러스가 존재한다. 조류에서 조류 인플루엔자를 잘 일으키는 H5형이나 H7형은 원칙적으로는 사람에게 감염을 일으키지 않으나, H5N1 인플루엔자처럼 드물게 사람에게 감염을 일으키기도 한다.

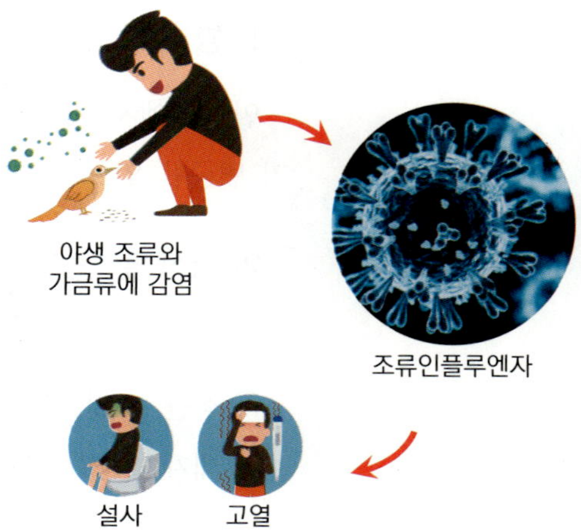

그림 7-10 조류독감의 감염경로 및 증상

2) 전파

조류독감에 감염된 사람은 모두 양계업에 종사하는 등 감염된 닭이나 오리에 노출된 사람들이고, 사람끼리 전파되거나 닭, 오리 등을 먹어서 감염된 사례는 없다. 조류 인플루엔자 바이러스는 75℃ 이상에서 5분 이상 가열하면 사멸하므로 닭, 오리 등을 충분히 익혀 먹으면 감염되지 않는다.

조류독감에 감염되면 38℃ 이상의 고열이 나면서 기침, 인후통, 호흡곤란 등 감기나 독감과 비슷한 증세가 나타난다.

3) 치사율

1997년 홍콩에서 처음으로 인체 감염을 일으켜 6명이 사망했고, 2003년 12월부터 다음 해 4월까지 아시아 지역에서 유행하여 모두 23명이 사망했다. 우리나라에서도 2003년 12월 충청북도 음성군에서 H5N1형 인플루엔자가 처음 발생한 이래 몇몇 지역에서 검출되었으나 인체 감염 사례는 없다.

(8) 메르스(중동호흡기증후군, MERS)

메르스는 코로나 바이러스(Middle East Respiratory Syndrome Coronavirus ; MERS-CoV)에 의한 호흡기 감염증이다. 2013년 5월, 국제바이러스 분류 위원회(ICTV, International Committee on Taxonomy of Viruses)에서 메르스 코로나바이러스(MERS-CoV)라 명명하였다. 대부분 환자가 중증급성하기도질환(폐렴)이나 일부는 가볍거나 무증상을 나타내기도 한다.

우리나라에서는 2015년 5월 사우디아라비아에서 귀국한 보균자로 인하여 많은 희생자를 냈으며 경제적 · 사회적으로 커다란 파장을 일으켰다.

1) 병원체

신종 메르스 코로나바이러스(Middle East Respiratory Syndrome Coronavirus ; MERS-CoV)

2) 병원소 및 감염원

감염원은 명확히 밝혀지지는 않았으나 박쥐로부터 감염된 낙타가 보균동물로 알려졌다. 환자와 보균자가 병원소이다.

3) 전파

아직도 최초 감염경로는 명확하게 밝혀지지 않았다. 다만 사우디아라비아 내 단봉낙타 접촉에 의한 감염전파가 보고되었다. 병원 내 감염이나 가족 사이에 감염이 많은 것으로 보아 2m 이내의 대화, 기침, 재채기, 악수 등 밀접 접촉에 의한 비말감염 혹은 공기전파가 주된 감염경로로 추정된다.

- 잠복기 : 5일 (최소 2일 ~ 최대 14일)

4) 감수성 및 면역성

감수성은 전반적으로 높으며 기존 질환이 있는 사람이 취약하다. 감염 후에 회복되면 면역을 얻게 된다.

5) 임상 증상

주 증상으로는 발열, 기침, 호흡곤란이 있으며, 그 외에도 두통, 오한, 인후통, 콧물, 근육통뿐만 아니라 식욕부진, 오심, 구토, 복통, 설사 등이 있다. 합병증으로 호흡부전, 급성신부전 동반 사례가 매우 높다. 기저 질환(당뇨, 만성 폐질환, 암, 신부전 등)이 있는 경우와 면역기능이 약한 자는 MERS-CoV 감염률이 높고 예후도 불량하다.

- 치명률 : 30%~40% (2015년 우리나라의 경우는 20% 정도)

6) 예방대책

① 여행 중 동물과의 접촉이나 낙타고기, 낙타유 섭취 삼가
② 손 씻기 등 개인위생수칙 준수
③ 사람 붐비는 장소 방문 자제
④ 손으로 눈, 코, 입 만지지 않기
⑤ 발열이나 호흡기 증상이 있는 사람과 밀접한 접촉 피하기
⑥ 호흡기 증상이 있는 경우 마스크 착용
⑦ 발열, 기침, 호흡곤란 등 호흡기 증상 시 의료기관 방문

7) 우리나라 메르스 확진통계 (2017년 2월 20일 기준)

MERS 확진자	186명	완치자	148명
사망자	38명	치료중인 환자	0명
격리해제	16,752명		

(9) 코로나바이러스 감염증(COVID-19)

2019년 코로나바이러스(Corona)-19에 의하여 중국 우환에서 발생한 급성 호흡기계 신종인플루엔자이다. 2021년 12월 말 현재 전 세계 3.0억 명을 감염시키고, 5.5백만 명을 사망시켰으며, 우리나라도 약 60만 명이 발생하였고, 5,000여 명이 사망했으며, 백신 접종률은 90% 정도이다.

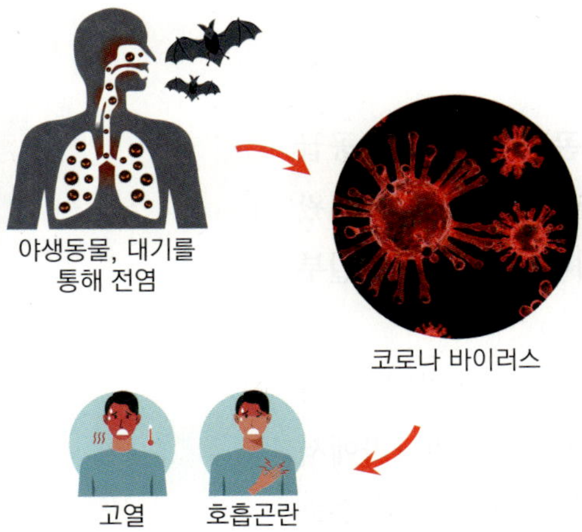

그림 7-11 코로나바이러스 감염증의 감염경로 및 증상

1) 병원체

Severe Acute Respiratory Syndrome-Coronavirus-2(SARS-CoV-2)

① **변이종** : 알파변이(영국), 베타 · 오미크론(남아프리카 공화국), 감마 · 제타(브라질), 델타 · 카파(인도), 람다(페루), 엡실론 · 요타(미국), 에타(나이지리아), 세타(필리핀) 등은 전파력이 강하다.

② **진단** : 코로나-19 유전자 검출(PCR) 또는 간이 진단키트에 의한 양성 반응을 확인한다.

2) 병원소 및 감염원

환자와 보균자의 호흡기, 비말(droplets) 또는 분비물(discharge)

3) 전파 : 주된 전파경로는 감염자의 호흡기 침방울(비말) 또는 공기 중 바이러스에 의한 전파

① 감염된 사람과의 직접 접촉(악수 등) 또는 매개체(오염된 물품이나 표면)를 만진 후, 손을 씻기 전 눈, 코, 입 등을 만짐으로 바이러스 전파

② 환기가 부적절하게 이루어진 노래방, 커피숍, 주점, 실내 운동시설 등에서 감염자와 같이 있거나 감염자가 떠난 즉시 그 밀폐공간을 방문한 경우

4) 잠복기

환자와 접촉한지 1~14일(평균 5~7일)에 증상이 나타난다.

5) 증상

① 임상 증상은 무증상, 경증, 중등증, 중증까지 다양하다.

② 주요 증상으로는 발열(37.5℃ 이상), 기침, 호흡곤란, 오한, 근육통, 두통, 인후통, 후각 · 미각소실

③ 그 외에 피로, 식욕감소, 가래, 소화기증상(오심, 구토, 설사 등), 혼돈, 어지러움, 콧물이나 코막힘, 객혈, 흉통, 결막염, 피부 증상 등이 다양하게 나타남

5) 치료

특이치료제 없이 증상에 따른 대증치료를 하면서, 호흡 곤란 시 산소를 공급하고 필요한 경우에는 기계호흡이나 체외막 산소공급 등의 처치를 시행해왔다. 산소 치료가 필요한 환자에서 에볼라 치료제인 렘데시비르의 효과가 일부 확인되어 여러 나라에서 사용해 왔다.

최근 머크(MSD)의 경구용 코로나19 치료제 '라게브리오(몰누피라비르)' 와 화이자의 경구용 코로나19 치료제 '팍스로비드' 가 출시되었다. 우리나라에서 만든 셀트리온의 '렉키로나(레그단비맙)' 도 효과를 인정받아 사용 중이며 수출도 할 계획이다.

7) 치명률

치명률은 지역, 연령, 감염 상태 및 기타 요인에 따라 다양하다. SARS(10%)나 MERS(30%)보다 낮은 1.0~10%로 정도이다.

8) 예방대책

① 식약처에서 승인된 코로나-19 백신으로 면역한다.

* mRNA vaccine : Pfizer, Moderna(미국)
* Virus vector vaccine : Novavax, 존슨앤존슨(얀센, 미국), Astra Zeneca (AZ, 영국), 스푸트니크(러시아), ZyCov-D(인도), 시노팜 · 시노백 · 캔시노(중국) 등

(10) 풍진 (Rubella, German Measles)

풍진은 전 세계에 퍼져 있으며 산발적으로 발생된다. 이른 봄부터 6월까지 환자가 많이 생기고 어린이가 잘 걸리기는 하지만, 임산부가 임신초기에 이환되면 태아에게 영향을 주므로 각별한 주의가 필요하다.

홍역에 비해 증상은 가벼우나 대개는 열이 나며 전신의 임파절, 특히 목 뒤나 귀 뒤에 있는 임파절이 부어서 만지면 아프고 약 2~7일 동안 계속되고 난 뒤에는 발진이 생긴다. 발진은 한 번에 다 생기지는 않고 첫날에는 얼굴과 목에 생기며 다음날은 희미해지면서 가슴, 등, 팔 등에 새로운 홍진이 생긴다. 이는 가장 특이한 증상 중의 하나이다.

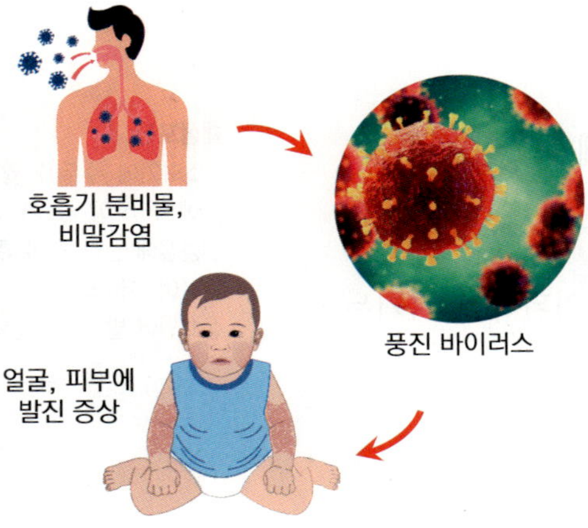

그림 7-12 풍진의 감염경로 및 증상

1) 병원체 : *Rubella virus*

2) 병원소 : 환자

3) 전파

환자와 접촉하거나 비말감염으로 전파되며, 오염된 물건을 통해 간접 감염도 되고 선천성으로 감염되어 분만한다. 잠복기는 보통 18일이며 발진이 나온 전후 1주일 동안 감염력이 매우 강하다.

4) 감수성 및 면역성

보편적이며 모체에서 받은 면역은 6~12개월이며 그 후는 감염이 된다. 완쾌 후 영구면역이 된다.

5) 예방대책

1회의 피하접종으로 95% 이상이 면역 항체를 얻게 된다. 임산부에게 예방접종을 해서는 안 된다. 환자와 접촉한 임신초기 임산부에게는 감마 글로불린을 주사하는 것이 좋다.

(11) 수두 (Chicken Pox)

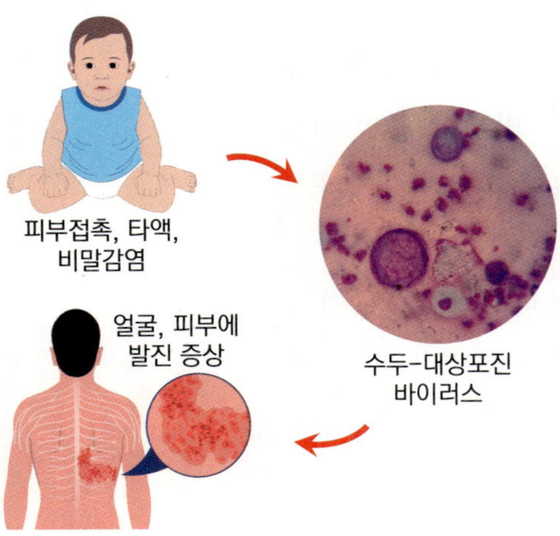

그림 7-13 수두의 감염경로 및 증상

수두는 전세계적으로 분포하지만 온대지방에서는 2~8세 때에 많이 걸리고, 열대지방에서는 성인환자가 전체의 1/3이나 되는 일도 있다. 미열과 동시에 발진이 가슴과 배에 생기며, 이어서 얼굴 · 팔 · 다리에도 나타나고 1~5일 동안 지속되며, 처음에는 반점이던 것이 수포가 되고 표면이 커지면서 말라서 딱지로 된다.

1) 병원체 : *Varicella-Zoster virus*(또는 V-Z virus)

2) 병원소 : 환자

3) 전파

직접접촉과 비말감염 또는 공기전파로 사람에게서 사람에게로 감염된다. 발진의 가피에서는 감염되지 않지만 발진초기에는 감염된다.

환자의 피부 분비물이나 점막에서 오염된 기물로 간접 감염된다. 잠복기는 보통 13~17일이다.

> **Reference**
> **대상포진**
> 소아기에 수두를 앓고난 후에도 바이러스가 체내 신경절에 남아 잠복 후 면역력이 저하되면 다시 활성화되어 발생하는 질병

4) 감수성 및 면역성

감수성은 이환된 일이 없는 사람은 보편적이다. 이환되면 어린이보다 어른이 중증으로 되고 한 번 걸리면 면역이 오래 가지만 대상포진은 재감염되는 수가 있다.

5) 예방대책

감수성이 높은 신생아나 면역력이 저하된 환자는 수두환자와 접촉하지 않도록 주의한다. 수포발생 시 5일간은 환자를 격리한다. 임신초기에 감염시 약 2%의 태아에게서 선천성기형이 생긴다.

감마 글로불린은 예방효과는 없으나 경미하게 병세를 악화시켜 준다. 그러므로 유행할 때는 허약자와 백혈병 환자와 같이 면역이 저하된 자 및 기타 질환이환자는 접종해도 좋다. 치료는 병소를 깨끗하게 유지하고 세균의 2차 감염을 방지하며 가려움에 대한 조치를 하면 된다.

(12) 성홍열 (Scarlet Fever)

성홍열은 전 세계적으로 분포하지만, 특히 온대지방에는 보편적으로 상재하는 급성 감염병이다. 우리나라에서는 1960년대에는 거의 발생이 없었으나, 2003년에 107명, 2007년에 146명이 발생하였다. 주로 늦봄에 흔히 발생한다.

성홍열의 증상은 자각증상 없이 지나는 경증에서 발진을 나타내는 중증까지 매우 다양하다. 특징은 발열, 인후염, 편도선염, 경부임파선 통증이 온다. 또 맥박이 크게 증가하거나 피부가 뜨겁거나 건조하게 느낀다. 합병증으로는 중이염, 유양돌기염, 임파절염, 뇌막염 등이 생길 수 있다.

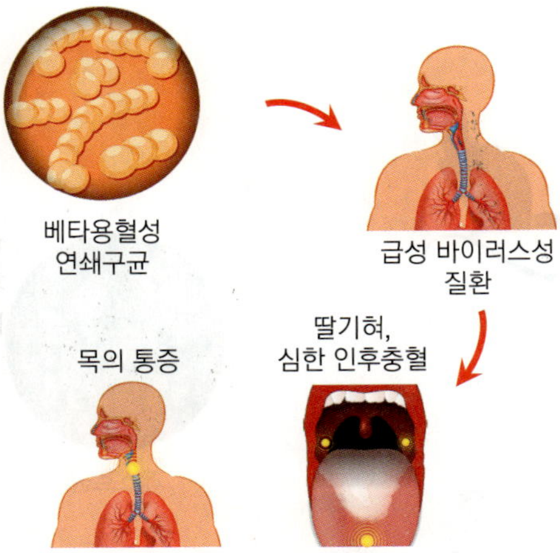

그림 7-14 성홍열의 감염경로 및 증상

1) 병원체 : β용혈을 일으키는 group A 용혈구균

2) 병원소 : 환자나 보균자

3) 전파

환자나 보균자의 비말에 의한 직접 전파가 가장 많고 드물게 손이나 물체에 의해 간접 전파된다. 극히 드물게 우유 같은 식품으로도 전파된다.

잠복기는 보통 2~5일이다.

4) 감수성 및 면역성

대부분 사람은 불현성 감염으로 항독소성 면역 또는 항균면역 항체를 갖게 된다. 발진을 나타내는 성홍열의 발적독소 면역항체는 발진 후 1주 이내에 형성되어 평생 지속된다.

5) 예방대책

평상시에 환경위생과 개인위생을 잘 지키고 장난감 등 어린이가 쓰는 물건을 소독한다.

4. 절족동물 매개 감염병

절족동물의 종류는 무수히 많이 있지만 인간에게 질병을 전파하는 곤충과 질병으로는 페스트(벼룩), 발진티푸스(이), 일본뇌염(모기), 발진열(벼룩), 말라리아(모기), 유행성 출혈열(진드기) 등이 있다.

(1) 페스트 (Pest)

Reference

패혈증(敗血症)
균혈증과 독혈증이 복합된 혈류의 감염증

페스트는 야생 설치류에 매개되어 임파선종 또는 폐렴을 일으키는 급성 감염병으로 패혈증(Septicemia, blood poisoning)을 일으킨다.

1) 병원체 : *Yersinia pestis*로 그람 음성균이다.

2) **병원소** : 야생설치류, 집쥐이다. 잠복기는 선(腺)페스트의 경우 2~6일, 페페스트는 3~4일이다.

3) **전파**

쥐벼룩에 의해 쥐에서 쥐로 전파되며, 쥐벼룩이 흡혈(吸血) 시에 위(胃)로부터 페스트균을 토출(吐出)해서 전파시킨다.

선페스트는 사람에서 사람으로 전파되지 않는다. 그러나 폐(肺)페스트는 사람에서 사람으로 직접 전파되며 특히 비말감염이 주요 원인이다.

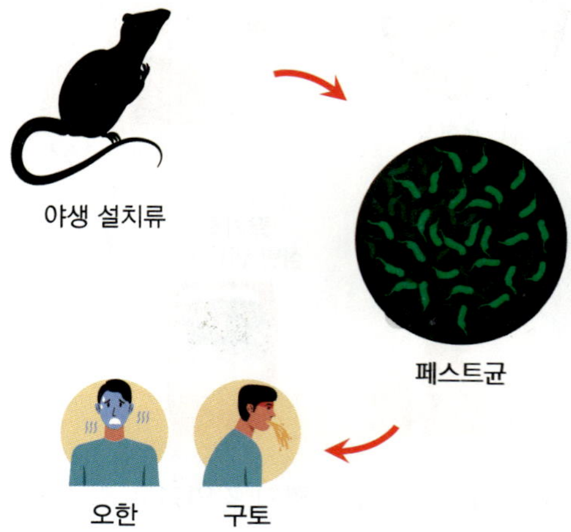

그림 7-15 페스트의 감염경로 및 증상

4) **감수성 및 면역성**

감수성은 전반적이며, 완쾌 후에는 일시적 면역이 인정된다.

5) **예방대책**

발생보고의 신속, 격리, 소독, 구충, 구서를 실시한다. 특히 벼룩구제가 중요하며 예방접종은 사균백신이 이용되고 있다.

(2) 발진티푸스 (Epidemic Typhus)

발진티푸스는 이(louse)로 인하여 매개되어 발열, 근통, 정신신경증상, 발진(장미진) 등을 나타내는 급성 감염병이다. 때로는 발진이 출혈성이기도 하다.

1) **병원체** : *Rickettsia prowazekii*

2) **병원소** : 환자 또는 보균자

3) **전파**

환자로부터 이의 흡혈에 의하여 이의 장관 내의 증식배설물로 탈출되어 상처로 침입되거나 먼지를 통하여 호흡기계로 감염되기도 하며 잠복기는 보통 7~14일이다.

4) 감수성 및 면역성

감수성은 전반적이며 완쾌 후에는 면역을 얻는다.

5) 예방대책

발생보고의 신속, 격리, 소독, 이의 구제 및 예방접종 등이 필요하다.

(3) 말라리아 (Malaria)

말라리아는 학질, 하루거리, 초학 등으로 불린다. 우리나라에서는 강화군과 경기도 양주, 김포, 파주, 포천, 강원도 철원에서 자주 발생한다.

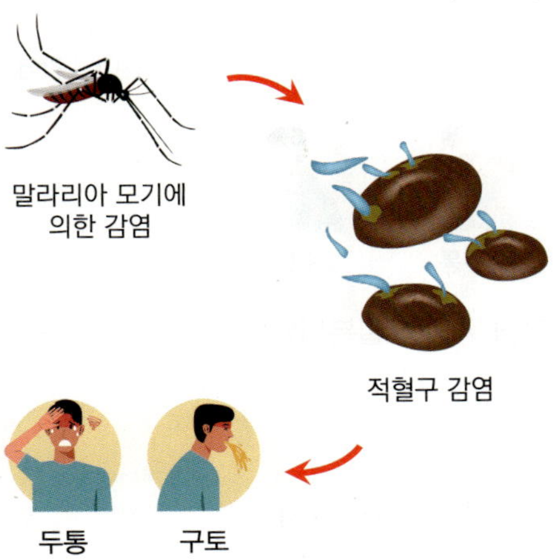

그림 7-16 말라리아의 감염경로 및 증상

1) 병원체

Plasmodium vivax, *P. malariae*, *P. ovalae*, *P. falciparum* 등의 4종의 인체 감염 원충이 있으나 우리나라에서는 *P. vivax*만이 유행되었다.

2) 병원소

환자와 보균자이며 양성 3일열 말라리아(*P. vivax*)는 간 조직에서 3년까지도 잠복한다.

3) 전파

환자로부터 모기가 흡혈하면 모기 체내에서 유성생식을 거쳐서 여름에 약 2주일이면 인체에 감염된다.

4) 감수성 및 면역성

감수성은 일반적이며 면역은 인정되지 않으나 저항력은 있는 것으로 본다.

5) 예방대책

모기에 물리지 않도록 하고, 모기의 구제와 환자의 근치요법의 실시가 필요하다.

(4) 일본뇌염(Japanese Encephalitis)

일본뇌염은 우리나라에서는 8월(늦여름)부터 10월 사이에 많이 발생하는데, 이것은 뇌염모기(*Culex tritaeniorhynchus*)에 의해 뇌에 염증을 일으키는 질환이며 치명률은 평균 40% 정도이다.

1) **병원체** : *Japanese encephalitis virus*

2) **병원소**

돼지이며 잠복기는 5~15일이고, 현성감염은 500~1,000명에 한 명 정도가 임상증상을 나타내며 불현성 또는 무증상 감염자가 많다.

3) **전파** : 작은 빨간집모기에 의해서 매개된다.

4) **감수성 및 면역성** : 전반적이며 완쾌 후에 영구면역을 얻는다.

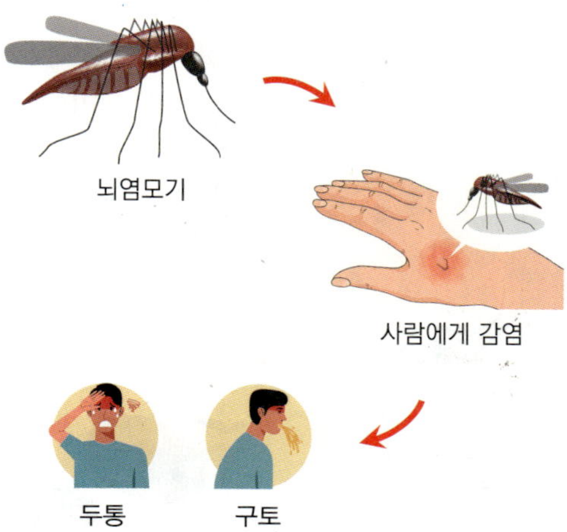

그림 7-17 일본뇌염의 감염경로 및 증상

5) **예방대책**

신속한 발생보고와 모기구제 및 모기에 물리지 않도록 주의하고, 피로하지 않도록 건강관리를 하여야 한다. 3~15세의 위험 연령은 예방접종을 실시한다.

(5) 유행성 출혈열 (Epidemic Haemorrhagic Fever)

우리나라에서는 경기도 북부 및 강원도 등지에서 늦봄과 늦가을에 많이 발생되었다. 심한 각혈 및 위장출혈과 혈뇨나 단백뇨 등이 나타나는 급성 감염병으로서 치명률은 대체로 10~15% 이하인 것으로 발표되고 있다.

1) **병원체** : *Hantan virus*

2) **병원소** : 야산에서 서식하는 들쥐(*Apodemus agrarius*)

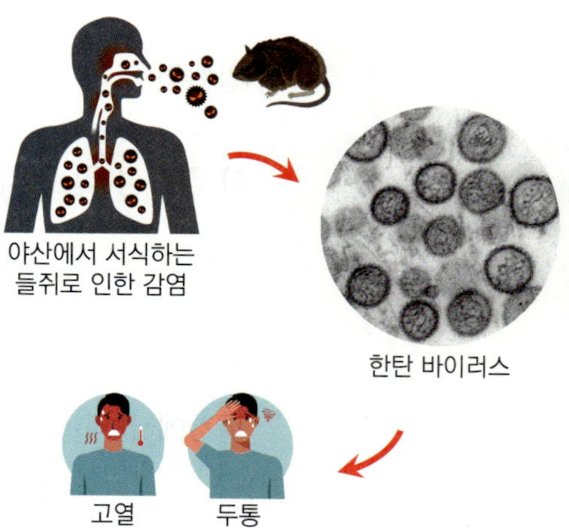

그림 7-18 유행성 출혈열의 감염경로 및 증상

3) 전파

들쥐의 배설물에 오염된 먼지가 사람의 호흡기를 통해 들어오면 전파된다.

4) 예방대책

들쥐를 구제하고 들쥐 배설물에 접촉하거나 감염되지 않도록 야외활동시 주의해야한다.

(6) 쯔쯔가무시병 (Tsutsugamushi Disease)

동부, 중부 동남아시아에 주로 토착화되어 있으며 우리나라는 6.25동란 중 미군 가운데 환자발생보고가 여섯 번 있은 이래 발병보고가 전혀 없다가 1984년 렙토스피라증의 원인이 밝혀지면서 쯔쯔가무시병(Tsutsugamushi disease, Scrub typhus)에 대한 관심이 커졌다. 1985년에 신증후출혈열이나 렙토스피라증 등 고열출혈성 질환이 의심되는 환자를 대상으로 검사하여 9명의 양성자를 발견한 데 이어 1986년에 진해에서 혈청학적 검사로 20여 명이 양성자로 확인 · 보고되었다.

2000년대에 들어 안정된 생활로 야외활동이 많아지면서 2001년에 2,637명에서 2017년에는 10,528명으로 급증하였다.

특히 직업은 성별 분포에 크게 영향을 미치는데, 주로 새로운 주거지로 벌목된 지역이나 제초작업 등 좀진드기가 서식하는 환경에서 일하는 성인들에게 주로 발생한다.

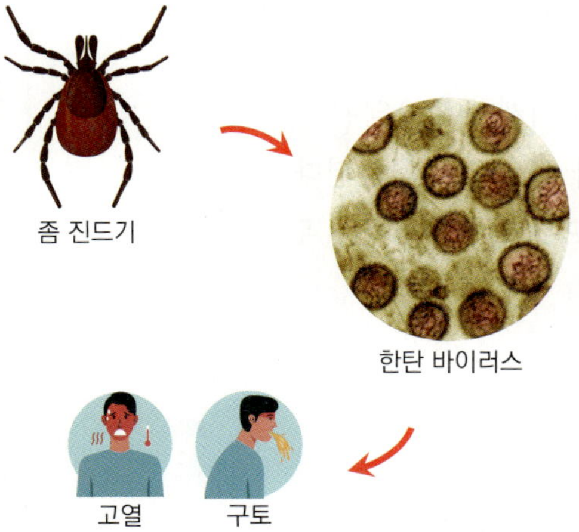

그림 7-19 쯔쯔가무시병의 감염경로 및 증상

1) 병원체: *Rickettsia tsutsugamushi*

2) 병원소

좀진드기 *Leptotrombidium akamushi*, *L. deliensis* 등의 감염된 유충들이 사람에게 가장 흔한 매개체이다. 감염은 좀진드기에서 경란전파로 유지된다.

3) 전파

감염된 좀진드기가 물어서 생긴 상처에 의해 전파되며, 잠복기는 6~21일로 다양한데 보통 10~12일이다.

4) 감수성

한 번 감염되면 *R. tsutsugamushi*의 동종주에 대해서는 영구적인 면역을 얻을 수 있으나 이종주에 대한 면역은 일시적이므로 재감염할 수 있는 것으로 알려져 있다. 특히 토착지역에 일생 동안 사는 사람들은 두 번이나 세 번 감염될 수도 있다.

5) 예방대책

노출된 피부에 진드기 구산제(diethyl toluamide)를 바르고 진드기 죽이는 화합물인 benzyl benzoate로 옷과 담요를 처리해 감염된 좀진드기와의 접촉을 방지한다. 그리고 특정지역에서 좀진드기를 박멸하기 위해 린덴이나 딜드린 등 염소탄화수소를 토착지역 내의 밀집장소와 탄광건물, 캠프 주변, 풀밭, 땅 등에 뿌린다.

Reference

가을철 3대 급성발열성 질환
- 쯔쯔가무시증
- 렙토스피라증
- 유행성출혈열 (신증후군출혈열)

(7) 발진열 (Eruptive Fever)

발진열은 급성 감염병으로 발열과 발진증상은 발진티푸스와 비슷하며 일반적으로 40℃의 고열은 없고 1주일 정도면 하열되는 경증으로 경과한다. 우리나라에서는 제3급 감염병으로 규정되어 있으나 10년 이래 발생보고가 없다.

1) 병원체 : *Rickettsia typhi*

2) 병원소 : 자연계에 사는 쥐

3) 전파

쥐벼룩이 감염된 쥐가 매개하는데, 인체감염은 우연하게 리케차에 오염된 쥐벼룩의 대소변 및 분진이 사람의 피부상처로 들어가거나 흡입으로 감염된다. 쥐벼룩은 사람의 혈액을 흡혈하지 않으므로 직접흡혈 등으로 감염시키지는 못하고, 사람에게서 사람으로 직접 전파되지는 않는다.

4) 잠복기 : 6~15일, 보통 12일간이다.

5) 감염기간

리케차에 오염되어 있는 쥐벼룩과 사람과 접촉하고 있는 동안이다.

6) 감수성

한 번 앓고 나면 평생면역이 되고 감수성은 누구나 없다.

7) 예방대책

환자 및 환자 접촉자의 격리와 쥐의 구제 등 환경위생관리가 중요하다.

5. 동물매개 감염병

(1) 광견병(Rabies)

광견병은 발병하면 100% 사망하는 급성 뇌염의 하나로서 세계 각지에서 많이 발생되고 있으며 광견병독에 의한 모든 온혈동물, 특히 개에 발생하는 급성 감염병이다.

공수병(恐水病)이라고도 부른다. 최근에 이르러 개의 예방접종 등의 대책이 실행된 후부터 그 발생이 격감되고 근년에는 거의 발생이 드물다.

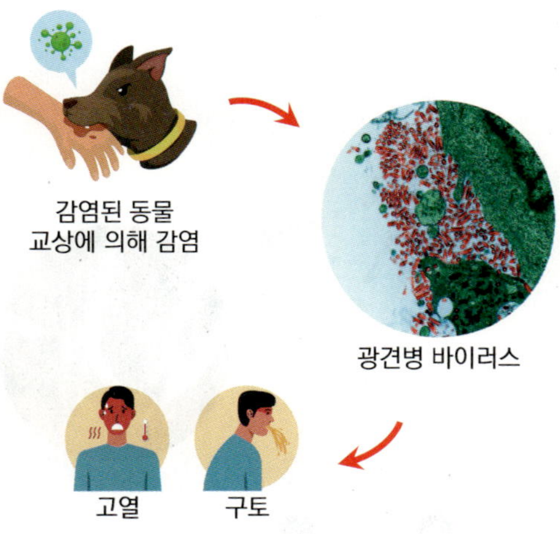

그림 7-20 광견병의 감염경로 및 증상

1) 병원체: *Rabies virus*

2) 병원소

광견병에 감염된 개, 고양이, 여우 등 포유동물이 병원소이다. 그 감염동물의 침(saliva)이 감염원이 된다.

3) 전파

감염된 동물의 교상(咬傷)에 의해서 사람에게 감염된다. 아주 드물게는 동굴 속의 유독박쥐의 분진을 호흡하여 감염된 예도 있다.

잠복기는 보통 1~3개월로 때로는 더 길어질 때도 있다. 머리, 목, 얼굴을 물렸을 때는 사지를 물렸을 때보다 잠복기가 더 짧아진다.

4) 감수성 및 면역성

사람을 포함한 모든 포유동물은 감수성이 있다.

동물에게는 생균백신의 접종으로 면역효과를 거두고 있으나 사람은 아직 생균백신을 접종하지 못하고, 샘플형(sample type) 백신을 접종할 경우는 부작용으로 마비증을 나타낸 예가 많으므로 치료나 예방목적으로 백신을 접종할 때는 신중을 기해야 한다.

5) 예방대책

동물 수입 시에 동물검역을 실시하고, 야견(들개)의 도살이나 집개의 예방접종을 강력하게 실시한다.

개에 물린 사람에 대한 처치로는 물린 상처를 즉시 비눗물이나 소독약으로 닦고 상처주위에 면역혈청을 주사한 후에 개를 10일 동안 구금하여 발병여부를 관찰함으로써 백신 접종의 여부를 결정한다.

(2) 탄저 (Anthrax)

탄저는 인수공통감염병이다. 원래 소, 양, 말, 산양 등의 가축에 급성 패혈증을 일으키게 한다. 동물의 치명률은 75~100%에 달하는 중요한 가축감염병이다. 소의 탄저가 가장 많으며 사람의 탄저는 매우 드물다.

1) 병원체 : *Bacillus anthracis*

2) 병원소 : 소, 말, 양, 산양 등 동물

3) 전파

탄저균은 아포를 형성하는데, 아포는 외계에 있어서의 저항력이 강하다. 가축의 감염은 오염된 풀이나 사료에 의한 경구감염이 가장 많고, 또한 사람의 감염은 90% 이상이 경피감염에 의한 피부탄저인데, 이는 오염된 모발이나 수피 같은 원료와 제품에서 직접 전파된다.

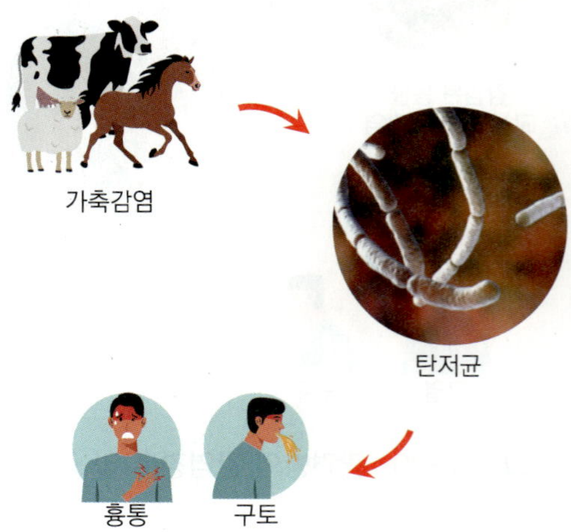

그림 7-21 탄저의 감염경로 및 증상

그리고 동물의 털을 취급하거나 골분공장에서 종사하는 사람은 기도감염에 의해 폐탄저를 일으키며, 드물게 오염된 육류를 먹어서 장탄저를 일으키기도 한다. 잠복기는 보통 4일이다.

4) 감수성

이환 후에는 어느 정도 면역이 생기며 얼마나 지속되는지 확실치 않다.

5) 예방대책

가축은 약독화 생균백신을 접종한다. 직업상 가축과 접촉하며 수육 · 수모 · 수피 등을 취급하는 사람은 탄저가 의심되는 경우에 세균학적 진단을 실시해야 한다. 그리고 이미 이 병에 감염된 가축은 도살처분, 소각, 소독을 실시해야 한다.

(3) 브루셀라증 (Brucellosis)

원래 동물질환이지만 사람에게도 감염된다. 사람과 관계가 있는 동물은 주로 소, 돼지, 양이다. 이러한 동물의 젖이나 생식기에는 균이 많다.

인체감염의 약 60%는 이러한 동물의 조직, 분비물, 배설물에 있는 브루셀라균이 피부의 작은 상처를 통해 체내로 침입한 것이고 20~30%는 경구감염이며, 우유나 치즈를 먹어 걸리기도 하고 호흡기로 감염되는 수도 있다.

따라서 우유로 생기는 유형을 제외하면 대개는 산발적으로 발생되며, 도시보다는 농촌에 많고 젊은 농부나 목부들이 걸리는 수가 많다. 환자로부터 다른 사람에게 전파되는 일은 거의 없으나 소변 등으로 병균이 오랫동안 배설된다.

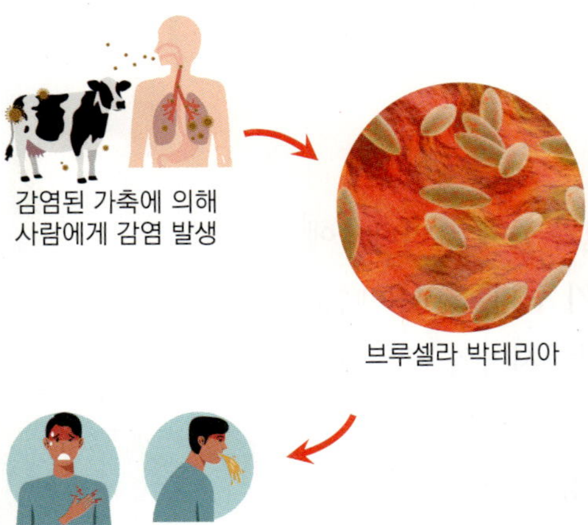

그림 7-22 브루셀라증의 감염경로 및 증상

1) 병원체

*Brucella*균으로 생기는 감염병으로 브루셀라는 0.5~1.5μ의 그람 음성 간균이고 운동성이 없으며 아포도 형성하지 않는다. 사람에 대해 항원성이 있는 균주는 양에서 분리되는 *Br. melitensis*(산양형균)와 돼지에서 분리되는 *Br. suis*(돈형균), 소에서 분리되는 *Br. abortus*(우형균)의 세 가지가 있다.

2) **병원소**: 말, 소, 돼지, 양, 산양, 개

3) 전파

감염된 조직에 직접 접촉함으로써 또는 우유나 유제품을 통해서(경피, 경구, 흡입감염) 전파되며, 감염된 소나 돼지를 취급하는 도살업자나 수의사가 접촉을 통해서 감염되는 경우도 있다. 유즙은 간접 전파의 유일한 중요매개물이 된다. 잠복기는 대체로 10일이다.

4) 증상

임상조사에서 발열 93.8%, 파상열 70.3%, 오한 71.4%, 발한 73.4%, 권태 67.2%, 쇠약 68.8%, 그 외 임파절염, 관절통, 요통 등이 있는 것으로 나타났다. 열은 오후에 38~39℃까지 오르고 밤에 발한과 함께 내려간다.

소 · 양 · 돼지의 생식기관과 태막에 염증을 수반하여 유산과 불임증을 나타낸다.

5) 예방대책

농부나 도축장, 통조림 공장의 종업원에 대해 병의 실태와 감염동물의 시체나 그 제품취급에 대한 교육을 실시해야 한다.

동물에는 백신을 주사하고 유산한 동물의 배설물이나 태아를 소각한다. 오염된 기구와 지역을 소독하고 환자의 배설물도 소독하며 감염원을 찾고 또는 유행이 생기면 공통되는 매개물을 찾아서 처리한다.

(4) 렙토스피라증 (Leptospirosis)

렙토스피라증은 쯔쯔가무시, 발진열이나 신증후군출혈열과 함께 우리나라에서 발생하는 급성 발열성 질환군의 하나이다. 균에 노출되기 쉽다는 이유 때문에 9~11월 추수기에 주로 농부에게서 발병한다. 특히 동남아시아와 극동지역에서 발생된다.

우리나라는 전국에서 산발적으로 발생하는데, 추수기에 강우량이 많거나 홍수가 있는 경우는 쓰러진 벼를 세우는 작업을 할 때에 렙토스피라균에 노출될 기회가 많아져서 큰 유행이 있었다.

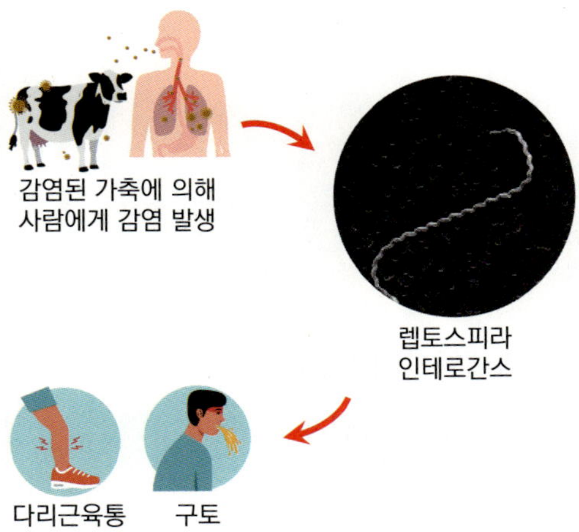

그림 7-23 렙토스피라증의 감염경로 및 증상

1) 병원체 : *Leptospira icterahaemorrhagiae*

2) 병원소 : 들쥐

3) 전파

흔히 감염된 들쥐의 배설물로 배출된 병원체에 오염된 물과 토양에 접촉하여 경피감염이 되고, 오염된 식품과 음료수를 통한 경구감염도 일어난다.

잠복기는 보통 7~10일이다.

4) 증상

발병초기에는 발열, 두통, 오한 등의 증세가 있다가 발병후기에는 용혈성 황달, 결막충혈, 간장 장애 등을 일으킨다.

5) 예방대책

감염의 위험성이 짙은 직업에 종사하는 사람은 구두 · 장화 · 장갑을 사용하여 피부를 보호하도록 하여야 하고, 작업 후에는 손발을 깨끗이 씻는 생활습관을 지니도록 보건교육을 실시하여야 한다.

또한 오염가능성이 있는 물에서는 수영을 하지 못하게 하여야 한다.

지난 몇 세기 동안 눈부신 과학의 발전, 그리고 의학 지식의 축적은 그 이전까지 인류에게 큰 위협이 되어왔던 감염성 질환의 발생률과 사망률을 현저하게 감소시켰다. 그런데 감염성 질환 중에도 이전보다 많이 감소되기는 했지만, 아직도 그 유병률이나 사망률에서 국민 건강에 심각한 영향을 끼치는 만성 감염병 질환들이 있다.

그 대표적인 **만성 감염성 질환**으로는 결핵, 한센병, 성전파 질환(STD), B형 간염, 그리고 특수질환인 후천성 면역결핍증 등이 있다. 이들 질병의 개요와 역학적 특성, 그리고 관리방법에 대해서 살펴보기로 하자.

7. 만성 감염병 관리

1. 결핵 (Tuberculosis)

결핵이란 병명은 병리학적 특이 소견에서 연유된 것으로서, 결핵환자의 병리해부에서 결핵의 결절(tubercle)을 보고 이름을 붙인 것이다. 이 결핵의 병원체인 결핵균은 1882년에 코흐(Koch)가 발견하였다.

결핵균의 발견과 결핵약의 개발로 전 세계의 결핵근절사업은 장족의 발전을 하여 왔으나 결핵은 아직도 세계 인류의 건강을 위협하는 두려운 감염성 질환의 하나로 남아 있고, 우리나라도 예외가 아니다.

(1) 질병의 개요

결핵을 일으키는 병원체는 그람 양성의 간균인 결핵균(*Mycobacterium tuberculosis*)이며, 병원소는 1차적으로 사람인데 소도 병원소가 될 수 있다. 결핵의 전파양식은 감염성을 가진 결핵환자의 기침 시에 나온 결핵균의 공기 매개전파이다.

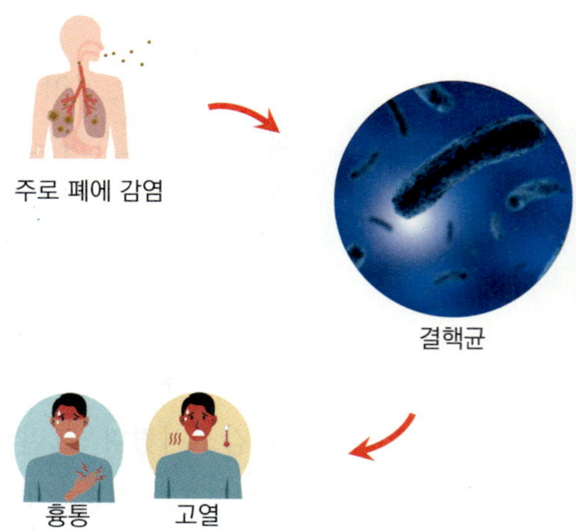

그림 7-24 결핵의 감염경로 및 증상

잠복기, 즉 감염으로부터 1차 병소가 나타날 때까지는 약 1~3개월이 걸리는데, 이때 투베르쿨린(tuberculin) 반응이 양성으로 바뀐다. 감염 후 1~2년 내에 폐결핵이나 폐외결핵으로 진행될 위험이 가장 크며, 발병하지 않더라도 결핵균은 잠재감염의 형태로 일생 동안 체내에 머물 수 있다.

결핵은 폐결핵이 대부분이다. 그러나 혈액을 통해 전신에 퍼지는 속립(粟粒, 좁쌀; miliary)성 결핵, 결핵성 뇌막염, 신장결핵, 척추결핵 등과 같이 다양한 장기에서 일어날 수 있다.

폐결핵 증상은 피로감, 발열, 체중감소로 시작하여 나중에 기침, 흉통, 객혈 등이 현저하게 나타난다. 이때 흉부 X-선 검사를 하면 필름상에 특이한 음영이 나타나며 진단은 흉부 X-선 소견이나 객담검사 등으로 한다.

(2) 역학적 특성

결핵은 아직도 지구상의 많은 나라에서 중요한 보건문제가 되고 있는데, 주로 사회경제적 수준이 낮은 나라에서 많이 발생하고 있다.

우리나라에서는 최근 매년 전국 결핵유병률 실태조사를 하는데, 활동성 폐결핵 환자의 추이는 표 7-9에서 보듯이 2011년 39,557명, 2015년 32,181명으로 아직도 결핵이 우리나라의 보건문제 중에서 중요한 위치에 있음을 의미한다.

지역적으로 보면 도시가 농촌보다 유병률이 높은데, 이것은 도시 외곽 빈민지역의 결핵 유병률이 높기 때문이다. 성별로 보면 남성이 여성보다 약 2배 정도 유병률이 높다. 이는 흡연 등 생활습관과 관계가 있는 것으로 보이며, 연령별로는 영유아에서 높다가 10대에 급격히 감소하고 20대가 되면서 다시 상승하며 30대에 약간 낮아졌다.

그 이후는 연령에 따라 계속 상승하는 것을 볼 수 있다. 이것은 고령으로 면역기능이 떨어질 때에 잠재감염으로 있던 결핵균이 비로소 질병을 일으키기 때문인 것으로 풀이할 수 있다.

(3) 관리방법

① 새로 발견된 환자에게 즉각적인 항결핵요법을 시작한다. 치료시작 2~3주 안에 그 환자의 객담 내의 균이 음성화되므로 다른 사람에게로의 결핵균 전파가 방지되기 때문에 항결핵요법은 환자치료와 동시에 훌륭한 예방대책이 된다.

② 객담 내의 균이 아직 양성인 환자는 기침할 때 휴지로 입과 코를 꼭 가리게 하고 그 휴지와 객담을 소독처리하도록 교육한다. 꼭 필요한 경우에만 입원치료가 요구되고 대부분은 가정에서 통원치료할 수 있는데, 일단 균음성 환자가 되면 가정에서도 격리할 필요가 없다. 환자치료에서 가장 중요한 것은 치료약을 도중에 중단해서 약제 내성이 생기는 일이 없이 정해진 투약기간(6~12개월)을 잘 지키도록 하는 일이다.

표 7-8 전 세계 결핵 발생률 및 사망률 현황

단위: 인구 10만 명당

순위	국가명	발생률	순위	국가명	사망률
1	레소토	661	1	레소토	165
2	필리핀	638	2	중앙아프리카공화국	156
3	중앙아프리카공화국	540	3	가봉	143
4	북한	513	4	기니비사우	124
5	가봉	509	5	마셜제도	109
6	동티모르	498	6	나미비아	98
7	마셜제도	483	7	미얀마	91
8	미얀마	475	8	남아프리카공화국	90
9	남아프리카공화국	468	9	라이베리아	87
10	몽골	452	10	콩고	86
(생략)			(생략)		
107	대한민국/괌/몰디브/러시아	39	107	대한민국	3.8
참고	결핵고위험국가(30개국)	187	참고	결핵고위험국가(30개국)	22

자료 : 질병관리청, 2022년

결핵고위험국가 : 앙골라, 방글라데시, 브라질, 중앙아프리카공화국, 중국, 콩고, 북한, 콩고민주공화국, 에티오피아, 가봉, 인도, 인도네시아, 케냐, 레소토, 라이베리아, 몽골, 모잠비크, 미얀마, 나미비아, 나이지리아, 파키스탄, 파푸아뉴기니, 필리핀, 시에라리온, 남아프리카공화국, 태국, 우간다, 탄자니아공화국, 베트남, 잠비아.

표 7-9 우리나라 결핵환자 및 신환자 현황

(단위 : 명)

연도	2014년	2015년	2016년	2017년	2018년	2019년	2020년
결핵환자	43,088	40,847	39,245	36,044	33,796	30,304	25,350
결핵 신환자	34,869	32,181	30,892	28,161	26,433	23,821	19,933

자료원 : 2020년 결핵환자 신고현황(질병관리청, 2021)

표 7-10 연도별 결핵 사망자수

(단위 : 명)

연도	2014년	2015년	2016년	2017년	2018년	2019년	2020년
결핵 사망자수	2,305	2,209	2,186	1,816	1,800	1,610	1,356

자료원 : 2020년 연령별 사망원인 통계(통계청, 2021)

③ 환자와 밀접하게 접촉한 사람, 특히 환자의 가족은 투베르쿨린 검사를 하고 흉부 X-선 촬영도 하여야 하는데, 일반인의 집단검진으로 정기 흉부 X-선 촬영을 할 수도 있다. 이때 발견된 환자는 반드시 등록을 하여 계속적으로 치료를 받게 한다.

④ 투베르쿨린 검사 결과로 음성인 사람과 영유아에게 BCG 예방접종을 실시하는 것이 우리나라에서는 필요하다. 결핵발생률이 낮은 국가에서는 BCG 접종을 안 하기도 한다.

⑤ 사회적으로 볼 때는 감염위험을 증가시키는 밀집거주 형태의 주거환경을 개선하기 위한 노력이 있어야 하며, 도시 영세지역의 고위험군에게는 특별히 결핵의 전파경로와 관리방법에 대해 보건교육이 실시되어야 한다.

⑥ BCG 백신접종은 비병원성 BCG 균주를 인공 감염시켜 결핵에 대한 면역을 형성하도록 하여 결핵 발병을 방지하는 데 목적이 있으며, 소아의 속립성 결핵과 결핵성 뇌수막염 등 중증 결핵 발병 예방에 효과적이다.

⑦ 결핵관리사업을 위해서는 정부와 민간의 기구가 효율적으로 협력하는 것이 중요한데 우리나라 결핵관리사업을 위한 수행체계는 그림 7-1과 같다.

(4) 결핵관리사업 (결핵예방법 제7조)

① 질병관리청장은 결핵의 예방 및 퇴치를 위한 다음 각 호의 결핵관리사업을 실시하여야 한다.

1. 결핵의 예방 및 관리사업
2. 결핵환자 조기발견 사업
3. 결핵환자 등과 잠복결핵감염자의 진료 및 투약 등 치료와 관리사업
4. 전염성 결핵환자 접촉자 조사 및 관리사업
5. 결핵퇴치를 위한 조사 · 연구
6. 결핵의 발생과 관리실태 등에 대한 정보의 수집 · 분석 및 제공
7. 결핵예방을 위한 교육 · 홍보사업
8. 그 밖에 결핵관리에 필요하다고 인정하는 사업

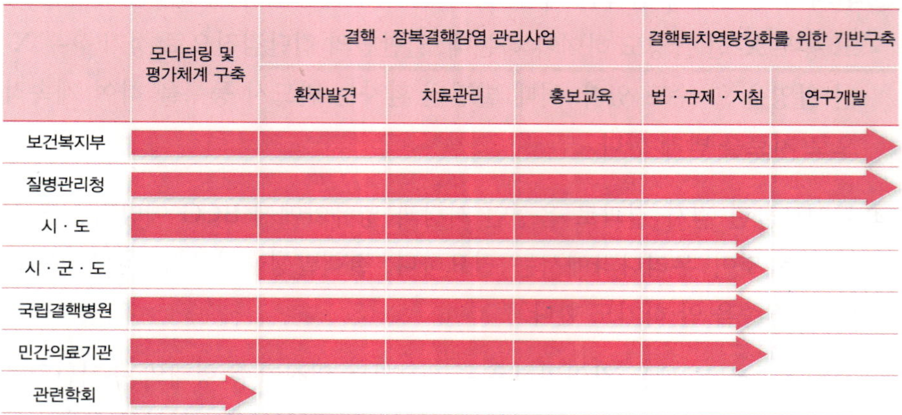

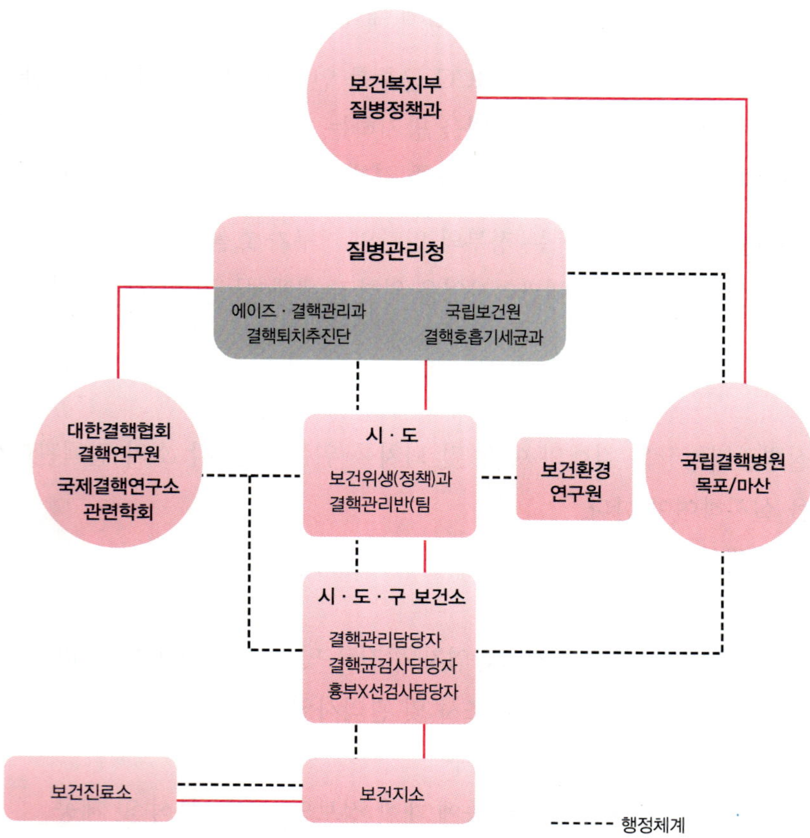

그림 7-25 국가 결핵관리사업 수행체계

② 질병관리청장은 제1항에 따른 결핵관리사업에 필요한 각종 자료 또는 정보의 처리 · 기록 · 관리 업무의 전자화를 위하여 전산정보시스템(이하 "결핵통합관리시스템"이라 한다)을 구축 · 운영할 수 있다.

③ 질병관리청장은 결핵환자를 진단 · 치료하는 의료인 또는 의료기관 및 검사기관, 관계 중앙행정기관의 장, 국민건강보험공단과 건강보험심사평가원, 통계청 및 그 밖에 결핵에 관한 사업을 하는 법인 · 기관 · 단체의 장에게 보건복지부령으로 정하는 바에 따라 결핵관리사업에 필요한 자료의 제출을 요청할 수 있다. 이 경우 자료 제출을 요구받은 자는 정당한 사유가 없는 한 이에 따라야 한다.

국가 2030년 결핵퇴치 추진전략
(인구 10만명당 발생률 '22년 40명 → '30년 10명 이하)

추진 전략	중점 과제
01 결핵 예방 및 조기발견	1 노인 대상 검진 강화 2 외국인 · 노숙인 등 검진 사각지대 해소 3 유소견자, 기저 질환자등 고위험군 검진 지원확대 4 잠복결핵 검진 및 치료지원 확대
02 환자 치료 및 접촉자 관리	1 환자 격리 강화 및 의료기관 치료 질 향상 2 다제내성, 비순응, 취약계층 환자 치료지원 강화 3 맞춤형 복약 관리 등 환자 관리 강화 4 접촉자 관리 강화
03 결핵 연구 · 개발 확대 및 필수재 관리	1 진단 · 치료제 개발 등 연구 확대 및 인프라 강화 2 백신 국산화 및 안정적 수급체계 구축 3 국가결핵사업 필수재 관리 및 검사체계 고도화
04 결핵 예방 및 조기발견	1 범정부 대응체계 구축 2 지자체와 지역사회 대응역량 강화 3 결핵 담당자 · 의료인 · 국민 인식개선 4 국제공조 강화

그림 7-26 국가 2030년 결핵퇴치 추진전략

④ 결핵통합관리시스템의 구축 · 운영에 필요한 사항은 대통령령으로 정한다.

※ 특별시장 · 광역시장 · 특별자치시장 · 도지사 · 특별자치도지사 및 시장 · 군수 · 구청장은→각각 그 지방자치단체의 실정을 고려하여 결핵관리 종합계획에 따른 시행계획을 수립 · 시행하여야 한다.

표 7-11 국가결핵관리종합계획 기본방향

구분	사업내용 및 대상
감염예방사업	① 효율적인 결핵 검진 강화 ② 결핵 발병 고위험군과 취약계층 • 결핵환자의 밀접 접촉자(가족 또는 동거인, 집단시설 및 수용시설) • 결핵환자 치료 및 관리 철저
발병예방 사업 확대	① 영 · 유아에 대한 BCG 예방접종 강화 ② 잠복결핵감염 검진 강화 및 치료 대상 범위 확대 • 결핵 발병 고위험군과 취약계층 • 결핵환자의 밀접 접촉자(가족 또는 동거인, 집단시설 및 수용시설)
교육 · 홍보 강화	① 결핵환자 및 가족들에 대한 보건교육 실시 ② 결핵관련 보건의료인에 대한 지속적인 전문교육 실시 ③ 국민 홍보 · 교육강화

(5) 질병관리청 결핵관리사업

① 입원명령 결핵환자 지원사업

② 의료기관 결핵환자 접촉과 검진사업

③ 결핵환자 진료비 지원사업

2. 한센병 (Leprosy)

피부와 말초신경 및 비강점막을 침범하여 병변을 일으키는 한센병은 고대에서부터 있어 왔지만, 6~7세기에 이르러 유럽 전역으로 확대되어 사회적으로 큰 문제가 되었다.

한센병 관리의 필요성은 일찍부터 인식되어 오늘날까지도 중요한 보건관리대책의 하나로 쓰이고 있는 감염병환자의 격리병원이 발전되었으며, 1880년에는 한센에 의해 한센병 병원균인 나균이 발견되어 한센병(Hansen's disease)이라고도 불린다. 하늘이 내린 형벌이라고 저주 받아 오던 이 병은 1940년대의 효과적인 항나병약(DDS)의 개발로 점점 감소되어 가고 있다.

우리나라에서도 대한한센병관리협회 등을 중심으로 한센병환자의 격리수용이나 한센병환자의 등록관리사업 등을 꾸준히 전개하여 한센병 퇴치에 힘쓰고 있다.

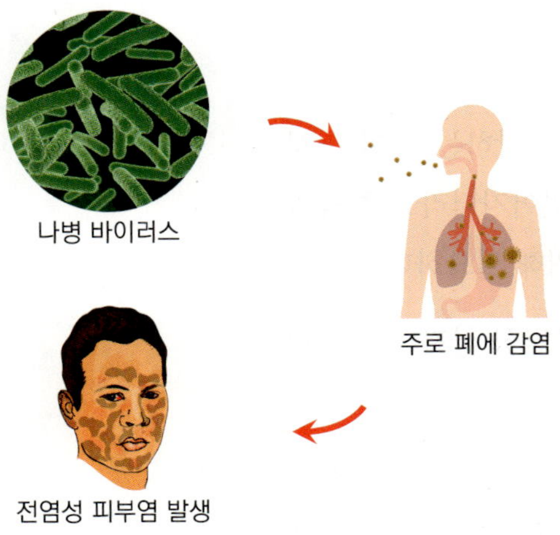

그림 7-27 한센병의 감염경로 및 증상

(1) 질병의 개요

한센병을 일으키는 병원체는 결핵균과 유사한 그람음성의 간균인 나균(*Mycobacterium leprae*)이며, 병원소로 확증된 것은 사람뿐이다. 나균의 전파양식은 가구 내의 밀접한 장기간의 접촉이 중요한 요인으로 꼽히고 있으며, 한센병환자의 비강분비물에서 나온 나균이 상기도와 상처난 피부로 침입하여 감염시킨다고 추정되고 있다. 전파양식은 아직 확실히 밝혀지지 않았다.

한센병의 잠복기는 3년 이상으로 보고 있으며 감염력은 규칙적 치료 후 3개월 이내에 없어진다. 나균감염은 흔히 일어나지만 한센병은 그 중 극히 일부에서만 발생하는 것으로 추측된다.

한센병의 임상적 증상은 다양한데, 크게 나종형과 결절형(유결핵형)으로 나눈다. 피부의 병변으로는 소결절 · 구진 · 반점 등이 나타나고 무감각 · 마비 등의 말초신경 증상을 보이며, 비강점막이 침범되면 코가 내려앉아 호흡이 막히거나 출혈이 일어날 수 있다. 다른 피부질환과 구별되는 특징은 말초신경증상이다.

(2) 역학적 특성

세계적으로 볼 때 한센병은 열대 아프리카와 아열대 지역에 토착화되어 있는데, 중국과 함께 우리나라도 한센병이 토착화된 지역에 속한다.

한센병 환자의 등록 관리가 본격화된 1960년대 중반부터 현재까지의 한센병 발생률과 유병률을 보면 발생률은 급격하게, 유병률은 서서히 줄어들고 있음을 볼 수 있다.

1990년 인구 10만 명당 유병률은 약 100명으로 추산된다. 그리고 연령이 높아질수록 유병률이 높아지는 현상이 두드러진다.

한센병 환자들은 치료를 받은 후에 기능장애를 가지게 되기도 한다. 우리나라에서는 전체 환자의 약 50% 정도가 가벼운 장애로부터 중증장애에 이르는 장애를 가지고 있는 것으로 나타났다.

(3) 관리방법

① 감염성이 있는 환자를 발견했을 때에는 즉각 치료를 시작하는 것이 역시 예방적 측면에서도 중요하다. 치료를 통해 감염력이 없어지더라도 투약과 함께 물리치료 및 재활치료를 계속하는 것이 환자를 위해 필요하다.

② 균양성인 나종나환자는 접촉격리를 해야 하지만, 비감염성 환자들은 사회적 제한을 받지 않아도 된다.

③ 가족과 같이 환자와 밀접한 접촉을 갖는 사람들은 5년 동안 연 1회씩 한센병에 대한 검진을 받도록 한다. 환자인 부모와 접촉하였으나 질병의 증상을 나타내지 않는 아이들을 '미감아동'이라 하는데, 이들도 5년 동안 정기적으로 검진을 받도록 하고 아무 이상이 없으면 정상인과 같이 여기면 된다.

④ 중증인 환자들은 격리병원이나 요양소에 수용하거나 치료 후에도 정착촌에 한정해서 거주시키는 관리방법이 있다. 그런데 요즈음은 점차 집에서 통원하며 치료하는 방법으로 전환하고 있다. 우리나라의 한센병관리체계를 소개하면 그림 7-3과 같다.

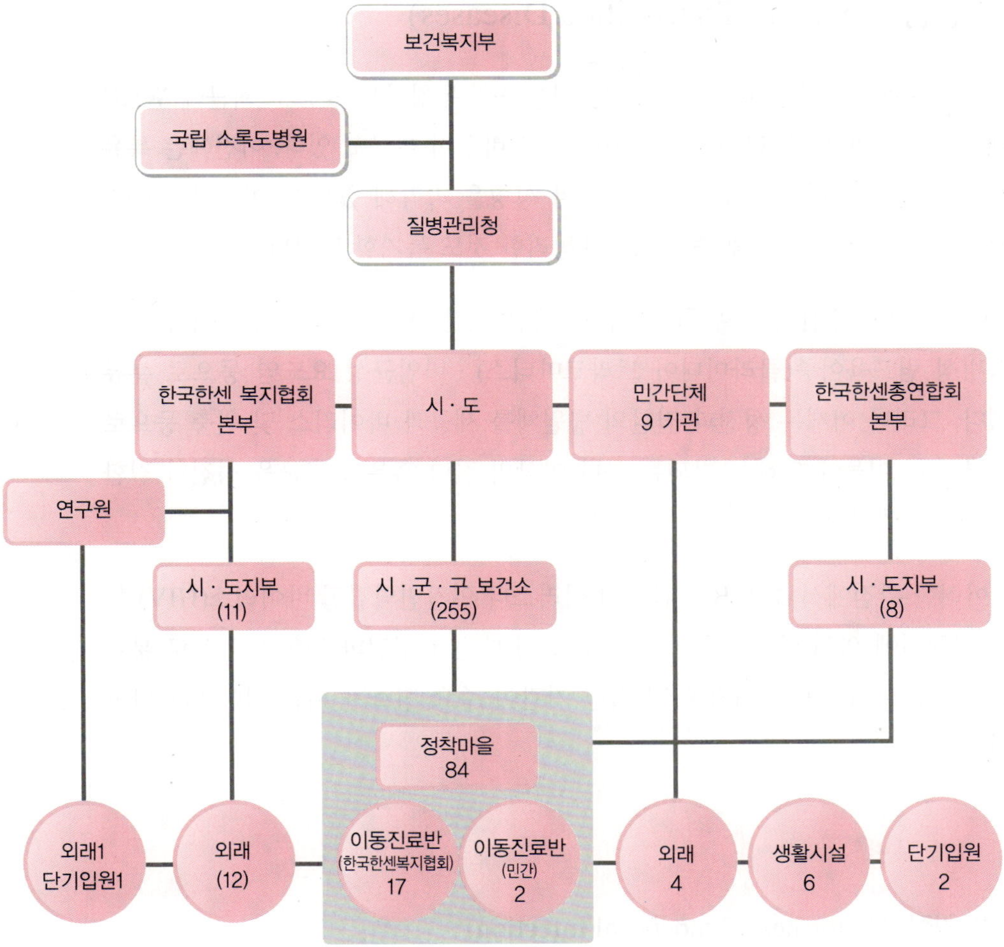

그림 7-28 우리나라의 한센병 관리체계

3. 성병 (Sexually Transmitted Diseases)

성병은 성행위에 의해서 전파되는 질환군을 통칭하는 것으로 최근에 WHO에서는 성전파 질환(STD)이라는 이름으로 바꾸어 부르고 있다. 이전에는 특유한 병명과 병원체를 일대일로 연결시켜 성병을 파악해 왔는데, 이러한 전통적인 분류를 탈피해 병원체 중심으로 재정리한 것도 특기할 만하다.

예를 들면, 예전에는 매독(매독균) · 임질(임질균) · 연성하감(연성하감균) · 성병성 림프육아종(클라미디아 트라코마티스) · 비임균성 요도염 등으로 분류했다. 그러나 이제는 성전파 질환의 병원체를 세균과 바이러스 및 원충 등으로 분류하고, 이들에 의해 유발되는 하나 이상의 질병 혹은 증후군을 성전파 질환이라고 파악한다.

이러한 관점에서 보면 B형 간염 바이러스나 인간면역결핍 바이러스(HIV) 등도 성행위에 의해 타인에게 전파될 수 있기 때문에 성전파 질환 병원체로 분류될 수 있다. 하지만 성기가 아닌 다른 기관이 주요 병소가 되는 점이 다르다고 하겠다.

(1) 질병의 개요

1) 임질 (Gonorrhea, Gonococcal Infection)

임질의 병원체는 그람 음성 쌍구균인 임균(*Neisseria gonorrhoeae*)으로서 이 임균이 다양한 비뇨생식기 감염과 신생아 결막염을 일으킨다.

병원소는 사람에게만 국한되어 있으며, 전파양식은 거의 모든 경우에 성적 행위인 성기접촉으로 이루어진다. 모성이 임질환자일 경우는 아기를 낳을 때에 감염된 산모와의 접촉으로 '임균성 신생아 결막염'이 일어날 수 있다. 잠복기는 2~7일 정도인데 증상이 없는 감염자들도 감염원이 될 수 있다.

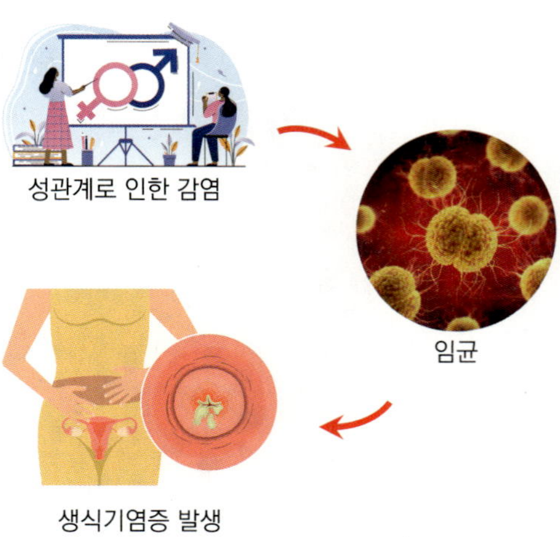

그림 7-29 성병의 감염경로 및 증상

임상적 증상은 남성에 있어서는 배뇨곤란과 함께 요도에서 고름이 나오는 것이고, 여성에게 있어서는 요도염과 자궁경관염의 증상이 경미하게 나타난다. 그러나 감염이 진행되면 남성에게는 부고환염 및 직장항문염 등이 나타날 수 있고, 여성에게는 자궁내막염이나 난관염 등이 나타날 수 있다.

사춘기 이전의 소녀들은 감수성이 높아서 감염성 있는 분비물과 성기접촉을 하면 임균성 외음질염이 일어날 수 있다.

2) 매독 (Syphilis)

매독의 병원체는 나선균인 매독균(*Treponema pallidum*)이며 병원소는 사람뿐이다.

전파양식은 역시 성적 접촉인데 매독환자의 피부 및 점막 병변의 산출물이나 체액과의 직접적 접촉에 의해 전파된다.
그런데 초기 매독환자가 공혈을 하였을 경우, 수혈을 통해서도 전파가 가능하다. 잠복기는 3주 정도이며, 감염기간은 재발병변의 상태에 따라 변동이 심한데, 모성이 매독환자인 경우는 태아에게 감염을 일으킬 수 있다.

매독의 임상적 증상은 성기의 구진이나 무통성 하감 등의 1차성 병변과 피부발진 등의 2차성 병변, 그리고 장기간의 잠복기를 거치고난 후에 나타나는 심맥관계와 중추신경계의 병변(3기 매독이라 칭함)으로 나뉜다. 모성을 통해 감염된 태아는 종종 유산되거나 사산된다. 출생하는 경우도 선천성 감염으로 여러 가지 장애를 가지게 된다.

(2) 역학적 특성

성전파 질환의 전형적 질환이라고 할 수 있는 매독은 16세기에 나타나 맹위를 떨치다가, 제2차 세계대전 이후 페니실린의 출현으로 고개를 수그리는 듯했다. 그러나 시간이 지나면서 거의 모든 성전파질환이 세계적으로 다시 증가하여 가고 있다.

성 질환은 질병의 특성상 그 실상이 파악되기 어렵다. 우리나라에서는 주로 성병 정기검진 대상자의 자료를 통해 단편적으로 파악할 수밖에 없다. 이들 대상자의 성병 감염률을 보면 임질의 감염률이 가장 높고, 그 다음으로 비임균성 요도염, 그리고 매독 순으로 나타난다.

일반인을 대상으로 하는 병원 자료에서 보면 연령별로는 성적으로 가장 왕성한 20대와 30대에서 성병감염률이 가장 높고, 성별로는 여성보다 남성의 감염률이 높았다. 일반인을 대상으로 혈청검사가 가능한 매독의 경우는 1980년대 초반에 일반인의 매독균항원 양성률이 2.4%였다는 보고가 있다.

표 7-12 성병건강진단 대상자 및 진단항목별 횟수

성매개감염병 및 후천성성면역결핍증 건강진단 대상자	진단항목별 횟수		
	매독검사	HIV검사	그 밖의 성매개감염병 검사
청소년보호법 시행령에 따른 영업소의 종업원	1회/6개월	1회/6개월	1회/6개월
식품위생법 시행령에 따른 유흥접객원	1회/3개월	1회/6개월	1회/3개월
안마사에 관한 규칙에 따른 안마시술소의 종업원	1회/3개월	1회/6개월	1회/3개월
특별자치도지사 · 시장 · 군수 · 구청장이 불특정 다수를 대상으로 성매개감염병 및 후천성면역결핍증을 감염시킬 우려가 있는 행위를 한다고 인정하는 영업장에 종사하는 사람	1회/3개월	1회/6개월	1회/3개월

(3) 관리방법

① 환자가 발견되면 적절한 항생제(페니실린 등)로 즉시 치료한다. 치료 결과로 분비물의 감염력은 단시간 내에 감소한다.
환자는 치료가 끝날 때까지 성교를 금지시킨다.

② 접촉자에 대한 추적은 환자들의 협조를 구해야 하는데, 그들의 성적 상대자를 알아내서 치료받도록 한다.

③ 사회단체들과 협력하여 매춘을 관리하는 한편 특수업태부들에게는 성병 폭로 전후의 예방과 치료방법을 교육하고, 조기진단과 치료를 손쉽게 받을 수 있는 서비스를 제공한다.

④ 학교에서나 사회단체에서 성병예방을 위한 성교육을 실시하고, 결혼을 앞둔 남녀나 임신부에게 매독에 대한 혈청검사를 실시한다. 성병 고위험군은 임균배양검사를 받도록 한다.

⑤ 모성이 임질 환자인 경우에 신생아가 실명 원인의 하나인 임균성 결막염을 앓을 수 있으므로, 출산 시에 아기의 눈을 보호하기 위해 1%의 질산은 용액을 점안한다.

4. B형 간염 (Viral Hapatitis B)

바이러스성 간염의 종류는 1972년에 A형(감염성 간염)과 B형(혈청성 간염)으로 분류되었다. 그러나 최근에는 A형, B형, C형, D형, E형, G형으로 분리되어 확정되었다.

이 중에서 B형 간염은 만성으로 이환되며, 치료가 잘 안되고 간세포성 암과 강한 연관성을 보이는 등 보건관리상 중요한 질환으로 여겨지고 있다.

우리나라는 특히 B형 간염의 이환율이 선진국에 비해 월등히 높고 만성화하여 간암이 되기도 한다. 이러한 중요성 때문에 B형 간염은 감염병의 예방 및 관리에 관한 법률에 의하여 제3급 감염병으로 지정되었다.

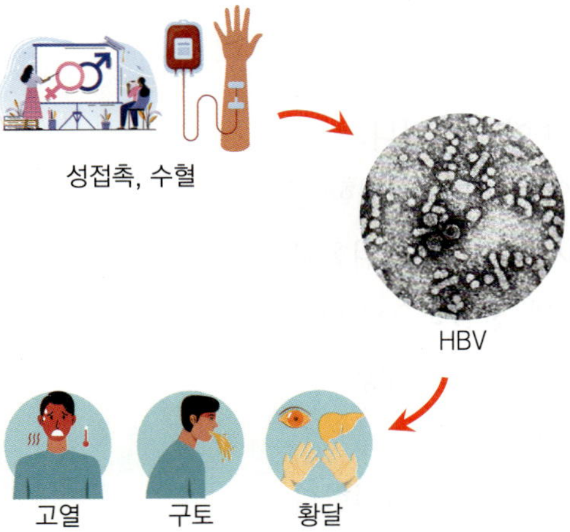

그림 7-30 B형 간염의 감염경로 및 증상

(1) 질병의 개요

B형 간염의 병원체는 간염 B 바이러스라고 불리는 DNA 바이러스이며 병원소는 사람이다.

전파는 주로 환자의 혈액 · 타액 · 정액 · 질분비물 등과 오염된 주사기와 의료기기 및 성접촉 등을 통하여 전파되며, 수혈 또는 상처를 통한 감염이나 모성에서 태아로의 수직감염이 가능하다.

잠복기는 평균 2~3개월이며 감염력을 가지는 기간은 급성 증상을 보일 때뿐만 아니라, 만성 감염 상태에서도 지속되고 건강보균자도 감염력을 가진다.

B형 간염의 임상적 증상은 식욕부진, 복부 불편감, 오심과 구토, 심한 피로감 등의 비특이적 증상으로 시작되어 황달도 나타나게 된다. 그런데 거의 증상이 없는 사람으로부터 치사율이 높은 전격성 간염환자에 이르기까지 임상경과가 다양하다.

자연감염 후 B형 간염 표면항체(항 HBs)가 생기고, 표면항원(HBsAg)이 사라지면서 자연면역을 가지게 된다.

(2) 역학적 특성

B형 간염은 세계적으로 널리 퍼져 있으나 사회경제적 상태가 낮은 아시아와 아프리카에서 많이 발생한다.

미국 등의 선진국의 HBs 항원양성률은 1%를 밑돌지만, 아프리카에서는 10%가 넘는 곳도 있다. B형 간염은 보균자도 중요한 질병전파의 통로가 되므로 간염환자의 수보다 일반인구의 HBs 항원양성률이 보건학상으로 중요하다.

우리나라에서 여러 집단을 대상으로 조사한 결과를 종합해보면 HBs 항원양성률은 5~8%로 추정된다.

사회경제적 상태가 낮은 사람의 감염률이 높으며, 환자의 혈액과 접하는 의료인들의 감염률이 일반인구의 감염률보다 높은 것으로 나타났다.

(3) 관리방법

① B형 간염의 관리에 있어서는 환자의 치료보다 예방접종이 중요하다.
지역적으로 B형 간염이 만연되어 있을 때는 신생아, 영아, 아동에 대한 광범위한 예방접종이 요구된다. 감염률이 낮은 국가에서는 감염 고위험군, 즉 의료인들을 비롯해서 혈액관계 치료를 받는 사람들만 선별적으로 예방접종을 하면 된다. 만연지역이나 고위험군의 임산부는 수직감염 예방을 위해 B형 간염 표면항원검사(HBsAg)를 반드시 하도록 한다.

② 혈액은 채혈 때부터 철저한 방법(방사면역분석법)으로 검사하고 관리한다.

③ 환자의 혈액이나 체액으로 오염된 기구는 철저히 소독하고, 병원에서 신체침습검사나 치료 등을 시행할 때에는 엄격한 무균적 처치를 지킨다.

④ 주삿바늘은 물론이고 침 · 면도칼 · 칫솔 등을 여러 사람이 돌려 쓰는 일이 없도록 대중에게 홍보한다.

⑤ 앞에서 살펴본 대부분의 만성 감염성 질환이 각각 특이요법인 치료제가 있는 것과는 달리 B형 간염에는 아직 특효약이 없다. 따라서 B형 간염은 예방이 더욱 중요하다.

5. 후천성 면역결핍증 (Acquired Immune Deficiency Syndrome)

후천성 면역결핍증(AIDS)이 새로운 질병으로 알려진 것은 1981년 미국에서 주폐포 자충 폐렴이라는 기회감염에 걸린 남성 동성연애자들로부터였다.

그 이후 2년만에 세포성 면역장애를 일으키는 원인이 되는 바이러스 병원체가 분리되었는데, 바로 **인간면역결핍바이러스**(*Human Immunodeficiency Virus*: HIV)라고 명명하였다.

즉, 후천적으로 이 HIV가 인체에 침입하면(HIV감염), 이 바이러스에 의해 세포성 면역체계가 손상을 입어서 면역결핍상태가 되고, 그 결과 정상적으로 체내에 공생하는 독성이 낮은 균 등에 의해서도 만성적이며 반복적으로 감염되는 현상을 보인다.(AIDS 발병) 이렇게 해서 AIDS환자들은 결국 일반적으로 희귀한 몇몇 종류의 감염병이나 종양으로 사망하게 된다.

AIDS에 대해서는 병원체와 전파양식 등이 모두 파악되었으나 HIV의 변이 속도가 빨라서 예방백신이나 치료법이 개발되지 못한 실정이다. 따라서 현재에도 전 세계적으로 HIV 감염자와 AIDS 환자는 기하급수적으로 증가하고 있다.

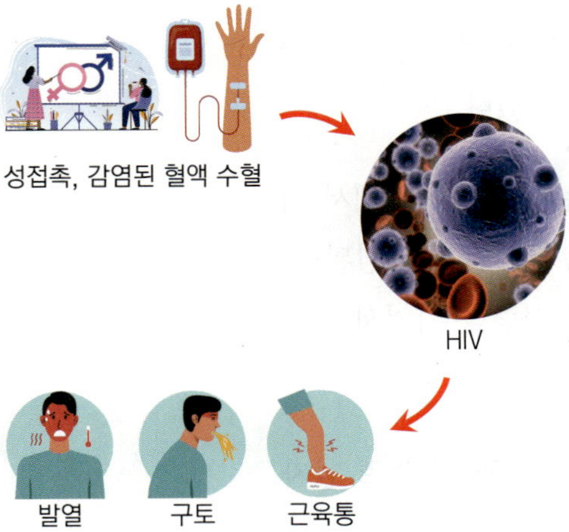

그림 7-31 에이즈의 감염경로 및 증상

(1) 질병의 개요

후천성 면역결핍증의 병원체는 레트로 바이러스에 속하는 인간면역결핍 바이러스(HIV)이며 병원소는 사람이다. 전파양식은 성적 접촉에 의한 경우, HIV에 감염된 혈액을 수혈받는 경우, 감염된 혈액에 오염된 주사기 등을 사용하는 경우, 감염된 모성으로부터 태아·영아가 감염되는 경우 등이다. 일상적 접촉으로는 전파되지 않는다.

잠복기는 6개월에서 7년 정도로 추정되며 언제부터 감염이 가능한지는 아직 불확실하다. 감수성의 차이에 대해서는 알려진 바가 없고, 면역에 대해서도 아직 알 수 없는 상태로 계속 연구 중에 있다.

AIDS의 임상적 증상은 식욕부진, 체중감소, 발열, 피로감, 만성적 설사 등의 비특이적 증상이 나타나면서 면역결핍을 예측할 수 있는 여러 가지 기회감염병이 발병한다. 기회감염병에는 주폐포자충 폐렴, 만성 장관크립토스포리디아증, 식도칸디다증, 미만성 단순포진간염, 카포시육종 등이 있다.

HIV 감염이 된 후부터 이러한 면역결핍증상이 나타나기 전까지는 HIV 보균자 또는 HIV 항체양성자라고 불리우는데, 잠복기를 거쳐서 AIDS 환자로 이행하면 몇 년 이내에 사망한다. 아직 회복된 환자에 대한 보고는 없다.

보통 HIV 보균자를 HIV 항체 양성자라고 부른다. 다른 질환과는 달리 이 항체가 HIV를 물리치는 역할을 하지 못하는 이유는 일반적으로 면역에서 항체보다 더 중요한 것은 세포면역인데, 이 세포면역을 맡고 있는 림프구 자체를 HIV가 공격해서 죽이기 때문이다.

(2) 역학적 특성

AIDS는 이제 지구상의 5대륙 거의 모든 나라에서 발생하고 있다. 1990년도에 신고된 AIDS 환자수는 27만여 명인데, 실제로는 그의 약 3배 가량인 80만 명이 될 것으로 짐작되고 있다. 그리고 HIV의 감염자수는 8백만 명을 넘었으리라고 추산하고 있다.

1993년도에는 전 세계적으로 1천 4백만 명 이상이 HIV에 감염된 것으로 추정하고 있으며, 2020년에는 3,800천만 명의 감염자가 발생하였다.

우리나라의 HIV 감염상황은 1985년에 해외에서 성접촉을 한 남성에게서 처음 발견된 이후로 국내 외국인 남성과 성접촉을 한 여성, 수혈받고 감염된 사람, 그리고 급기야는 한국인 간의 성접촉에 의해서 감염된 사람을 거쳐서 그들이 낳은 아이에게서도 감염이 발견되었다.

질병관리청이 발표한 2020년 현재 감염자수는 내국인 14,538명으로 남자 93.5%(13,589명) 여자 6.5%(949명)이다.

2020년 감염자 818명에 대한 역학조사결과 584명(71.3%)이 성접촉에 의한 것으로 확인되었고 나머지는 감염경로가 불확실했다.

최근 감염자 증가율이 높아진 주요 원인은 과거에 비해 개인건강 및 의료관리차원에서 익명검사를 포함한 위험요인 노출자들의 보건소와 의료기관 등을 통한 자진검진사례가 크게 늘어남에 따라 감염의 발견이 증가한 데 기인하는 것으로 분석되고 있다.

그 동안 집계된 에이즈감염자의 발견 당시 연령은 30대가 가장 많고 40대와 20대의 순이다. 사망연령 비율도 20대가 40대보다 높다.

감염요인별로는 국내 이성 성접촉이 가장 많고, 다음이 국외 이성의 성접촉, 동성연애의 순으로 이 3가지, 즉 성접촉에 의한 감염이 대부분을 차지하고 있다.

특히 국외 이성의 성접촉 부분은 외국여행이나 출장 등이 점차 빈번해지고 있다는 사실과 이들이 직장문제 등으로 노출을 꺼리고 있어서 당국이 주목해야 할 부분으로 보인다.

표 7-13 2021년 HIV/AIDS 내국인 성별, 연령별 현황 (단위 : 명)

구분		전체	남자	여자
계		15,196	14,223	973
성별	남자	897	742	155
	여자	78	31	47
구분		전체	남자	여자
연령	0~4세	–	–	–
	5~9세	–	–	–
	10~14세	2	2	–
	15~19세	27	23	4
	20~24세	360	349	11
	25~29세	1,650	1,619	31
	30~34세	2,096	2,043	53
	35~39세	1,676	1,586	90
	40~44세	1,591	1,480	111
	45~49세	1,878	1,767	111
	50~54세	1,695	1,578	117
	55~59세	1,587	1,486	101
	60~64세	1,141	1,006	135
	65~69세	742	650	92
	70세 이상	751	634	117

표 7-14 연도별 HIV/AIDS 내국인 감염경로 분포 (단위 : 명)

연도	전체							
	계	성접촉			수직감염	마약주사 공동사용	수혈/혈액제제[2]	무응답
		소계	이성	동성[1]				
2010	773	577	354	223	1	1	–	194
2011	888	649	359	290	–	–	–	239
2012	888	541	321	220	1	–	–	326
2013	1,013	599	357	242	–	–	–	414
2014	1,081	652	368	284	1	–	–	428
2015	1,018	652	364	288	–	–	–	366
2016	1,060	712	387	325	–	–	–	348
2017	1,008	752	394	358	–	1	–	255
2018	989	799	425	374	–	–	–	190
2019	1,006	821	379	442	–	2	–	183
2020	818	584	256	328	–	2	–	232

* 본인 응답에 의한 자료임
1) 동성 및 양성과 성 접촉 모두 포함함
2) 혈액제제에 의한 감염은 1995년, 수혈로 인한 감염은 2006년부터 보고 사례 없음

(3) 관리방법

① AIDS에는 예방백신이나 완치약은 없고 바이러스 증식을 억제하거나 증세를 완화시키는 치료제가 사용된다. HIV 감염은 세계적인 유행상황이므로 보건의료계뿐만 아니라 일반인에게도 광범위하고 효과적인 보건교육이 시급하다.

② 일반인에게는 HIV 감염자나 AIDS 환자라고 의심되는 사람과의 성접촉을 피하도록 교육함은 물론, 고위험군에게는 동성연애 등의 격렬한 성행위나 정맥용 주사기 공용 등이 위험요인이다.

③ 수혈에 쓰이는 혈액은 철저히 검사하여 수혈자와 혈액제제로 치료받는 환자들을 완벽에 가깝게 보호한다.

④ 환자의 혈액이나 분비물 등에 오염된 모든 것을 철저히 소독하고 병원에서는 인체 침습검사나 치료 등을 시행할 때에는 엄격한 무균처치법을 지킨다.

⑤ 감염자로 밝혀진 사람과의 성적 접촉자는 추적조사해야 하는데, 인권측면에서 강제성을 가질 수 없다는 한계성이 있다.

8. 병원감염관리

병원감염은 병원환경에서 얻은 감염을 의미하는 것으로 '입원당시 나타나지 않았음은 물론, 잠복기도 아니었던 상태가 일정기간 중에 감염으로 발생한 경우' 를 말한다.

병원감염은 환자에게 신체적 · 정신적 고통은 물론이고, 장기입원으로 인한 경제적 부담과 인명의 손상을 초래할 수 있으므로 의료인들은 병원감염 예방을 위해 적극적인 관리를 해야 한다.

1. 병원감염의 원인

① 환경적 요인, 즉 병원 내의 공기오염, 음식배선관계, 직원, 환자 및 환자의 가족과 내원하는 모든 사람들로 인한 경우이다. 최근에는 냉방장치의 냉각수에 살고 있는 레지오넬라균에 의한 병원 감염이 심각한 문제로 대두되고 있다.

② 치료와 관련된 요인에는 항생제의 내성문제나 수술 창상 감염, 정맥 내 수액요법에 따른 감염, 기관지 절개 및 기관삽입과 가습기 사용, 도뇨관 삽입에 의한 감염 등 치료 시에 발생하는 감염요인이다.

③ 환자의 저항력과 관련된 요인, 즉 신생아, 노약자, 당뇨병, 요독증 환자, 심장병 환자, 호흡기 치료를 받고 있는 환자, 화상이나 피부상처가 있는 환자, 항생제의 장기투여자, 스테로이드 사용자, 방사선치료를 받고 있는 환자 등에서 병원감염의 발생률이 높은 것으로 알려져 있다.

병원감염이 주로 발생하는 대상이 환자와 병원직원, 방문객, 병원환경 등이므로 이들 모두가 관리의 대상이 된다.

우리나라의 경우 병원감염 현황을 보면 요도감염 22.4%, 폐렴 19.3%, 창상감염 13.3% 등의 순서로 보고된 바 있다. 특히 병원 직무별로 보균율을 분석한 결과, 검사실 근무직원의 보균율이 가장 높았고 의사와 간호사 순이었다.

2. 병원감염 관리대책

① 의료인은 환자접촉 후에 항상 손을 깨끗이 씻는다.
② 환자 간의 교차감염예방을 위해 격리시설을 구비한다.
③ 감염환자 관리시 내과적 무균법을 철저히 지킨다.
④ 감염된 환자와 감수성이 있는 환자의 접촉을 금지한다.
⑤ 격리환자 관리시에 사용한 물품과 소모품 및 분비물은 병원감염관리위원회의 규정에 따른다.
⑥ 효과적인 병원감염감시체계를 조직한다.
⑦ 계속적인 교육 프로그램을 운영한다.
⑧ 병원감염 예방정책 및 규칙을 수립한다.
⑨ 감염관리지침서를 준비하여 배부한다.

핵심문제 Check Point Exercise

1. 감염병에 걸리지 않으려고 회복기혈청, Antitoxin, r-globulin 등 항혈청제제를 접종하고 면역을 얻었다면 이러한 면역의 형태는?

① 자연피동면역 ② 자연능동면역
③ 인공피동면역 ④ 인공능동면역
⑤ 선천적인면역

2. 다음의 백신 종류 중 감염병예방법 제3급에 해당하는 감염병을 예방하기 위한 예방백신은 ?

① BCG 백신 ② Sabin 백신
③ B형 간염 백신 ④ MMR 백신
⑤ TAB 백신

3. 다음 중 제2급 감염병으로서 토사물에 의하여 쉽게 전파되고 감염시 심한 설사에 의한 탈수증상을 나타내면서 혼수상태에 빠지거나 사망하는 질환은?

① 비브리오패혈증 ② 파상풍
③ 천연두 ④ 콜레라
⑤ 장티푸스

4. 유행여부를 조사하기 위하여 표본 감시 활동이 필요한 4급 감염병은 ?

① 성홍열 ② 결 핵
③ 매독 ④ 뎅기열
⑤ 파상풍

5. DPT vaccine이나 MMR vaccine 으로 예방되지 않는 것은?

① 디프테리아 ② 백일해
③ 장티푸스 ④ 파상풍
⑤ 이하선염

6. 장티푸스나 디프테리아 같이 장기간 주기로 유행하는 것은?

① 추세변화 ② 계절변화
③ 순환변화 ④ 기간변화
⑤ 불규칙변화

7. 질병 예방의 수준에서 조기에 진단하고 질병의 악화를 예방하기 위한 대책은?

① 주변을 청결히 하고 환경위생을 개선한다.
② 대상 질병을 정하여 예방접종을 실시한다.
③ 무능력의 예방과 재활로 사회에 복귀한다.
④ 집단검진으로 조기치료의 효율성을 높인다.
⑤ 신속하고 적절한 치료로 사망을 방지한다.

8. 질병전파에 관여하는 요인 중 환경요소에 해당하는 것은?

① 면역(Immunity)
② 병원소(Reservoir)
③ 감수성(Susceptibility)
④ 전파(Transmission)
⑤ 병원체(Agent)

[해답] 1. ③ 2. ③ 3. ④ 4. ③ 5. ③ 6. ① 7. ④ 8. ④

Chapter 8

만성질환관리

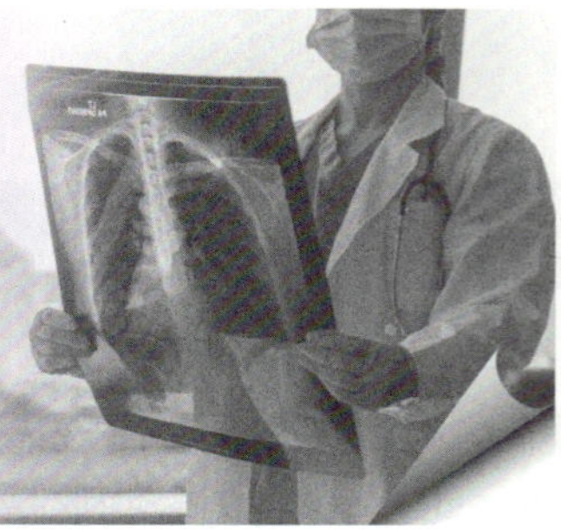

1. 만성질환의 개념

만성질환(慢性疾患)은 사망률이나 유병률의 규모로 볼 때에 국민보건상 중요한 보건문제로 대두되었다. 이에 따라 만성질환의 예방 및 관리를 위한 전략수립도 매우 시급하다. 만성퇴행성 질환은 급성 감염성 질환에 대응되는 질환군으로서 만성 경과를 취하면서 연령과 더불어 증가하는 질병들을 의미한다.

이와 같은 질환은 20대 후반이나 30대 초반에서 나타나기 시작하고, 가령과 함께 점차 그 발생이 증가하여 노쇠(Senility)와 더불어 더욱 문제가 심각해지는 **비가역성의 만성퇴행성 질환**(Chronic degenerative disease)이다.

이 질환의 특징은 연령의 증가에 따라 나타나는 노화현상과는 구분되며, 병적 변화가 회복되거나 정상화되기 어려운 질환으로서 이로 인한 불구 또는 무능력 상태가 뚜렷한 것도 주요한 특징 중 하나이다.

Reference

가령(加齡, Aging)
사전적으로는 '나이를 먹는다'는 의미지만 여기서는 평균수명의 증가, 즉 노령화를 뜻함.

미국의 만성질환전문위원회에서 규정한 개념을 보면, 다음 사항 중에 한 가지 이상 해당하면 바로 **만성퇴행성 질환**이라고 정의하고 있다.

① 일단 발생하면 3개월 이상 오랜기간의 경과를 취한다(만성병).
② 호전과 악화를 반복하면서 점차 나빠지는 방향으로 나아간다(퇴행성).
③ 대체로 연령의 증가와 더불어 증가하는 경향이 있다(성인병).
④ 원인이 대체로 명확치 않고, 기능장애를 동반한다(후유증).

이상의 내용을 종합하면 "만성퇴행성 질환은 노화와 더불어 많이 발생하는 비감염성이고, 점차 악화되며 기능장애 등을 나타낸다."

2. 만성질환의 발생현황

우리나라 국민의 질병발생 양상은 과거의 급 · 만성 감염병 질환으로부터 점차 비감염성 만성 · 퇴행성 질환으로 이행하고 있다. 이러한 비감염성질환(Noncommunicable disease, NCD)은 경제성장과 소득증대에 따른 생활수준의 향상을 비롯하여 환경개선과 인구구조의 노령화 및 식생활습관의 변화와 산업사회화에 따르는 생활내용의 변화 등과 함께 증가하고 있다.

우리나라에서 만성질환의 증가현상은 1970년대 후반부터 두드러지게 나타나고 있는데, 근래 주요 질병별 사망률의 변화추세는 표 8-1과 같다. 즉, 우리나라 10대 사망원인 중 만성질환이 7가지를 차지하고 있으며 그 비중도 지속적으로 증가하고 있다. 특히 심뇌혈관질환 및 당뇨병으로 인한 사망과 질병부담이 급증함으로써, 국민의 생명을 위협하는 심각한 문제로 대두되고 있다.

장애보정손실년수(disability-adjusted life years, DALY)를 이용한 우리나라 주요 질환의 질병부담을 측정해도 만성질환에 의한 손실이 크다. DALY는 손실수명연수(YLL)와 장애생활연수(YLD)의 합이 된다.

또한, 선진 국가들의 주요 사망원인도 순환기질환을 위시하여 암, 당뇨병, 간질환, 사고 등이 높은 사망률을 나타내고 있다.

표 8-2는 2012~2022년 우리나라 주요 사망원인 추이를 나타낸 것이다.

표 8-1 사망원인 순위 추이(2012년~2022년)

단위: 인구 10만 명당, 명, %

순위	2012년		2022년				
	사망원인	사망률	사망원인	사망자수	구성비	사망률	'12순위 대비
1	악성신생물	146.5	악성신생물	83,378	22.4	162.7	-
2	심장 질환	52.5	심장 질환	33,715	9.0	65.8	–
3	뇌혈관 질환	51.1	코로나19	31,280	8.4	61.0	신규
4	고의적 자해(자살)	28.1	폐렴	26,710	7.2	52.1	↑ +2
5	당뇨병	23.0	뇌혈관 질환	25,420	6.8	49.6	↓ -2
6	폐렴	20.5	고의적 자해(자살)	12,906	3.5	25.2	↓ -2
7	만성 하기도 질환	15.6	알츠하이머병	11,624	3.1	22.7	↑ +4
8	간 질환	13.5	당뇨병	11,178	3.0	21.8	↓ -3
9	운수 사고	12.9	고혈압성 질환	7,717	2.1	15.1	↑ +1
10	고혈압성 질환	10.4	간 질환	7,541	2.0	14.7	↓ -2

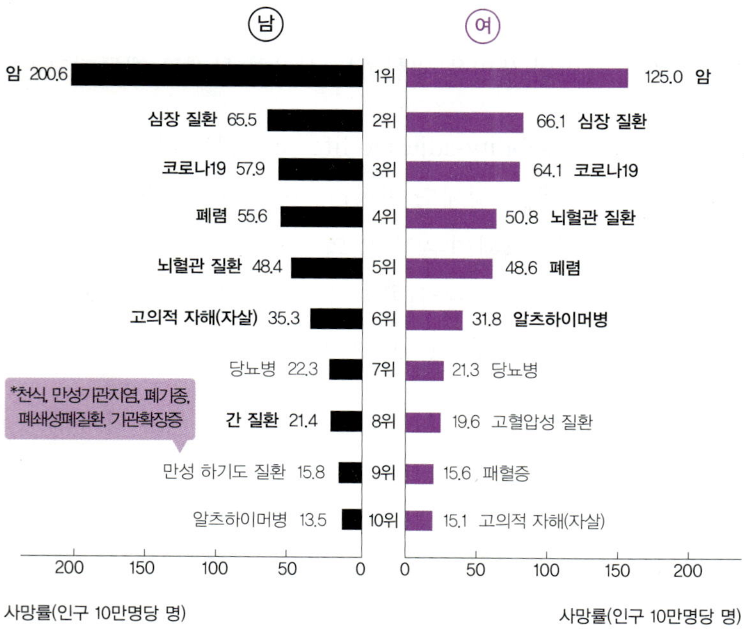

그림 8-1 성별 사망원인 순위(2022년)

표 8-2 OECD 주요국가의 사인별 사망률

단위: 인구 10만 명당 명

	연도	전체	악성신생물(암)	당뇨병	허혈성 심장질환	뇌혈관 질환	폐렴	운수 사고	자살
대한민국	2020	585.9	147.6	16.1	26.9	42.4	45.5	7.0	23.5
	2019	595.1	151.8	16.2	27.6	43.9	50.7	7.8	24.6
	2018	633.8	154.3	18.4	31.0	49.3	54.2	8.7	24.7
	2017	635.9	160.1	20.4	32.0	51.6	48.1	9.7	23.0
	2016	654.2	165.2	22.7	34.8	56.1	43.3	10.1	24.6
독일	2019	761.5	192.3	18.8	93.8	41.4	14.4	3.7	9.2
미국	2017	840.2	178.3	24.9	108.3	43.6	14.6	13.2	14.5
스웨덴	2018	698.2	173.4	16.3	80.6	42.0	14.0	3.6	12.2
영국	2016	762.6	216.4	8.7	84.2	47.2	36.5	2.8	7.3
이탈리아	2017	669.3	188.8	22.5	67.3	58.0	12.8	5.7	5.6
일본	2018	556.3	164.1	6.0	29.4	43.2	34.2	2.9	14.7
캐나다	2017	668.6	192.6	16.6	79.6	33.3	14.5	5.2	11.0
프랑스	2016	659.4	196.8	12.6	36.2	33.5	13.4	4.7	12.3
호주	2018	609.0	180.2	17.9	66.9	38.0	11.1	5.4	12.3

* 자료: OECD.STAT, Health Status Data(2021. 9. 추출), 2020년 우리나라 자료는 OECD 표준인구로 계산한 수치임.

3. 주요 만성질환

1. 암 (Cancer)

(1) 발생현황

우리나라는 90년대 중반 이후 만성퇴행성 질병이라고 할 수 있는 암 · 고혈압 · 당뇨병 등이 주요 사인으로 나타나고 있으며, 최근에는 암이 제1의 사망원인으로 나타나고 있다. 지난 1981년에 인구 10만 명당 58.8명이던 암에 의한 사망자수가 1990년에는 110.4명으로 급격히 늘어났으며, 2015년에는 150.8명으로 나타났다. 특히 간암 및 폐암은 이 기간 중에 사망률이 2배 이상 증가되었다.

(2) 암 등록

표 8-3를 보면 2021년 발생한 악성종양 환자는 277,523건이고, 이를 성별로 보면 남자가 143,723(52%)에 여자가 133,800(48%)으로 나타났다.

우리나라에서 주로 발생하는 암은 위암, 폐암, 간암, 대장암, 유방암, 갑상선암 등으로 이들 6대 암이 전체 암 발생의 2/3를 차지하고 있다.

정부는 암 등록 · 통계사업의 효율화를 위해 2005년부터 국립암센터를 중앙암등록본부로 지정하고 전국에 13개 시도에 지역암센터를 지정해 운영하고 있다.

특히 남자의 암 사망률은 10만 명당 187.3명으로 여자의 114.4명보다 1.7배나 높은 것으로 조사되었다. 남자는 폐암 49.8명과 간암 32.9명 및 위암 21.6명 순으로 사망률이 높았고, 여자는 폐암 18.5명과 위암 11.8명 및 대장암 11.5명 등의 순이다.

통계청의 2022년 사망 및 사망원인 통계결과에 따르면, 2022년 암으로 사망한 사람은 83,378명으로 전체 사망자의 22.4%에 달했다. 특히 사망원인 1위인 암 사망률(10만 명당 사망자)은 162.7명으로 2000년 121.4명 이후 22년 동안 가장 많이 증가했다. 2010년 하루 평균 197명이 암으로 사망했다. 암 사망률 가운데 폐암이 53.7명에서 34.1명으로 가장 많이 늘었고, 간암 29.1명, 위암 16.7명, 대장암 17.9명 등이 뒤를 이었다.

표 8-3 2022년 우리나라 암종별 성별사망률

남자			여자		
암종	사망자수	분율(%)	암종	사망자수	분율(%)
모든 암	51,236	100	모든 암	32,142	100
폐암	13,715	26.8	폐암	4,869	15.1
간암	7,423	14.5	대장암	3,909	12.2
대장암	5,255	10.3	췌장암	3,512	10.9
위암	4,620	9.0	간암	2,786	8.7
췌장암	3,813	7.4	유방암	2,861	8.9
담낭 및 기타 담도암	2,764	5.4	위암	2,527	7.9
전립선암	2,383	4.7	담낭 및 기타 담도암	2,453	7.6
식도암	1,457	2.8	난소암	1,349	4.2
방광암	1,203	2.3	비호지킨림프종	854	3.0
비호지킨림프종	1,308	2.6	백혈병	841	2.6

(4) 증상

다른 병과 마찬가지로 암이 발생하면 우리 몸은 여러 가지 증상으로 경고신호를 보내는데, 특히 40대 이후에는 자주 자기 몸을 돌아봄으로써 이 경고를 빨리 포착하는 것이 중요하다.

미국 암학회에서는 흔히 나타나는 암의 조기증상을 영어로 경고란 의미인 CAUTION의 글자를 따서 7가지로 나누어 계몽용으로 발표한 바 있다.

① 변통이나 배뇨 이상(Change in bowel or bladder habits)
② 궤양이 잘 낫지 않음(A sore that does not heal)
③ 이상출혈 및 분비물(Unusual bleeding or discharge)
④ 유방 내 · 외의 비후(Thickening or lump in breast or elsewhere)
⑤ 소화불량 및 연하곤란(Indigestion or difficulty in swallowing)
⑥ 사마귀 또는 검은 반점의 변화(Obvious change in wart or mole)
⑦ 계속되는 기침과 쉰 목소리(Nagging cough or hoarsness)

이밖에도 암은 일종의 만성 소모성 질환이므로 피로, 무기력, 체중감소 등이 일반증상으로 나타난다. 드물게는 암세포가 호르몬을 분비해서 이로 인한 호르몬 과다증이 암 자체에 의한 증상보다 먼저 발현되는 경우도 있다.

(4) 원인 및 예방대책

암 발생에 관한 많은 연구결과를 종합하면, 우리 체내 모든 세포는 구조적으로 처음부터 암을 유발할 수 있는 발암인자를 갖고 있다고 설명된다. 이 발암인자는 주위 환경요인과 바이러스 등에 의하여 자극을 받아 작동을 시작하고 세포가 증식을 시작하여 암이 발생하게 된다.

세계보건기구가 조사한 결과에 의한 발암인자를 자극하는 제일 중요한 4가지 요인은 다음과 같다.

① 식생활습관

암 발생의 원인 중 약 35%는 우리가 일상에서 섭취하는 음식물이다. 그 중에서도 과다하게 소금이 든 음식은 암을 유발하기 쉽다. 또 태우거나 높은 온도로 조리한 음식은 암을 유발할 수 있으며, 동물성 지방질도 많이 섭취하면 대장암이나 유방암 등의 발생 위험이 있다.

이와 반대로 신선한 채소나 과일 및 우유 등의 섭취는 암을 예방해 주는 효과가 있다.

② 흡연

음식물 다음으로 중요한 암 발생원인은 흡연으로, 전체 암의 약 30% 정도가 흡연으로 인해서 발생된다. 흡연을 하지 않으면 폐암 등을 비롯한 여러 암들이 예방된다는 연구결과를 볼 때 금연이 얼마나 중요한가를 알 수 있다.

그러므로 흡연자 개개인이 스스로의 건강은 물론이고 간접흡연의 피해를 보는 다른 사람의 건강을 위해서도 자발적으로 금연하는 노력이 필요하다.

③ 감염

암의 발생빈도를 높이는 세 번째 요인은 기생충이나 바이러스 감염이다. 이는 암 발생빈도의 약 10% 정도를 차지하고 있다.

우리나라에서 특히 문제가 되고 있는 간암은 간염바이러스의 감염에 의해서 발병되는 경우가 많다. 연구결과에 의하면 B형 간염바이러스를 갖고 있는 사람은 그렇지 않은 사람에 비해 간암발생률이 250배나 높으며, 간암환자의 98%가 B형 간염바이러스를 갖고 있는 것이 증명되었다.

④ 환경오염물질

독성 폐기물과 화학물질의 오염은 환경오염의 가장 큰 문제이다. 현재 8만 종의 화학물질이 유통되고 있으며, 이것들은 약 200만 종류의 상품으로 활용되고 있으나 이 중 독성평가를 받은 것은 몇 백종에 불과하다. 이들 상품과 제품의 생산과정에서 발생하는 화학물질 중 어느 정도가 발암요인인지를 정확히 평가하기는 어려우나, 이러한 화학물질의 완전처리와 함께 각 개인은 가능한 한 이에 대한 노출을 피해야만 한다.

2. 고혈압 (Hypertension)

(1) 개요

고혈압은 모든 성인병, 특히 순환기계통의 근원적인 원인이 되는 만성퇴행성 질환인데 가장 흔하고도 관리가 잘 안 되는 원인적인 성인병이다.

세계보건기구(WHO)에서 정한 기준에 의하면 혈압상태를 표 8-6과 같이 4단계로 규정하고 있는데, 인간의 생활이 도시화 · 공업화 · 복잡화되고 평균수명이 연장되어 인구가 노령화되어 갈수록 고혈압 빈도와 분포, 즉 유병률은 더욱 높아지고 있다.

(2) 원인

고혈압의 원인은 복잡하고 분명치 않은 점이 많다. 고혈압은 2가지로 분류한다. 1차성인 본태성 고혈압은 다른 병과는 관계없이 생긴 것으로서 전체 고혈압의 85~90% 정도를 차지하며, 2차성인 속발성 고혈압은 다른 병에 의하여 나타난 것으로서 10~15%를 차지하고 있다.

본태성은 왜 생기는지에 대해서는 아직 발병원인이 밝혀지지 않았다. 체질, 유전, 스트레스, 비만, 짜게 먹는 식습관, 기온 및 혈관근육의 운동 등이 원인으로 알려져 있다. 하지만 고혈압은 단순한 병이 아니며, 복합적일 수도 있어서 그 원인을 한 마디로 잘라 설명할 수 없다.

신장(콩팥)에 병이 생기면 혈압이 올라가고, 호르몬 계통에 이상이 있을 때도 혈압이 올라간다. 즉, 신장병이나 내분비계통 질환이 고혈압의 원인이다.

속발성 고혈압은 원인이 되는 병을 치료하면 혈압은 저절로 내려간다. 그러나 혈압만을 내리게 하려면 조절되지 않는다.

표 8-4 성인의 고혈압 분류 및 치료 기준

분 류 \ 혈 압	수축기혈압 (SBP, mmHg)	이완기혈압 (DBP, mmHg)	초기 약물 치료	
			약물사용이 꼭 필요한 조건이 없는 경우	약물사용이 꼭 필요한 조건이 있는 경우
정상	<120	and <80	불필요	조건에 따른 약물 선택
고혈압 전단계	120~139	or 80~89		
고혈압 1기	140~159	or 90~99	단일약물 또는 복합제	
고혈압 2기	≥160	or ≥100	복합약물	

표 8-5 우리나라 30세 이상 고혈압 유병률

단위: %

성별	2013	2015	2017	2019	2020	2021	2022
전체	27.2	27.8	26.9	27.2	28.3	26.8	27.3
남	32.4	32.6	32.3	31.1	34.9	31.5	32.8
여	22.1	22.9	21.3	22.8	21.3	21.7	21.4

1) 고혈압 유병률 : 수축기 혈압이 140mmHg 이상이거나 이완기 혈압이 90mmHg 이상 또는 고혈압약물을 복용한 분율, 만 30세 이상

(3) 증상

고혈압은 일반적으로 뚜렷한 증상이 없는 것이 보통이다. 가장 많은 증상은 두통이며 특히 아침에 자고 일어난 후에는 뒷머리가 아프다. 어지럽고 심장이 두근거리고, 숨이 차며, 쉽게 피로하고, 코피가 난다. 또한 귀에서 소리가 들리고, 팔다리가 저리며, 눈이 침침해지는 등의 여러 가지 증세를 보이면 대개는 고혈압이다. 그러나 이러한 증상은 고혈압과 직접적인 관계가 없는 경우도 있고, 또 증상이 나타난다 해도 개인차가 많다. 고혈압은 그 자체가 무서운 것이 아니라 생명을 위협하는 여러 가지 합병증을 일으키기 때문에 문제이다.

고혈압 환자는 갑자기 의식을 잃고 혼수상태에 빠져서 사망하거나 반신마비, 언어장애, 심부전증 부종, 간 비대를 호소하며 심전도상 좌심실 비대가 나타난다. 그 밖에도 신장기능이 나빠서 소변이 안 나오고 부종이 심해지며, 소변검사에서 단백뇨가 나온다. 그리고 혈청검사에서 요소 같은 노폐물이 나오는데 상승하면 요독증으로 사망하기도 한다.

(4) 예방

고혈압의 예방은 실제로는 매우 어렵고 제한되어 있다. 항시 주의하여 일찍 발견하고 꾸준하게 철저히 일생동안 치료 · 관리하는 것이 최선책이다. 그 동안의 연구결과로 추천할 수 있는 방법에는 대체로 다음과 같은 것이 있다.

① 염분섭취를 줄인다.

대부분의 사람들은 필요한 양보다 많은 염분을 섭취하고 있다. 되도록 요리에 염분을 첨가하지 않고 염분함유량이 많은 식품은 피하며, 염분 대신에 식용향료나 양념 등을 사용하여 대체한다.

② 체중을 감소시킨다.

체중과 고혈압은 상관관계가 크다. 콜레스테롤 함량이 많고 열량이 높은 지방질 식품을 지나치게 섭취하지 않도록 한다. 또한 음식섭취량을 줄이고 규칙적인 운동을 한다.

③ 좋은 생활습관을 가진다.

규칙적인 운동을 알맞게 실시하며 긴장을 풀고 편하게 생활하며, 흡연을 금하고 알코올을 적당량 섭취한다.

3. 당뇨병 (Diabetes Mellitus)

(1) 개요

라틴어의 다이아베테스는 강의 흐름 즉 소변을 많이 본다는 의미가 있고, 멜리투스는 달다는 의미로 '단 소변이 많이 나오는 병' 이란 뜻이다.

당뇨란 요 중에 포도당이 나온다는 데에서 그 이름이 지어졌다. 즉, 체내의 혈당조절기관인 췌장에서 나오는 인슐린이란 호르몬이 부족하거나 기능을 제대로 발휘하지 못하여 혈중의 당을 유용하게 사용하지 못하고 그 농도가 높아져서 소변으로 나오게 된다.

이러한 요당은 나오면서 반드시 물을 끌고 나오기 때문에 소변량이 많아져서 다뇨증이 오며, 결국 갈증으로 물을 많이 마시는 증상이 나타난다.

당뇨병은 그 발생원인에 따라 1차성 당뇨병과 2차성 당뇨병으로 분류한다.

1) 1차성 당뇨병

① 제1형(인슐린 의존형) 당뇨병

췌장에서 인슐린을 만들지 못하기 때문에 발생하며, 증상이 급격하게 발전하여 심하게 나타난다. 유아기나 청소년기에 대개 발생하며 반드시 인슐린으로 치료해야 한다.

표 8-6 1차성 당뇨병의 구분과 정의

구 분	과거 유사명칭	정의 및 특징
제1형 당뇨병	아동(juvenile) 당뇨병 인슐린 의존형 당뇨병 (IDDM)	• 주로 소아, 청소년, 젊은 성인들이 발병 • 신체면역체계가 인슐린을 분비하는 췌장(pancreas)의 베타세포를 파괴하여 인슐린을 생성하지 못해서 발생
제2형 당뇨병	성인(adult-onset) 당뇨병 인슐린 비의존형 당뇨병 (NIDDM)	• 어느 연령층에서나 발병 • 인슐린 저항성(근육 · 간 · 지방세포 등이 인슐린을 제대로 사용하지 못하는 상태)이 생겨서 발생 – 초기에는 베타세포가 더 많은 인슐린을 분비하여 정상 혈당치 유지 가능 – 결국에는 당뇨병으로 진행함

② 제2형(인슐린 비의존형) 당뇨병

주로 40대 이후에 발생되며 당뇨병 환자의 80% 이상을 차지하고 있다. 췌장의 인슐린 분비능력은 정상인 수준이나 비만 등의 이유로 체내 인슐린 필요량이 증가되는데, 더 많이 필요해진 인슐린을 충분히 공급하지 못하여 발생된 것이므로 식이요법이나 운동요법 등으로 극복될 수 있다.

2) 2차성 당뇨병

유전과는 관계가 없으며 다른 여러 원인에 의해 생기는 당뇨이다. 발생원인이 되는 질환을 치료하면 자연적으로 증상이 없어지고, 1차성 당뇨병과 비교할 때에 그 정도나 합병증의 발생빈도가 훨씬 적다.

(2) 원인

① 유전과 환경과의 관계

당뇨병은 흔히 유전한다고 보는 사람이 많다. 통계에 의하면 당뇨병 환자의 25%가 부모의 유전소질로 발병했다고 한다. 즉, 부모가 모두 당뇨병이면 그 자녀는 75%가 당뇨병에, 양친 중 한쪽이 환자였거나 유전인자를 가졌을 때는 자녀의 절반에서, 양친이 모두 유전인자를 가졌을 때는 25%의 비율로 당뇨병이 발생한다고 한다. 하지만 그런 소질이나 유전인자를 가졌다고 해서 모두 발병되는 것은 아니다.

발병에 있어서는 후천적 조건, 말하자면 생활환경이 직접 · 간접의 원인이 될 수 있음이 밝혀지고 있다. 대체로 유전적 소질을 6으로 정한다면 환경적 요인이 4의 비율로 관여될 수 있다는 학자들의 의견이 있다.

② 나이와의 관계

이 병에 잘 걸리는 나이는 40~49세 사이이고, 당뇨병환자의 약 60% 내외가 이 나이에 발병한다고 한다. 그러나 최근에는 젊은이와 고령층에서 당뇨병이 늘고 있다는 보고들이 많다. 특히 어린이나 젊은이들의 당뇨병은 증세가 더욱 심하게 진행되는 경향이며, 60대가 넘으면 발병률은 뚝 떨어진다. 이 병이 중년에 많이 나타난다는 사실은 유전소질보다 생활환경이 더욱 중요함을 암시하는 것이다.

③ 비만증과의 관계

당뇨병의 유전인자를 가진 사람이 40대가 되어 살이 찌면 당뇨병에 걸릴 확률이 매우 높아진다. 물론 뚱뚱해진다고 해서 곧 당뇨병에 걸리는 것은 아니다. 다만 성인 당뇨병환자 중에 약 70%가 과체중이며, 이와 같이 당뇨병환자들이 적절한 식이요법으로 자신의 체중을 표준체중으로 교정함으로써 당뇨병이 조절된다는 보고가 있다.

(3) 진단

당뇨병의 가장 보편적인 진단방법은 요당검사 및 혈당검사 방법이다.

① 요당검사

소변검사는 당뇨병을 발견하는 보편적이고 쉬운 방법이긴 하나 정확한 방법은 아니다.

이 방법은 시험지가 붙어 있는 스틱을 소변에 담갔다가 바로 꺼낸 후에 지정 시간이 경과하면 그 결과를 첨부되어 있는 비색표와 비교하여 판독한다. 그러나 증상이 심하여 혈당치 180 mg/dL 이상인 경우에만 요에 나타나게 된다.

② 혈당검사

최근 대부분의 선진국에서는 혈당측정기계의 발달로 인해 혈당의 자가측정이 일반화되어 있으며, 국내에서도 경제적이고 다루기 쉬운 혈당검사기의 보급으로 누구나 쉽게 혈당검사를 실시할 수 있다.

표 8-7 검사방법에 따른 당뇨병 진단 기준

구 분	검사방법	정상	당뇨병 전단계	당뇨병
혈당치(mg/dL)	공복 시에 혈당검사	99 이하	100~125	126 이상
혈당치(mg/dL)	경구 당부하검사 (2시간 후 혈당)	139 이하	140~199	200 이상

표 8-8 당뇨병 유병률 추이

단위: %

남녀별 \ 연도	2013	2015	2017	2019	2020	2021	2022
전체	13.3	10.2	11.3	11.8	13.6	13.2	11.3
남	15.0	11.5	13.4	14.0	16.6	16.5	13.7
여	11.5	8.9	9.2	9.5	10.4	9.9	8.8

※ 당뇨병 유병률 : 공복혈당이 126mg/dL 이상이거나 의사의 진단을 받았거나 혈당강하제 복용 또는 인슐린 주사를 투여받고 있는 분율 만 (30세 이상)

아침 공복 시에 정맥 혈당치가 126 mg/dL 이상일 때에 당뇨병으로 진단하고, 포도당 75 g을 300 cc의 물에 타서 마신 후 2시간 뒤에 200 mg/dL를 넘으면 역시 당뇨병으로 진단한다. 물을 많이 마시거나 소변이 많아지고, 체중이 감소하는 동시에 식사와 무관하게 측정한 혈당이 200 mg/dL 이상일 때도 당뇨병으로 진단한다.

(4) 증상과 합병증

당뇨병의 가장 흔하고 잘 알려진 대표적인 증상은 갈증과 다뇨증이다. 그러나 다뇨증과 갈증이 있을 때에는 이미 당뇨병이 어느 정도 진행되었다고 할 수 있다. 일반적으로 다뇨와 다음과 다식이 **당뇨병의 3대 증상**이라고 하지만, 아래와 같이 여러 증상이 나타날 수도 있다.

① 대사장애로 말미암아 나타나는 증상

목마름, 다뇨, 다식, 체중감소, 피로, 권태감

② 합병증에 의한 증상

시력장애, 망막증, 신경통, 지각장애, 부스럼, 피부소양증, 폐렴, 질염, 종기, 동맥경화증, 협심증, 고혈압, 당뇨병성 신증 등이다. 당뇨병 중의 가장 무서운 상태는 무증세이다. 약 20% 이상이 아무런 증세가 없거나 설혹 증세가 있어도 느낄 수 없을 만큼 가벼워서 그냥 지나치게 되는데, 초기에 이와 같은 현상이 두드러진다.

(5) 예방

① 과식은 금물이다

당뇨병의 가장 큰 적은 과식이다. 과식은 비만증의 원인이다. 과식을 하면 지방이나 당단백질의 섭취량이 늘게 되며 칼로리 섭취량도 늘어난다. 만일 칼로리 섭취량만큼 운동을 하지 않으면 칼로리는 지방이 되어 체내에 축적되고 결국에 비만증이 되기 시작하는 것이다.

② 약을 남용하지 말 것

당뇨병은 그 병태가 복잡하고 증세와 발병원인에 따라 약이 다르기 때문에 당뇨병이라고 해서 아무 약이나 다 효과가 있는 것은 아니다. 어떤 약은 유전성이나 당뇨병 소질이 있는 환자가 복용하여 오히려 병을 유발시키거나 큰 병을 얻는 결과가 되기도 한다.

③ 감염증 예방과 조기치료

감염증에 걸리면 이것이 동기가 되어 당뇨병을 유발시키는 일이 많은데, 그 중에서도 특히 간장이나 담도 및 담낭과 췌장의 감염증들이 위험하다. 감염증에 걸리지 않도록 주의하는 것 자체가 당뇨병 예방의 한 방법이다. 만일 감염증에 걸리면 빨리 치료하여 악화되지 않도록 최선을 다해야 한다.

④ 그 밖의 유의사항

규칙적인 일상생활을 하면서 과로를 피하고, 당뇨병 소견이 있는 사람은 임신 시에 유발되기 쉬우므로 유념하여야 하며, 40대 이후의 연령층은 요당과 혈당검사를 정기적으로 받아야 한다.

4. 심뇌혈관질환 (Cardiocerebrovascular Disease)

(1) 발생현황

우리나라 심뇌혈관질환 사망률은 세계 최고 수준이며 지속적으로 증가하는 추세를 보이고 있다. 심뇌혈관질환은 우리나라 사망원인 2위로 전체 사망의 19.2%를 차지하고 있으며, 매년 5만 3천여 명의 사망자가 발생하고 있다.

최근 10년 동안 뇌혈관질환의 사망률은 감소추세이나 심장질환사망률은 증가하였다.

▶ 뇌혈관질환 사망률: 인구 10만 명당 64.1명(2005) → 48.0명(2015)

▶ 심장질환사망률: 인구 10만 명당 39.3명(2005) → 55.6명 (2015)

심뇌혈관질환으로 인한 사회경제적 비용은 암과 비슷한 수준이며, (악성종양 5.5조 원, 심뇌혈관질환 및 당뇨 4.2조 원, 2003) 건강보험진료비는 5년간 연평균 15.7%(2001년 2.2조 원 → 2005년 4조 원)나 증가하였다. 심근경색과 뇌졸중으로 인한 조기사망의 80%는 금연을 비롯하여 고혈압과 당뇨병 및 고지혈증 관리를 통해 예방이 가능하나, 선행질환인 고혈압과 당뇨병의 지속치료율은 각각 22.2%와 29.2%에 불과하다.

고령화로 인해 발생률은 증가하는 한편, 치료기술 발달로 치명률은 감소하고 있다(그림 8-2 참조). 따라서 장애인구 증가로 인한 국가 부담은 더욱 증가할 것으로 예측된다.

(2) 심뇌혈관질환 예방관리

건강인이나 저위험군에 대해서는 금연 · 절주 · 운동 및 영양관리에 관한 건강증진 노력과 지역주민에 대한 보건교육이 필요하다.

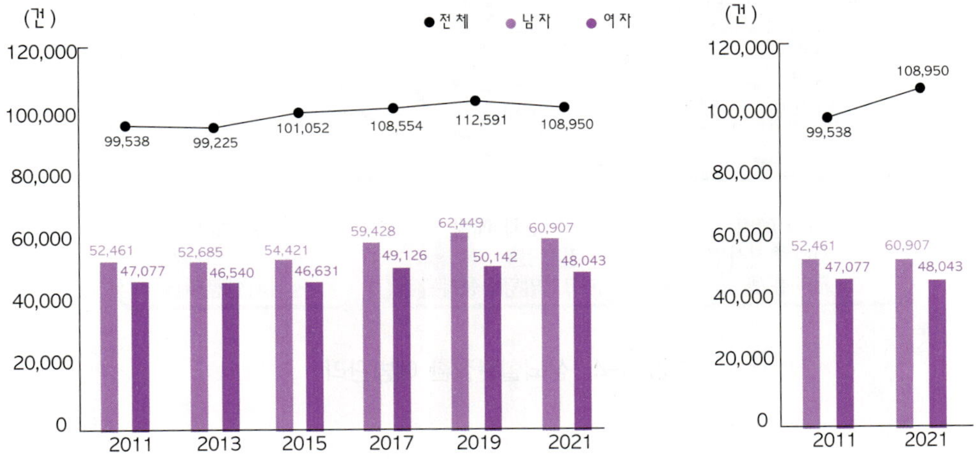

그림 8-2 뇌졸중 유병률

고혈압, 고지혈증, 당뇨 및 비만이 있는 고위험군에 대하여는 정기적인 건강검진을 하면서 혈압과 혈당관리를 시행하여야 한다. 만약에 뇌졸중이나 심근경색이 나타날 경우에는 119에 신고하여 신속히 종합병원에 이송하고 응급치료를 받아야 한다.

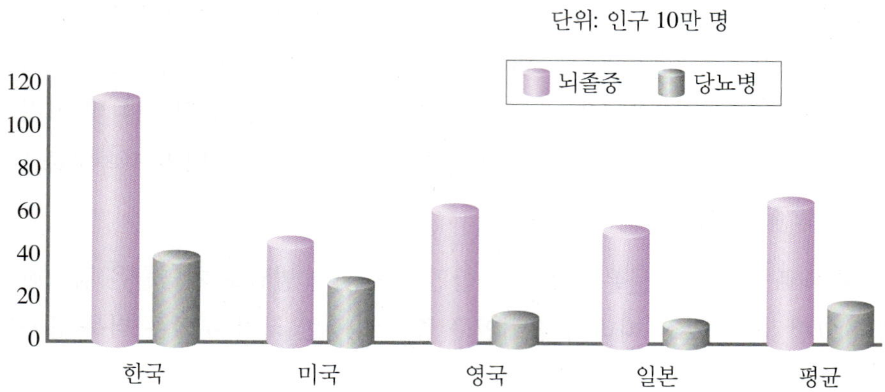

그림 8-3 OECD 주요 국가의 뇌졸중 · 당뇨병 사망률

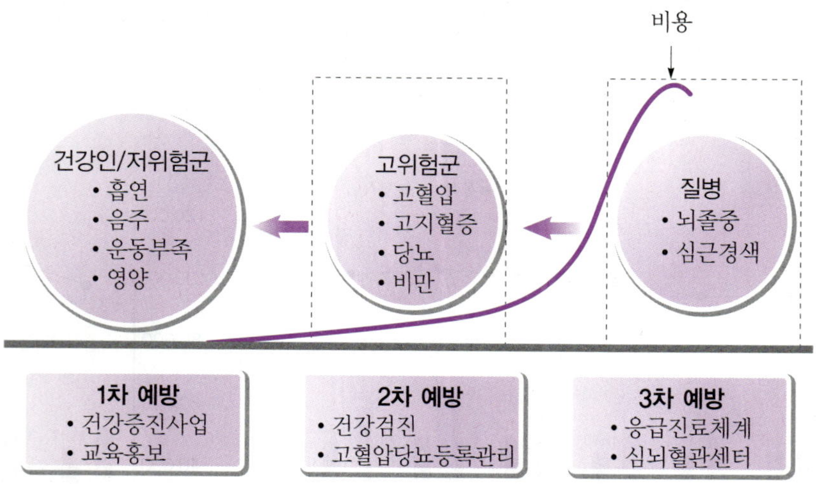

그림 8-4 심뇌혈관질환 예방관리

5. 아토피와 천식 (Atopy, Asthma)

(1) 개요

천식은 흔한 만성 알레르기 호흡기 질환으로 기도가 수축하고 염증이 생기는 질환이다. 천식은 평소에도 기관지에 염증이 존재하므로 정상인들에게는 아무렇지도 않은 가벼운 자극에도 쉽게 기도가 좁아져 천명(숨 쉴 때에 쌕쌕거리는 소리), 기침, 가슴이 답답함, 호흡곤란 등의 증상이 나타난다.

표 8-9 아토피, 천식 의사진단 경험률

구분	2015	2016	2017	2018	2019	2020	2021	2022
천식	3.1	2.5	3.1	3.2	3.2	3.2	3.0	3.0
알레르기비염	18.0	16.6	17.4	16.7	18.1	18.7	18.8	21.2
아토피피부염	3.8	4.0	4.1	4.8	4.3	5.2	5.6	6.3

* 의사진단경험률: 의사로부터 해당 질환을 진단받은 경험이 있다고 응답한 분율 2005년추계인구로 연령표준화한 결과
* 자료: 2022 국민건강통계

천식 유병률이 점차 높아지는 이유는 주거 및 식생활 등 생활환경의 변화로 인한 집먼지진드기 · 흡연 · 애완동물(털) · 대기오염 등 천식이나 아토피 질환의 유발 및 악화 요인들의 증가를 들 수 있다. 또한 소아 감염질환 감소에 의한 면역체계의 변화로 알레르기성 질환이 점차 증가하고 있는 추세를 들 수 있다.

선진국의 경우를 살펴보면 영국 · 호주 · 미국 등의 천식 유병률은 우리나라의 2~3배로, 우리나라도 사회경제적 성장과 더불어 선진국 수준으로 증가하게 되리라고 예측된다.

소아에서 노인까지 전 생애 동안 지속되는 천식은 나이가 들수록 증가하여 고령화 심화에 따라 노인 천식환자가 급격히 증가하는 추세이다. 적기에 적정한 진료를 받지 못하면 성인기 질환으로 이행되는 경우가 많은 아토피 · 천식은 소아기 때에 잘 치료하여 알레르기 행진(Allergic march)을 조기에 차단하는 것이 매우 중요하다.

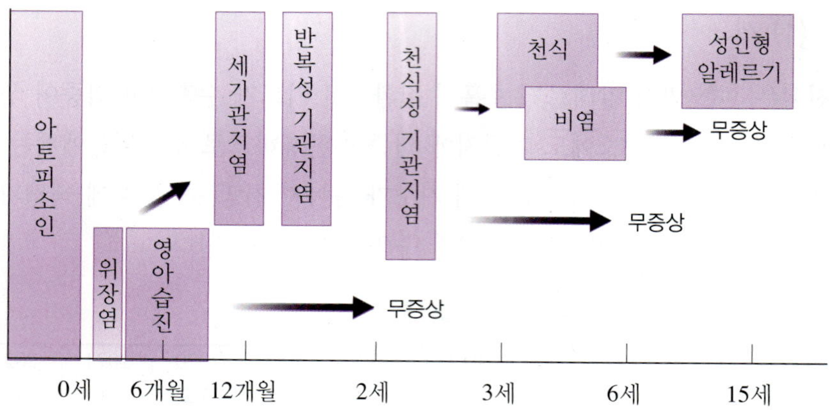

그림 8-5 알레르기 행진

(2) 사회경제적 부담

천식은 사망률이 낮은 편이지만 사회경제적 비용은 연 2조 원을 상회하여 사망률 1위인 악성종양(5.5조 원)과 사망률 2위인 심뇌혈관질환(4.2조 원) 등 중증질환에 비견되는 수준이다.(한국천식알레르기협회)

(3) 예방

잦은 재발과 증상 악화로 인해 응급실 및 입원 치료를 반복해야 하고 학교 결석 및 직장 결근의 증가, 의료비 부담 증가, 운동 제한 등 정상적인 사회활동 제약으로 삶의 질을 저하시킬 수 있다.

아토피 · 천식은 아래의 표준 지침에 따라 올바른 치료를 받고, 적극적인 자가관리 및 악화인자관리를 할 경우는 대다수 환자가 정상생활을 영위할 수 있도록 조절 가능하므로 적극적인 관리를 필요로 한다.

1) 천식 예방관리 수칙

① 금연하고, 담배 피는 사람 근처에 가지 않는다.
② 운동과 사회활동에 적극 참여한다.
③ 정상체중을 유지한다.
④ 감기나 독감예방을 위하여 손을 잘 씻는다.
⑤ 실내는 깨끗이 청소하고 청결하게 유지한다.
⑥ 공해나 황사가 심한 날은 외출을 삼가거나 방진마스크를 착용한다.
⑦ 천식발작에 대비한 약물을 항상 소지하고, 정확한 사용법을 익혀 두어야 한다.
⑧ 효과적이고 검증된 치료방법으로 꾸준히 관리하도록 한다.

표 8-10 소아 · 청소년기 질환 질병부담(DALY)

순위		1위	2위	3위	4위	5위
0~9세	질병명 DALY	천식 4,379 (78.4%)	중이염 509 (9.1%)	피부질환 195 (3.4%)	간질 154 (2.7%)	만성폐쇄성 폐질환 124 (2.2%)
10~19세	질병명 DALY (42.0%)	천식 1,226 (13.0%)	소화성 궤양 382 (7.0%)	피부질환 206 (5.8%)	정신분열병 172 (5.5%)	간질 163

* 자료: 한국인의 질병부담 보고서, 2010

2) 아토피 피부염 예방관리 수칙

① 보습 및 피부 관리를 철저히 해야 한다.
- 목욕은 매일 미지근한 물에 20분 이내로 실시한다.
- 비누목욕은 2~3일에 한 번, 때를 밀면 안 된다.
- 보습제는 하루에 2번 이상, 목욕 후에는 3분 이내에 바른다.
- 순면소재의 옷을 입어야 한다.
- 손발톱을 짧게 깎도록 한다.

② 스트레스를 잘 관리해야 한다.
③ 적절한 실내 온도와 습도를 유지해야 한다.
④ 효과적이고 검증된 치료방법으로 꾸준히 관리하도록 한다.

3) 알레르기 비염 예방관리 수칙

① 금연하고, 담배 피는 사람 근처에 가지 않는다.

② 감기나 독감예방을 위하여 손 씻기를 잘 하도록 한다.

③ 실내는 청결을 유지하고, 급격한 온도변화를 피하도록 한다.

④ 황사가 심하거나 꽃가루가 날리는 날은 외출을 삼가거나 방진마스크를 착용한다.

⑤ 꾸준히 관리하여 합병증을 예방하도록 한다.

6. 음주 및 흡연

음주와 흡연은 건강의 유지관리에 중요하다. 과음이나 폭음이 간이나 뇌에 미치는 영향은 크다. 흡연은 폐암을 비롯한 호흡기계뿐만 아니라 여러 가지 만성퇴행성 질환과 관련이 많다.

(1) 음주(Drinking)

술이란 에탄올을 1% 이상 함유한 음료를 총칭한다. 에탄올은 세상에서 가장 널리 남용되는 약물로서 사람들은 다양한 술 형태의 음료로 섭취해 오고 있다. 섭취된 에탄올은 위에서 일부분(약 20%) 흡수되고, 남은 양은 소장에서 완전히 흡수되며 약 90%가 간에서 대사된 후에 배출된다.

소량의 에탄올은 말초혈관 특히 피부 혈관을 확장시키고, 동맥경화나 혈전 생성을 억제할 수도 있다. 소화액과 위액분비를 촉진시켜 소화를 돕기도 하나 만성적으로 섭취하는 경우에 식도암이나 대장암 등의 암 발생위험이 높아진다.

1) 알코올 관련 문제

알코올을 장기간 과다 복용할 경우에 발생되는 **알코올 중독**(alcoholism)을 의학적으로는 알코올 남용(alcohol abuse) 및 알코올 의존(alcohol dependence)으로 분류한다. 이러한 질환자들은 음주로 인해 학업 · 직업 · 가정 내의 책임을 수행하지 못하여 본인뿐만 아니라 배우자나 가족들과의 마찰이 커지고, 직업 · 사회적 기능에 저하가 오며, 교통사고를 일으킬 위험률이 증가하고, 법적 문제가 발생하기도 한다.

2) 알코올과 질병

① **간질환**: 지방간, 알코올성 간염, 알코올성 간경화증의 발생 위험이 높다.

② **위장관 질환**: 식도염, 위염, 위궤양, 위장출혈, 장염, 장궤양, 설사 등을 유발한다.

③ **심장순환계 질환**: 심혈관계 질환, 부정맥, 고혈압, 뇌졸중의 위험증가를 초래한다.

④ **기타**: 췌장염, 골다공증, 성기능 저하, 면역기능 약화, 암 유발의 가능성을 높인다.

3) 알코올 중독의 원인

알코올 남용 및 의존은 다른 정신질환과 마찬가지로 한 가지 원인으로 설명할 수 없으며, 심리사회적 · 유전적 · 행동적 요소가 복합적으로 작용하여 생기게 된다. 각 요소의 중요도도 개인마다 차이가 있을 것으로 추정된다.

4) 진단

미국 정신의학회(American Psychiatric Association)의 정신장애 진단 통계 편람(DSM-5)의 진단기준을 흔히 이용한다. (그 기준은 다음 쪽에 있음.)

5) 치료

치료는 크게 중재(intervention), 해독(detoxification), 재활(rehabilitation)로 나눈다.

① **중재**: 문제에 직면하게 하고, 치료거부 시에 발생되는 부정적 결과를 인지하게 한다.

② **해독**: 내과적 상태를 파악하고, 휴식하며 비타민을 섭취하도록 하여 금단 증상을 돕는다.

③ **재활**: 금주에 대한 동기를 부여하고, 재발을 방지한다.

알코올 사용장애에 대한 DSM-5의 진단기준

임상적으로 심각한 기능손상이나 고통을 유발하는 알코올 사용의 부적응적 패턴이 다음 중 2개 이상의 방식으로 지난 12개월 이내에 나타나는 경우이다.

1. 알코올을 흔히 예상했던 것보다 더 많은 양 또는 더 오랜 기간 마신다.
2. 알코올 사용을 줄이거나 통제하려는 지속적인 노력을 기울이지만 매번 실패한다.
3. 알코올을 획득하고 사용하고 그 효과로부터 회복하는 데 많은 시간을 허비한다.
4. 알코올을 마시고 싶은 갈망이나 강렬한 욕구를 지닌다.
5. 반복적인 알코올 사용으로 인해서 직장, 학교나 가정에서의 주된 역할 의무를 수행하지 못한다.
6. 알코올의 효과에 의해서 초래되거나 악화되는 사회적 또는 대인관계적 문제가 반복됨에도 불구하고 지속적으로 알코올을 사용한다.
7. 알코올 사용으로 인해서 중요한 사회적, 직업적 또는 여가 활동이 포기되거나 감소된다.
8. 신체적 위험이 존재하는 상황에서도 반복적으로 알코올을 사용한다.
9. 알코올에 의해서 초래되거나 악화될 수 있는 지속적인 신체적 또는 심리적 문제가 있음을 알면서도 알코올 사용을 계속한다.
10. 내성(tolerance)이 다음 중 하나의 방식으로 나타난다.
    a. 중독(intoxication)이 되거나 원하는 효과를 얻기 위해서 현저하게 증가된 양의 알코올이 필요하다.
    b. 같은 양의 알코올을 지속적으로 사용함에도 현저하게 감소된 효과가 나타난다.
11. 금단(withdrawal)이 다음 중 하나의 방식으로 나타난다.
    a. 알코올의 특징적인 금단 증후군이 나타난다.
    b. 금단 증상을 감소하거나 피하기 위해서 알코올(또는 관련된 물질)을 마신다.

▶ 진단기준

- 위의 11개 진단기준 중 2개 이상에 해당하면 알코올 사용장애로 진단됨. 이 진단기준은 알코올뿐 아니라 다른 물질의 경우에도 마찬가지로, 특정한 물질의 과도한 사용 11개 기준 중 2개 이상에 해당되면 그 물질의 사용장애로 진단됨
- DSM-IV에서의 알코올 의존과 남용을 모두 통합한 진단 기준임

▶ 증상 심각도 세분 진단

- 진단기준의 2~3개에 해당: 경도(mild)
- 4~5개에 해당: 중등도(moderate)
- 6개 이상에 해당: 중증도(severe)

6) 음주량 추이

순수알코올을 기준으로 우리나라 15세 이상 인구 1인당 주류소비량은 2019년에 연간 8.3L로 OECD 평균(8.8L)보다 적은 수준이다. 주류소비량은 2009년 8.9L, 2019년 8.3L로 최근 10년간 감소 추세를 나타내고 있다. 남성의 음주율은 지속적으로 감소 추세이나 여성 음주율은 2011년 44.2%에서 2019년 48.4%로 증가하였다.

표 8-11 15세 이상 국민 1인당 순수 알코올 소비량

단위 : 리터

년도	2009	2011	2013	2015	2017	2019	2021
소비	8.9	8.9	8.7	9.1	8.7	8.3	7.7

* 자료: 통계청

표 8-12 년도별 월간음주율 현황

단위 : %

년도 \ 성별	전체	남자	여자
2013	60.2	75.3	45.7
2015	60.6	75.3	46.5
2017	62.1	74.0	50.5
2019	60.8	73.4	48.4
2021	57.4	68.3	46.6
2022	57.4	67.6	47.5

* 자료 : 지표서비스 e-나라지표

(2) 흡연(Smoking)

흡연은 담배를 태워서 그 연기를 흡입하는 행위를 말한다. 흡연으로 담배에 함유된 성분을 허파로 흡입하여 몸 안으로 흡수하게 된다. 흡연에는 주류연에 의한 직접흡입과 부류연에 의한 간접흡연이 있으며 모두 건강에 유해하다.

1) 담배의 성분

담배연기 속에는 여러 가지 **유해성분**이 들어 있다. 뚜렷하게 건강에 해로운 물질은 니코틴(nicotine)과 타르(tar) 및 일산화탄소이고, 그밖에도 29가지 물질을 꼽을 수 있다. 니코틴은 무색 · 유성 · 알카로이드 액체이며, 독성이 강해서 0.02 cc 정도의 니코틴을 사람의 정맥에 주사하면 심장박동의 속도를 지연시키고 혈압의 상승과 피부온도를 강하시킨다.

타르는 발암성 물질로 호흡기 점막의 섬모 상피세포와 폐흉세포에 손상을 입힌다. 또한 **일산화탄소**는 두통, 현기증, 권태, 눈이 아물거리는 증세, 오심, 구토감, 호흡곤란 등을 유발한다.

2) 담배가 건강에 미치는 영향

담배가 신체에 주는 영향은 가벼운 증세부터 급성 중독성에 이르기까지 다양하다.

① 소화기계 질환

다량 흡연 시에 위액분배 억제나 위장운동 억제 등으로 인한 식욕감퇴, 소화불량, 변비증, 때로는 만성장염을 유발시킨다는 보고가 있다. 몇몇 연구는 흡연자가 비흡연자보다 위궤양이 5배, 십이지장궤양이 2배 정도 많이 유발된다고 보고하고 있다.

② 호흡기계 질환

흡연을 하면 기침이 나고, 가래가 많이 생기며 세균감염에 대한 방어 능력이 저하하여 만성기관지염, 천식, 폐기종 등 호흡기 질환이 잘 생긴다고 한다. 만성기관지염 유병률은 담배 피우는 양과 담배 피우는 법에 따라 차이가 있으며, 흡연자가 비흡연자보다 높은 사망률을 보인다는 영국 의학연구회의 발표가 있었다.

미국 암연구소에서는 흡연자의 폐암으로 인한 사망률이 높으나 담배를 끊으면 폐암으로 사망하는 비율이 급격하게 감소하는 사실들로 미루어 폐암발생이 흡연과 밀접한 관계가 있음을 밝혔다.

③ 순환기계 질환

일반적으로 심장 부위의 고통이나 심장박동의 불규칙성 및 심장 손상이 문제가 되며, 때로는 극적으로 나타나기도 한다. 미국의 한 연구보고는 만성 심장질환으로 인한 흡연자의 사망률이 비흡연자에 비해 3배 이상 높음을 보여준다. 또한, 흡연과 관상동맥질환의 관계조사에서 젊은 연령층의 흡연자에게서도 이 질환이 발생된다는 보고가 있다.

④ 여성에게 미치는 영향

임신 중인 여성의 흡연은 미숙아의 발생빈도율을 높이고, 태어날 어린이의 체중저하를 일으키기 쉽다고 한다. 또한 니코틴이 여성 체내에 들어가면 피부의 혈액순환을 나쁘게 하여 피부 영양을 저해하기 때문에 피부가 거칠어진다.

3) 흡연율 추이

지난 1980년부터 국민건강증진법이 제정되기 이전인 1994년까지(NGO중심의 금연 캠페인 전개) 성인 남성의 흡연율은 연간 평균 0.45%p 감소되었으나, 국민건강증진법이 제정되어 비가격 정책 위주로 금연정책이 추진된 2004년까지는 연간 평균 1.52%p 감소되었다. 2004년 12월에 담배가격이 인상됨으로써 2005년에는 5.5%p 감소되었다(2004년 57.8% → 2005년 52.3%). 2015년 1월에 담배가격이 인상된 후에는 성인남성 흡연율이 2014년 43.2% → 2015년 39.4%로 3.8%p 감소되었다. 그러나 여성 흡연율은 2015년 일시적으로 감소 후 다시 증가하는 추세를 보이고 있다.

(3) 음주율 및 흡연율의 국제 비교

15세 이상 인구의 음주량은 OECD 평균(8.8L) 보다 낮은 8.3L로 미국(8.9L)이나 독일(10.6L)에 비해 적으나 일본(7.1L)이나 중국(4.5L)보다는 높다.

우리나라 15세이상 인구 중 매일 담배를 피우는 사람의 비율은 16.4%로 OECD평균(16.4%)과 같은 수준이다. 연도별로 2009년 25.6%, 2014년 20.0%, 2019년 16.4%로 지난 10년간 감소 추세를 보이고 있다.

우리나라와 일본은 음주량은 적으나 남성흡연율은 OECD 평균보다 높다는 것을 알 수 있다.

표 8-13 성별 및 연도별 흡연율

단위: %

구분	2014	2016	2018	2020	2022
남자	43.2	40.7	36.7	34.0	30.3
여자	5.7	6.4	7.5	6.6	5.0

* 현재흡연율 : 평생 담배 5갑(100개비) 이상 피웠고 현재 담배를 피우는 분율
* 만 19세 이상 당해 년도 추계인구로 연령 표준화

자료: 통계청, 지표서비스 e-나라지표

표 8-14 OECD 주요 국가간 15세 이상 1인당 알코올 소비량

단위 : 리터

독일	프랑스	칠레	미국	한국	일본	중국	OECD평균
10.6	11.4	7.1	8.9	8.3	7.1	4.5	8.8

* 자료: OECD, Health Data, 2021

* 맥주는 4~5%, 포도주 11.6%, 독주는 40% 알코올로 환산

* 주류소비량 자료는 2019년 기준

표 8-15 OECD 주요 국가간 15세 이상 남성흡연율 비교(매일흡연율)

단위: %

한국	일본	프랑스	영국	미국	독일
31.6	29.4	25.8	19.1	11.5	22.3

* 자료: 통계청, 한국의 사회동향 2019

(4) 향후 전망과 대책

① 알코올 소비는 개인특성 및 사회경제적 요소 등 다양한 환경적 요인에 영향을 받는다. 우리나라는 주류배달 허용(2016. 8), 저도주 생산 증가 등으로 여성과 청소년 음주에 영향을 줄 수 있는 요인이 증가한 상황이다. 그러나 2020년부터 유행이 지속되고 있는 코로나19로 모임과 회식 등이 제한되어 음주량과 음주율이 일시적으로 감소하는 변화도 있으나 일부 계층의 고위험 음주와 알코올 중독의 증가 현상에 대한 대책도 필요하다. Health Plan 2030에서는 기존의 음주량 감소정책에서 음주를 조장하는 환경 개선과 고위험 음주, 음주폐해 예방을 위한 대책을 강화해 제시하고 있다.

② 음주로 인한 개인적 · 사회적 폐해를 예방하기 위해 홍보 및 교육을 강화하고 지식 · 인식 · 실천방법을 국가적 차원에서 구체적으로 제시해 주어야 한다.

③ 세계보건기구(WHO)의 담배규제기본협약(FCTC) 비준(2005. 5) 및 발효(2005. 8) 등을 계기로 금연구역 확대, 담배가격 인상 등의 지속적인 추진과 더불어 금연 교육 · 홍보 · 금연 분위기를 조성하고 청소년 금연을 위해 노력해야 한다. 최근 전자담배도 액상형, 궐련형 등 종류와 모양이 다양해지고 사용률도 2013년(1.1%)에 비해 2019년(3.3%)로 증가해 규제 정책과 함께 건강에 미치는 영향 등에 대한 다양한 연구가 필요하다.

7. 과체중 및 비만

우리나라의 영양문제는 영양결핍과 영양과잉이 공존하는 양극성 영양불균형 상태에 있다. 최근에 성인 중 과체중 및 비만이 전체 인구의 약 1/3이 되고 있으며 만성질환의 발병이 증가 추세에 있다.

(1) 정의

비만측정 시 근육이 많은 사람도 체중이 많이 나갈 수 있기 때문에 비만도는 체내 지방조직의 과다 상태로 판단한다. 체중(kg)을 신장(m)의 제곱으로 나눈 **신체질량지수**(BMI, Body mass index)로 나타내며, 18.5 미만이면 저체중, 18.5~22.9는 정상체중, 23~24.9는 과체중, 25 이상을 비만으로 분류한다. 서양인은 30 이상을 비만으로 분류하나 인종 간의 차이를 고려하여 우리나라는 25 이상을 비만으로 정의한다.

(2) 원인

비만은 오랜기간에 걸쳐서 에너지 소비량에 비해 영양소를 과다섭취하는 에너지 불균형에 의해 유발되는데, 최근 들어 삶이 윤택해진 반면에 전반적인 신체활동량이 줄고, 고칼로리 음식섭취가 늘어나면서 비만인구가 급속히 증가하고 있는 상황이다.

(3) 질병 및 치료

비만인구의 증가는 제2형당뇨병, 뇌심혈관계질환, 암, 이상지질혈증 등과 같은 다양한 질병의 발생률을 높인다. 비만 치료로는 생활습관을 개선하여 식사량을 줄이는 식이요법과 운동량을 증가시키는 운동요법이 있고, 이러한 생활습관 개선 이외에도 식욕억제제와 지방 흡수 저해제 등의 약물을 통해 비만을 치료하기도 한다.

(4) 비만 추이

우리나라 20세 이상 성인의 비만율은 2001년 29.2%에서 2014년 30.5%로 성인인구의 30%를 넘어섰다. 이러한 증가추세는 연간 40만 명 정도의 비만인구가 증가한 상태로 나타나고 있다. 또 이러한 증가는 질병의 발생률을 높일 뿐만 아니라 비만 관련 질병의 의료비용 지출증가요인이 되고 있다.

우리나라에서 비만으로 인한 사회경제적 비용은 약 1조 원으로 추계된다(2010년 기준).

표 8-16 연도별 우리나라 평균 비만율

단위 : %

연도	2014	2016	2018	2020	2022
비율	30.9	34.8	34.6	38.3	37.2

* 출처 : 2023 국민건강통계.

표 8-17 연도별 비만 유병률 (체질량지수 기준)

단위 : %

성별 \ 연도	2014	2016	2018	2020	2022
전체	30.9	34.8	34.6	38.3	37.2
남자	37.8	42.3	42.8	48.3	47.7
여자	23.3	25.9	25.6	27.7	25.7

※ 비만 유병률 : 체질량 지수 $25kg/m^2$ 이상인 분율, 만 19세 이상

※ 자료 : 2023년 국민건강통계.

표 8-18 연도별 유산소 신체활동실천율(표준화)

성별 \ 연도	2014	2016	2018	2020	2022
전체	62.0	52.5	51.0	48.3	55.4
여자	54.7	46.4	44.0	43.0	50.7

* 출처 : 보건복지부, 국민건강통계, 2023(만 19세 이상)

표 8-19 2019년 OECD 주요 국가간 과체중 또는 비만인구 비교

단위 : %

미국	영국	프랑스	네덜란드	한국	일본
73.1	64.2	45.3	48.4	33.7	27.2

* OECD기준(BMI): 과체중($25 < BMI < 30$), 비만($BMI \geq 30$)
* 출처: 국가통계포털

(5) 향후 전망 또는 향후 계획

우리나라는 과체중 및 비만을 줄이기 위한 국가 단위의 식생활개선사업을 추진하고 있다. 또한 비만을 적극적으로 예방 · 관리할 수 있도록 운동 및 신체활동의 생활화 캠페인을 전개하고 있다.

국민건강증진종합계획에서 적정체중 인구비율 증가 목표를 68.7%에서 75%로 높일 것을 제시하였고, 국민건강영양조사 및 청소년신체측정 등 기초 연구를 실시하는 중이다. 또한 비만관리를 국가보건정책의 주요목표로 정착시키고 이를 위한 관민 협력체계구축을 위해 노력하고 있다.

이상에서 살펴본 바와 같이 만성질환은 생활습관과 밀접한 관련이 있음을 알 수 있다. 그 밖에도 만성질환에는 동맥경화증 · 뇌졸중 · 심장병 등이 있으나 그 발생원인이나 관리방법은 대체로 동일하다. 따라서 만성질환을 예방하고 건강을 증진할 수 있는 적극적인 생활습관을 갖추어야 한다.

4. 건강 생활습관

(1) 식생활의 개선

식염의 섭취를 1일 10 g 이하로 줄이는 것이 매우 중요하며, 설탕 섭취도 줄인다. 균형잡힌 영양소를 섭취하기 위하여 여러 가지 식품을 골고루 섭취하고, 과식을 피하여 체중을 조절한다. 동물성 지방의 섭취를 제한하고 섬유질이 많은 자연식을 많이 이용하는 것도 중요하다.

(2) 규칙적인 운동

운동은 각자가 적당한 양을 일정하게 규칙적으로 하여야 한다. 적절한 운동은 체내 신진대사를 돕고 체중의 안정을 돕는다. 신체 각 장기의 기능을 촉진하고, 정신적인 스트레스를 해소시켜 주며, 결과적으로 사망률을 감소시켜 준다.

(3) 충분한 수면과 휴식

연령이나 개인차에 따라 수면의 질이 다르지만 벨록(Nedira Belloc) 등의 연구결과에 의하면 하루 7시간 정도의 수면이 평균수명과 관련하여 적당하다고 하며, 미국 암예방 연구에서도 7시간 수면을 취한 사람들의 관상동맥 질환이 가장 낮았음을 보고하고 있다. 또한, 과로를 피하고 피로가 누적되지 않도록 적절한 휴식을 취하는 것이 필요하다.

(4) 음주와 건강

술은 신체 중에서도 간과 뇌에 많은 영향을 준다. 알코올은 간에서 지방침윤을 일으키고 간염을 유발시키기도 한다. 또한 소량은 자극작용을 갖게도 하지만 결국 중추신경의 억제제로 작용한다. 최근 개정된 유럽과 우리나라의 암 예방수칙(2016개정)에서는 음주하지 않도록 권고하고 있다.

핵심문제 Check Point Exercise

1. 만성 퇴행성질환 중 암사망이 많은데 2018년 통계를 기준하여 우리나라 남녀 모두 합산했을 때 가장 많이 등록되어 있는 암의 종류는?

① 위암 ② 대장암 ③ 간암
④ 췌장암 ⑤ 폐암

2. 만성퇴행성 질환의 특성으로 적절하지 않은 것은?

① 20~30대에 시작하여 가령(aging)과 함께 증가
② 질병의 원인이 복잡하고 매우 다양함
③ 증상이나 결과가 가역성인 질환이 많음
④ 질병이 회복되기 어렵고 불구나 무능력의 상태
⑤ 관리를 위한 시간과 비용이 크고 점점 증가 추세

3. 악성종양에 관한 설명 중 적절하지 않은 것은?

① 비정상적인 세포증식
② 인접조직세포 압박
③ 화학물질의 발암작용
④ 미분화 세포의 증가
⑤ 소아기에 많이 발생

4. 뇌졸중의 종류로 적절하지 않은 것은?

① 뇌출혈 ② 뇌색전
③ 뇌경색 ④ 뇌혈전
⑤ 뇌종양

5. 고혈압환자가 특히 유념해야 할 사항은?

① 당분을 조금 섭취한다.
② 식염섭취를 줄인다.
③ 췌장질환을 치료한다.
④ 인슈린을 주사받는다.
⑤ 인터페론으로 치료한다.

6. 성인병 중 과다체중과 거리가 먼 것은?

① 당뇨병 ② 고혈압
③ 뇌졸중 ④ 괴혈병
⑤ 심질환

7. 대체로 암 발생은 남자가 많거나 비슷한데 여성에게서 많이 발생하는 암 종류는?

① 간암 ② 위암
③ 후두암 ④ 방광암
⑤ 갑상선암

8. 성인병의 관리대책과 비교적 거리가 먼 것은?

① 집단검진 실시
② 식생활 개선
③ 보건교육의 시행
④ 금연절주 실천
⑤ 병원소의 격리

[해답] 1. ① 2. ③ 3. ⑤ 4. ⑤ 5. ② 6. ④ 7. ⑤ 8. ⑤

Chapter 9

기생충질환 관리

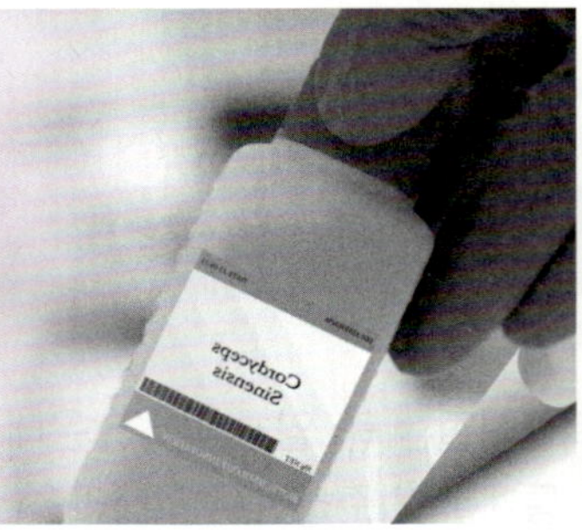

1. 기생충의 정의

기생충학(parasitology)은 기생충(parasite)과 숙주(host)의 관계를 연구하는 학문이다. 기생충은 다른 생물체에 의존하여서만 생명을 유지할 수가 있다. Parasite라는 용어의 어원은 그리스어인 para(곁)와 site(먹는 것)에서 유래한다.

사람에게 주로 해를 끼치는 기생충은 원생동물에 속하는 원충류(protozoa)와 후생동물에 속하는 선충류(nematoda)를 비롯하여, 흡충류(trematoda) 및 조충류(cestoda)가 있으며, 외부기생충인 곤충류(insecta)로 분류하기도 한다.

이 중 경구감염되는 기생충이 중요하며, 수육류나 어패류와 같은 동물성 식품을 불완전 가열하여 섭취하는 경우와 충란이나 자충에 오염된 채소를 통해서 감염되는 경우가 대부분이다.

우리나라에 기생충에 감염되어 발생하는 감염병은 질병관리청장이 고시하는 감염병이다. (감염병예방 및 관리에 관한 법률 제2조제6호)〈개정 2021. 3. 9〉

- 제4급 감염병 중 기생충질환의 종류

1. 회충증	2. 편충증	3. 요충증
4. 간흡충증	5. 폐흡충증	6. 장흡충증

2. 선충류 (Nematoda)

1. 회충증

(1) 충체 : 회충 (*Ascaris lumbricoides*, Roundworm)

홍황백색(紅黃白色)의 긴 원주상이고 3개의 입술을 가지고 있다. 수컷은 13~15 cm의 크기로 몸체 끝부분이 말려 있고, 암컷은 20~35 cm의 크기로 몸체 앞부분 1/3부위에 생식공이 있다.

(2) 생활사 (Life Cycle)

회충의 수정란은 보통 22~28℃에서 약 2주일이면 발육하여 자충포장란 형태로 인체에 감염되면 소장에서 유충으로 부화한다.

이 유충은 소장벽을 침입 후 혈액을 통해 문맥을 거쳐 간 → 폐 → 기관지 → 식도 → 소장으로 이동해 성충이 된다.

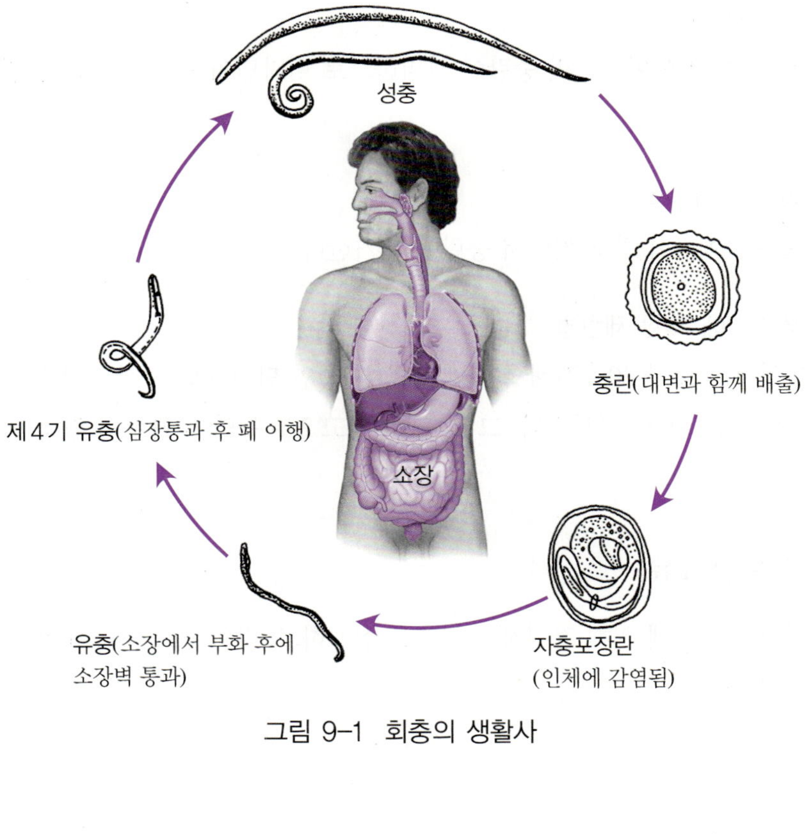

그림 9-1 회충의 생활사

(3) 증상 (Symptom)

무증상 감염을 하는 경우가 많으나 권태, 복통, 빈혈, 식욕감퇴 등의 일반적인 증상을 나타낸다. 어린이에게 있어서는 소화장애 및 이미증(pica)을 나타내는 경우가 많다.

(4) 관리대책 (Control)

회충은 분변오염된 채소를 통해 경구감염된다. 충란은 외계에 대한 저항성이 강하여, 회충관리방법은 다른 기생충관리에도 적용된다.

1) 분변관리

정화조를 이용하여 분변을 처리하거나, 분변을 비료로 사용할 시에는 최소한 여름에는 1개월 이상, 겨울에는 3개월 이상 부숙시킨 후에 사용한다.

2) 채소의 처리

① 채소의 데침

70℃에서 10초 이상이면 충란이 사멸하므로 비타민이 파괴되지 않는 범위에서 데친다.

② 채소의 세정법

흐르는 물에 5회 정도 씻어서 충란을 제거한다.

③ 염소수에 의한 제란법

차아염소산 소다 20~50배 희석액에 20분 동안 담가두면 충란의 외부단백막이 녹아서 채소에서 떨어진다. 그 후 물로 씻고 2분 동안 담가두면 염소 냄새도 제거된다.

3) 구충 및 교육

정기적인 검사에 의해 양성자는 구충을 실시하고, 감염경로 등에 대한 보건교육을 실시한다.

2. 요충증 (Enterobiasis)

요충(蟯蟲, Seatworm)은 히포크라테스(Hippocrates) 시대부터 알려졌으며, 세계 각처에서 발견되는 기생충으로 농촌보다 도시에 많다. 특히 소아에 많고 집단감염이 잘 되며 자가감염도 잘 된다.

항문 주위에 산란하고 이로 인해 침구나 침실 등에서도 충란이 발견된다. 충란으로 오염된 수지(자가오염), 오염된 각종 기물, 충란을 함유한 먼지 흡입, 항문 주위에서 부화한 유충이 다시 항문으로 기어올라가서 일으키는 역행성 감염 등이 있다.

(1) 충체 : 요충 (*Enterobius vermicularis*, Pinworm, Seatworm)

속칭 실거위라고도 하며 크기는 수컷 2~5mm, 암컷 8~13mm이며, 몸체는 명주실처럼 희고 가늘며, 암컷은 끝부분이 날카로우나 수컷은 둥그런 채로 구부러져 있다.

(2) 생활사

인체 기생부위는 맹장, 충수돌기, 결장 등이다. 외계로 배출된 충란은 이미 자충(仔蟲, larvae)을 포함하고 있기 때문에 감염력을 갖는다. 충란이 경구적으로 인체에 침입되면 소장에서 부화하고 맹장이나 결장 등에 이르러 성충으로 성장 · 기생한다.

암컷은 산란기가 되면 항문 주위로 기어나와서 산란하며, 항문 주위나 회음부 등에서 산란된 충란은 드문 일이지만 부화하여 직접 상행미입(上行迷入)하여 감염되는 재감염(retrofection)도 가능하다고 한다.

(3) 증 상

맹장부위 점막에 국부적 염증을 일으키는 경우가 있으며, 요충감염에 있어서의 특이한 증세는 항문 부위의 소양증이다.

이는 요충이 야간에 산란키 위해 항문 주위로 기어나와서 다니기 때문이다. 이로 인해 긁게 됨으로써 세균의 2차 감염을 일으키는 경우도 있고, 수면부족으로 신경질적이거나 산만해져 어린이의 성적이 떨어지는 경우도 있다.

(4) 관리대책

채소를 통해서 감염되는 경우에는 회충의 관리방법에 의해 예방될 수 있다. 그러나 집단감염을 하는 특성이 있으므로 의류는 열처리 세탁을 하고, 침구류는 일광소독을 하며, 구충제는 집단적으로 복용한다. 항문을 셀로판테이프로 닦아 현미경으로 검경해 진단한다.

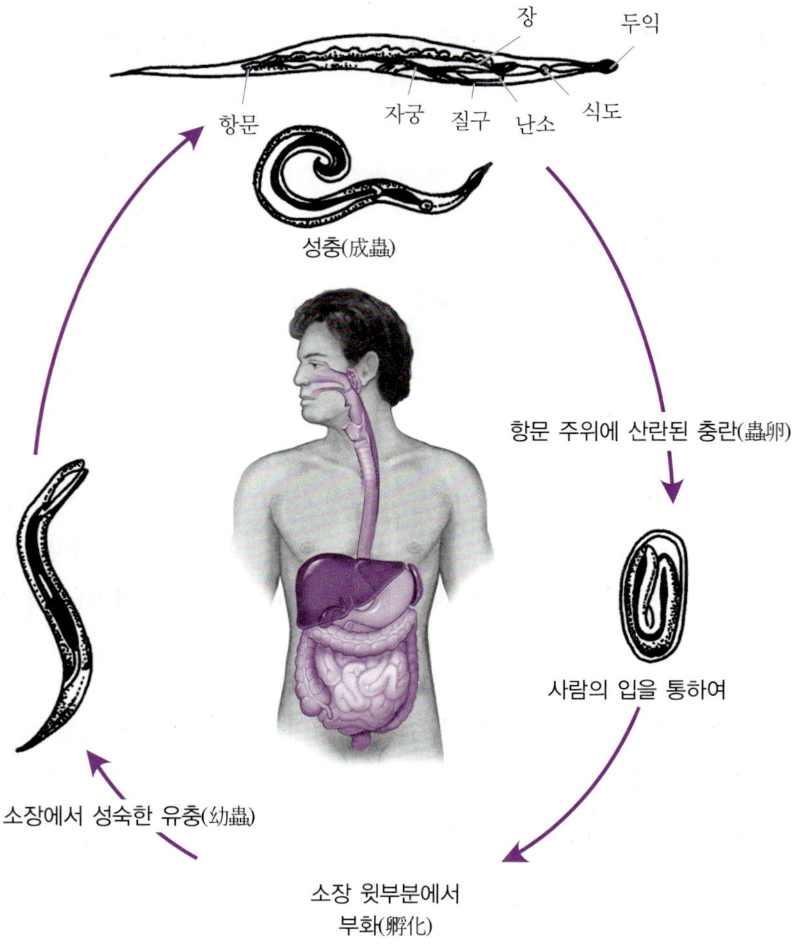

그림 9-2 요충의 생활사

3. 편충증 (Trichuriasis)

편충은 우리나라에서 감염률이 높은 기생충인데, 그 기생수가 10마리 미만으로 증상이 거의 나타나지 않기 때문에 등한시되고 있다.

(1) 충체 : 편충 (*Trichuris trichiura*, Whipworm)

체단부위 3/5이 선상형으로 가늘고 긴 편상구조를 보이고 체후반은 반대로 육질성으로 두터워져 있다. 충체의 크기는 수컷이 30~45 mm, 암컷이 45~50 mm이며, 수컷의 끝부분은 꼬부라져 있는 것이 특징이다. 난자의 형상은 술통(barrel shaped)과 흡사하다.

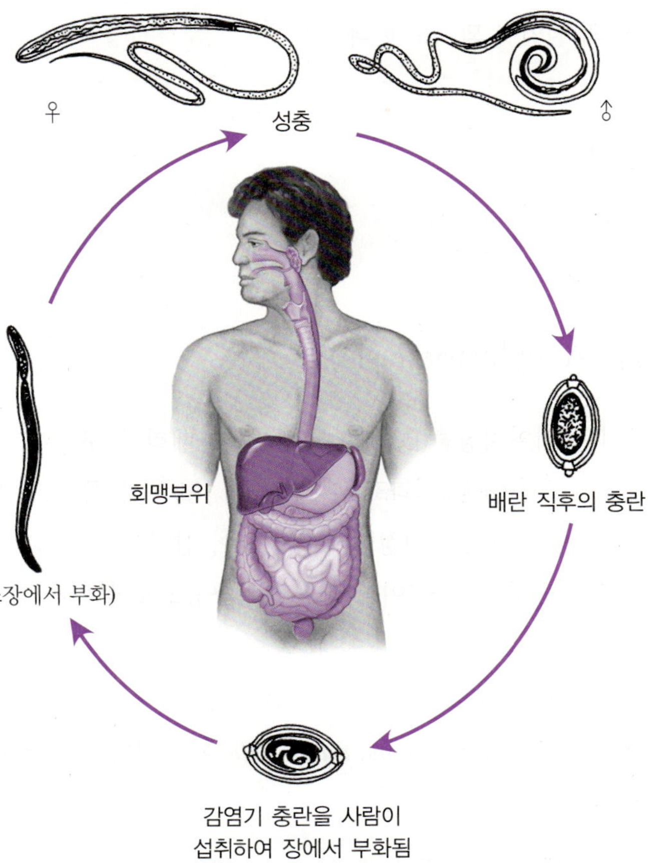

그림 9-3 편충의 생활사

(2) 생활사

인체 기생부위는 대장하부 부근으로 맹장, 충수돌기, 결장, 직장 등이다. 수정된 충란이 외계로 배출되면 흙속에서 약 2주 경과하고 충란 내에 자충을 형성한다. 이 자충포장란(仔蟲包藏卵)이 인체에 섭취되면 소장에서 부화되고 점차로 대장의 맹장, 충수돌기, 결장 등으로 내려와서 성숙 · 정착한다.

(3) 증 상

무증상감염을 하는 경우가 많다. 그러나 다수의 충체가 감염되면 복통, 구토, 복부팽창, 미열, 두통 등의 증세를 일으킨다. 감염이 만성화되면 빈혈, 혈변, 복통, 체중감소의 원인이 되기도 한다.

(4) 관리대책

관리대책은 회충에 준한다.

4. 구충증 (Ancylostomiasis)

우리나라에는 십이지장충(Dubini 구충)과 아메리카 구충이 모두 유행하고 있는데, 이들을 구충(鉤蟲)이라고 부른다. 개 · 소 · 양 등에도 제각기 고유의 구충이 있다. 처음에는 십이지장에서 발견되어 십이지장충이라 명명되었으나, 본래의 기생부위는 공장(空腸)이어서 현재는 구충으로 불린다.

(1) 충체: 십이지장충 (구충, Hookworm)

두비니구충 ; *Ancylostoma duodenale*, 아메리카구충 ; *Necator americanus*)

충체는 약간 구부러져 있으며 8~11 mm 정도이고, 구강은 반원형으로 구강낭(buccal capsule)은 키틴(chitin)질과 비슷한 물질로 단단하게 지지되어 있다. 정중선 각 측에 각 1쌍씩의 구상치아(hooklike tooth)가 있다.

(2) 생활사

본충(本蟲)의 인체 기생부위는 소장상부이며, 특히 공장(空腸) 상부에 기생한다. 인체 감염경로는 경구감염과 경피감염의 두 가지 경로가 있다. 충란이 체외로 대변과 함께 배출되면 적당한 온도(30°C 전후)와 환경에서 부화하여 간상유충이 된다. 이 간상유충은 약 1주일 후에는 인체에 감염성이 강한 사상유충이 되는데 이 사상유충은 자연계에서 2주 이상 생존이 가능하며, 이 기간 중에 노출된 인체의 피부와 접촉하면 피부를 뚫고 들어와서 소정맥이나 임파관을 통하여 심장 → 폐동맥 → 폐 → 기도 → 인두 · 식도 · 위 → 소장(성충)에 도달하여 성숙한다.

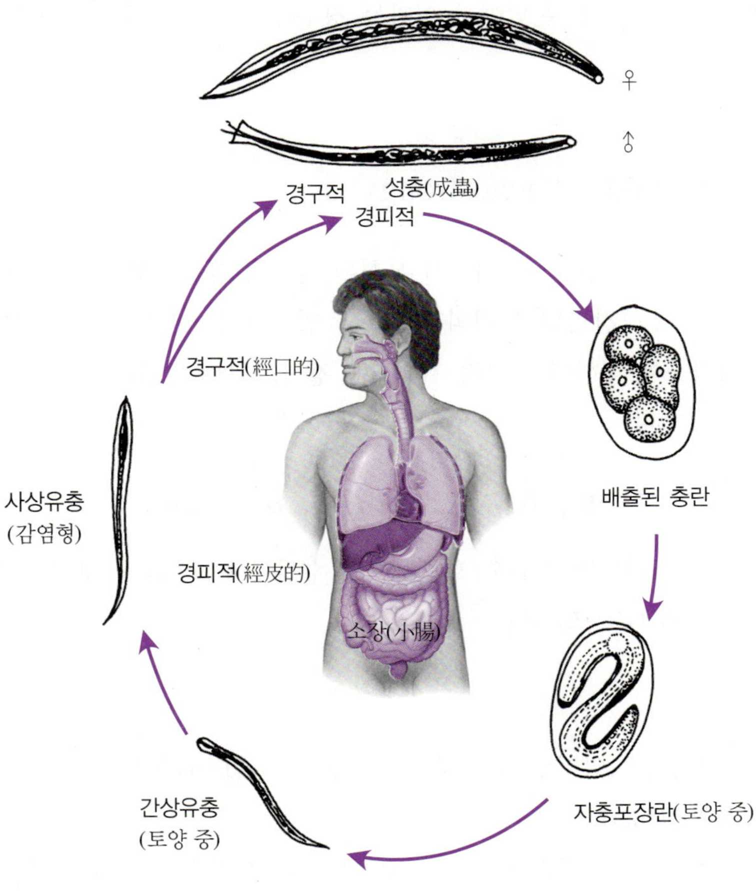

그림 9-4 두비니구충과 아메리카구충의 생활사

(3) 증 상

경피감염 때는 유충이 침입한 피부국소에 소양감을 일으키고, 채독이라고 하는 피부염증을 일으킨다.

주된 증상으로는 소화장애나 출혈성 또는 중독성 빈혈을 일으킨다. 한편 유충이 폐에 이행할 때에는 모세혈관들을 파괴하고 국소부위에 염증을 일으키는 경우도 있다.

(4) 관리대책

경구감염의 예방을 위해서는 회충관리방법에 준하며, 경피감염을 방지하기 위해서는 인분을 사용한 논밭에 들어가는 경우에 수족의 피부를 보호하여야 한다.

5. 동양모양선충증 (Trichostrongyliasis)

분변에 섞여나온 충란이 땅 위에서 부화된 감염성 유충으로 오염된 채소나 손을 통해 주로 경구감염되며, 경피감염은 잘 일어나지 않는다. 감염성 유충은 온도나 화학약품에 대하여 비교적 저항력이 강하고 때로는 김치를 통하여 감염되는 경우도 있다.

(1) 충체: 동양모양선충 (*Trichostrongylus orientalis*)

털 같은 섬세한 반투명의 담홍, 회백색으로 수컷이 4~5mm, 암컷이 5~7mm의 크기로 구충의 1/5정도이다.

(2) 생활사

충란은 적당한 온도와 습도에서 부화한 다음, 3~4일 이내에 탈피를 하여 감염형인 사상유충(filarform larva)이 된다.

이 사상유충은 주로 경구감염되며, 피부를 뚫는 힘이 미약하여 경피감염은 드물다. 경구적으로 침입되면 위장을 지나 소장에서 기생한다.

감염 후 25일 정도면 성충으로 성숙하며, 폐로의 이행은 없다.

(3) 증 상

소장점막에 부착하여 독소를 분비하며 흡혈도 한다. 따라서 구충과 유사한 소화장애 또는 빈혈을 일으키기도 한다.

(4) 관리대책

십이지장충증 예방에 준한다.

6. 선모충증 (Trichinelliasis)

감염률은 낮으나 세계적으로 분포하고 있다. 자연계에서는 쥐에 만연되어 있으며 2차적으로 돼지 · 개 · 여우가 감염된다.

사람은 주로 돼지고기에 의해서 감염되며, 한 숙주에서 성충과 유충을 발견할 수 있는 것이 특징이다.

(1) 충체 : 선모충(*Trichinella spiralis*)

산출된 유충은 100μm의 크기로 모세혈관의 통과가 가능하며, 성충은 회백색으로서 수컷이 1.5 mm에 암컷은 3~4 mm 정도이다.

(2) 생활사

이 충의 피포유충(encysted larvae)이 감염된 돼지고기를 통하여 인체에 경구적으로 침입하면, 위(胃)에서 탈피한 다음에 소장으로 내려와서 장점막에 깊이 들어간 후에 성숙된다.

유충은 장점막의 혈관을 통하여 심장과 폐를 거쳐서 전신의 근육조직에 침입하며 피포상태로 머문다. 선모충의 숙주가 될 수 있는 동물은 돼지, 쥐, 고양이, 여우 등이다. 돼지는 주로 쥐를 통하여 감염된다.

(3) 증 상

성충이 소장에서 자극을 줄 때에 설사, 구토, 구역 등의 증세가 나타난다. 유충이 체내 조직으로 퍼지면 안검부종, 고열, 근통, 호산구증가(eosinophilia), 호흡장애 등이 잇따라 생긴다. 그 중 근통이 가장 전형적인 증세이다.

(4) 관리대책

돼지고기를 통해서 나타나므로 완전히 익혀서 섭취해야 하며, 저온보관 시에는 −15℃에서 20일 이상 보관하면 피포유충이 사멸한다.

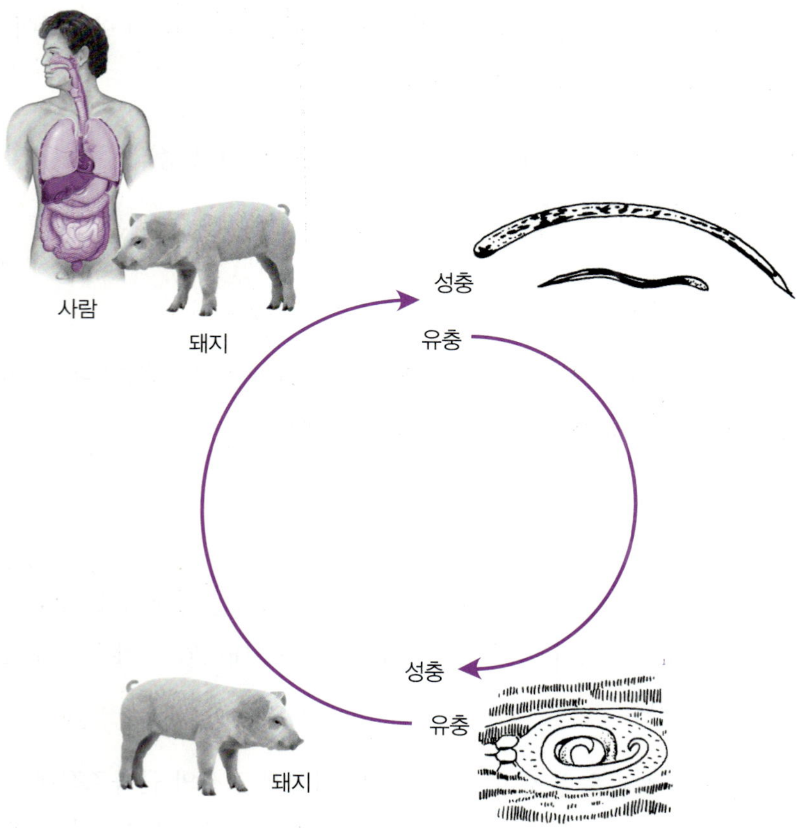

그림 9-5 선모충의 생활사

7. 아니사키스증 (Anisakiasis)

(1) 충체 (Anisakis spp)

고래 · 돌고래 · 물개 · 바다표범 등 해산 포유류의 위에 기생하는 회충류가 사람에게 인수공통감염증을 일으킬 때, 이를 인체 아니사키스증이라고 한다. 사람에게 감염을 일으키는 종류로는 다음의 3가지가 있다.

① 고래회충(*Anisakis simplex*)의 유충(Anisakis type I)
② 향유고래회충(*Anisakis physeteris*)(Anisakis type II)
③ 물개회충(*Pseudoterranova decipiens*)(Anisakis type III)

(2) 생활사

아니사키스 유충은 대개 길이 20~35 mm 정도이고, 이들 유충은 해산 어류 또는 낙지 등 두족류의 내장벽에 주로 붙어 있으며 단단한 껍질에 싸여 있는 경우가 많다.

이 유충은 발육단계의 변화없이 작은 어류에서 큰 어류로 이동되는데, 이렇게 감염된 어류를 종숙주인 고래 · 돌고래 · 물개 등이 먹으면 성충으로 발육한다. 사람 체내에서 아니사키스 유충은 제3기 유충의 상태로 머물게 되므로 1~2주 생존하다가 사멸한다.

(3) 증 상

생선회를 먹은 지 약 3~5시간 후에 심한 복통 · 오심 · 구토 등의 급성 증상이 나타난다. 그래서 식중독으로 오인되기도 한다. 통증은 거의 모든 증례에서 나타나는데 상복부에서 나타나는 경우가 많다. 약간의 토혈을 하는 경우도 있기에 위궤양으로 진단되기도 하며, 복부팽만 · 상복부 불쾌감 · 식욕부진 · 소화불량 등이 계속되고 설사를 하거나 두드러기가 나는 경우도 있다.

위벽 속에 육아종이 발생되어 있는 경우에 위암과 감별해야 한다. 임상검사 소견으로는 백혈구 증가, 적혈구 침강속도 증가, 호산구증다증 등이 관찰된다.

(4) 관리대책

인체 아니사키스증은 해산 어류를 덜 익혀서 먹었을 때에 감염된다. 그러므로 고래고기 · 참조기 · 명태 · 붕장어 · 방어 등의 어류를 날로 먹지 않고 충분히 익혀 먹어야 한다. 특히 이들의 내장을 날로 먹는 일은 절대 삼가야 한다.

−20℃에서 수시간 내 죽는다.

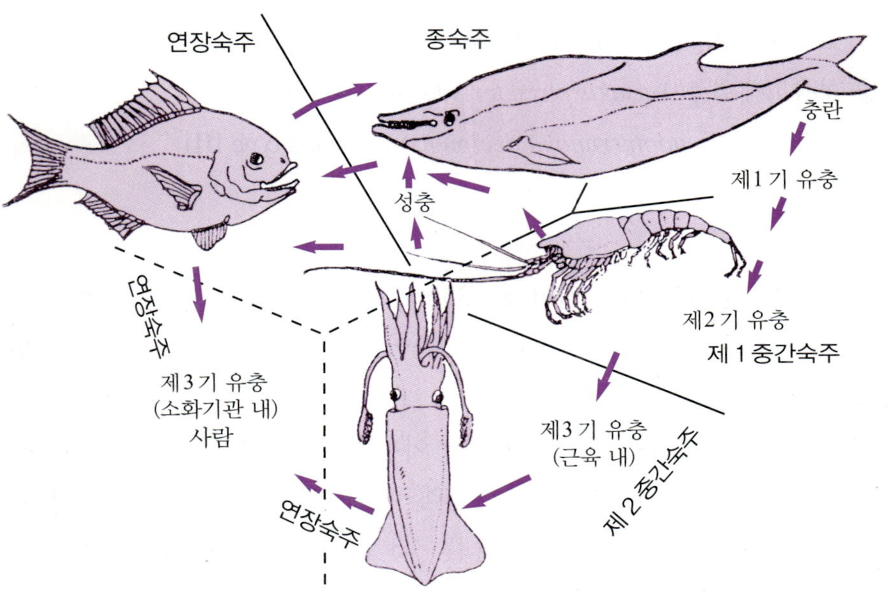

그림 9-6 고래회충의 생활사

8. 그 밖의 선충증 (Other Nematodes)

기타 선충증으로는 분선충(*Strongyloides stecoralis*), 말레이사상충(*Brugia malayi*), 로아사상충(*Loa loa*), 회선사상충(*Onchocerca voevulus*) 등이 있다.

3. 흡충류 (Trematoda)

1. 간흡충증 (Clonorchiasis)

간흡충(肝吸蟲, Chinese liver fluke)은 일본, 타이완, 인도차이나, 중국, 필리핀 등 극동지역과 동남아시아에서 많이 발견되었다. 우리나라에서는 낙동강 유역을 비롯하여 영산강 · 금강 · 한강 · 만경강 등 5대강 유역에 농후하게 분포되어 있다.

(1) 충체: 간흡충 (*Clonorchis sinensis*, Chinese liver fluke)

담수산 어류를 생산하는 지역에서 많이 유행되는데 대부분이 잉어과에 속하는 어류이고 특히 참붕어는 피낭유충 감염률이 가장 높게 나타났다.

(2) 생활사

성충이 충란을 산란하면 간 담도를 통하여 장관을 거쳐서 외계로 배출된다. 담수에서 충란은 제1중간숙주인 왜우렁(Bulimus)에게 섭취된다.

이 유미유충은 왜우렁이를 탈출하여 수중에서 자유롭게 유영하며 다니다가 제2중간숙주인 담수어(붕어, 잉어)와 접촉하면 어육 내에서 피낭유충(meta-cercaria)이 된다.

이 피낭유충이 있는 담수어를 생식하면 인체의 위에서 피낭유충이 분리된 후 총담관(總膽管)을 거쳐서 담도의 말단부로 이행하여 기생한다.

본 충의 충란에서 성충까지의 전 생활사에는 약 3개월의 기간이 필요하며, 인체기생 후에 약 1개월이 지나면 성숙하여 충란이 배출된다. 간흡충의 수명은 15~20년이라고 본다.

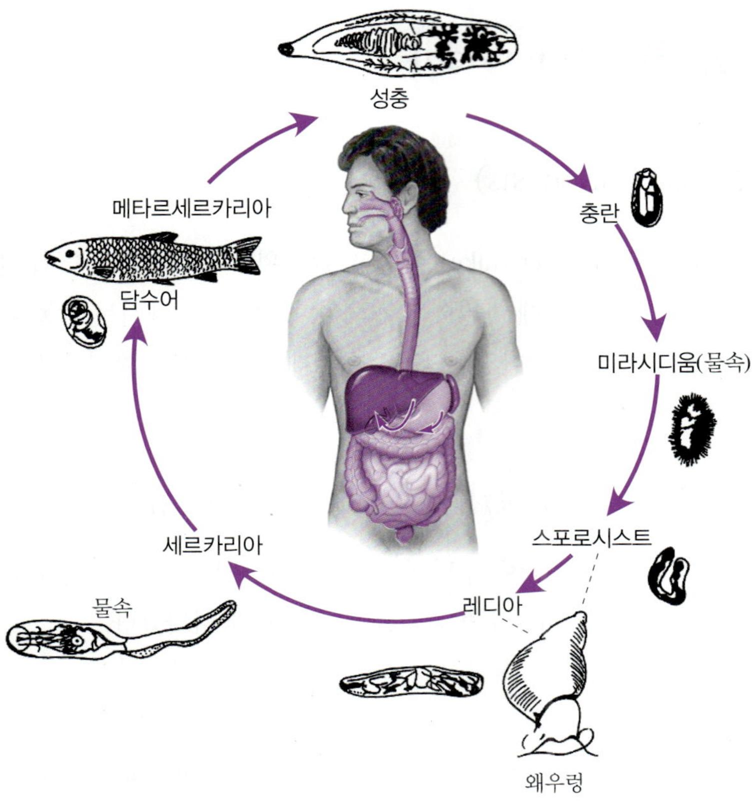

그림 9-7 간흡충의 생활사

(3) 증 상

감염 증상은 충체의 감염수와 감염된 숙주의 저항력에 따라 다르나, 일반적으로 성충감염 시의 주요 증세는 간 및 비장비대 · 복수 · 소화기장애 · 황달 · 빈혈 등이다.

(4) 관리대책

민물고기를 생식하지 않고 충분히 가열해서 섭취하며 제1중간숙주인 우렁이를 제거한다. 인분을 위생적으로 처리하고 생수 또는 양어장이 오염되지 않도록 한다.

2. 폐흡충증 (Paragonimiasis)

폐디스토마(Oriental lung fluck)라고도 하는데 극동 · 동남아 · 아프리카 · 남미 등에 분포하며, 개 · 고양이 · 호랑이 · 여우 · 늑대 등의 포유동물에서 발견되었다. 여러 종의 폐흡충류가 밝혀졌으나 *Paragonimus westermani*만이 인체를 고유숙주로 하는 것으로 밝혀졌다.

(1) 충체: 폐흡충 (*Paragonimus westermani*, Oriental lung fluke)

(2) 생활사

폐흡충의 기생부위는 폐이다. 산란된 충란은 객담과 함께 기관지와 기도를 통하여 외부로 배출된다. 충란은 수중에서 제1중간숙주인 다슬기에 침입하고 다슬기 내에서 발육 후 물속으로 배출되어 제2중간숙주인 가재(crayfish)나 게(crab)에 침입한다. 제2중간숙주의 아가미나 내장 또는 근육에 침입한 후 피포되어 피낭유충(metacercria)이 된다.

피낭유충을 사람이 섭취하면 십이지장에서 탈낭하고, 어린 충체는 장벽을 통과한 후에 복강을 거쳐서 횡격막을 관통하며 흉막강을 지나서 폐에 침입하여 성충으로 발육한다. 인체감염 후에 산란하기까지는 60~90일이 소요된다.

(3) 증 상

만성으로 경과하는 일종의 풍토병(endemic disease)으로서 주로 폐에 기생하며 기침 및 혈담의 징후를 나타낸다.

따라서 과거 폐흡충증(폐디스토마증, lung distoma)으로 불리워졌으나 폐 이외의 장기조직에도 기생하기 때문에 학술적으로 폐흡충증(paragonimiasis)이라고 부르게 되었으며, 기생부위에 따라 흉부 · 복부 · 뇌부 및 전신성의 4형으로 나눈다.

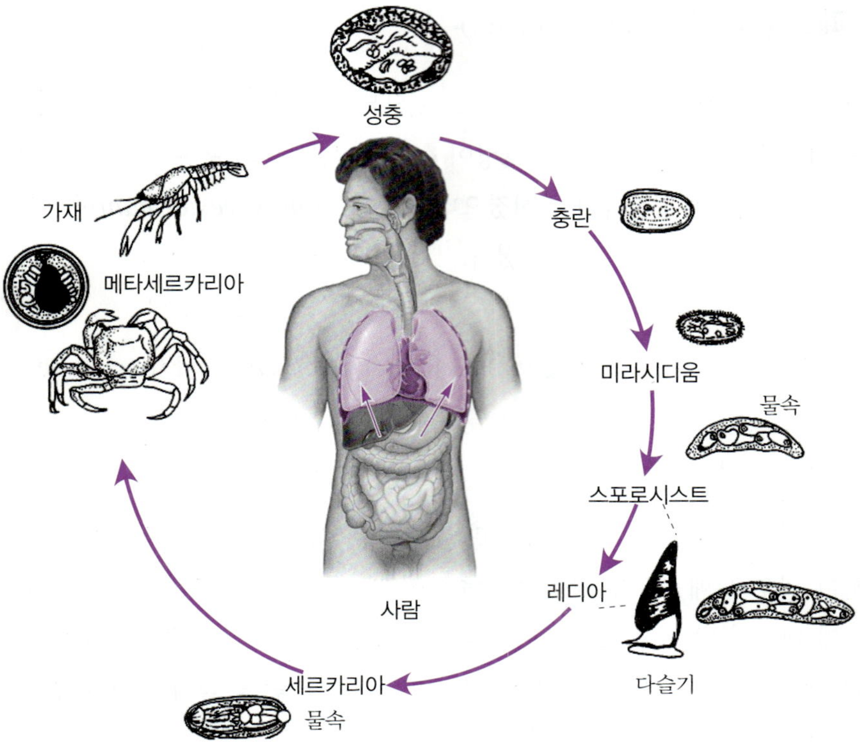

그림 9-8 폐흡충의 생활사

(4) 관리대책

중간숙주인 게나 가재의 생식을 금해야 한다. 유행지역에서는 물을 끓여서 마셔야 하며 환자의 객담을 위생적으로 처리하여야 한다.

3. 요코가와 흡충증 (Metagonimiasis)

이 흡충은 사람 이외에도 개, 고양이, 돼지 같은 육식동물과 펠리칸 같은 어식조류(魚食鳥類)의 소장점막에 기생한다.

우리나라에서는 1914년 이래로 각 지역에서 발견되었으며, 근래 감염률은 현저히 낮아졌다.

(1) 충체 : 요코가와 흡충 (*Metagonimus yokogawai*)

충란의 난각은 2중 윤곽을 나타내며 자웅동체로서 약 1.2 mm 크기의 작은 흡충이다.

(2) 생활사

요코가와 흡충의 인체 내의 기생부위는 소장이다. 산출된 충란이 외부로 배출되면 수중에서 발육하고 제1중간숙주인 다슬기에 침입하여 발육 후 배출되어 유영하다가 제2중간숙주인 담수어(특히 은어)에 침입하여 근육 등에서 피포된 후 피낭유충(metacercaria)이 된다.

(3) 증 상

다수 감염될 때에 임상적인 증상이 나타난다. 기생부위인 공장에서 성충이 되기 전에는 장점막 내에 깊이 들어가 있게 되나, 발육하면서 다시 점막표면으로 나온다. 따라서 조직이 때때로 파괴되어 장염이나 복부불안 등을 일으키고 심한 경우에는 출혈성 설사나 복통 등이 있으며 호산구가 증가한다.

(4) 관리대책

중간숙주인 은어를 비롯한 담수어의 생식을 피해야 한다. 관리방법은 대체로 간흡충과 유사하다.

4. 그 밖의 흡충류

기타 흡충류(Other trematoda)로는 일본주혈흡충(*Schistosoma japonicum*), 만손주혈충(*S.mansoni*), 빌하르쯔주혈흡충(*S.haematobium*) 등이 있다.

4. 조충류 (Cestoda)

1. 무구조충 (Beef tapeworm)

무구조충(無鉤條蟲 ;민촌)은 세계 각처에서 발견된다. 인체에는 성충만 기생하며 그 감염률은 유구조충보다 높다.

무구낭미충은 소, 물소, 기린, 낙타, 순록 등에서 발견된다.

(1) 충체: 무구조충 (*Taenia saginata*, 민촌충)

성충은 유구조충보다 일반적으로 커서 10~12 m(4~10 m)로 편절은 1,000~2,000 개이다. 두절 돌출부인 부리(rostellum, 액취) 및 갈고리가 없고 오히려 약간 함몰되어 있다.

(2) 생활사

자웅동체이며 인체의 소장에 기생한다. 분변과 함께 편절이 외부로 배출되면 편절이 파열되고 충란이 유리된다. 충란은 사료에 오염되어 중간숙주인 소(牛)에 섭취되며, 소의 장에서 부화되어 육구유충(六鉤幼蟲)이 된다. 유충은 장벽을 관통하고 혈류나 임파를 통해서 근육이나 그 밖의 조직에 침입하여 약 2개월 후면 무구낭미충(無鉤囊尾蟲, *Cysticercus bovis*)이 된다.

종숙주인 사람이 낭미충을 섭취하면 인체의 소장 점막에 부착하여 2~3개월이면 성충으로 발육한다.

(3) 증상

편절이 항문에 빠져나와 이물감을 주므로 불쾌감을 느낀다. 소화기계통의 증상으로는 상복부통증, 배꼽 부위의 선통발작, 식욕부진, 소화불량, 구토 등이 나타나고 때로는 배고픔을 느끼는 수도 있다.

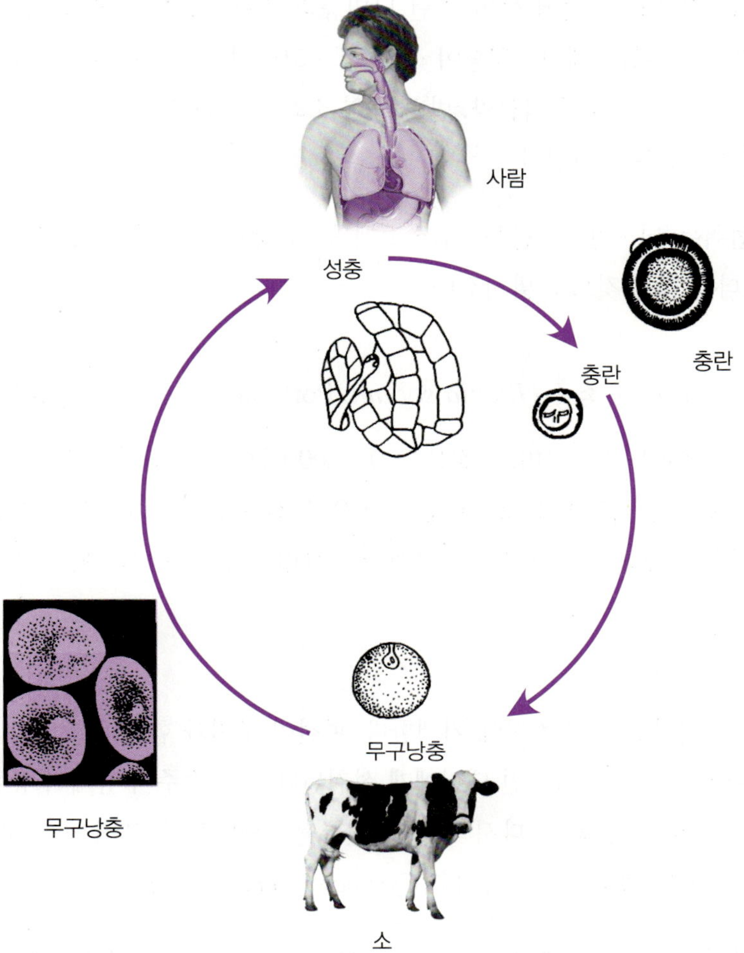

그림 9-9 무구조충의 생활사

(4) 관리대책

쇠고기를 충분히 익혀서 먹어야 한다. 근육의 선홍색이 퇴색할 때까지 익혀서 섭취하도록 한다. 또한 소가 먹는 풀에는 분변이 오염되지 않도록 해야 한다.

2. 유구조충 (Pork tapeworm)

유구조충(有鉤條蟲)은 세계적으로 분포하며 돼지고기를 생식하는 주민들에게서 발견되는 조충류이다.

성충감염은 돼지고기에 들어 있던 낭미충의 경구침입에 의해서 이루어지는데, 낭미충은 사람 · 돼지 · 원숭이 · 양 · 개 · 고양이 · 멧돼지 · 쥐 등에서 발견된다. 이 경우에 설사, 소화불량, 변비 등의 소화장애 증상과 두통, 지각항진, 빈혈 등의 증상으로 나타난다.

충란섭취는 뇌 · 안구 · 근육 · 심장 · 폐 등에 낭충증을 일으키는데, 성충 감염보다 더욱 많은 것으로 밝혀졌다.

(1) 충체 : 유구조충 (*Taenia solium*, Pork tapeworm, 갈고리촌충)

성충의 길이 2~4 m이며, 편절은 800~1,000개이고 일반적으로 무구조충보다 작다. 두절은 직경이 1~2 mm인 구형으로 전단중앙에 반구형의 액취가 있고, 그 주위에 대소의 갈고리 22~32개가 엇갈려서 두 줄로 배열되어 있다.

(2) 생활사

자웅동체이며 인체의 소장에 기생한다. 편절이 분변과 함께 외부로 배출되면 충란이 유리되어 중간숙주인 돼지에게 섭취된다. 중간숙주의 장에서 충란이 부화되면 유구유충이 되고 다시 장벽과 혈류를 통해서 각 조직으로 침입하여 8~10주 후에는 성숙한 유구낭미충(*Cysticercus cellulosae*)이 된다.

유구낭미충이 감염된 돼지고기를 사람이 섭취하면 인체의 소장에서 8~10주 후에 성충으로 성숙되어 수태편절이 분변과 함께 배출된다. 성충은 인체 내에서 20여 년간 생존할 수 있다고 한다.

(3) 증 상

소장상부에서 성충은 그 액취를 점막 내에 깊이 처박고서 기생하나 그로 인한 증세는 뚜렷이 나타나지는 않는다. 그러나 대부분의 예에서 소화불량, 식욕부진, 두통, 변비, 설사 등을 호소한다. 또한 낭충이 인체에 감염되어 뇌부나 피하 또는 안부에 유구낭충증(*Cysticercus cellulosae*)을 일으키기도 한다.

(4) 관리대책

돼지고기의 살이 변색할 때까지 충분히 익혀서 먹어야 한다. 한편 환자를 빨리 구충시켜서 감염원을 감소시킴과 동시에 낭충에 의한 자가감염을 줄여야 한다.

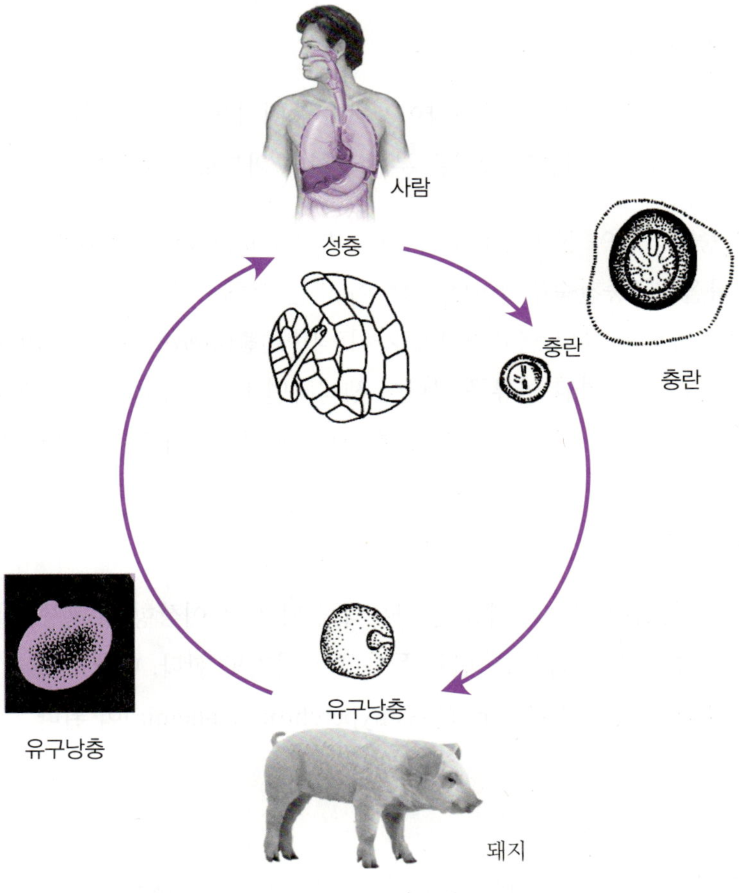

그림 9-10 유구조충의 생활사

3. 광절열두조충 (Diphyllobothriasis)

광절열두조충(廣節裂頭條蟲, 긴촌충, Fish tapeworm)은 핀란드 · 스웨덴 · 이태리 · 독일 · 발틱 연안 · 북미 등 북반구에 주로 분포되어 있고, 한국 · 일본 · 루마니아 · 우간다 등에서도 발견되었다.

(1) 충체: 광절열두조충 (*Diphyllobothrium latum*, Broad fish tapeworm, 긴촌충)

충란은 70×45㎛ 크기로 난각이 두꺼우며, 성충의 크기는 3~10 m이고, 3,000~4,000개의 편절을 가지는 대형 조충이다.

(2) 생활사

종숙주는 사람 외에 개 · 고양이 · 여우 등이며 인체 기생부위는 소장상부이다. 생식공을 통하여 산출된 충란은 분변과 함께 외부로 배출된다.

제1중간숙주인 물벼룩(*Cyclops sp.*, *Diaptomus sp.*)에 섭취되면 발육 후 이 물벼룩을 제2중간숙주인 어류(담수어 또는 반해수어로서 연어, 송어, 농어 등)가 섭취하고 어류의 근육조직에 가서 의충미충(*plerocercoid sparganum*)으로 발육한다. 이 감염된 어류를 사람이 생식하면 1개월 후에는 성충으로 성숙되는데, 성충 1마리의 1일 산란수는 1,000,000개 정도이며 20년까지도 생존한다.

(3) 증상

무증상감염이 많으나 때로는 식욕의 감퇴 혹은 이상항진, 복통, 설사, 위장카타르, 신경증세, 영양불량, 빈혈 등을 호소하기도 한다. 대개 빈혈은 충체의 독성에 의한 악성형 빈혈(pernicious hyperchromic anemia)이 된다.

(4) 관리대책

중간숙주인 송어나 연어 등 민물고기를 반드시 익혀서 먹어야 한다. 고기살 속의 유충은 −10℃에서 24시간, 50℃에서 10분 이내에, 또는 고기를 말리거나 장에 조리면 사멸한다.

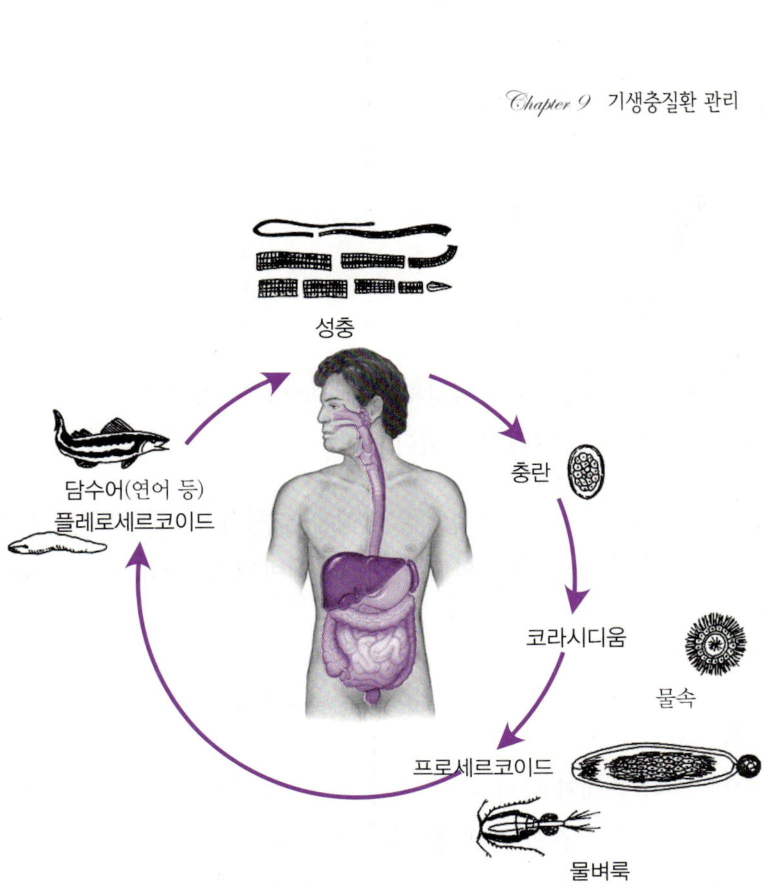

그림 9-11 광절열두조충의 생활사

4. 그 밖의 조충류

기타 조충류(Other cestoda)로는 만손열두조충(*Diphyllobostrium mansoni*), 위립조충(*Echinococus granulosus*), 왜소조충(*Hymenolepis nana*, dwarf tape worm), 축소조충(*Hymenolepis diminuta*, 쥐조충) 등이 있다.

5. 원충류 (Protozoa)

1. 이질아메바 (Entamoeba)

아메바성 이질은 일명 아메바증으로 불리며, 열대와 아열대지방에 발병 예가 많고 온대지방에는 불현성 감염자(不顯性感染者)가 많다. 우리나라는 10% 가까이가 이질아메바에 감염된 것으로 보고 있다.

(1) 충체: 이질아메바 (*Entemoeba histolytica*)

(2) 생활사

이질아메바의 생활사에는 영양형(trophozoite; vegetative form)과 포낭형(cyst form)의 두 가지 생활기가 있다.

영양형은 급성기 또는 아급성기의 아메바 중에서 잘 검출되며, 포낭형은 만성이나 아급성기의 아메바증 환자나 이질아메바의 보충자(cyst carrier)에서 검출된다.

(3) 증상

감염으로부터 증세가 나타나기까지는 며칠이나 몇 개월 혹은 몇 년이 걸리기도 한다. 아메바성 이질의 증세에는 급성이질이나 아급성 또는 만성이질 및 간농양 등이 있다. 급성이질은 특유한 점혈변을 배설하며, 이급후중(裡急後重) 때문에 수십 차례 화장실 출입을 하게 된다.

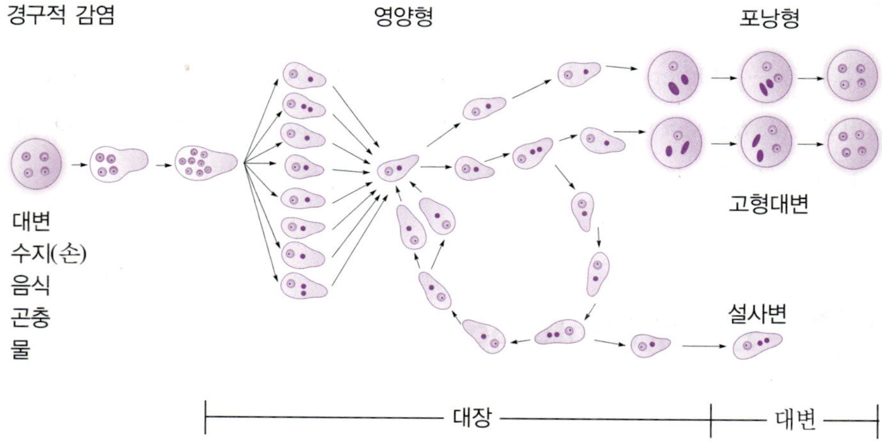

그림 9-12 이질아메바의 생활사

(4) 관리대책

식품과 물을 끓여서 마셔야 하며 환자나 보균자는 조리를 하지 말고 격리치료하여야 한다. 토양이나 하수도의 오염도 고려해야 한다.

2. 람블 편모충 (Giardia)

이 원충은 세계적으로 분포하거나 열대 및 아열대에 많다. 우리나라에서도 감염되어 있는 것으로 보고되었으며, 일반적으로 어른보다 어린이에 많고 남쪽에 많다.

(1) 충체: 람블 편모충 (*Giardia lamblia*)

더운 지방 어린이에게 많이 나타나는 이 충체는 람블(Lamble, 1859)이 처음 보고하였다.

(2) 생활사

원충의 기생부위는 십이지장 부위이며, 담관(膽管)이나 담낭에서도 발견된다. 생활사에는 영양형과 포낭형의 시기가 있다.

1) 영양형

크기는 4.5~21.0㎛(평균 14×7㎛)이며 서양배 모양으로 생겼는데 앞부위는 넓고 원형이며 뒷부위는 좁고 뾰족하다. 옆에서 보면 앞부위의 중간 부분이 배쪽으로 우묵하게 들어가 있으며, 이 부위를 흡반(吸盤, sucking disk)이라고 부르는데 장벽에 흡착하는 수단이 된다.

2) 포낭형

크기는 8~12 μm이며 모양은 난원형 또는 타원형이다. 2~4개의 핵이 보이며 포낭의 한쪽에 모여 있는 경우가 많다. 그리고 편모가 위축되어 일부가 세포질 내에 나타난다.

(3) 증 상

대개는 무증상감염을 하며 조직을 침범하지 않는다. 그러나 많은 수가 감염되면 십이지장점막에 흡반을 부착하고 기생하여 점액성 설사를 일으키게 되고, 체중감소 · 식욕결핍 · 탈수의 증상을 가져온다. 때때로 담낭염의 증세를 방불케 하는 상복부선통을 일으키는 경우도 있다.

(4) 관리대책

포낭(cyst)에 오염된 음식물을 통해 인체에 감염되므로 분변처리를 잘 해야 한다. 파리나 바퀴벌레가 매개역할을 하기도 하므로 구충 · 구서도 필요하다.

3. 말라리아 (Malaria)

말라리아(학질)는 모기로 감염되는 열병이다. 우리나라에서는 학질, 초학, 복학 등으로 오래전부터 널리 알려져 있다.

말라리아는 감염과 사망률이 높은 질병이며, 다행히 근래에 많이 감소하는 추세이다.

(1) 충체 : 말라리아 원충 (*Plasmodium species*)

말라리아 원충은 그리스 시대에 이미 알려진 기생충이다.

우리나라에서는 3일열 원충, 4일열 원충, 열대열 원충의 3종류가 인체감염된다고 보고되어 있으나 현재 유행되는 것은 3일열 원충뿐이다.

(2) 생활사

인체에 기생하는 말라리아 원충은 표 9-2와 같이 4종류이다. 말라리아 원충은 모기체 내에서 **유성생식**(有性生殖, sporogony)을 하며, 인체 내에서 **무성생식**(無性生殖, schizogony)을 한다. 그러므로 말라리아 원충의 종숙주는 모기가 되고 중간숙주는 사람이 된다.

표 9-2 말라리아 원충의 무성분열시간

학 명	속 명	무성분열 소요시간
Plasmodium vivax	삼일열 원충, tertian malaria	48시간
Plasmodium malariae	사일열 원충, quartan malaria	72시간
Plasmodium falciparun	열대열 원충, tropical malaria	24~48시간
Plasmodium ovale	난형열 원충, ovale malaria	48시간

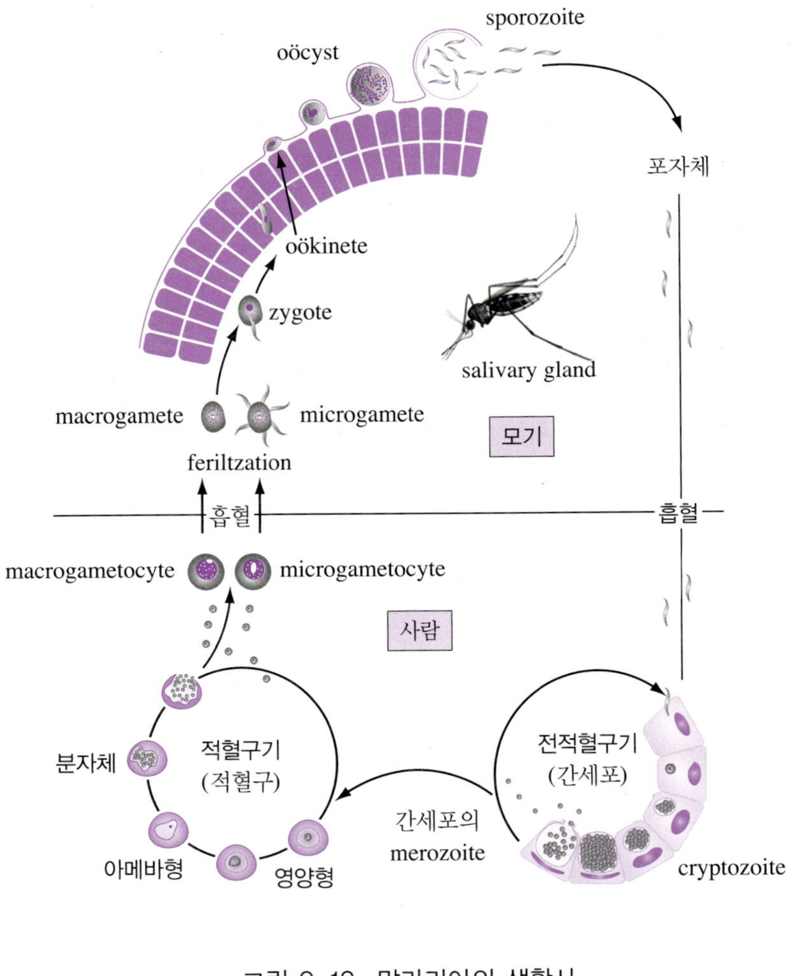

그림 9-13 말라리아의 생활사

(3) 증 상

말라리아 증세는 급성과 만성의 2병형으로 나눌 수 있다. 급성기의 열(fever)을 수반한 독특한 오한은 무성생체(schizont)와 분열증식(schizogony)을 완료하고 혈구를 파괴해서 나오는 시간과 일치한다.

즉 3일열형 말라리아는 무성생식을 완료하는 시간이 48시간, 4일열충은 72시간, 열대열원충은 24~48시간 등으로 감염으로 인해 오한이 나타나는 시간도 매 48시간과 72시간, 그리고 24~48시간 등 종류에 따라 차이가 있다.

(4) 관리대책

말라리아 발생지역에서는 정기적으로 원충의 유무를 조사하여 건강인에 대한 전파원을 감소시킨다. 또한 모기 유충 및 성충을 박멸하고 모기에 물리지 않도록 해야 한다.

4. 그 밖의 원충류

기타 원충증으로는 트리파노소마(Tripanosomes), 리슈마니아(Leishmania), 트리코모나스(Trichomonas) 등이 있다.

핵심문제 Check Point Exercise

1. 기생충질환 중에서 제1중간숙주가 다슬기이고, 제2중간숙주가 게나 가재인 것은?

① 유구조충 ② 무구조충
③ 간흡충 ④ 폐흡충
⑤ 선모충

2. 돼지고기를 덜 익혀 먹고 감염될 수 있는 것은?

① 간흡충 ② 폐흡충
③ 긴촌충 ④ 갈구리촌충
⑤ 편충증

3. 바다 생선을 먹고 감염될 수 있는 기생충은?

① 아니사키스 ② 무구조충
③ 간흡충 ④ 회충
⑤ 유구낭충

4. 참붕어나 잉어와 같은 민물고기를 먹고 감염되는 것은?

① 폐흡충 ② 간흡충
③ 무구조충 ④ 유구조충
⑤ 선모충

5. 사람에서는 무성생식을 하고 종숙주인 모기에서 유성생식을 하는 것은?

① 이질아메바 ② 말라리아
③ 광절열두조충 ④ 요코가와흡충
⑤ 동양모양선충

6. 경구감염 뿐 아니라 경피감염도 가능한 기생충은?

① 편충 ② 요충
③ 구충 ④ 조충
⑤ 흡충

7. 다음 중 원충류(protozoa)에 해당하는 것은?

① 선모충 ② 동양모양선충
③ 람블편모충 ④ 십이지장충
⑤ 무구조충

8. 대장에 기생하는 선충류로 자가감염, 재감염, 이차감염이 나타나는 것은?

① 요충 ② 편충
③ 선모충 ④ 유구낭충
⑤ 십이지장충

[해답] 1. ④ 2. ④ 3. ① 4. ② 5. ② 6. ③ 7. ③ 8. ①

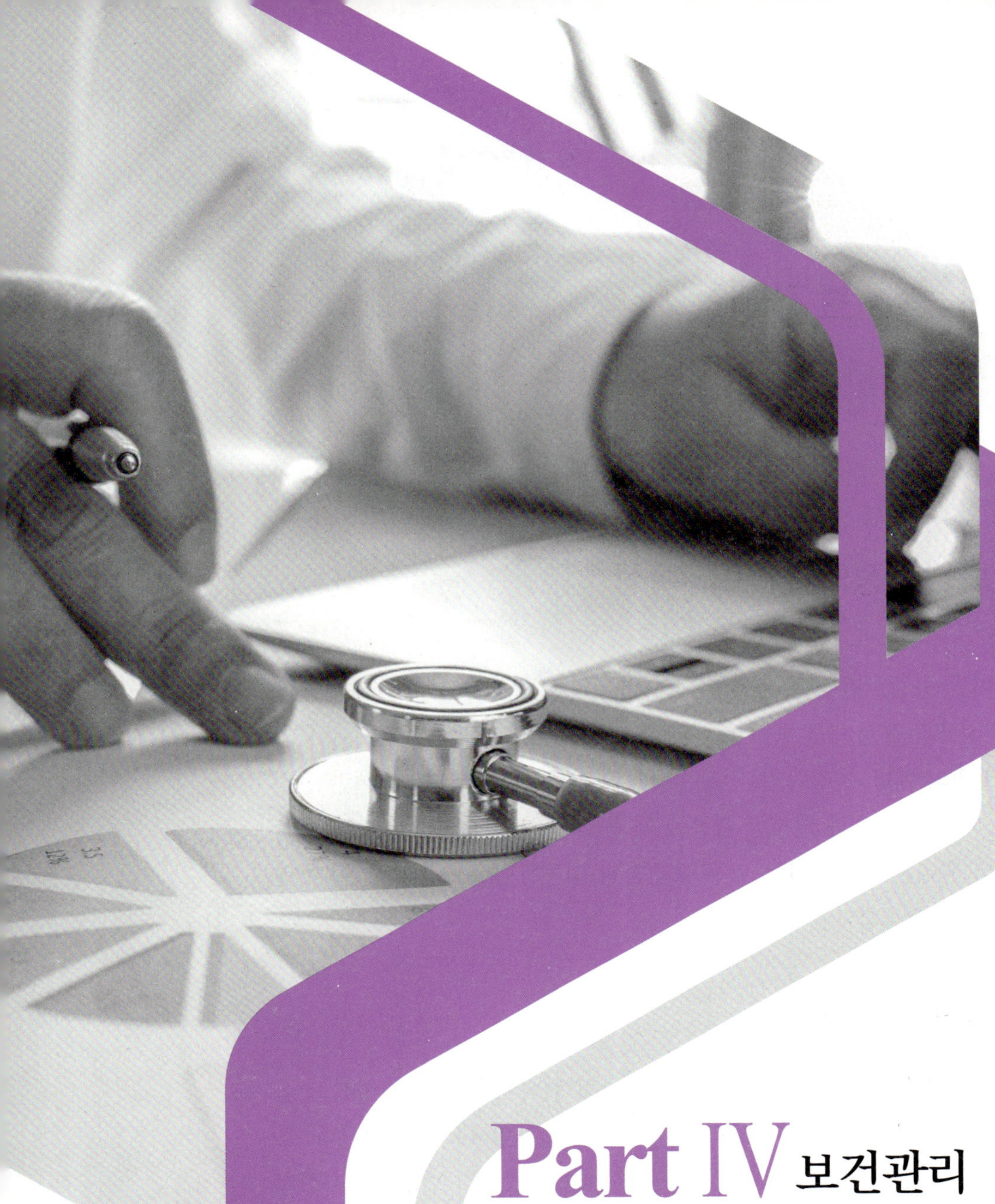

Part IV 보건관리

Chapter 10

보건행정

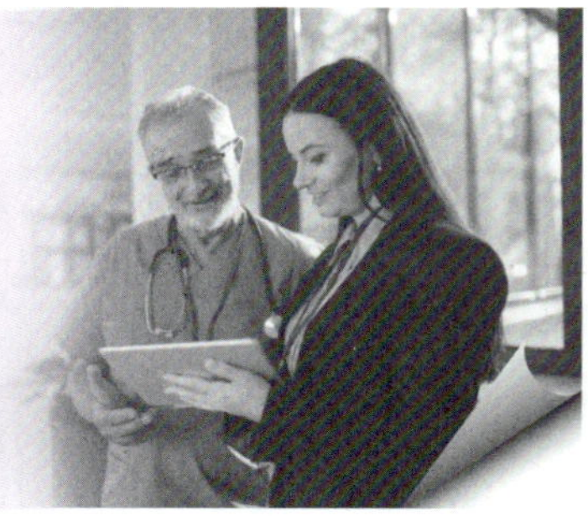

1. 보건행정의 정의와 특성

보건행정이란 공중보건의 목적을 달성하기 위하여 공중보건의 원리를 적용함으로써 행정조직을 통해서 행하는 일련의 과정이라고 할 수 있다. 공중보건의 목적은 질병의 예방, 건강증진, 건강수명의 연장 등이다. 행정조직이란 공적조직과 공공의 이익을 위해 일하는 각종 단체 등 사적 조직을 포함한다.

공중보건의 원리를 적용한다는 말은 보건학적 접근방법을 근간으로 여러 인접학문의 원리를 활용한다는 의미이다.

1. 보건행정의 정의

일반적으로 행정은 조직의 공동목적을 달성하기 위하여 정책을 결정하고 집행 및 이행하기 위한 활동으로서 조직, 인사, 예산, 법규의 4요소가 따른다. 보건행정은 지역사회 주민의 건강을 유지 · 증진시키고 정신적 안녕 및 사회적 효율을 도모할 수 있도록 하기 위한 공적인 행정활동을 말한다.

즉, 국가나 지방자치단체가 주도적으로 수행하는 국민의 건강을 위한 제반활동을 말한다. 보건행정에 대한 정의가 여러 가지가 있지만 행정학적인 면과 보건학적인 면에서 간단히 살펴볼 수 있다.

(1) 행정학적 정의

공중보건(Public Health)이란 내용과 행정(Administration)의 형식 · 수단 ·

방법이 상호결합한 것으로 보건 분야에 행정일반원리를 적용하여 국가 혹은 지방자치단체 등이 국민의 보건을 위한 정책을 형성 · 집행 · 통제 기능으로 발휘하는 것이다.

(2) 보건학적 정의

국가의 보건의료체계(Health care system)가 국민보건향상을 위해 효과적이고 효율적으로 인적 · 물적 · 제도적 제반 조건들이 작용되도록 관리하고 집행하는 기능이다.

2. 보건행정의 특성

(1) 공공성과 사회성

보건행정은 공공복지와 집단적 건강을 추구함으로써 이익을 추구하는 사행정과 목적이 다르고 행정행위가 사회 전체구성원의 사회적 건강향상에 있으므로 사회적 성격을 띠고 있다.

(2) 봉사성

현대국가의 행정은 국민의 행복과 복지를 위해 직접 개입하고 간섭하고 봉사한다. 보건행정도 국민의 건강향상과 증진을 위하여 적극적으로 서비스하는 봉사성을 가지고 있다.

(3) 과학성과 기술성

과학과 기술의 발달에 의한 안전한 지식과 기술을 바탕으로 한 과학행정인 동시에 기술행정적 성격을 가진다.

(4) 조장성 및 교육성

지역사회 주민을 교육하거나 자발적인 참여를 조장함으로써 보건행정의 목적을 달성한다.

2. 보건행정의 범위

보건행정의 범위는 각국의 역사적 배경과 사회 · 정치적 이념 등에 따라 차이가 있다. 가장 대표적인 내용을 제시한다면 세계보건기구와 미국공중보건협회가 제시한 범위를 들 수 있다(표 10-1).

표 10-1 주요기관에서 정의한 보건행정의 범위

세계보건기구가 규정한 보건행정의 범위	미국공중보건협회가 규정한 보건행정의 범위
가. 보건자료/보건관련 제기록의 보존	가. 보건자료의 기록과 분석
나. 대중에 대한 보건교육	나. 보건교육과 홍보
다. 환경위생	다. 감독과 통제
라. 감염병 관리	라. 직접적 환경위생 서비스
마. 모자보건	마. 개인보건 서비스의 실시
바. 의료	바. 보건시설의 운영
사. 보건간호	사. 보건사업과 자원 간의 조정

3. 보건행정의 관리과정

1. 행정의 관리과정

일반적으로 행정은 미리 정해진 목표를 달성하기 위하여 인적 · 물적 자원을 활용하여 공적조직 내에서 행해지는 과정의 상호작용이라고 할 수 있다.

귤릭(L. Gulick)은 이를 효과적 · 효율적으로 수행하기 위해서 행정의 고전적 관리과정을 일곱 가지 관리과정으로 구분하여 'POSDCoRB' 라고 표현하기도 하였는데, 기획(Planning), 조직(Organizing), 인사(Staffing), 지휘(Directing), 조정(Coordinating), 보고(Reporting), 예산(Budgeting) 등을 뜻한다.

(1) 기 획 (Planning)

기획은 관리과정의 첫 번째 단계로 목표를 설정하고, 목표에 도달하기 위하여 필요한 단계를 구성하고 설정하는 과정이다. 기획과정에는 전제를 세우며, 예측하고, 목표를 설정하고, 구체적 행동계획을 전개하는 과정을 거치게 된다.

과거에 사용되던 **대표적인 기획방법**으로는 ① PPBS(Planning-programming-budgeting-system), ② OR(Operation research), ③ SA(System analysis), ④ PERT(Programming evaluation and review technique)를 들 수 있다.

(2) 조 직 (Organizing)

조직이란 2명 이상이 공동의 목표달성을 위하여 노력하는 협동체를 말한다. 조직과정이란 '공동의 목표를 달성하기 위하여 업무를 분담하는 과정' 이라고 할 수 있다. 업무가 원활히 수행되기 위해서는 업무에 필요한 여러 가지 투입요소들이 효율적으로 사용되어야 한다.

이와 같은 인적 · 물적 자원을 보다 효율적으로 관리하기 위한 기본적인 원칙에는 다음과 같은 것이 있다.

1) 고전적인 원칙

조직의 기능을 충실히 하기 위해서는 다음의 7대 고전적인 원칙이 있다. 그 내용을 살펴보면 다음과 같다.

① **분업의 원칙** : 조직의 목적을 실현하기 위하여 조직원 개인이나 하부조직에 업무내용을 분담시키는 원칙으로 전문화 · 기능화 · 동질화의 뜻을 가지고 있다.

② **조정의 원칙** : 조정이란 조직운영에 중요한 요소로서 조직원의 집단노력을 질서정연하게 배정하여 공동목표를 달성하기 위한 행동통일의 수단이며 과정이어야 한다는 원칙이다.

③ **명령통일의 원칙** : 조직상의 모든 명령은 한 사람의 상위자에 의해서 내려져야 하며, 이중으로 명령체계가 이루어져서는 안 된다는 원칙이다. 이러한 원칙이 제대로 지켜지지 않으면, 책임의 소재가 불분명해질 수 있고, 부하의 통솔이 어려워지는 단점이 있다.

④ **동등한 권한과 책임의 원칙** : 권한과 책임은 일치되어야 한다. 권한없이 책임만 진다든지, 책임은 없고 권한만 남용할 수 있도록 조직이 구성되어서는 안 된다는 것이다.

⑤ **계층화의 원칙** : 권한과 책임의 정도에 따라 직무를 등급화함으로써 상하 계층 간의 직무상의 지휘 · 복종관계가 이루어지도록 한다.

⑥ **통솔범위의 원칙** : 한 사람의 상급자가 효과적으로 감독할 수 있는 이상적인 부하의 수를 언급한다. 이상적인 통솔범위의 결정에는 업무의 성질, 부하의 능력, 관리자의 능력 등을 고려하여야 한다. 이러한 기준은 직무나 업무강도에 따라 구분된다. 일반적으로 상부관리층에서는 1명의 장 밑에 4~8명, 하부의 감독층에서는 8~15명 정도가 적당하다고 한다.

⑦ **목적의 원칙** : 모든 사업은 명확한 목적 아래 세밀한 계획이 필요하며, 그 조직이 갖는 장기적인 목적과 하부조직이 갖는 단기적 목적이 명확하게 설정되어 있어야 한다는 원칙이다.

2) 공식적 · 비공식적 조직

① **공식적 조직** : 계획되고 공식화된 조직구조로 다양한 흥미와 능력을 가진 직원들의 노력을 조정할 수 있는 직무관계로 직위를 공식적으로 배열한다. 공식적 구조는 조직의 목표와 철학을 기초로 하여 조직되어야 한다.

② **비공식적 조직** : 직원들 사이의 비공식적이며 사적인 관계로 기구조직표에 나타나 있지 않는 자연발생적인 관계이다. 비공식적인 조직구조는 조직에 미치는 영향이 크기 때문에 관리에서 중요하게 인식되어야 한다. 비공식조직은 자연스럽게 발생하며 소규모의 집단을 형성하고 조직에 긍정적인 면과 부정적인 면을 갖고 있으며 지연 · 학연 · 취미 등에 따라 형성된다.

3) 현대 조직

현대에 와서는 고전적 조직이론이 적용되지 않는 조직이 많이 생겨나게 됨으로써 이러한 새로운 조직에 맞는 이론들이 다양하게 제시되고 있다. 이러한 이론에 가장 대표적인 예가 프로젝트 조직과 매트릭스 조직이다.

① **프로젝트 조직**(project organization) : 여러 분야의 전문가로 구성된 조직으로, 프로젝트 책임자의 지시에만 제한되며, 다른 명령체계에는 제한되지 않는 것이다. 프로젝트 조직의 특성은 다양한 전문가, 많은 융통성과 혁신적인 사고 및 구성원 간의 직접적인 수평관계 등을 들 수 있다.

② **매트릭스 조직**(matrix organization) : 전통적인 기능조직, 즉 계층적 조직에 프로젝트 조직의 수평관계가 혼합된 조직을 말한다. 조직의 직능 부분을 전문화하면서 동시에 전문화한 부분을 프로젝트로 통합하는 조직으로 전형적인 형태는 병원조직을 들 수 있으며, 위원회 구조가 다양하게 지원되는 조직의 형태를 대표적으로 들 수 있다.

(3) 인 사 (Staffing)

인사관리는 행정관리의 중추적인 기능으로 인사관리의 전문화, 인사관리기관의 독립, 직원의 적절한 근무평가 등의 과학화와 직원 신분보장 및 징계의 공정한 관리 등이 인사관리의 중요한 기능이라고 하겠다.

(4) 지 휘 (Directing)

행정관리에서는 명령체계의 일원성이 중요한 것이다. 가능한 한 명령은 직속상위직 이외의 어느 곳에서도 행해지지 않도록 해야 하며, 책임 직원을 넘어서 명령하는 것도 바람직하지 않다.

또한 조직이 성장함에 따라 지휘의 일원화를 위하여 직선조직과 참모조직을 적절한 운영구조로 구성할 필요가 있다.

(5) 조 정 (Coordinating)

조정이란 조직이나 기관의 공동목표 달성을 위한 조직원 또는 부서 간의 협의, 회의, 토의 등을 통하여 행동통일을 이루도록 집단적인 노력을 하게 하는 관리활동이다.

(6) 보 고 (Reporting)

조직체의 모든 사업활동이 효율적으로 관리되도록 하기 위해서 보고내용이 정확하고 성실하게 관리되고 운영되어야 한다. 이러한 보고활동은 무엇보다 체계화된 지휘체계 안에서 운영되어야 더욱 효과적이며, 보고활동 과정에서 정확한 정보가 변질되지 않도록 관리되어야 한다.

(7) 예 산 (Budgeting)

사업수행의 원동력은 예산이라고 할 수 있으므로, 예산의 적정한 계획과 확보 및 효율적인 관리 등은 사업의 성패와 절대적 관계에 있다고 하겠다.

4. 우리나라 중앙 보건행정 조직

우리나라의 보건사업은 중앙정부의 책임하에 수행하는 경우와 지방자치단체의 책임하에 수행하는 경우로 나누어 볼 수 있다. 보건사업은 지역사회가 기본단위이고 지역사회 보건사업이 중요하지만, 중앙정부의 책임하에 보건사업을 수행하여야 하는 이유들도 있기 때문에 보건사업의 성격과 내용에 따라 중앙정부와 지방자치단체 간에 균형있는 사업수행이 필요하다고 할 수 있다.

보건사업을 중앙정부의 책임하에 수행하여야 하는 이유들로는 다음과 같은 것들이 있다.

① 감염병관리와 같이 지역단위만으로는 목적달성을 할 수 없는 사업들이 있다.
② 정부 각 부처 간의 조직이나 기술 · 인력의 협력 없이는 어려운 보건사업들이 있다.
③ 보건사업의 일관성을 유지하여 업무의 중복을 피할 수 있다.
④ 법적 규제만으로는 사업수행이 어렵고, 정부의 예산지원 등이 필요한 사업들이 있다.

1. 보건복지부 직제

우리나라 보건행정조직의 중앙조직은 보건복지부에서 관장하고 있으며, 보건복지부장관의 관장업무를 지원하기 위하여 보건복지부장관 소속하에 국립서울병원, 국립나주병원, 국립부곡병원, 국립춘천병원, 국립공주병원, 국립마산병원, 국립목포병원, 국립재활원, 국립소록도병원 및 국립 망향의 동산을 둔다. 또한 보건복지부장관의 소관사무를 분장하기 위하여 보건복지부장관 소속하에 질병관리청을 두며, 질병관리청에는 감염병관리센터, 질병예방센터 및 장기이식관리센터를 두고 있고, 청장 소속하에 국립보건연구원과 국립검역소를 두고 있다.

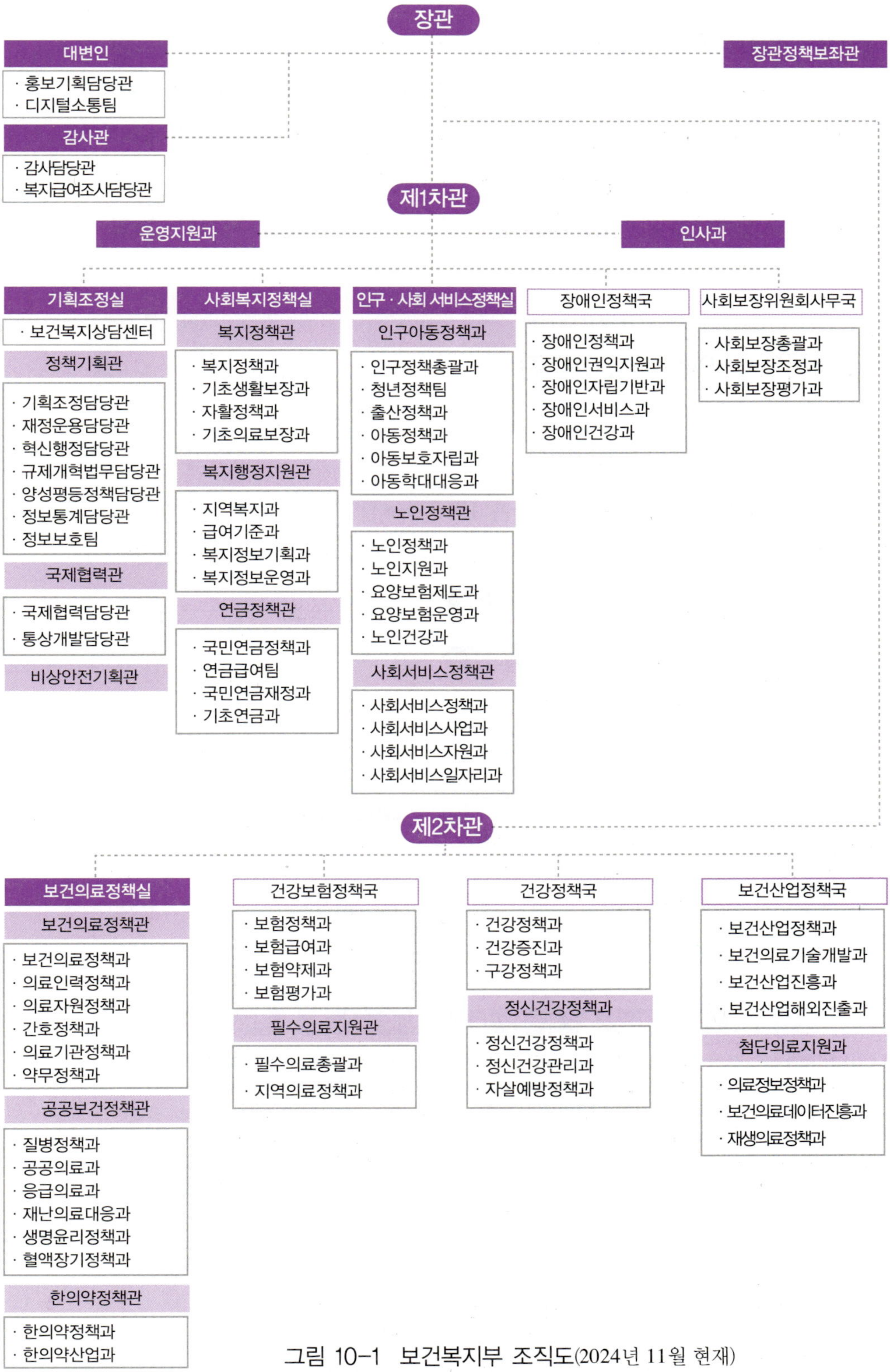

그림 10-1 보건복지부 조직도(2024년 11월 현재)

보건복지부에는 정책 및 기획을 조정하기 위하여 기획조정실과 보건의료정책실, 사회복지정책실, 인구정책실의 4실과 건강정책국, 보건산업정책국, 장애인정책국, 건강보험정책국, 연금정책국, 사회보장위원회 사무국의 6국을 두어, 보건위생 · 방역 · 의정 · 생활보호 · 자활지원 · 사회보장 · 아동(영 · 유아보육 포함) · 노인 · 장애인에 관한 사무를 관장한다. 보건복지부의 기구도표는 그림 10-1과 같다.

2. 보건복지부 외청과 소속기관

(1) 보건복지부 외청의 변천과정

보건사회부에 설치되어 있던 노동국은 1963년 8월에 노동청이 신설됨으로써 폐지되었다가 1981년에는 노동부로 승격되었다. 또한 보건사회부 산하에

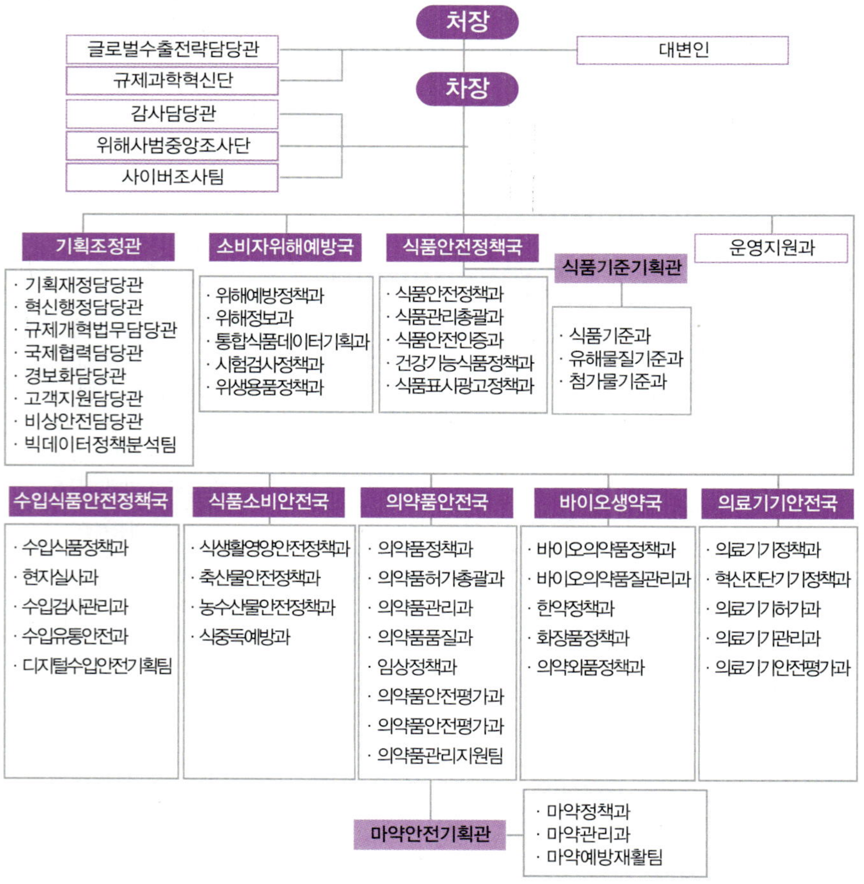

그림 10-2 식품의약품안전처 본부 조직도

설치되었던 환경관리관실은 1980년에 폐지되고 환경청이 만들어졌으나, 1989년에 환경처로 승격되었다가 1995년에 환경부로 다시 승격되었다.

보건복지부 산하에는 외청이 없었으나, 1998년에 식품의약품안전본부를 식품의약품안전청으로 승격 · 신설함으로써 1개의 외청이 설치되었고, 2012년 3월 국무총리실 산하기관인 식품의약품안전처로 승격되었다.

(2) 식품의약품안전처

식품의약품안전처는 식품 및 의약품의 안전성에 대한 국민의 관심증대와 식품 및 의약품의 수입량의 증대 등으로 중요성이 인식되어, 1996년에 식품의약품안전본부가 신설되어 업무를 보다가 정부조직개편 때에 보건복지부의 외청으로 승격되었다.

식품의약품안전처는 식품 · 건강기능식품 · 의약품 · 의약외품 · 생물의약품 · 의료기기 · 화장품 · 마약 등에 관한 사무를 관장하며, 식품의약품안전처장의 사무를 관장하기 위하여 식품의약품안전처장 소속하에 식품의약품안전평가원을 두고, 식품약품안전처장의 관장사무를 분장하기 위하여 식품의약품안전처장 소속하에 지방식품의약품안전청을 두고 있다.

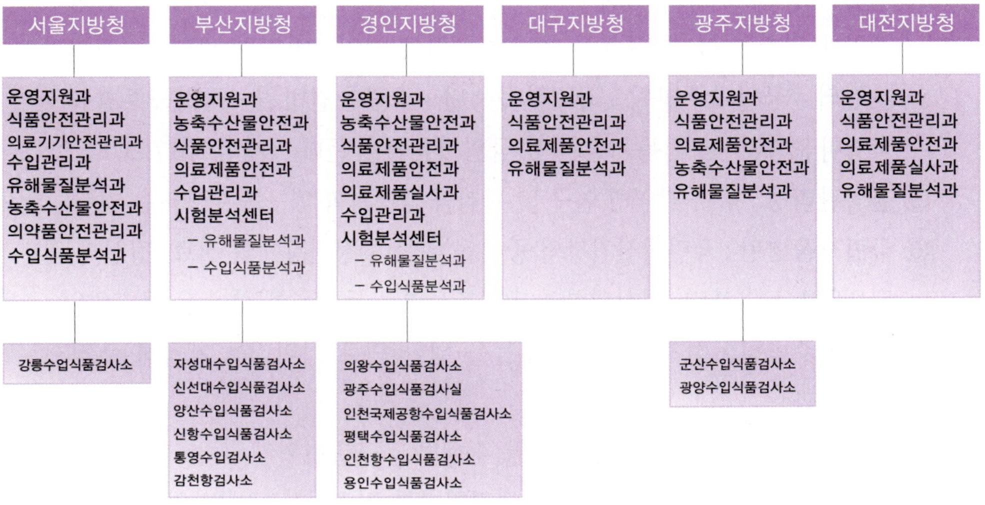

그림 10-3 지방식품의약품안전청 조직도

식품의약품안전처 주류 안전관리기획단

① 식품의약품안전처는 주류안전관리정책의 계획 수립 및 지도 점검을 위하여 위임전결 및 사무를 분장하는 주류안전관리기획단을 둔다.

② **사무분장 내용**

- 주류 안전관리 정책에 관한 종합계획 수립 · 조정 및 지도 점검
- 주류 안전관리 교육 및 홍보
- 주류 제조 · 가공업소에 대한 지도 · 단속 및 행정처분에 관한 사항

(3) 보건복지부 소속기관 (직제 제2조)

① 보건복지부장관의 관장사무를 지원하기 위하여 보건복지부장관 소속하에 국립소록도병원, 오송생명과학단지지원센터 및 국립망향의동산관리원을 둔다.

② 보건복지부장관의 소관사무를 분장하기 위하여 보건복지부장관 소속하에 질병관리청을 둔다.

③ 건강보험분쟁조정위원회의 사무를 처리하기 위하여 보건복지부장관 소속하에 건강보험분쟁조정위원회 사무국을 둔다. 〈신설 2017. 5. 8〉

④ 보건복지부장관의 관장사무를 지원하기 위하여 「책임운영기관의 설치 · 운영에 관한 법률」 별표 1에 따라 소속하에 책임운영기관으로 국립정신건강센터 · 국립나주병원 · 국립부곡병원 · 국립춘천병원 · 국립공주병원 · 국립마산병원 · 국립목포병원 및 국립재활원을 둔다. 〈개정 2017. 5. 8〉

⑤ **질병관리청** : 국가 감염병 연구 및 관리와 생명과학 연구를 수행하는 기관

⑥ **국립서울병원** : 국민정신건강의 증진을 위하여 정신장애인 진료, 정신과 의료요원의 교육훈련, 정신의학영역의 조사연구 등을 수행하여 온 국가병원

⑦ **국립공주병원** : 신경정신과 환우들을 위한 의료 서비스를 제공하는 정신의료기관

⑧ **국립나주병원** : 정신과 전문진료를 수행하는 국립병원

⑨ **국립부곡병원** : 정신질환자와 중독질환자를 진료하는 국립병원

⑩ **국립소록도병원** : 한센인의 진료 · 요양 · 복지 및 자활지원과 한센병에 관한 연구업무를 수행할 목적으로 설립된 병원

⑪ **국립재활원** : 장애유형별 사업을 수행하는 국내 유일의 국가중앙재활기관
⑫ **국립마산병원** : 약 60년의 역사를 지닌 결핵전문 의료기관
⑬ **국립춘천병원** : 정신질환자의 치료 및 재활, 알코올 병동과 노인병동을 특성화하여 운영하는 의료기관
⑭ **국립목포병원** : 정부(보건복지부)가 직접 관리 · 운영하는 결핵치료전문 의료기관
⑮ **국립망향의동산관리원** : 이국 땅에서 유명을 달리한 동포들이 조국에 묻히고자 하는 생전의 간절한 소망에 따라 따뜻한 조국의 하늘 아래에서 영면할 수 있도록 국가에서 1976년에 건립하여 운영
⑯ **오송생명과학단지지원센터**

5. 우리나라 지방보건행정 운영과 조직

1. 지방보건행정의 운영

1995년에 보건소법이 지역보건법(제7조제3항)으로 전면 개정되면서, 시장 · 군수 · 구청장은 해당 시 · 군 · 구 위원회의 심의를 거쳐 지역보건의료계획을 수립한 후 해당 시 · 군 · 구의회에 보고하고 시 · 도지사에게 제출하도록 되어 있다.

지방보건행정은 기초 및 광역자치단체 수준에서 지역실정에 맞는 보건의료사업에 대한 계획을 수립하여 지역주민의 건강욕구에 부응하는 지역보건의료사업을 개발함으로써, 서비스의 질을 향상시키고 주민건강 향상을 도모하기 위한 것이다.

지방자치단체에서는 피동적으로 집행하던 종전의 **상의하달방식**(topdown)에서 탈피하여, 지방자치단체가 주도적으로 계획을 작성한 후 중앙정부의 조정을 거쳐 지방자치단체에서 시행하는 **하의상달방식**(bottom-up)을 채택함으로써 추진목표를 명확히 하였다. 또한 보건기관의 기획능력 향상 및 동기를 부여하고 지방자치단체장, 지방의회, 지역의사회 및 지역 국민건강보험공단을 포함한

관련단체와 기관 등 각계 각층이 계획수립에 참여함으로써 보건의료에 대한 인식을 제고하고, 주민건강증진 및 건강한 사회건설에 이바지하고 있다.

(1) 지역보건의료계획의 수립

특별시장 · 광역시장 · 도지사 또는 특별자치시장 · 특별자치도지사 · 시장 · 군수 · 구청장은 지역주민의 건강 증진을 위하여 다음의 사항이 포함된 지역보건의료계획을 4년마다 수립하여야 한다.

① 보건의료 수요의 측정
② 지역보건의료서비스에 관한 장기 · 단기 공급대책
③ 인력 · 조직 · 재정 등 보건의료자원의 조달 및 관리
④ 지역보건의료서비스의 제공을 위한 전달체계 구성 방안
⑤ 지역보건의료에 관련된 통계의 수집 및 정리

(2) 지역보건의료계획의 내용(지역보건법 제7조제1항 및 시행령 제4조)

특별시장 · 광역시장 · 도지사 및 특별자치시장 · 특별자치도지사는 지역보건의료계획에 다음의 내용을 포함시켜야 한다.

① 지역보건의료계획의 달성 목표
② 지역현황과 전망
③ 지역보건의료기관과 보건의료 관련기관 · 단체 간의 기능 분담 및 발전 방향
④ 법 제11조에 따른 보건소의 기능 및 업무의 추진계획과 추진현황
⑤ 지역보건의료기관의 인력 · 시설 등 자원 확충 및 정비 계획
⑥ 취약계층의 건강관리 및 지역주민의 건강 상태 격차 해소를 위한 추진계획
⑦ 지역보건의료와 사회복지사업 사이의 연계성 확보 계획
⑧ 의료기관의 병상(病床)의 수요 · 공급
⑨ 정신질환 등의 치료를 위한 전문치료시설의 수요 · 공급
⑩ 특별자치시 · 특별자치도 · 시 · 군 · 구(구는 자치구를 말하며, 이하 "시 · 군 · 구"라 한다) 지역보건의료기관의 설치 · 운영 지원
⑪ 시 · 군 · 구 지역보건의료기관 인력의 교육훈련
⑫ 지역보건의료기관과 보건의료 관련기관 · 단체 간의 협력 · 연계

⑬ 그 밖에 시 · 도지사 및 특별자치시장 · 특별자치도지사가 지역보건의료계획을 수립함에 있어서 필요하다고 인정하는 사항

2. 지방보건행정 조직

지방보건행정기관은 지방자치 정신에 따라 지방 실정에 맞고 지방주민이 요망하는 보건의료사업을 하는 것을 원칙으로 하되, 국가적 법률의 실시와 국가의 위임사업도 맡아서 수행한다.

우리나라 중앙보건행정조직은 대통령－국무총리－보건복지부로 이루어져 있는데, 지방조직은 행정안전부 산하에 소속되어 있으며 보건에 관한 사항만 보건복지부가 지휘하고 있다. 이러한 관계로 보건복지부는 인사권과 예산권 및 사업의 직접적인 감독권이 없어 보건정책 결정기관으로서 보건의료기술에 대한 지원만을 담당하기 때문에 보건행정은 이원화되어 있다.

(1) 시 · 도 보건행정조직

시와 도의 보건행정조직은 약간의 차이가 있다. 서울특별시는 복지국에 위생과와 식품안전과 등을 두고 있으며, 광역시 · 도에는 복지건강국, 보건복지여성국에는 위생과와 보건위생과 등이 편성되어 있다.

(2) 시 · 군 · 구 보건행정조직 : 보건소

보건소는 보건행정조직의 최일선 조직으로 사업수행을 하는 기관이다. 실질적인 의미에서 주민이 느끼는 보건행정의 대부분은 보건소를 통해서 이루어지므로 보건행정에서 보건소가 차지하고 있는 비중은 매우 크다.

1) 보건소의 역사

보건소 활동의 효시는 1859년에 영국의 리버풀(Liverpool)에서 윌리엄 래스본(William Rathborne)이 보건간호사업과 가정방문사업을 계획하여, 1862년에 리버풀시를 18개로 각 구를 나누어 방문간호사를 배치하고, 모자보건상담과 보건지도를 시작한 것으로 알려져 있다.

1887년에는 영국의 에든버러(Edinburgh)에 필립(Phillp)이 건강상담소를 설치하여 결핵관리와 영유아사망에 대한 사업을 하였다.

현대적 의미의 보건소 개념은 1920년 영국의 도슨 위원회(Dawson Committee)에 의하여 제창되었다. 이 개념은 경제적 효율성과 더불어 일반주민과 의료전문직이 만족할 수 있는 조직을 만들어 가난한 사람뿐만 아니라 일반 지역주민에게 예방보건사업과 치료사업을 종합적으로 제공하고자 하였다.

오늘날 개발도상국에서는 농촌보건소와 도시보건소의 기능이 약간 차이가 있다. 의료자원이 풍부한 도시지역의 보건소는 예방사업에 치중하고 있는 반면, 농촌지역의 보건소는 예방보건사업과 진료서비스를 동시에 제공하는 통합보건사업 방향으로 나아가고 있다.

2) 우리나라 보건소

우리나라의 보건소는 해방 이후 미군정에 의해서 처음으로 도입되었다. 1946년 10월에 서울의 시범보건소가 설치된 것이 최초의 보건소이다. 1949년 국립중앙보건소 직제가 공포되었고 1959년에 현재의 국립보건원으로 발족했다.

표 10-2 우리나라 공공보건 관련기관 설치근거 및 기준

구 분	설치근거	설치기준	설치 수
보건소	지역보건법 제10조, 동법시행령 제8조	시 · 군 · 구별 1개소(필요할 경우 시장 · 군수 · 구청장은 추가설치 가능)	253
보건지소	지역보건법 제10조, 동법시행령 제8조	읍 · 면별 1개소(필요할 경우 시장 · 군수 · 구청장은 추가 및 통합보건지소 설치 · 운영)	1,287
보건진료소 보건의료원	농어촌 등 보건의료를 위한 특별조치법 제15조, 동법시행규칙 제17조	의료취약지역을 인구 500인 이상 (도서지역 300인 이상) 5,000인 미만의 하나 또는 몇 개의 이 · 동을 관할구역으로 설치	1,909

*자료: 보건복지부

우리나라에 처음으로 보건소법이 제정된 것은 1956년 12월이었으나 이 법은 폐지되고 1962년 새로운 보건소법이 제정되어 시 · 군 · 구에 189개의 보건소를 설치하였다.

표 10-3 보건소의 기능 및 업무(지역보건법 제11조) 〈개정 2019. 12. 3〉

구 분	기능 및 업무
보건소	1. 건강 친화적인 지역사회 여건의 조성 2. 지역보건의료정책의 기획, 조사 · 연구 및 평가 3. 보건의료인 및 「보건의료기본법」 제3조제4호에 따른 보건의료기관 등에 대한 지도 · 관리 · 육성과 국민보건 향상을 위한 지도 · 관리 4. 보건의료 관련기관 · 단체, 학교, 직장 등과의 협력체계 구축 5. 지역주민의 건강증진 및 질병예방 · 관리를 위한 다음의 지역보건의료서비스의 제공 ① 국민건강증진 · 구강건강 · 영양관리사업 및 보건교육 ② 감염병의 예방 및 관리 ③ 모성과 영유아의 건강유지 · 증진 ④ 여성 · 노인 · 장애인 등 보건의료 취약계층의 건강유지 · 증진 ⑤ 정신건강증진 및 생명존중에 관한 사항 ⑥ 지역주민에 대한 진료, 건강검진 및 만성질환 등의 질병관리에 관한 사항 ⑦ 가정 및 사회복지시설 등을 방문하여 행하는 보건의료 및 건강관리사업 ⑧ 난임의 예방 및 관리

*자료: 지역보건법 2019. 12. 3 제 16731호

이후 국민소득수준의 향상, 질병 및 인구구조의 변화 등에 따라 그 동안 감염병 관리와 가족계획사업 위주로 운영되어 온 보건소를 지역주민의 중추적 건강관리기관으로 육성하기 위하여 보건소법을 1995년 12월 29일 지역보건법으로 전면 개정하였다.

오늘날 보건관리는 국제적인 협력을 통해서 전 인류의 보건을 유지 · 증진하는 데 노력하고 있다. 이제 이념이나 사상을 초월하여 질병관리의 협력, 보건진료의 지식 및 기술의 교환 등을 통하여 전 인류가 건강한 생활을 할 수 있도록 하고 있는 것이다. 이러한 목적으로 1851년에 파리에서의 제1회 국제 위생회의를 효시로 1907년에는 로마조약이 체결되어 공중보건사무국이 파리에 설치됨으로써, 공중보건에 관한 정보수집과 감염병 발생 시 방역조치의 기록을 수집 · 통보하는 역할을 맡기도 하였다. 그 후, 1923년에는 국제연맹 총회에서 국제연맹보건부를 두었으며, 연맹 내의 상설보건기구로 흡수되었다.

1948년 4월 7일, 세계보건기구가 국제연합(UN) 산하에 보건전문기관으로 발족하기까지 국제공중보건처(International Office of Public Health)와 범미보건기구(Pan-American Health Organization) 등의 활동이 이루어졌고, 이러한 국제적인 활동으로 인해 보다 심도있는 보건관리 부분에 대한 접근이 시도되었다.

6. 국제보건 관계조직

1. 세계보건기구 (WHO)

국제공중보건처의 산하조직으로, 1921년 결성된 국제연맹보건기구의 장래를 토론하는 모임이 있은 후, 1948년 4월 7일에 국제연합 산하의 경제사회이사회 소속으로 발족한 단체이다. 이 때문에 매년 4월 7일을 세계보건의 날로 정하여 기념하고 있으며 우리나라도 연례적으로 행사를 치르고 있다.

세계보건기구는 스위스의 제네바에 본부를 두고 있으며 산하에 6개 지역사무소가 있는 바, 우리나라는 서태평양 지역사무소에 소속되어 있다.

① 서태평양 사무소(필리핀, 마닐라)
② 동지중해 사무소(이집트, 알렉산드리아)
③ 유럽 사무소(덴마크, 코펜하겐)
④ 미주 사무소(미국, 워싱턴 D.C.)
⑤ 아프리카 사무소(콩고, 브라자빌)
⑥ 동남아시아 사무소(인도, 뉴델리)

우리나라는 1949년에 65번째로 회원국으로 가입하였으며, 북한은 1973년에 138번째 회원국으로 가입하였다. 세계보건기구는 전 인류가 모두 건강을 유지증진할 수 있도록 다음과 같은 기능을 수행하고 있다.

① 국제 검역대책
② 각종 보건문제에 대한 협의, 규제 및 권고안 제정
③ 식품, 약물 및 생물학적 제제에 대한 국제적 표준화
④ 과학자 및 전문가들의 협력에 의한 과학의 발전 사업
⑤ 보건통계 자료 수집 및 의학적 조사 연구사업
⑥ 공중보건과 의료 및 사회보장 향상 사업
⑦ 회원국의 요청이 있을 경우에 의료봉사
⑧ 모자보건의 향상

⑨ 감염병의 관리
⑩ 진단검사 기준의 확립
⑪ 환경위생 및 산업보건 개선 사업
⑫ 재해예방
⑬ 정신보건 향상
⑭ 보건요원의 훈련 및 기술협력사업

WHO의 주요기능을 정리하면 다음과 같다.
① 국제적 보건사업의 지휘 및 조정
② 회원국에 대한 기술지원 및 자료공급
③ 전문가 파견에 의한 기술자문 활동

2. 유엔아동기금 (UNICEF)

전쟁으로 인해 피해를 입은 지역과 전 세계의 모자보건 향상을 위해 식품과 자재 등의 공급을 하고 있는 단체이다. 많은 양의 기금을 모자보건 복지활동을 위한 식량과 물자구입에 투자하고 있으며, BCG의 접종과 말라리아 통제 노력 등에도 많은 노력을 기울이고 있다.

유엔아동기금의 설립목적은 다음과 같다.
① 아동의 보건과 복지향상을 위한 원조사업 전개
② 개발도상국을 대상으로 한 보건사업 등 사회사업에 대한 원조
③ 어린이 권리선언 정신에 의거한 아동권리보호 증진

3. 그 밖의 기구

그 밖에도 식량농업기구(FAO), 국제노동기구(ILO), 유엔개발계획(UNDP), 국제연합교육과학문화기구(UNESCO), 유엔인구활동기금(UNFPA), 경제협력개발기구(OECD), 유엔마약류통제계획(UNDCP), 국제가족계획연맹(IPPF) 등이 주요한 보건복지 분야와 연관한 국제기구로서 그 역할을 다하고 있다.

핵심문제 Check Point Exercise

1. 인간의 생존을 위한 기본권의 하나로 인식되고 있는 보건의료의 사회 · 경제적 특성으로 적합하지 않은 것은?

① 소비와 투자 요소의 혼재
② 보건의료서비스의 공익성
③ 수요발생의 예측 불가능성
④ 보건의료 공급의 탄력성
⑤ 인적서비스로 노동집약성

2. 병원경영의 상태를 파악할 수 있는 자료로서 병원의 총재원일수를 연가동병상수로 나눈 지표는?

① 병원이용률 ② 병상회전율
③ 병상점유율 ④ 병상이용률
⑤ 병원가동률

3. 공중보건사업을 중앙정부 책임으로 하는 이유가 아닌 것은?

① 지역사회 단위별 사업만으로 불가능한 사업이 있다.
② 지역사회 단위별 사업만으로 의미 없는 것이 있다.
③ 상부부처간의 협력으로만 가능한 보건사업이 있다.
④ 지역사회 특성에 맞는 사업을 선택해서 할 수 있다.
⑤ 여러 가지 보건사업의 중첩을 피할 수 있다.

4. 우리나라가 속하는 WHO사무국명과 설치된 도시명은?

① 동남아시아지역기구 : 뉴델리
② 극동아시아지역기구 : 동경
③ 동북아시아지역기구 : 대만
④ 아시아지역기구 : 싱가폴
⑤ 서태평양지역기구 : 마닐라

5. 보건사업의 필요성 결정이나 보건입법에 가장 중요한 자료는?

① 경제성장도 ② 국세조사자료
③ 연구통계 ④ 보건통계
⑤ 사망률과 출생률

6. 행정조직의 기능에 따른 분류에서 고문, 보좌관 등은?

① 참모조직 ② 계선조직
③ 실세조직 ④ 비선조직
⑤ 보조조직

7. 조선시대 전염병 환자를 담당했던 기구는?

① 활인서 ② 전의감
③ 혜민서 ④ 제위보
⑤ 전형사

8. 장관이 요청하는 질병의 사전예방 종합대책을 자문하는 기관은?

① 의료분쟁조정위원회
② 의료심사위원회
③ 의료자문위원회
④ 건강보험심의위원회
⑤ 국민건강증진정책심의위원회

[해답] 1. ④ 2. ④ 3. ④ 4. ⑤ 5. ④ 6. ① 7. ① 8. ⑤

Chapter 11

보건통계

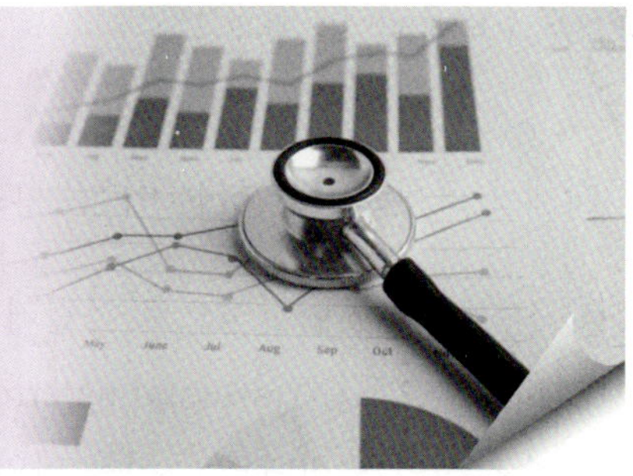

1. 보건통계의 개념

1. 통계학의 정의와 종류

통계학이란 집단의 개연적 특성을 파악 · 인식하고 표현하는 방법에 관한 지식체계라고 정의하고 있다. 보건통계는 질병 및 사망과 같은 보건관련 자료를 수집, 정리, 분석 및 추론하는 방법을 말한다.

통계적 방법은 편의상 2가지로 구분한다. 첫째는 대상집단의 자료를 정리하여 의미를 찾아내고 기술하는 **기술통계학**(descriptive statistics)이고, 둘째는 모집단으로부터 표본을 추출하여 표본조사에서 얻은 자료로부터 모집단을 추정하는 **추측통계학**(inductive statistics)이다.

2. 모집단과 표본

(1) 모집단

조사연구의 대상이 되는 전체집단이 모집단(Population)이다. 모집단은 구성단위가 유한한 **유한모집단**(Finite Population)과 모집단을 구성하는 단위가 무한한 **무한모집단**(Infinite population)으로 구분한다.

(2) 표본조사

모집단에서 추출된 일부의 집단을 표본이라 하고, 모집단 전체를 대상으로 통계자료를 수집하는 조사를 **전수조사**(Complete survey)라 하며, 표본을 이용하여 조사하는 것을 **표본조사**(Sample survey)라고 한다.

대체로 **표본조사를 하는 이유**는 다음과 같다.

① 전수조사가 현실적으로 어렵거나 불가능하다.
② 비표본오차(Non-sampling error)를 줄일 수 있다.
③ 순간적인 모집단의 특성을 파악할 수 있다.
④ 비용, 시간, 노력 등의 경제적 이득이 있다.
⑤ 표본통계량으로부터 모수의 추정이 가능하다.

(3) 표본추출방법

표본추출방법에는 유의표본추출방법(purposive sampling)과 확률표본추출법(random sampling)이 있으며, 통계학에서는 후자를 많이 이용하고 다음과 같이 구분한다.

1) 단순확률추출법(Simple Random Sampling)

유한모집단 N개에서 표본 n개를 뽑을 때 사용하는 모집단에 일련번호를 부여하고, 각 개체가 뽑힐 확률은 모두 n/N이 되도록 하여 추출하는 방법이다. 심지 뽑기나 난수표(random number) 이용법 등이 있다.

2) 계통추출법(Systematic Sampling)

모집단 N개에 일련번호를 부여하고 표본추출간격(N/n = k)을 정한 후 단순확률추출법에 의하여 최초의 표본(A)을 뽑은 다음 여기에 추출간격(K)을 더하여 n개의 표본이 될 때까지 추출하는 방법이다. 즉 표본 n개는 A, A + K, A + 2K, A + 3K, . . . , A + (n − 1)K로 구성된다.

3) 층화확률추출법(Stratified Random Sampling)

모집단의 개체를 특성에 따라 층(stratum)으로 구분하고, 각 층에서 다음의 방법으로 표본을 추출하는 방법이다.

① **동수할당법** (Equal allocation): 각 층에서 같은 수의 표본을 뽑아 표본 n개를 만드는 방법이다.
② **비례할당법** (Proportional allocation): 각 층의 크기에 비례하여 표본 n개를 할당하여 추출하는 방법이다.

③ **최적할당법** (Optimum allocation) : 층별로 표본수를 할당함에 있어서 평균의 표준오차를 최소화하는 방법이다.

4) 집락추출법 (Cluster Sampling)

모집단의 구성단위를 우선 자연적으로 또는 인위적으로 몇 개 집락으로 나눈 다음에 무작위로 필요한 집락을 추출한다. 그리고 추출된 집락에 대하여 전수 또는 부분조사를 하는 방법이다.

(4) 변수의 척도

언제나 일정한 상수(constant)에 비하여 변화하는 수를 변수(variable)라 한다. 변수는 **질적 변수**(Qualitative variable)와 **양적 변수**(Quantitative variable)로 구분하며, 양적 변수는 **이산변수**(discrete variable)와 **연속변수**(continuous variable)로 구별한다.

변수를 측정하여 다음과 같은 종류의 특성을 지니는 자료(척도)를 생성할 수 있다.

1) 질적 자료 (Qualitative Scale)

① **명목척도** (nominal scale) : 인종, 성별, 혈액형과 같이 어떤 범주에 속하는가 하는 것만을 나타내주는 특성의 자료

② **서열척도** (ordinal scale) : 상 · 중 · 하 또는 대 · 중 · 소 등과 같이 대소관계를 말해주는 특성의 자료이다. 측정자료들을 가감승제(加減乘除)하는 것은 의미가 없다.

2) 양적 자료 (Quantitative Scale)

① **간격척도** (interval scale) : 온도와 같은 자료처럼 측정자료 간의 차이를 나타낼 수 있는 자료이다. 측정자료들의 가감(加減)은 가능하나 승제(乘除)는 가능하지 않은 특성을 가진다.

② **비율척도** (ratio scale) : 체중, 신장처럼 절대 0이 존재하며, 몇 배 또는 몇 분의 1이라는 관계를 설명할 수 있는 자료이다. 측정치들의 가감승제(加減乘除)가 가능하다.

2. 자료의 처리방법

1. 자료의 정리

(1) 대표값

관찰치의 중심학적 경향을 수량적으로 표현하는 방법으로 평균치, 중앙치, 최빈치 등을 사용하는데 이러한 것들을 **대표치**(Average)라고 한다. 대표치란 하나이고 객관적이면서 측정치를 대표하는 값이다.

1) 평균 (Mean)

① 산술평균 (Arithmetic mean, M)

산술평균은 모든 측정치를 전부 부합하여 총 개수로 나누는 방법으로서 가장 보편적으로 사용하는 값이다.

$$M = \frac{X_1 + X_2 + X_3 \cdots + X_n}{N}$$

$$= \frac{\Sigma X_i}{N}$$

② 기하평균 (Geometric mean, G)

기하평균은 측정치를 모두 곱하여 총갯수 N 제곱근을 구한 값으로 분포가 비대칭일 때 사용한다.

$$G = \sqrt[n]{X_1 \cdot X_2 \cdot X_3 \cdot X_4 \cdots\cdots X_n}$$

$$\log G = \frac{1}{N}(\log X_1 + \log X_2 + \log X_3 + \cdots\cdots + \log X_n)$$

③ 조화평균 (Harmonic mean, H)

조화평균의 역수는 각 측정치의 역수에 대한 산술평균과 같으며, 구간별 소요시간을 가지고 평균속도를 구하는 데 이용될 수 있다.

$$H = \frac{N}{\frac{1}{N_1} + \frac{1}{N_2} + \frac{1}{N_3} + \cdots\cdots + \frac{1}{N}}$$

$$\frac{1}{H} = \frac{1}{N}\left(\frac{1}{X_1} + \frac{1}{X_2} + \frac{1}{X_3} + \cdots\cdots + \frac{1}{X_n}\right)$$

2) 중앙값 (Median, 중위수)

측정치를 크기 순서대로 나열했을 때 가장 중앙에 오는 값을 말한다. 평균치에 비하여 어느 주관적인 측정치의 영향을 받지 않는 장점이 있기도 하다.

측정치의 개수가 홀수일 때는 $\left(\frac{N+1}{2}\right)$ 항이 중앙치며, 짝수일 때는 $\left(\frac{N}{2}\right)$ 항과 $\left(\frac{N}{2}+1\right)$ 항의 평균값이 중앙치가 된다.

$\text{Med} = \frac{N+1}{2}$ 항(측정치가 홀수일 때) 또는,

$= \frac{1}{2}\left[\left(\frac{N}{2}\right)\text{항} + \left(\frac{N}{2}+1\right)\text{항}\right]$(측정치가 짝수일 때)

3) 최빈값 (Mode, 유행치)

최빈치는 측정치들 중에서 가장 빈도가 높은 값이다. 이는 자료의 중앙집중성을 가장 쉽게 파악할 수 있다는 특성을 지니고 있다.

$\text{Mod} = \frac{\Delta_1}{\Delta_1 + \Delta_2}$ (Δ_1은 최빈치 있는 급과 그 하한급과의 도수차, Δ_2는 최빈치 있는 급과 그 상한급과의 도수차)

(2) 산포도

전체 자료를 대표하는 대표치로서는 측정값들의 분포를 파악하는 데는 불충분하다. 따라서 측정치가 중심위치로부터 얼마나 흩어져 있는가를 나타내는 산포도(Dispersion)가 필요하다.

1) 범위 (Range)

산포성을 알아보는 가장 간단한 방법이다.

변수의 최대값과 최소값의 차이다.

$$범위(R) = 최대값(Maxinum) - 최소값(Mininum)$$

2) 평균편차 (Mean Deviation)

측정치들과 평균치와의 편차에 대한 절대값의 평균이다.

측정값에서 평균을 뺀 값을 편차(deviation)라 하는데, 편차의 합은 항상 0이 되기 때문에 편차에 절대값을 사용하여 거리개념으로 나타냄으로써 합이 0이 되지 않도록 한다.

$$평균편차(MD) = \frac{\Sigma\,|X_i - M|}{N}$$

3) 분산 (Variance)

산포의 정도를 나타내는 데 많이 쓰이며, 매우 중요한 개념이다.

분산은 편차의 제곱을 평균한 값이다.

$$분산(\sigma^2) = \frac{\Sigma(X_i - M)^2}{N} \qquad 표본분산(S^2) = \frac{\Sigma(x_i - \bar{x})^2}{n - 1}$$

4) 표준편차 (Standard Deviation)

분산을 편차의 제곱에 의하여 구했으므로 상당히 큰 값이 된다. 이에 제곱근을 하여 값을 줄인 것이 표준편차이다. 즉, 분산의 제곱근이 표준편차이고 가장 많이 사용하는 산포도이다.

$$모표준편차(\sigma) = \sqrt{\frac{\Sigma(X_i - M)^2}{N}} \qquad 표본표준편차(S) = \sqrt{\frac{\Sigma(X_i - \bar{X})}{N - 1}}$$

5) 변이계수 (Coefficient of variation)

두 개 이상의 산포도를 비교하려고 할 때, 측정치의 크기가 매우 차이가 나거나 단위가 서로 다를 때 사용한다. 표준편차를 평균치로 나누어 사용하므로 상대적 산포도가 된다.

$$변이계수(CV) = \frac{SD}{M}(\times 100)$$

3. 확률이론 (Probability Theory)

1. 비와 율

(1) 비 (Ratio)

두 항목 간의 대비를 비(比)라 한다. 비는 각 항목이 상호 배타적일 때 사용하고, 비율과는 달리 1 이상의 값을 지닐 수 있다.

$$\mathrm{A:B} = \frac{A}{B}$$

(2) 율 (Rate)

집단을 구성하는 구성원수 중 사건의 수로서 나타내는 것을 율(率)이라 한다. 특정사건수를 A라 하고 이 사건을 가지지 않는 수를 B라 하면 모집단은 A + B가 된다. A를 A + B로 나누면 특정사건수 A의 율이 된다.

$$\frac{A}{A+B} \times \mathrm{K} \quad (\mathrm{K} = 10^2, 10^3, 10^4, \cdots)$$

(3) 비율 (Proportion)

전체를 1로 보았을 때 한 항목이 차지하는 값이 비율(比率)이다. 어느 항목의 수(A)를 전체 사례수(N)로 나눈 것이 그 항목의 비율이 된다.

$$\mathrm{P} = \frac{A}{N}$$

* 백분율(Percentage) $= \frac{A}{N} \times 100(\%)$

2. 확률분포

(1) 이항분포

사상 E가 일어나는 확률을 p, 사상 E가 일어나지 않는 확률을 q라 한다.

$$p + q = 1$$

이 경우 2개의 상호 간에는 배반적인 사상이므로 2항형의 모집단에 관하여 n개의 표본을 추출할 때 x개의 사상 E가 나타나는 확률은

$$P_x = {}_nC_x p^x q^{n-x} = \frac{n!}{x!\,(n-x)!}\, p^x q^{n-x}$$

$$\sum_{x=0}^{n} P_x = \sum_{x=0}^{n} {}_nC_x p^x q^{n-x} = (p+q)^n = 1$$

이 된다.

이와 같은 분포를 2항분포라 부른다. 2항분포에서 평균은 np이고, 분산은 npq가 된다. 2항분포에 있어서 n이 커지면 그림 11-7과 같이 정규분포에 가까워진다(라프라즈의 정리).

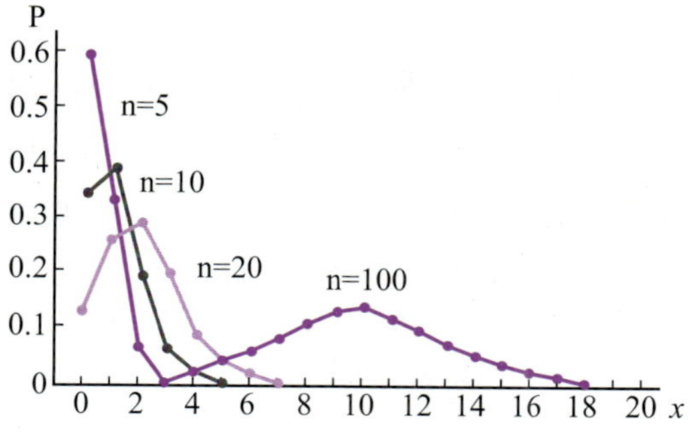

그림 11-7 $p = 0.1,\ q = 0.9$의 2항분포

(2) 포아송 분포(Poisson Distribution)

2항분포에 있어서 $np = \lambda$를 고정하고 n을 크게 하여 p를 작게 할 때의 극한 상태는 다음과 같은 식으로 표시된다.

$$P_x = \frac{e^{-\lambda}\lambda^x}{x!}$$

단, $x = 0, 1, 2, \cdots\cdots$

$e = 2.718 \cdots\cdots$ (자연대수의 밑수)

λ는 분포의 평균치와 분산을 표시한다. 포아송 분포는 2항분포에 있어서 이산분포가 된다.

포아송 분포는 일정한 시간과 공간에서 나타나는 사상의 연구에 이용된다.

(3) 정규분포

자연계에서 관찰되는 많은 것들은 그 분포를 조사해 보면 평균치에 가까이 분포하는 것이 많다. 이보다 큰 것이나 작은 것은 평균으로부터 멀어짐에 따라 점점 적게 분포된다.

이것을 곡선으로 표시하면 그림 11-8과 같이 보여지는 좌우 대칭의 종 모양이 된다. 이와 같은 분포를 정규분포 또는 **가우스분포**라 말한다.

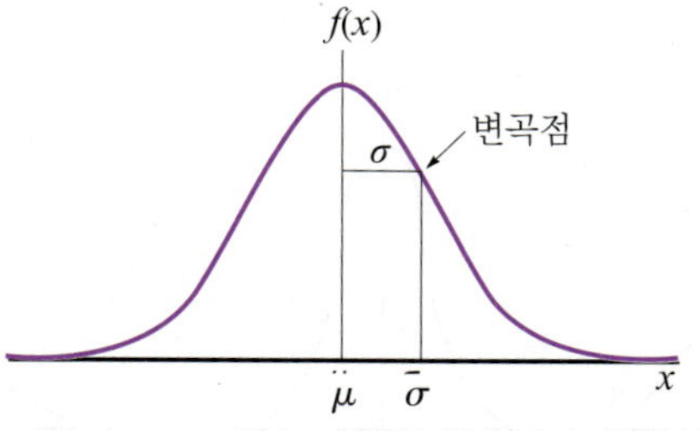

그림 11-8 정규분포

이의 분포는 다음의 식으로 표시되고 **정규분포의 확률밀도함수**라고 한다.

$$f(x) = \frac{1}{\sigma\sqrt{2\pi}} e^{\frac{-(x-\mu)2}{2\sigma^2}} \qquad (-\infty < x < \infty)$$

단, μ : mean

σ : standard deviation

π : 3.14159 $\quad e$: 2.71828

이것은 독립변수 X, 종속변수 Y 외에는 모두 상수(constant)이기 때문에 어렵게 보이나 간단한 함수식이다.

평균치 μ, 분산 σ^2(표준편차 σ)의 정규분포는 $N(\mu, \sigma)$으로 표시한다. N은 Normal distribution(정규분포)을 의미한다.

정규분포를 가정하여 검정을 시행하는 경우에는 다음과 같은 변환을 할 필요가 있다.

상기의 정규분포 공식에 대하여

$$Z = \frac{x - \mu}{\sigma}$$

그것의 변수 변환을 하면

$$f(z) = \frac{1}{\sqrt{2\pi}} e^{-\frac{1}{2}z^2} \qquad (-\infty < z < \infty)$$

이 되어 평균치 0, 분산 1^2의 $N(0, 1)$가 된다. 이와 같은 변환을 표준화(Standardization)라 부른다.

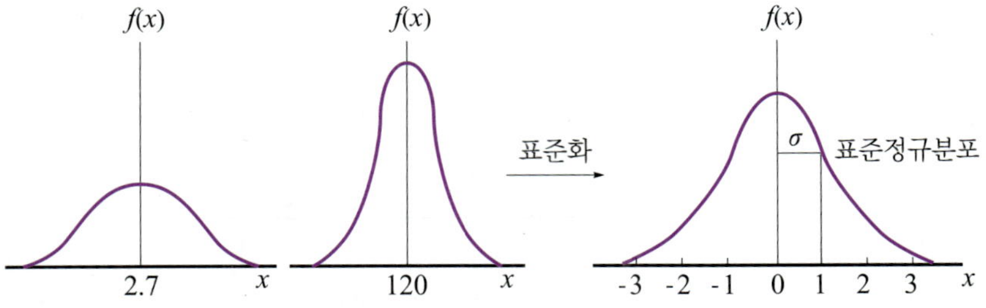

그림 11-9 표준화와 표준정규분포

표준화에 관한 표준정규분포표를 사용하면 관찰치의 출현확률을 쉽게 알 수 있게 된다.

정규분포는 다음과 같은 특징이 있다.

① 좌우대칭의 종 모양이며 좌우로 무한히 뻗어 있다.
② 평균치, 중앙치, 최빈치는 일치한다.
③ 첨도(Kurtosis)는 중등도이며 의도(Skewness)는 0이다.
④ $\mu \pm 1\sigma$에 변곡점이 위치하고 X축과의 면적은 1이다.
⑤ 평균치(μ) ± 1 표준편차(σ)의 범위 내에 전 관찰치의 68.26%가,
평균치(μ) ± 2 표준편차(σ)의 범위 내에는 95.45%가,
평균치(μ) ± 3 표준편차(σ)의 범위 내에는 99.73%가 포함된다.

관찰치의 대부분은 표준편차의 2배 이내의 범위에 있고, 표준편차의 3배 이상에 위치하는 것은 극소수에 불과하다.

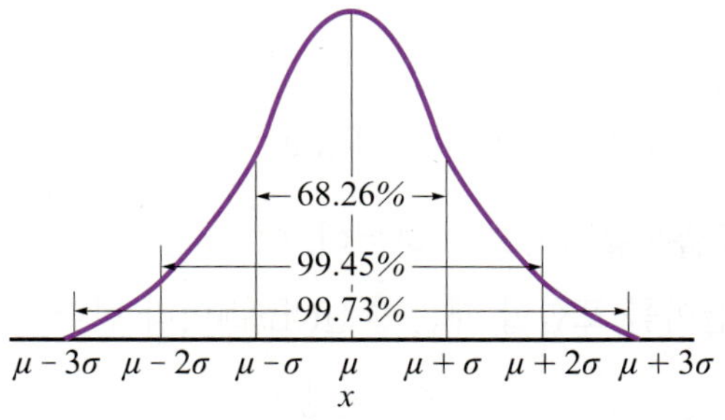

그림 11-10 정규분포의 면적

4. 보건지표(保健指標, Health Index)

보건지표는 Health Indicator라고도 하는데 지역주민, 또는 국민의 건강수준을 설명해 주는 자료로 많이 이용된다. WHO는 종합건강지표로서 비례사망지수 · 평균수명 · 조사망률, 특수건강지표로서 영아사망률 · 감염병사망률, 보건봉사활동지표로 의료봉사자수 및 병상수 등의 지표 이용을 제시한 바 있다.

옴란(Omran)은 개발도상국에서의 유용한 자료로서 다음 지표를 제시했다.

① 조사망률
② 10대 사인
③ 질병군별 사망비율
④ 영아사망률, 신생아 사망률
⑤ 평균수명
⑥ 의사 1인당 인구
⑦ 인구 1,000명당 병상수
⑧ 병원분만의 비율
⑨ 위생상수도 공급인구의 비율

국가간이나 지역사회간의 보건수준을 비교하는데 사용되는 가장 대표적인 3대 지표는 조사망률, 비례사망지수, 평균수명이다.

1. 출산통계

(1) 조출생률 (Crude Live-Birth Rate)

조출생률은 **보통출생률**이라고도 하는데, 여기서 말하는 출생이란 사산을 포함하지 않으며 사산아를 포함할 때는 출산(出産)이라 한다.

$$\text{조출생률} = \frac{\text{연간출생아수}}{\text{연앙인구}} \times 1,000$$

(2) 일반출산율 (General Fertility Rate)

가임연령(보통 15~49세) 여자 인구의 출생률을 일반출산율이라 한다.

$$\text{일반출산율} = \frac{\text{연간 총 출생수}}{\text{가임연령의 여자인구}} \times 1,000$$

(3) 배우출생률 (Legitimate Fertility Rate)

유배우인구에 대한 연간 총 출생아수의 비를 말한다.

$$\text{배우출생률} = \frac{\text{연간 출생아수}}{\text{임신 가능연령의 유배우 여자인구}} \times 1,000$$

(4) 연령별 출산율 (Age-specific Fertility Rate)

어떤 연도에 있어서 특정 연령의 여자인구 1,000명에 대한 같은 연령의 여자가 출산한 총 출생아수를 나타낸다.

$$\text{연령별 출산율} = \frac{\text{그 연도 }x\text{세 여자가 낳은 출생아수}}{\text{어떤 연도의 }x\text{세 여자인구}} \times 1,000$$

(5) 합계출산율 (Total Fertility Rate)

한 여성이 일생 동안 몇 명의 아기를 낳는가를 나타내는 것이다.

$$\text{합계출산율} = \Sigma_{15}^{49} f(x) \quad (f(x)\text{: }x\text{세의 출산율})$$

(6) 총 재생산율(Gross Reproduction Rate)

총 재생산율 $= \Sigma_{15}^{49} f_x(F)$ ($f_x(F)$: x세 가임여성의 여아출산율)

(7) 순재생산율(Net Reproduction Rate)

가임연령에 도달하기 전에 사망하는 여성도 있으므로 그 연령에 도달할 때까지의 생존율을 곱해 주면 순재생산율이 산출된다.

$$\text{순재생산율} = \Sigma_{15}^{49} f_x(F) \cdot \frac{l_x(F)}{l_o(F)}$$

$l_o(F)$: 여아의 출생수, $l_x(F)$ $= x$ 세에서 여아의 생존수

순재생산율이 1.0이라면 인구의 증감이 없고, 1.0 이하이면 인구의 감소를, 1.0 이상이면 인구의 증가를 뜻한다.

* **성비**(Sex ratio)

$$\text{성비} = \frac{\text{남자}}{\text{여자}} \times 100$$

① 일차성비(primary sex ratio) : 수태 당시의 성비

② 이차성비(secondary sex ratio) : 출생 당시의 성비

③ 삼차성비(tertiary sex ratio) : 현재 인구의 성비

2. 질병통계

(1) 발생률 (Incidence Rate)

단위인구당 일정 기간에 새로 발생한 환자수를 표시한 것으로서 이 질병에 걸릴 확률 또는 위험도를 나타낸다.

$$\text{발생률} = \frac{\text{어느 기간의 환자발생수}}{\text{그 기간 동안 위험에 폭로되었던 전체인구}} \times 10^x$$

(2) 유병률 (Prevalence Rate)

일정 시점 또는 일정 기간 동안의 인구 중에 존재하는 환자수의 비율을 말한다.

$$\textbf{시점}(\text{기간})\textbf{유병률} = \frac{\text{어느 시점(기간)에 있어서 환자수}}{\text{어느 시점(기간)의 전체인구}} \times 10^x$$

(3) 치명률 (Case Fatality Rate)

어떤 질병에 걸린 환자수 중에서 그 질병으로 인한 사망수를 나타내며, 질병의 중증도(seriousness)를 의미한다.

$$\textbf{치명률} = \frac{\text{연내 그 질병에 의한 사망수}}{\text{어느 기간의 어떤 질병의 환자수}} \times 100$$

(4) 발병률 (Attack Rate)

어떤 집단이 한정된 기간에 어느 질병에 걸릴 위험에 폭로되었을 때 폭로자 중 새로 발병한 총 수의 비율을 의미한다.

$$\text{발병률} = \frac{\text{연간 발병자수}}{\text{위험에 폭로된 인구}} \times 1{,}000$$

* **2차 발병률**(Secondery attack rate)

$$\text{2차 발병률} = \frac{\text{발병한 환자수}}{\text{환자와 접촉한 감수성자수}} \times 100$$

3. 사망통계

(1) 보통(조)사망률 (粗死亡率 : Crude Death Rate)

조사망률은 인구 1,000명당 1년간 발생한 총 사망자수로 표시하는 비율이다. 조사망률을 보통사망률이라고도 한다.

$$\textbf{조사망률} = \frac{\text{연간 총사망자수}}{\text{연앙인구}} \times 1{,}000$$

(2) 연령별, 성별 특수사망률

연령 및 성별에 따른 소집단의 사망률을 관찰한다.

$$연령별, 성별\ 특수사망률 = \frac{특정\ 연령별, 성별\ 집단의\ 사망수}{해당\ 집단의\ 연앙인구} \times 1,000$$

(3) 영아사망률 (Infant Mortality Rate)

영아란 생후 1년 미만의 아이를 말하며 가장 많이 사용되는 지표이다. 영아기는 성인에 비해 질병관리수준이나 환경위생상태에 가장 예민하게 영향을 받는 기간이기 때문이다.

$$\textbf{영아사망률} = \frac{연간\ 영아사망수}{연간\ 출생아수} \times 1,000$$

* **보정영아사망률**(補正嬰兒死亡率)

$$보정영아사망률 = \frac{어떤\ 해에\ 출생한\ 자\ 중\ 1년\ 미만\ 사망자수}{해당년도\ 출생아수} \times 1,000$$

(4) 신생아사망률 (Neonatal Mortality Rate)

신생아는 생후 28일 미만의 아이를 말하며, 신생아 사망은 주로 내재적 또는 유전적 소인에 기인하는 경우가 많다.

$$\textbf{신생아사망률} = \frac{연간\ 신생아사망수(생후\ 28일\ 미만)}{연간\ 출생아수} \times 1,000$$

(5) 후기신생아사망률 (Post-neonatal Mortality Rate)

후기신생아란 생후 28일부터 1년 미만의 아이를 말하며, 주로 환경적 요인에 의한 영향을 많이 받는다.

$$\textbf{후기신생아사망률} = \frac{연간\ 생후\ 28일부터\ 1년\ 미만의\ 사망수}{연간\ 출생아수}$$

* α-index

영아 사망 중의 신생아 사망이 차지하는 비중으로서 선진국일수록 1에 가까워진다.

$$\alpha\text{-index} = \frac{어느\ 해의\ 영아사망수}{어느\ 해의\ 신생아사망수}$$

(6) 모성사망률 (Maternal Mortality Rate)

모성사망이란 임신, 분만, 산욕의 합병증으로 발생한 모성의 사망을 말한다.

$$\text{모성사망률} = \frac{\text{연간 임신·분만·산욕에 의한 모성사망수}}{\text{가임기연령 여성인구수}} \times 1{,}000$$

(7) 사산율 (Fetal Death Rate)

1년간의 출산수에 대한 사산수의 비를 나타낸다.

$$\text{사산율} = \frac{\text{1년간의 사산수}}{\text{1년간의 출산수(사산수 + 출생수)}} \times 1{,}000$$

(8) 주산기사망률 (Perinatal Mortality Rate)

임신 28주 이후의 사산아수와 생후 7일 미만의 초생아사망수가 그 해에 총 출생아수에 비해 차지하는 비율이다. 사망 원인이 주로 임신중독, 난산, 출생 시 손상으로 공통점이 많다.

$$\text{주산기사망률} = \frac{\text{연간 임신 28주 이후 사산 + 출생 1주 이내 사망수}}{\text{연간 총 출생아수}} \times 1{,}000$$

(9) 유아(1~4세)사망률

영아 이후의 4세 미만까지의 유아의 사망률을 나타낸다.

$$\text{유아사망률} = \frac{\text{연간 1\textasciitilde4세아 사망수}}{\text{1\textasciitilde4세 인구}} \times 1{,}000$$

(10) 사인별 사망률 (Cause-specific Death Rate)

$$\text{사인별 사망률} = \frac{\text{어떤 사인군의 연간 사망수}}{\text{인구}} \times 1{,}000$$

(11) 출생사망비 (Birth-death Ratio)

$$\text{출생사망비} = \frac{\text{연간 출생수}}{\text{연간 사망수}} \times 100$$

(12) 사망성비 (Death Sex Ratio)

$$\text{사망성비} = \frac{\text{남자 사망수}}{\text{여자 사망수}} \times 100$$

4. 병원통계

병원통계는 환자수, 진료비, 질병, 수술, 사망률 등의 자료를 작성하여 병원운영, 의학연구, 의료기관 현황보고, 병원표준화심사 등을 위한 자료를 얻기 위함이다.

(1) 환자통계

1) 외래환자 초진율

일정기간 동안의 연 외래환자 중 초진환자가 차지하는 비율이다. 이는 병원의 환자유인력을 의미한다.

$$\textbf{외래환자 초진율} = \frac{\text{초진환자수}}{\text{연 외래환자수}} \times 100$$

2) 외래환자 입원율

일정기간 동안의 연 외래환자 중 그 병원에 입원하는 환자의 비율이다. 병원에 내원하는 환자의 질병중증도를 나타낸다.

$$\textbf{외래환자 입원율} = \frac{\text{실입원환자수}}{\text{연 외래환자수}} \times 1{,}000$$

3) 응급환자율

연 외래환자 중에서 응급환자가 차지하는 비율을 의미한다. 응급환자율이 높으면 입원잠재력이 높아짐을 의미하고, 지역사회주민의 병원에 대한 신뢰도를 나타낸다.

$$\textbf{응급환자율} = \frac{\text{응급환자 연인원수}}{\text{외래환자 연인원수}} \times 100$$

4) 평균재원일수

입원환자의 총 재원일수를 퇴원 실인원수로 나눈 값이다. 입원환자가 평균 며칠 동안 재원했는가를 설명하고 특성별 재원상황을 설명해 준다.

$$\text{평균재원일수} = \frac{\text{퇴원환자 재원일수 누계}}{\text{퇴원 실인원수}}$$

$$= \frac{\text{총 재원일수}}{\frac{(\text{입원 실인원} + \text{퇴원 실인원})}{2}}$$

5) 입원 대 외래환자 비율

연 외래환자수를 총 재원일수로 나눈 값으로서 입원환자수에 대한 외래환자수의 비중을 설명하고 의료수익의 외래의존도를 나타내 준다.

$$\text{입원, 외래환자 비율} = \frac{\text{연 외래환자수}}{\text{총 재원일수}}$$

(2) 병원이용 통계

1) 병원이용률 (Hospital Utility Ratio)

일정기간 중 연입원환자수(총 재원일수)에 연외래환자수를 환자 1인당 부담진료비를 기준으로 입원환자수로 환산합계하여 연 가동병상수로 나눈 지표이다.

$$\text{병원이용률}(\%) = \frac{\text{조정환자수}}{\text{연 가동병상수}} \times 100$$

2) 병상점유율 (Bed Occupancy Ratio)

입원율은 대상인구 중 단위인구당 연간 입원수를 나타낸다.

$$\text{병상점유율} = \frac{\text{1일 평균 병상점유수}}{\text{인구}} \times 1{,}000$$

3) 병상이용률 (Bed Occupancy Rate)

일정기간 중 환자를 수용할 수 있는 상태로 가동한 병상(연 가동병상)이 실제 환자에 의해 점유될 비율이다.

$$\text{병상이용률} = \frac{\text{1일 평균 재원환자수}}{\text{연 가동병상수}} \times 100$$

4) 병상회전율 (Bed Turn Over Ratio)

일정기간 중 실제 입원 또는 퇴원한 환자수를 평균가동병상수로 나눈 지표이다.

$$\textbf{병상회전율} = \frac{\text{퇴원(입원) 실인원수}}{\text{평균 가동병상수}}$$

5) 병상회전간격 (The Interval of Turn Over)

일정기간 중의 연유휴병상수를 퇴원 실인원수로 나눈 지표이다.

$$\textbf{병상회전간격}(\text{日}) - \frac{\text{연 가동병상수} - \text{퇴원환자 총 재원일수}}{\text{퇴원 실인원수}}$$

6) 병상회전기간 (The Duration of Turn Over)

하나의 가동병상에 환자가 바뀌는 평균기간을 나타낸 지표이다.

$$\textbf{병상회전기간}(\text{日}) = \frac{\text{평균 가동병상수}}{\text{입원(퇴원)환자 실인원수}} \times 365$$

5. 조율의 표준화

지역별로 출생률이나 사망률 등을 비교하고자 할 때, 지역 간의 연령별 인구구성이 서로 다른 경우 비교집단의 인구구성이 비슷하게 표준화되지 않으면 지역별 출생률이나 사망률 등의 지표를 직접 비교할 수 없다.

표준화에는 직접법과 간접법이 있다.

(1) 직접 표준화법 (Direct Standardization Method)

비교하고자 하는 두 집단의 연령구성별 사망률을 알고 있을 때, 이를 표준인구에 투영하여 기대사망수를 구한 후, 표준인구상에서 두 지역의 사망률을 구하여 비교하는 방법이다.

다음은 A지역과 B지역의 사망률을 직접 표준화하여 비교한 것이다.

표 11-2 연령별, 지역별 사망자 비율

단위: 인구 1,000명당

연령	표준인구 (1)	A 지역		B 지역	
		연령별사망률 (2)	기대사망수 (3) = (1) × (2)	연령별사망률 (4)	기대사망수 (5) = (1) ×(2)
0~4	306,643	7.45	2,284	3.92	1,202
5~14	565,756	0.91	515	0.39	221
15~24	436,019	1.53	667	0.98	127
25~44	640,711	3.52	2,255	1.63	1,044
45~64	504,697	20.92	10,558	10.64	5,607
65+	223,093	93.52	20,864	68.50	15,282
합계	2,676,919	(6.41)*	37,143	(9.08)*	23,243

표준화사망률 13.88 = (37,143/2,676,919) × 1000　　8.68 = (23,243/2,676,919) × 1000

* **보통사망률**

보통사망률은 A = 6.41, B = 9.08로 B 지역이 더 크게 나타났으나
표준화 후의 사망률은 A = 13.88, B = 8.68로 A 지역이 더 크게 나타났다.

(2) 간접 표준화법 (Indirect Standardization Method)

비교하고자 하는 두 집단의 연령구성별 특수사망률을 모르거나 두 지역 간의 인구수의 차이가 너무 클 때, 표준인구의 연령별 사망률을 이용하여 비교집단의 인구에 투영하여 기대 인구수를 구한 다음 간접사망률을 구하여 두 지역의 사망률을 비교하는 방법이다.

간접 표준화 결과 A지역의 사망률이 B지역보다 크게 나타남으로써 직접 표준화와 같은 결과가 나타났다. 여기서 표준화사망률은 비교 목적 외에 이용해서는 안 된다.

표 11-3 지역별 표준인구의 연령별 사망률

단위: 인구 1,000명당

연령	표준인구의 연령별사망률(1)	A 지역		B 지역	
		인구 (2)	기대사망수 (3) = (1) × (2)	인구 (4)	기대사망수 (5) = (1) ×(2)
0~4	4.37	39,539	173	267,104	1,167
5~14	0.45	61,728	28	504,028	227
15~24	1.02	34,725	35	401,294	409
25~44	1.76	43,686	77	597,025	1,051
45~64	10.44	17,626	184	487,071	5,085
65+	68.74	3,855	265	219,238	15,070
합계	(8.86)	201,159	762	2,475,760	23,009
신고사망률(실제사망수)			1,291		22,487

* **보통사망률**(crude death rate)

(1,219/201,159) ×1,000 = 6.41 (22,487/2,475,760) × 1,000 = 8.68

* **표준화사망비**(standardized mortality ratio, SMR)

$$\text{SMR} = \frac{\text{관찰사망수}}{\text{기대사망수}}$$ 1,291/762 = 1.694 22,487/23,009 = 0.977

* **표준화사망률**(SMR × CDR) 1.694 × 8.86 = 15.01 0.977 × 8.86 = 8.66

핵심문제 Check Point Exercise

1. 다음 7개의 숫자들 중 통계학적 대표치인 중앙값은 ?

8, 9, 2, 7, 6, 4, 5

① 4 ② 6 ③ 5
④ 7 ⑤ 8

2. 현재 우리나라의 국세조사는 어떻게 실시하는가?

① 매년 7월 1일
② 매년 11월 1일
③ 3년마다 11월 1일
④ 5년마다 7월 1일
⑤ 5년마다 11월 1일

3. 통계학적인 자료를 위하여 전수조사대신 표본을 조사하는 이유가 아닌 것은?

① 시간이나 비용 면에서 경제적이다.
② 비 표본오차를 많이 줄일 수 있다.
③ 순간적인 특성을 파악할 수 있다.
④ 전수조사보다 정확한 자료를 구한다.
⑤ 표본으로 전수 추정하는 방법이 있다.

4. 장애보정수명에서 질병을 가지고 생활한 기간을 의미하는 것은 ?

① DALY ② YLL
③ YLD ④ DAY
⑤ LIFE

5. 다음의 사망지표 중에서 값이 클수록 보건상태가 양호한 것은?

① 영유아사망률 ② 비례사망지수
③ 신생아사망률 ④ 표준화사망률
⑤ 주산기사망률

6. 어느 나라의 순재생산율이 1.0 일 때 인구의 변화는?

① 인구는 급격한 증가
② 인구는 증가
③ 인구는 변화없음
④ 인구는 감소
⑤ 인구는 급격한 감소

7. 영아사망률과 모성사망률을 계산할 때 사용하는 분모는?

① 출생아수 ② 출산아수
③ 연앙인수 ④ 모성수
⑤ 가임여성수

8. 다음 측정도구의 민감도(sensitivity)를 옳게 설명한 것은?

① 측정도구가 확진된 질병을 그 질병이 있다고 판단해주는 능력
② 측정도구가 그 질병이 아닌 것을 아니라고 판단해주는 능력
③ 그 질병이라고 판단된 사람들 중 그 질병을 가진 사람의 비율
④ 그 질병이 없다고 판단된 사람 중 그 질병이 없는 사람의 비율
⑤ 질병의 유무를 판단할 때 민감하게 반응하는 사람의 비율

[해답] 1. ② 2. ⑤ 3. ④ 4. ③ 5. ② 6. ③ 7. ① 8. ①

Chapter 12

보건교육 및 학교 보건

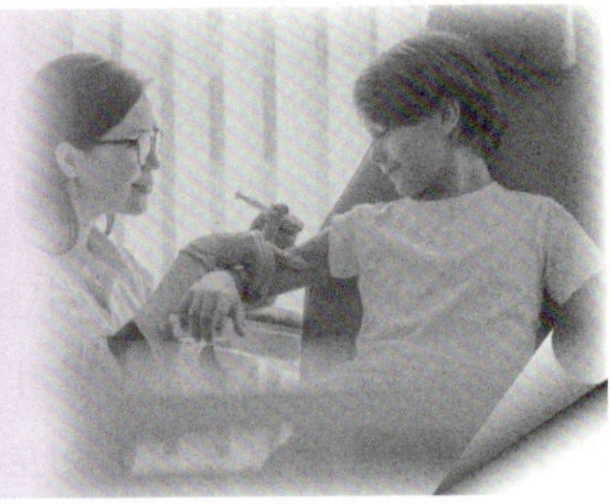

1. 보건교육

1. 보건교육의 개념

보건교육(Health Education)이란 건강(Health)을 교육(Education)한다는 건강(보건)과 교육의 합성어이다.

사람을 대상으로 건강을 유지하는 데 필요하고 바람직한 행동을 실천하게 하기 위해 사람이 가지고 있는 잠재능력을 개발하는 과정을 보건교육이라고 할 수 있다.

(1) 보건교육의 정의

보건교육에 대한 정의에는 여러 가지가 있다. 미국학교보건교육용어 제정위원회에서는 보건교육을 개인 또는 집단의 건강에 관한 지식(knowledge), 태도(attitude) 및 행위(practice or behavior)에 영향을 미칠 목적으로 학습경험을 베풀어주는 과정이라고 정의하고 있으며, 미네소타 대학의 루스 그라우트(Ruth Grout) 교수는 건강에 관한 지식을 교육이라는 수단을 통하여 개인 또는 지역사회가 바람직한 건강행위를 습관화 하도록 바꾸어 놓는 것이라고 하였다.

보건교육이란 개인 또는 집단의 건강에 관여하는 지식, 태도 및 행위에 영향을 주어 건강한 행동양상으로 바꾸어 놓는 것이라 할 수 있다.

한편 미네소타 대학의 앤더슨(Anderson)은 공중보건을 봉사(service), 법(regulation) 및 교육(education)의 세 분야로 대별하고, 그 중에서도 가장 중요한 것이 보건교육이라고 지적하고 있다. 이렇듯 보건교육은 공중보건의 기초가 되는 것이며 조직적인 사회교육인 동시에 문화운동이라고 할 수 있다.

(2) 보건교육의 목적

보건교육의 목적은 개인, 집단 또는 지역사회가 자기의 보건문제에 대한 중요성을 스스로 인식하고 자발적 행동을 통하여 문제점을 해결함으로써 그들의 건강을 스스로 증진시킬 수 있도록 도와주는 데 있다. 즉 보건에 대한 자주적인 정신을 배양해주고 자주적인 태도를 갖게 하는 것이다.

세계보건기구 공중보건교육 전문위원회는 보건교육의 기본적 목적을 다음과 같이 규정하였다. 세계보건기구 헌장에 규정된 건강을 완전히 구현하기 위하여

① 개인이나 작은 집단의 구성원으로서 자기건강에 관하여 스스로 하여야 할 일을 수행하도록 하고, 그와 같은 능력을 갖도록 돕는 것

② 건강은 지역사회의 귀중한 자산임을 인식하는 것

③ 보건사업의 발전을 이룩하고 이것을 활용할 수 있도록 도와주는 것

건강에 관한 잘못되어 있는 지식(knowledge), 태도(attitude), 행동(practice or behavior)에 교육적 영향을 주어, 자기들 스스로 이를 인식하고 올바른 양상으로 바꾸어 스스로 해결할 수 있도록 하는 데 보건교육의 최종목표를 두어야 할 것이다.

2. 보건교육의 방법

보건교육은 지역사회 주민의 건강생활을 좌우하는 교육이다. 주민 스스로가 결정해서 행동을 선택하는 데 영향을 주게 된다.

인간의 5개 감각기관 중 지식의 흡수도가 가장 높은 시각과 청각을 동시에 활용할 경우 지식의 흡수도와 기억력이 높아지므로 시청각 교육 보조자료는 반드시 목적에 맞게 적절히 활용되어야 한다.

보건교육은 여러 가지 매체와 방법이 이용될 수 있는데, 이것을 대별하면 직접 상대방을 대면하고 교육하는 대인 접촉방법과 특정 전달매체를 이용하여 동시에 수많은 사람들에게 지식과 정보를 줄 수 있는 매스커뮤니케이션 교육으로 구분할 수 있다.

(1) 개인접촉방법 (Individual Contact)

개인적인 접촉을 통해서 보건교육을 실시하는 개인접촉방법은 보건사업현장

에서 가장 많이 활용되고 있고 활용되어야 하는 보건교육방법이다.

이 방법은 저소득층이나 노인층에 적합하며 의사가 환자나 가족에게 진찰 시, 위생감독관이 업주에게 지도 시, 보건요원이 가정방문이나 건강상담 시 개인적 지도를 할 수 있다. 방문 · 상담 · 진찰 · 전화 · 편지 등의 다양한 방법을 사용할 수 있어 효과적이나 많은 인원과 시간이 소요되는 단점이 있다.

(2) 집단접촉방법 (Group Contact)

집단접촉방법은 동시에 2명 이상 일정한 수의 집단을 대상으로 교육하는 방법으로 경제적인 방법이지만 개인접촉방법 만큼의 효과는 없다. 집단접촉방식으로서 강연회, 강습회와 같이 일방적인 의사전달에 중점을 두는 방식과 좌담회, 심포지엄(Symposium), 패널토의(Panel discussion), 분단토의(buzz session) 등의 집단토의 방식이 있다.

① **강연회** : 일방적인 의사전달방법이다.

② **집단토론** (group discussion) : 10~20명으로 구성되고 학습자들의 전체참여로 자유로이 자기의 의견을 발표하여 정리하고 부족한 부분을 교육자가 요약해 줌으로써 문제해결이나 변화를 유도하는 토론방법이다.

③ **심포지엄** (symposium) : 설정된 목적 도달에 적합한 전문가 2~3명을 선정하여 10~15분 발표하게 한 후 사회자의 진행에 따라 청중들과의 질의, 응답을 통해서 공개토론을 하면서 목적에 접근하는 방법이다.

④ **패널 토의** (panel discussion) : 패널 토의(배심토의, 단상토의)는 선정된 4~6명의 전문분야 대표자가 어떤 주제에 대하여 각각 자신의 의견을 정해진 시간만큼 발표하고 나서 사회자의 진행에 따라 단상토론을 실시하는 방법이다.

⑤ **분단토의** (buzz session) : 집회에 참가자가 많은 경우에 전체를 몇 개의 분단으로 나누어 토의시키고 다시 전체 회의에서 종합하는 방법이다.

⑥ **역할극** (role playing) : 청중 앞에서 연극을 통한 교육 전달방법으로 예를 들면, 가정방문 시에 교육을 하는 보건요원과 가정주부의 대화장면을 청중 앞에서 실현함으로써 보건교육의 효과를 얻는 방법이다.

(3) 대중접촉방법

대중접촉방법은 특정집단이 아닌 불특정 다수의 대중을 위한 교육방법으로서 라디오, TV, 신문, 포스터, 전시, 게시 등의 방법이 이용된다. 이 방법은 집단접촉방법의 보충적 효과로 가치가 있으나 개별접촉이나 집단접촉 만큼의 효과는 없다. 그러나 외래감염병이나 급성감염병이 유행하는 경우에 대중들에게 빠른 교육전달방법으로 효과적이다.

3. 보건교육매체

보건교육 보조매체란 보건교육 목적 도달에 도움을 주는 내용(지식 · 기술)의 전달과 그 내용이 의도된 대로 정확하게 전달되어 보건교육대상자들이 교육목적 도달을 용이하게 하는 모든 것을 총칭하는 것이라고 말할 수 있다.

즉, 보건교육방법 중에서 의사전달을 유효하게 하기 위한 보조수단을 활용하는 방법인데 읽거나 시각적인 매체로는 팸플릿(pamphlet), 리플릿(leaflet), 포스터(poster), 1매 광고지, 정기인쇄물, 편지, 괘도, 표본, 모형, 실물, TV, 인터넷, 영화 등이 있다. 또한 대중매체(mass-communication)로는 신문, 잡지, 라디오, TV 등이 많이 이용된다. 이는 넓은 지역의 대중을 상대로 조직적 · 계속적 작용을 함으로써 보건교육을 하고 나아가서 교육효과를 통하여 강력한 여론 형성을 하는 데 목적을 둔다.

에드가 데일(Edgar Dale)은 경험의 원추를 통해 직접 경험이 가장 중요함을 강조하고 있다(그림 12-1 참조).

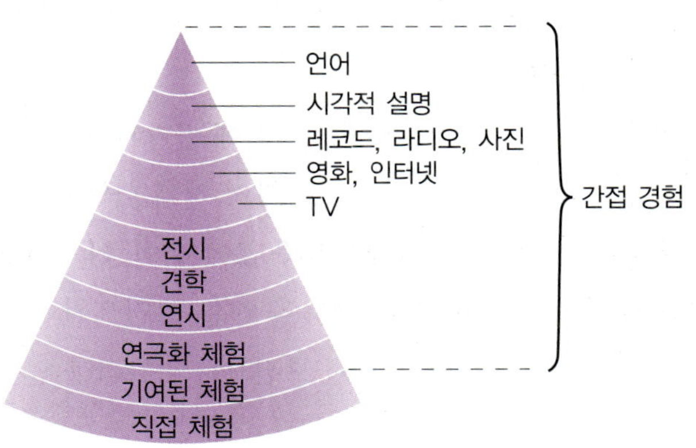

그림 12-1 경험의 원추

4. 보건교육의 대상

보건교육의 대상은 일반적으로 학생, 일반주민, 환자의 세 부류로 나누어진다.

(1) 학생에 대한 보건교육

각급 학교의 교과과정에 의한 보건교육을 뜻하는 것으로 개인위생 및 가정에서의 건강보호와 증진에 관한 사항, 질병발생의 역학적 요인과 예방의학적 요인, 건강에 관한 사회적 요인 등에 관하여 교육 중점을 두고 있다.

1) 초등학교

저학년에서는 건강습관을 형성하는 데 중점을 두고, 고학년에서는 건강습관의 실천에 중점을 두며, 신체청결 · 위생 · 자세 · 질병의 예방 등을 교육한다.

2) 중학교

건강습관 향상에 목표를 두고, 질병예방과 사회생활에 있어서 위생적인 생활습관 등을 교육한다.

3) 고등학교

건강생활과 안전생활 및 국민보건에 대한 지식을 습득하고 스스로 건강을 유지 · 증진할 수 있는 능력을 기르며, 정신보건 · 사회보건 · 성교육에 중점을 둔다.

4) 대학교

국민보건의 전반적인 지식을 습득시키고, 학교보건 · 국민보건 · 국민영양 · 산업보건 · 환경보건 · 위생문제 · 인구문제 · 보건통계 · 정신보건 · 사회보장 · 공중보건시설 등에 관한 교육을 실시한다.

(2) 일반주민에 대한 보건교육

일반주민에 대한 보건교육은 이 분야에 관련이 있는 정부와 보건관계인 및 사회단체의 협동이 필요하며, 세계보건기구(WHO)는 지역사회 보건교육의 계획과 추진에 관하여 다음절과 같이 권장하고 있다.

(3) 환자들에 대한 보건교육

환자들에게 올바른 보건교육을 시킨다는 것은 의료인의 책임인 동시에 효과적인 보건교육을 실시할 수 있는 가장 좋은 기회라고 할 수 있는데, 다음과 같은 사항을 중점적으로 교육시킨다.

① 질병에 대하여 잘못 인식하고 있거나 혼동을 하고 있는 경우에는 이를 바로잡아 준다.
② 질병예방과 건강증진에 필요한 건전한 지식을 환자에게 전달한다.
③ 사회 · 경제적 요인이 질병발생에 영향을 준다는 사실을 인식시킨다.
④ 의료인 및 의료종사관계인의 역할에 대해서 명확하게 알려주고, 치료의학뿐만 아니라 예방의학의 중요성도 강조하여 교육시킨다.

5. 보건교육의 계획과 평가

보건교육을 실시하는 데 있어서 계획 · 실시 · 평가는 항상 공존해야 한다. 계획은 반드시 평가기준을 고려하여 세워져야 하고 계획을 세운 다음에는 이를 실시하고 곧이어 평가가 뒤따라야 하며, 그 평가 결과는 다시 후일의 계획에 적용하여야 한다. 평가는 계획할 때 설정해 놓은 목적을 어느 정도 달성하였는지, 앞으로 목적 달성을 위해서 어떻게 활동을 전개해야 할 것인지를 반성 · 측정 · 분석해 보아야 한다.

(1) 보건교육의 계획

보건교육사업을 성공적으로 수행하려면 사전에 지역사회가 달성할 수 있는 목표와 사용가능한 인적 · 물적 자원을 알고 계획을 세워야 한다. 이와 같은 목표와 자원을 결정하려면 예비조사가 필요하며, 이 조사에서 얻은 여러 가지 사실과 의견을 계통적으로 수집하여 검토 · 분석하여야 한다.

어떤 크기의 보건사업이든지 기획함에 있어서는 여러 직책에 있는 보건요원과 기타 전문가가 참여하여 충분한 논의를 거치며, 목적이 확정된 후에 계획을 세우기 위하여 여러 관계자들이 참가하게 된다.

보건교육의 계획과 추진의 지침이 되는 원칙을 세계보건기구 보건교육전문위원회에서 다음과 같이 권장하고 있다.

① 보건교육은 전체 보건사업 계획의 일부로서 처음부터 함께 계획되어야 한다.
② 지역사회의 주민에 대한 연구 및 여러 가지 보건상황을 사전에 조사하여야 한다.
③ 보건교육 계획은 주민과 함께 세워야 한다.
④ 지역사회의 인적 · 물적 자원에 관한 실태파악을 한다.
⑤ 지역사회에 병 · 의원을 개업하고 있는 의사들의 협조와 행정기관, 공공관청, 교회, 클럽 등의 기관 협조도 있어야 한다.
⑥ 보건교육은 뚜렷한 목표가 있어야 하며, 그 목표달성을 위한 구체적인 계획이 서야 한다.
⑦ 일정한 지역에 대한 시범사업으로부터 시작하여 점차 확대하는 방법이 바람직하다.
⑧ 모든 보건 요원은 보건교육을 위한 팀워크(team work)의 일원으로서 역할을 하여야 한다. 따라서 모든 보건요원은 훌륭한 보건교육의 실천자가 되어야 한다.
⑨ 보건교육에도 예산의 뒷받침이 요구된다. 그리고 이 예산은 사업의 우선순위에 따라 쓰여야 한다.
⑩ 효과적인 보건교육사업을 위하여 적절한 평가가 따라야 한다.

(2) 보건교육의 평가

보건교육의 평가는 명확한 평가기준과 그 목표를 설정하여 실시하여야 하므로, 계획할 때에 그 목표 · 방법 · 시기 등과 그 기준이 세워져야 한다. 또한 평가는 사업의 끝에만 실시하는 것이 아니라 계획평가와 진행평가 및 결과평가를 진행의 순서에 따라 실시하여야 하며 어떠한 변화나 조정이 필요한지도 수시로 평가하고 최종 성과 및 결과평가가 이루어져야 한다.

1) 보건교육의 평가방법

보건교육의 평가방법은 기록이나 보고서의 이용, 시찰이나 관찰, 조사, 통계자료, 감정표 등과 비교, 면접과 토의, 능력있는 관찰자의 의견 등을 고려하여 세워야 한다.

2) 보건교육의 평가원칙

① 평가는 명확한 목표하에 명확한 기준이 제시되어서 계속적으로 실시하여야 한다.
② 평가는 객관적으로 하여야 하며, 장점과 단점을 분명히 지적하여야 한다.
③ 평가는 계획에 관계된 사람, 사업에 참여한 사람, 기타 평가에 영향을 받을 사람에 의해서 행하여져야 한다.
④ 평가자료는 누구나 잘 알 수 있게 정리되어야 하며, 장차 보건교육자료로 활용될 수 있도록 하여야 한다.
⑤ 평가는 계획평가 · 진행평가 · 결과평가가 수행되어야 한다.
⑥ 평가는 다음 계획에 반영(feed back)되어야 한다.

3) 보건교육의 평가내용

보건교육의 평가는 보건교육활동에 대한 평가로서 활동범위, 교육방법, 보건교육의 문제 설정, 보건교육 참여자의 협조가 있어야 하고, 교육자재의 질 · 효과 · 비용 등이 포함되며, 보건교육결과에 대한 평가는 참여자의 수와 보건문제에 대한 태도 및 지식 · 습관의 변화 정도를 비롯하여 전체적 보건수준의 변화와 질적 결과에 대한 평가를 한다.

2. 학교보건

1. 학교보건의 개념

학교보건이란 학생과 교직원을 포함한 학교 인구집단이 건강하고 안전하게 생활할 수 있도록 하는 학문이며 사업이다. 즉 학생은 일상생활에서 대부분의 시간을 학교에서 생활하며, 교직원의 지도와 학교에서 짜여진 시간표대로 생활하게 된다. 따라서 교직원은 건강에 관한 풍부하고 정확한 지식을 가져야 하고, 학생들은 이런 지식을 얻어 건강한 생활을 하려는 바람직한 태도를 형성하고 건강한 행동을 취할 수 있도록 한다. 또한 건강한 일상생활을 위한 학교 환경과 교육과정이 필요하다.

즉, 학생으로 하여금 하나의 정신적 · 신체적 · 도의적 및 사회적으로 완숙한 시민이 될 수 있도록 학교와 지역사회 및 각 가정이 서로 협조하여 뚜렷한 교육과 건강 목표 아래 추진되는 보건사업의 한 분야라고 할 수 있다.

(1) 학교보건의 중요성

학교보건은 공중보건의 가장 중요한 영역으로서 학교 인구집단인 학생과 교직원의 건강과 안녕을 확보하고자 하는 교육적 활동의 일환이며, 학교교육의 효율을 증진하는 데 이바지한다.

학교보건이 공중보건상 가장 중요한 분야인 이유는 다음과 같다.

① 학교라는 기관은 교육뿐만 아니라 여러 방면에서 지역사회의 중심체로서 역할을 하고 있다.
② 학교인구는 지역사회 총 인구의 약 1/4이나 되는 큰 집단이다.
③ 학생들은 보건교육의 대상으로서 가장 능률적이고, 그들을 통하여 교육을 받지 못한 학부형에게까지 건강 지식이나 정보를 전달할 수 있다.
④ 학생은 배우려는 의욕이 있기 때문에 보건교육의 효과를 높일 수 있는 가장 좋은 시기이며 학생들의 장래에 생활화가 가능하다.
⑤ 학교보건은 여러 보건사업을 추진하는 데 유리한 여건을 내포하고 있다.

(2) 학교보건의 목적

학교생활에 있어서 학생과 교직원의 건강과 안녕을 유지하도록 하고, 심신의 안정과 학습능률의 향상을 도모하며, 미래사회를 이끌어 나갈 육체와 정신을 갖출 수 있게 하는 데 목적이 있으며 내용은 다음과 같다.

① 학생과 교직원의 건강 유지 · 향상 및 심신의 안정
② 학습능률의 향상
③ 청결하고 쾌적한 생활환경 유지
④ 질병의 발생 방지와 감염병 관리

2. 학교보건 서비스

학교보건사업은 학생들에 대한 보건교육 실시와 이들에 대한 보건서비스로 학생들이 건강한 보건위생적 학교생활을 할 수 있도록 하기 위한 사업이다.

(1) 학교보건의 조직과 직무

학교보건의 운영조직은 교직원, 학부형 그리고 지역사회 의료관계인 등과 협력체제가 이루어져야 한다. 학교보건사업의 목적을 효율적으로 실현하기 위해서는 학교장, 보건교사, 담임교사, 체육교사, 영양사, 학교의사나 치과의사, 약사 등으로 학교보건 관리조직을 구성하여 운영하여야 한다.

학교보건법 시행령(23조)에 따르면 18학급 이상의 초등학교와 9학급 이상의 중 · 고등학교에서는 학교의사(치과의사 및 한의사 포함) 1명, 학교약사 1명 및 보건교사 1명을 두고, 18학급 미만의 초등학교와 9학급 미만의 중 · 고등학교에서는 학교의사 또는 학교약사 중 1명과 보건교사 1명을 둘 수 있도록 규정되어 있다. 또한 대학과 전문대학 등 고등교육기관에서는 학교의사 1명 및 학교약사 1명을 두도록 규정하고 있다.

1) 교장의 직무

학교보건의 총 책임은 당연히 교장에게 있으며 매년 학생과 교직원에 대하여 건강검사를 실시하도록 하고, 건강검사의 결과 감염병에 감염되었거나 우려가 있는 학생 및 교직원에 대하여 학교보건법에 따라 등교를 중지시킬 수 있다.

① 학교의 장은 학교보건법 제8조에 따라 학생과 교직원 중 다음에 해당하는 사람에 대하여 등교중지를 명할 수 있다.
- 감염병환자, 감염병의사환자 및 감염병병원체보유자, 그 밖에 환자로서 의사가 감염성이 강한 질환에 감염되었다고 진단한 사람

② 학교의 장이 등교중지를 명할 때에는 그 사유와 기간을 구체적으로 밝혀야 한다. 다만, 질환증세 또는 질병유행의 양상에 따라 필요한 경우에는 그 기간을 단축하거나 연장할 수 있다.

2) 보건교사의 직무(시행령 제23조제4항제3호)

① 학교보건계획의 수립
② 학교환경위생의 유지 · 관리 및 개선에 관한 사항
③ 학생과 교직원에 대한 건강진단의 준비와 실시에 관한 협조
④ 각종 질병의 예방처치 및 보건지도
⑤ 학생과 교직원의 건강관찰과 학교의사의 건강상담 및 건강평가 실시에 관한 협조
⑥ 신체가 허약한 학생에 대한 보건지도와 보건지도를 위한 학생 가정방문
⑦ 교사의 보건교육 협조와 필요시의 보건교육
⑧ 보건실의 시설 · 설비 및 약품 등의 관리
⑨ 보건교육자료의 수집 · 관리
⑩ 학생건강기록부의 관리
⑪ 다음의 의료행위(간호사의 면허를 가진 사람만 해당) 실시
　㉠ 외상 등 흔히 볼 수 있는 환자의 치료
　㉡ 응급을 요하는 자에 대한 응급처치
　㉢ 부상과 질병의 악화를 방지하기 위한 처치
　㉣ 건강진단결과 발견된 질병자의 요양지도 및 관리
　㉤ 앞(㉠부터 ㉣까지)의 의료행위에 따르는 의약품 투여
⑫ 그 밖의 학교의 보건관리

3) 학교의사의 직무(시행령 제23조제4항제1호)

① 학교보건계획 수립에 관한 자문
② 학교환경위생의 유지 · 관리 및 개선에 관한 자문
③ 학생과 교직원의 건강진단과 건강평가
④ 각종 질병의 예방처치 및 보건지도
⑤ 학생과 교직원의 건강상담
⑥ 그 밖에 학교보건관리에 관한 지도

4) 학교약사의 직무(시행령 제23조제4항제2호)

① 학교보건계획의 수립에 관한 자문
② 학교환경위생의 유지관리 및 개선에 관한 자문

③ 학교에서 사용하는 의약품과 독극물의 관리에 관한 자문
④ 학교에서 사용하는 의약품 및 독극물의 실험 · 검사
⑤ 그 밖에 학교보건관리에 관한 지도

5) 담임교사의 직무

학교 담임교사는 학교의 보건관리와 보건지도의 가장 중요한 담당자이다. 반 학생들의 건강증진과 사고방지의 책임이 있으며, 이상을 관찰하였을 경우에는 발견 즉시 학교의 보건교사와 협조하여 학생의 보건관리를 하여야 한다.

3. 학교보건사업의 내용

학교보건사업은 학교보건의 목적을 실현하는 데 있으며, 학교보건사업의 범위는 학교 인구의 육체적 · 정신적 건강유지 및 증진과 질병, 사고의 예방에 관련되는 모든 분야를 내포하여야 한다.

① 학교보건봉사: 건강평가, 건강상담, 건강진단과 관찰, 감염병 관리, 구강보건 관리, 응급처치 및 안전관리, 교직원건강 관리
② 학교환경위생과 정신보건
③ 학교보건교육
④ 학교급식을 통한 영양 개선과 건강 향상

(1) 학교보건봉사

학교에서 수행될 수 있는 보건봉사 내용은 학생과 교직원의 건강평가, 학생들의 건강증진사업, 건강상담 및 건강관찰, 감염병 관리, 구강보건, 응급처치, 교직원 건강관리 등으로 나눌 수 있다.

1) 건강평가

평가방법에는 정기건강평가와 수시건강평가로 구분하여 실시하는데 정기건강평가는 매년 1회 실시하며, 체격검사와 체질검사는 4월부터 6월 사이에 실시하고 체력검사는 9월부터 10월 사이에 각각 학생과 교직원을 대상으로 실시한다.

정기평가 내용은 신장 · 체중 · 흉위 · 앉은키 등을 알아보는 체격검사, 시력이나 청력의 정도를 검사하는 체질검사, 달리기 · 멀리뛰기 · 턱걸이 등을 검

사하는 체력검사, 그리고 결핵검사, 치아 이상검사, 영양평가, 혈액형검사 등의 평가를 실시한다.

수시건강평가는 감염병의 유행 시나 학부형의 요구, 담임교사나 보건교사가 필요할 때, 일정한 기간을 정하지 않고 수시로 평가한다.

건강평가의 결과 감염병 환자가 발견되었을 때에는 등교를 정지시켜 격리치료를 받도록 하고 건강한 학생들에 대해서는 예방접종을 실시하여야 한다. 또 기생충 검사 시에는 결과에 따라 학생들에게 구충제를 먹도록 하여야 하고, 좌석이나 의자의 재배치, 특수학교에의 편입, 정밀검사 지도 등을 실시한다.

감염병이 유행하여 학생들의 건강에 심히 우려가 있을 경우에 학교장은 재량에 의하여 휴교를 명할 수 있다.

2) 건강상담

건강상담은 학생과 교직원의 건강관리에 목적이 있지만 효율적인 교육목적의 달성에 있어서도 매우 중요하다. 학교 건강상담은 학교의사 또는 학교치과의사를 중심으로 담임교사, 보건교사 등이 실시하고 학교와 가정 및 지역사회의 긴밀한 연계하에 실시되는 것이 바람직하다.

건강진단은 한정된 시간에 한정된 항목을 획일적으로 행하기 때문에 충분하다고 할 수 없다. 따라서 그 미비점을 보충하기 위한 방안으로 건강상담의 중요성이 인식되고 있다.

건강상담을 행하는 대상은 다음과 같다.

① 건강평가 결과 계속적인 지도 · 관찰이 필요한 자
② 일상적으로 건강을 관찰한 결과 계속적인 지도를 필요로 하는 자
③ 질병으로 인한 결석이 많은 학생
④ 심신의 이상을 느끼고 있는 학생
⑤ 결손 가정의 학생으로서 경제 및 심리적 행동상의 문제를 가지고 있는 학생
⑥ 사춘기의 학생으로서 성에 대한 문제를 가지고 있는 학생
⑦ 보호자가 학생의 상태에 대하여 건강상담을 요구할 경우

3) 감염병 관리

학교는 다수인이 집단생활하는 장소이며, 감염병에 대해서 감수성이 높은 집단이기 때문에 특히 감염병의 발생에 주의해야 한다.

학교 감염병 관리는 감염병 예방법, 결핵 예방법, 기생충 예방법 등에 명시된 질병들을 중심으로 법이 규정한 내용을 충실히 이행해야 한다.

감염병 예방조치의 중요 내용은 다음과 같다.

① 학교장은 학교 내에 있어 감염병에 감염되었거나 또는 감염된 것으로 의심되거나 감염될 우려가 있는 학생 및 교직원에 대하여 등교를 중지시킬 수 있다.(학교보건법 제8조)

② 학교장은 학생의 신체발달 및 체력증진, 질병의 치료와 예방, 음주 · 흡연과 약물오용 · 남용의 예방, 성교육, 정신건강 증진 등을 위하여 보건교육을 실시하고 필요한 조치를 해야 한다.(학교보건법 제9조)

③ 초등학교와 중학교의 장은 학생이 새로 입학한 날부터 90일 이내에 시장 · 군수 또는 구청장에게 예방접종 증명서를 발급받아 예방접종을 모두 받았는지를 검사한 후 이를 교육정보시스템에 기록하여야 한다.(학교보건법 제10조)

④ 치료 및 예방조치 등 : 학교의 장은 건강검진 결과 질병에 감염되었거나 감염될 우려가 있는 학생에 대하여 질병의 치료 및 예방에 필요한 조치를 하여야 하고, 또 학생에 대하여 정신건강 상태를 검사한 결과 필요하면 학생 정신건강 증진을 위한 다음의 조치를 하여야 한다. 〈신설 2013. 12. 30〉 (학교보건법 제11조)

1. 학생 · 학부모 · 교직원에 대한 정신건강 증진 및 이해 교육
2. 해당 학생에 대한 상담 및 관리
3. 해당 학생에 대한 전문상담기관 또는 의료기관 연계
4. 그 밖에 학생 정신건강 증진을 위하여 필요한 조치

학교 내에서 유행되는 감염병의 예방을 위해서는

① 보건교육 철저 : 충분한 보건교육을 실시하여 병에 대한 지식, 예방법 등에 철저를 기하는 것이 필요하다.

② 학교환경위생의 개선 : 학교환경이 학생의 심신에 주는 영향은 매우 크다. 교실의 환기 · 채광 · 조명 · 온도 · 습도를 적절히 하고, 또 청결유지를 위한 철저한 학교환경 위생검사 등 환경을 정비하여야 한다.

③ **질병 이상의 조기발견과 치료**: 건강진단, 건강관찰 등으로 질병 이상을 조기발견하여 치료한다. 감염병 환자는 등교중지하며 다음과 같은 경우는 학교장이 전교생 휴교조치를 명할 수 있다.
   ㉠ 계속적인 교내접촉이 전염원이 될 때
   ㉡ 각종 조치후에도 환자가 계속 발생할 때
   ㉢ 휴교가 환자 감소에 영향을 확실히 줄 때

4) 구강보건

전반적 구강보건과 관련하여 학령기 아동의 건강관리는 더욱 중요하다. 특히 초등학교 아동들에 있어 6세 유치가 충치에 걸려 있는 경우가 많아 약 70%가 치과적 처치를 하지 않으면 치과위생상 큰 문제가 된다.

건강진단 또는 건강상담에 따른 치과 질환을 조기에 발견하여 치료하고 좀 더 적극적으로 불소 도포를 이용한 충치 예방 조치를 실시하면 그 효과가 크다. 또 이와 함께 상수도에 불소화합물 주입으로 초등학교 아동의 충치 이환율을 감소시키는 방법도 강구되어야 한다. 보건교육의 일환으로서 치과위생교육과 양치질의 훈련 등에 의한 지도방법도 효과적이다.

5) 응급처치 및 안전사고관리

학교에서 일어나는 응급환자나 사고의 처치는 학교의 책임인 동시에 전체 학교보건 서비스의 일부분이다. 따라서 학교는 화재, 폭발, 폭풍우 등 천재지변과 안전사고나 응급환자가 발생되었을 때 응급처치할 수 있는 대책을 강구해 두어야 한다.

응급처치에 관해서 교직원은 누구나 응급처치 요령을 숙지하도록 해야 하고, 학부모와 연락망을 확보해 두고 병원으로 즉시 후송할 수 있는 대책을 마련해야 하며 구급비상약품 등을 비치해야 한다.

6) 교직원의 건강관리

교직원은 정신적 불안정이나 감염병에 이환되어 있어서는 안 된다. 교직원이 건강을 유지하고 있다는 것 자체가 학생의 건강교육이나 건강보호에 도움을 주는 것이므로 신규채용 시에는 엄격한 건강검사를 실시한 후 채용하여야 하며, 취임 후에는 매년 정기적인 건강진단을 실시하여 감염병에 감염된 자는 휴직 등의 적절한 조치를 취해야 한다.

(2) 학교보건교육

학교보건교육은 학생들이 가지고 있는 잘못된 지식, 태도, 행동 등을 교육의 방법을 통하여 바람직하고 올바른 양상으로 이끌어 가는 활동으로 학교보건사업 중에서 가장 중요한 부분이다.

보건교육은 건강생활에 필요한 습관을 습득시키고 지식을 함양시켜 개인은 물론이고 가정이나 사회 등에 있어서 모든 것의 기초가 되는 건강을 확보하는 데에 그 목표가 있다. 학생들의 건강생활을 지도하기 위하여 다음 사항에 중점을 둔다.

① 건강생활에 필요한 식사, 수면, 운동, 의복 등에 관한 습관과 태도의 육성
② 교통사고, 화재, 운동장애 등에 관한 안전생활의 실천
③ 감염병의 예방생활을 실천할 수 있는 습관과 태도의 육성
④ 가족의 건강에 관한 이해와 지식
⑤ 가정과 사회의 건강상태 개선에 협력하는 태도의 육성

학교보건교육은 초등학교, 중 · 고등학교, 대학교 등 그 대상에 따라 내용이 다르고 접근방법도 차이가 있을 수 있으나 일반적으로 건강진단, 특별활동, 각종 회합, 교과목을 통한 조직적인 보건교육 등으로 구분할 수 있다.

① 교육부장관은 「유아교육법」 및 「초 · 중등교육법」에 따른 학교에서 모든 학생들을 대상으로 심폐소생술 등 응급처치에 관한 교육을 포함한 보건교육을 체계적으로 실시하여야 한다. 이 경우 보건교육의 실시 시간, 도서 등 그 운영에 필요한 사항은 교육부장관이 정한다(학교보건법 제 9조의 2 제1항).

② 「초 · 중등교육법」 제2조에 따라 학교의 장은 교육부령으로 정하는 바에 의하여 교직원을 대상으로 심폐소생술 등 응급처치에 관한 교육을 실시하여야 한다(학교보건법 제9조의2제2항).

(3) 학교급식

학교급식은 학생들의 성장에 필요한 영양 및 질병관리면에서 중요하다. 학교급식은 학생의 건전한 심신발달을 가져오고 전체 국민의 식습관 개선과 식생활의 합리화에 기여하여야 한다. 가정에서 부족한 영양소 섭취를 보완하는 학교급식의 형태와 내용이 절실히 요구되며, 급식 대상의 확대와 식사 내용의 개선 및 급식 재정의 확보 또는 급식 운영기구의 강화 등이 시급한 과제들이다.

1) 우리나라 학교급식제도의 변천

우리나라의 학교급식제도는 1953년 UNICEF(국제아동긴급기금)가 전쟁으로 인한 결식아동을 돕기 위해 구호급식을 목적으로 3년간 실시한 것이 처음이다.

그 후 1966년까지는 CARE(세계민간구호협회)가 구호급식을 계속하였으며, 1966년 7월부터는 USAID(미국국제개발처)가 1972년까지 구호급식을 한 것을 끝으로 외국원조에 의한 구호급식은 없어졌고, 1973년부터 정부와 학부모의 힘에 의한 자립급식 시대로 전환되었다.

1977년 학교급식 규칙을 만들어 운영하다가 1981년 학교급식법이 제정되어 학교급식을 통한 학생의 심신의 건전한 발달을 도모하고, 나아가 국민식생활개선에 기여한다는 목적하에 초등학생들에게 보호급식, 실험학교급식 및 일반급식의 세 가지 형태로 급식을 실시하였다. 그 후 1983년경까지 학교급식이 영양보충급식에서 완전영양급식의 형태로 전환되었고, 급식을 학교교육의 일환으로 실시토록 하여 체계적으로 급식제도를 정착시켜 왔다.

1990년대에는 학교급식 인구를 점차 확대하여 2,000년도에 들어와서는 대부분의 학교로 급식이 확대되었다. 그러나 아직도 개인위생이나 조리 및 급식방법 등의 문제점이 노출되어 식중독 등 학생들의 건강을 위협하고 있어 시급히 해결되어야 할 과제로 남아 있다.

2) 학교급식의 목적

학교급식이란 각급 학교의 학생들에게 영양급식을 실시하여 심신의 건전한 발달을 도모하고 건강한 세대를 이룩할 수 있도록 하며, 국민의 식생활을 개선하기 위하여 실시되는 것으로서 교육적 목적과 보건위생적 목적으로 나눌 수 있다.

① 일상생활의 식사에 대해서 올바른 식생활 습관과 식생활 예절교육
② 원만한 학교생활과 사회성 양성
③ 질서의식과 협동정신 함양
④ 성장기 어린이의 발육과 심신의 발달 및 건강증진
⑤ 편식의 교정 및 결핍증 예방
⑥ 식량의 생산, 분배 및 소비에 대한 올바른 이해 도모 등이다.

(4) 학교환경위생

학생들은 대부분의 시간을 학교에서 보내기 때문에 학교의 환경이 학생들에게 미치는 영향은 대단히 크다.

학교에서의 교육효과를 보다 효율적으로 하기 위해서는 학교생활을 건전하고 안전하게 지낼 수 있는 생활환경이 요구된다.

1) 학교의 장은 교육부령으로 정하는 바에 따라 학교시설[교사대지(校舍垈地)·체육장, 교사·체육관·기숙사 및 급식시설, 교사대지 또는 체육장 안에 설치되는 강당 등을 말한다. 이하 같다]에서의 환기·채광·조명·온도·습도의 조절과 유해중금속 등 유해물질의 예방 및 관리, 상하수도·화장실의 설치 및 관리, 오염공기·석면·폐기물·소음·휘발성유기화합물·세균·먼지 등의 예방 및 처리 등 환경위생과 식기·식품·먹는 물의 관리 등 식품위생을 적절히 유지·관리하여야 한다.

2) 학교의 장은 제1항에 따라 학교시설에서의 환경위생 및 식품위생을 적절히 유지·관리하기 위하여 교육부령으로 정하는 바에 따라 연 2회 이상 점검하고, 그 결과를 기록·보존 및 보고하여야 한다. 이 경우 환경위생 점검을 위한 공기 질 점검 시 학교운영위원회 위원 또는 학부모가 참관을 요청하는 경우에는 이를 허용하여야 한다.

3) 학교의 장은 제2항에 따른 점검에 관한 업무를 교육부령으로 정하는 바에 따라 「환경분야 시험 · 검사 등에 관한 법률」 제16조에 따른 측정대행업자에게 위탁하거나 교육감에게 전문인력 등의 지원을 요청하여 수행할 수 있다.

4) 학교의 장은 제2항과 제3항에 따른 점검 결과가 교육부령으로 정하는 기준에 맞지 아니한 경우에는 지체 없이 시설의 보완 등 필요한 조치를 하고 이를 교육부장관 및 교육감에게 보고하여야 한다.

5) 교육부장관이나 교육감은 제1항에 따른 환경위생과 식품위생을 적절히 유지 · 관리하기 위하여 필요하다고 인정하면 관계 공무원에게 학교에 출입하여 제2항에 따른 점검을 하거나 점검 결과의 기록 등을 확인하게 할 수 있으며, 개선이 필요한 경우에는 행정적 · 재정적 지원을 할 수 있다.

6) 학교의 장은 제2항 및 제4항에 따른 환경위생 및 식품위생 점검 결과 및 보완 조치를 학교의 인터넷 홈페이지 또는 교육부장관이 운영하는 공시 관련 홈페이지를 통하여 공개하여야 한다. 이 경우 측정된 수치는 최초측정과 재측정 이력을 포함하여야 한다.

7) 학교의 장은 제2항에 따른 학교시설의 환경위생 점검을 실시하여 심각한 유해물질의 지속적 발생의 가능성이 확인된 경우 관할 교육감에게 특별점검을 요청하여야 하고, 교육감은 이에 특별점검을 실시하고 대책을 수립 · 실행하여야 한다.

(5) 환경위생 및 식품위생의 유지관리(시행규칙제3조)

① 「학교보건법」에 따라 학교의 장이 유지 · 관리하여야 하는 교사 안에서의 환경위생 및 식품위생에 관한 기준은 다음과 같다. 〈개정 2019. 10. 24〉

1. 환기 · 채광 · 조명 · 온습도의 조절기준과 환기설비의 구조 및 설치기준은 별표 2와 같다.

1의2. 유해중금속 등 유해물질의 예방 및 관리 기준은 별표 2의2와 같다.

2. 상하수도 · 화장실의 설치 및 관리기준은 별표 3과 같다.

3. 폐기물 및 소음의 예방 및 처리기준은 별표 4와 같다.

3의2. 공기 질 등의 유지 · 관리기준은 별표 4의2와 같다.

4. 식기 · 식품 · 먹는 물의 관리 등 식품위생에 관한 기준은 별표 5와 같다.

② 학교의 장은 학교시설에서의 환경위생 및 식품위생상태가 제1항의 규정에 적합한지 여부를 확인하기 위하여 점검을 실시하여야 한다.
③ 제2항에 따라 실시하는 점검의 종류 및 시기는 별표 6과 같이 하고, 점검방법 그 밖의 필요한 사항은 교육부장관이 정하여 이를 고시한다.
④ 학교의 장은 제2항 및 제3항에 따라 점검을 실시한 때에는 그 결과를 기록 · 비치하여야 하고, 학교시설에서의 환경위생 및 식품위생의 상태가 제1항의 기준에 미달되는 경우에는 시설의 보완 등 필요한 조치를 강구하여야 한다.
⑤ 삭제 〈2019. 7. 3〉

(6) 환기 · 채광 · 조명 · 온습도의 조절기준과 환기설비의 구조 및 설치기준(제3조제1항제1호관련) 〈개정 2019. 9. 17〉

1) 환기

① **환기의 조절기준**
환기용 창 등을 수시로 개방하거나 기계식 환기설비를 수시로 가동하여 1인당 환기량이 시간당 21.6세제곱미터 이상이 되도록 할 것
② **환기설비의 구조 및 설치기준**(환기설비의 구조 및 설치기준을 두는 경우에 한한다)
㈎ 환기설비는 교사 안에서의 공기의 질의 유지기준을 충족할 수 있도록 충분한 외부공기를 유입하고 내부공기를 배출할 수 있는 용량으로 설치할 것
㈏ 교사의 환기설비에 대한 용량의 기준은 환기의 조절기준에 적합한 용량으로 할 것
㈐ 교사 안으로 들어오는 공기의 분포를 균등하게 하여 실내공기의 순환이 골고루 이루어지도록 할 것
㈑ 중앙관리방식의 환기설비를 계획할 경우 환기닥트는 공기를 오염시키지 아니하는 재료로 만들 것

2) 채광(자연조명)

① 직사광선을 포함하지 아니하는 천공광에 의한 옥외 수평조도와 실내조도와의 비가 평균 5퍼센트 이상으로 하되, 최소 2퍼센트 미만이 되지 아니하도록 할 것

② 최대조도와 최소조도의 비율이 10대 1을 넘지 아니하도록 할 것

③ 교실 바깥의 반사물로부터 눈부심이 발생되지 아니하도록 할 것

3) 조도(인공조명)

① 교실의 조명도는 책상면을 기준으로 300룩스 이상이 되도록 할 것

② 최대조도와 최소조도의 비율이 3대 1을 넘지 아니하도록 할 것

③ 인공조명에 의한 눈부심이 발생되지 아니하도록 할 것

4) 실내온도 및 습도

① 실내온도는 섭씨 18도 이상 28도 이하로 하되, 난방온도는 섭씨 18도 이상 20도 이하, 냉방온도는 섭씨 26도 이상 28도 이하로 할 것

② 비교습도는 30퍼센트 이상 80퍼센트 이하로 할 것

핵심문제 Check Point Exercise

1. 지역사회에서 보건교육을 계획함에 있어서 고려되어야 할 사항이 아닌 것은?

① 보건교육자의 수준에서 이루어져야 한다.
② 보건사업의 일환으로 계획되어야 한다.
③ 지역주민이 참여하여 계획하여야 한다.
④ 예산과 사업의 우선순위를 고려해야 한다.
⑤ 평가 척도를 마련하고 실시해야 한다.

2. 건강증진사업에서 가장 기초가 되면서 효과가 높고 지속성이 있는 내용은?

① 보건법규 ② 보건행정
③ 보건통계 ④ 보건교육
⑤ 보건영양

3. 보건교육의 평가원칙이 아닌 것은?

① 평가는 객관적으로 해야 한다.
② 명확한 기준이 제시되어야 한다.
③ 평가자료는 다음 계획에 반영되어야 한다.
④ 계획에 관련된 사람은 평가에서 제외한다.
⑤ 계획, 진행 및 결과가 평가되어야 한다.

4. 개별접촉이나 면접을 통한 보건교육의 기본요소가 아닌 것은?

① 피면접자의 신뢰를 얻도록 해야 한다.
② 솔직히 진술할 수 있도록 유도해야 한다.
③ 필요한 목적을 명확히 달성할 수 있어야 한다.
④ 피면접자의 진술을 많이 듣도록 한다.
⑤ 급격한 질문으로 솔직한 답을 얻어내야 한다.

5. 심야토론과 같이 전문가가 단상에서 자유롭게 토론하는 형식은?

① 집단토론 ② 심포지움
③ 패널토의 ④ 세미나
⑤ 버즈세션

6. 초등학교에서 보건교육에 가장 중요한 역할을 하는 사람은?

① 교의 ② 양호교사
③ 교장 ④ 담임교사
⑤ 생활주임교사

7. 학교보건에서 건강평가에 해당하는 것은?

(가) 체격검사	(나) 체질검사
(다) 체능검사	(라) 체성검사

① (가), (나), (다) ② (가), (다)
③ (나), (라) ④ (라)
⑤ (가), (나), (다), (라)

8. 학교보건 사업의 공중보건 상 의의라 할 수 없는 것은?

① 학생인구가 절대적으로 많기 때문
② 학교는 지역사회의 중심이기 때문에
③ 학생은 배우려는 의욕이 있기 때문에
④ 학생을 통한 간접적 교육효과가 있기 때문에
⑤ 전문적 교육을 실시할 수 있기 때문에

[해답] 1. ① 2. ④ 3. ④ 4. ⑤ 5. ③ 6. ④ 7. ① 8. ⑤

Chapter 13

사회보장 및 건강보험

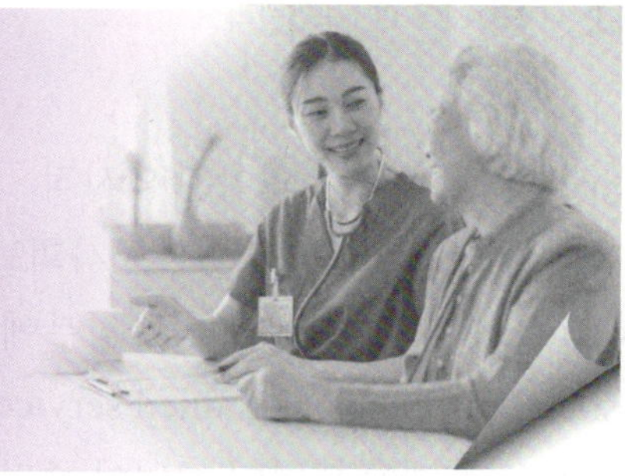

1. 사회보장의 개념

인간의 생명을 존엄시하는 생존권 사상, 산업화로 인한 노동자들의 위험노출 증가, 이에 따른 사회적 욕구 증대로 국가는 국민들을 사회적 위해 등으로부터 벗어나게 해야 할 막중한 책무를 지니게 되었다. 이에 따라 질병, 빈곤, 무지, 불결, 게으름의 5대 악을 제거하여 계층 간의 균형 발전을 도모하고 국민화합을 가져올 수 있는 제도적 장치로서 사회보장제도가 출현하게 되었다.

1. 사회보장(Social Security)의 정의

사회보장기본법 제3조제1호에 의하면 "사회보장이란 출산, 양육, 실업, 노령, 장애, 질병, 빈곤 및 사망 등의 사회적 위험으로부터 모든 국민을 보호하고 국민 삶의 질을 향상시키는데 필요한 소득 · 서비스를 보장하는 사회보험, 공공부조, 사회서비스를 말한다."라고 정의하고 있다.

사회보장이란 용어는 1940년에 개념이 확립되었으나 처음 사용된 것은 1935년에 미국에서 사회보장법(social security act)이 제정된 때부터이며, 그 이후에 보편적으로 사용되어 왔다.

우리나라는 1960년의 제 4차 개정헌법에서 처음으로 '국가의 사회보장에 관한 노력' 을 규정하였고, 1963년 11월 법률 제 1437호로 전문 7개조의 '사회보장에 관한 법률' 을 제정하였다. 그 후 1980년 10월에 개정된 헌법에서 '사회보장' 이라는 용어를 최초로 사용하였다.

사회보장이라는 의미는 역사적 · 사회적 배경과 시대 및 학자나 국가에 따라 여러 가지로 표현되고 있다. '사회보장의 아버지' 로 불리우는 비버리지 (W. Beveridge)가 1942년에 영국정부에 제출한 보고서 **'사회보험과 관련 서비스** (social insurance and allied service)' 에 의하면, 사회보장의 정의는 '실업 · 질병 혹은 재해에 의하여 수입이 중단된 경우의 대처, 노령에 의한 퇴직이나 본인 이외의 사망에 의한 부양 상실의 대비, 그리고 출생 · 사망 · 결혼 등과 관련된 특별한 지출 등을 감당하기 위한 소득보장' 을 의미하는 것이다.

그는 빈곤과 결부시켜 사회보장은 '궁핍의 퇴치' 라고 말하고, 이는 국민소득의 재분배로 실현할 수 있으며, 이를 통한 일정 소득의 보장은 결국 국민생활의 최저보장을 의미하는 것이라고 하였다.

사회안전망(social safety net)은 넓은 의미로 질병 · 노령 · 실업 · 산업재해 · 빈곤 등 사회적 위험에서 모든 국민을 보호하기 위한 제도적 장치를 일컫는 것으로, 4대 사회보험(국민연금, 건강보험, 고용보험, 산재보험)과 사회부조를 말한다. 이는 1997년 구제금융시대로 들어간 이후에 나타난 용어로 그 동안 사용해 온 '사회보장' 이나 '사회복지' 를 대신하여 주로 사용되고 있다.

2. 사회보장 체계도

1. 사회보험

사회보험은 사회정책을 위한 보험으로서 국가가 사회정책을 수행하기 위해서 보험의 원리와 방식을 도입하여 만든 사회경제제도이다.

구체적으로 살펴보면 사회보험은 국민을 대상으로 질병 · 사망 · 노령 · 실업 기타 신체장애 등으로 인하여 활동 능력의 상실과 소득의 감소가 발생하였을 때에 보험방식에 의하여 그것을 보장하는 제도라고 할 수 있다.

이와 같이 사회보험은 운영과 방법론에서 보험기술과 보험원리를 따르고 있다는 점에서 공공부조와 상이하다.

사회보험은 사회의 연대성과 강제성이 적용되며, 사보험과는 다른 주요한 특성은 다음과 같다.

사회보험에서 다루는 보험대상사고로는 업무상의 재해 · 질병 · 분만 · 폐질(장애) · 사망 등이 있고 이와 관련한 유족 · 노령 및 실업 등이 있으며, 이러한 보험사고는 몇 가지 부문으로 나뉘어서 사회보험의 형태를 이루게 된다.

즉, 업무상 재해에 대해서는 산업재해보상보험, 질병과 부상에 대해서는 건강보험 또는 질병보험, 폐질 · 사망 · 노령 등에 대해서는 연금보험, 그리고 실업에 대해서는 고용보험제도가 있다. 이를 4대 사회보험이라고 한다.

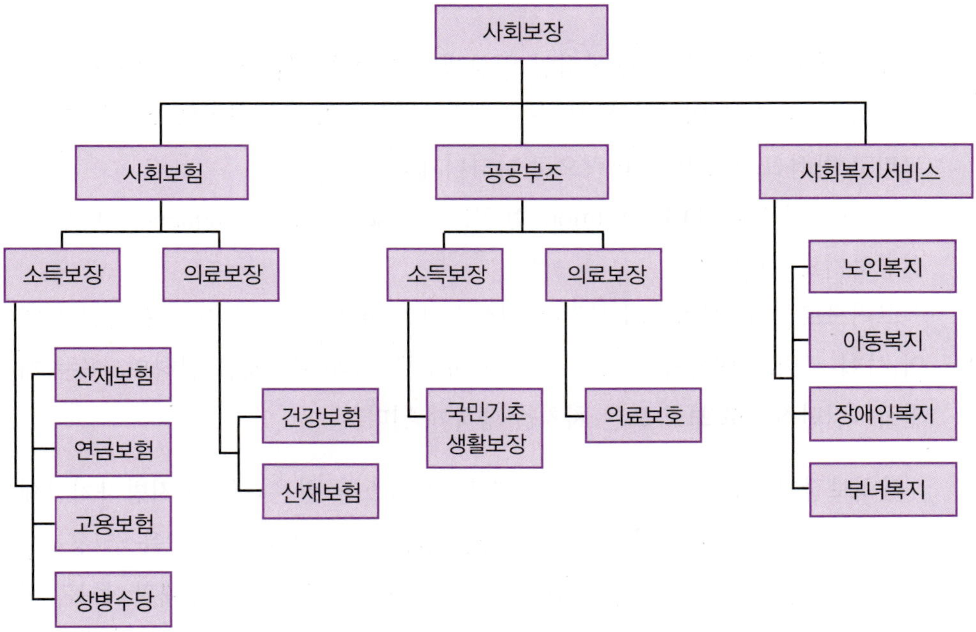

그림 13-1 우리나라 사회보장의 체계도

2. 공공부조

공공부조는 나라마다 상이하게 표현된다. 우리나라와 일본 및 미국에서는 법률상 공공부조 또는 공적부조(public assistance)로, 영국에서는 국가부조(national assistance), 프랑스에서는 사회부조(social assistance)로 표현한다.

사회보장기본법 제3조제3호에 의하면 "공공부조라 함은 국가와 지방자치단체의 책임하에 생활유지 능력이 없거나 생활이 어려운 국민의 최저생활을 보장하고 자립을 지원하는 제도를 말한다."라고 정의하고 있다.

종래에는 '공적부조' 라는 용어를 사용하였으나 1995년 12월 30일에 제정된 사회보장기본법에서 '공공부조' 라는 용어로 변경하였다.

이와 같이 공공부조는 빈자의 생활보호 기능에서 그 의의를 찾아볼 수 있다. 그런데 생활보호는 최저한의 수준에 그쳐야 하며, 이를 국가최저(national minimum) 또는 사회최저(social minimum) 원칙이라고 한다. 우리나라에서는 공공부조와 관련하여 의료급여법과 국민기초생활보장법이 적용되고 있다.

3. 사회 서비스

사회 서비스의 대상은 정상적인 일상생활의 수준에서 탈락 · 낙오되거나 또는 그러한 우려가 있는 불특정 개인 또는 가족이며, 구체적으로 빈곤과 질병, 그리고 범죄 또는 도덕적 타락으로 나타나게 된다.

이러한 내용을 3D(Destitution: 빈곤, Disease: 질병, Delinquency: 비행)로 설명하기도 한다.

그러므로 사회 서비스의 목적은 정상적인 일반생활의 수준에서 탈락된 상태의 사회 서비스 대상자를 '회복 · 보전' 하도록 도와주는 것을 말하며, 이는 개별적 · 집단적으로 보호 또는 처치를 행하게 된다.

사회보장기본법 제3조제4호에는 "사회서비스라 함은 국가 · 지방자치단체 및 민간부문의 도움이 필요한 모든 국민에게 복지, 보건의료, 교육, 고용, 주거, 문화, 환경 등의 분야에서 인간다운 생활을 보장하고 상담, 재활, 돌봄, 정보의 제공, 관련시설의 이용, 역량개발, 사회참여지원 등을 통하여 국민의 삶의 질이 향상되도록 지원하는 제도를 말한다."라고 정의하고 있다.

우리나라에서는 사회 서비스와 관련하여 모자 · 장애인 · 아동 · 노인복지법, 모자보건법, 사회복지사업법 등이 적용되고 있다.

3. 건강보험과 진료비 지불제도

의료보장제도가 도입되기 이전에는 환자와 의료기관 간의 직접적인 접촉에 의해 수가가 책정되고, 이것을 환자는 의료기관에 지불하면 되었다. 그러나 의료보장제도는 환자와 의료기관 간의 직접 접촉방식이 아니라 환자인 피보험자는 평소에 보험료나 세금(조세)을 보험공단이나 정부에 납부하고 병이 나면 의료기관에서 의료 서비스를 제공받는 방식이다.

의료기관에서 환자진료에 소요된 비용을 보험조합이나 정부가 지불해 주는 것은 지불행위는 같으나 이 방법에 따라 진료의 형태가 달라지고 의료비 총액도 달라지는 등 진료비 지불제도는 매우 중요한 기능을 한다. 여러 가지 진료비 지불방법을 살펴보면 다음과 같은 종류가 있다.

1. 행위별 수가제 (Fee-for-Service)

의료행위 하나하나에 대해 사전에 수가를 고시해 주고, 의료인이 행한 서비스 내용에 따라 진료비 총액을 지불하는 방법이다.

즉, 동일한 질병이라도 의료인에 따라 의료행위가 달라질 수 있으며, 이 경우에 행위별로 고시되어 있는 수가를 진료행위 내용대로 합산하여 병원은 보험공단이나 정부에 청구하고, 청구를 받은 보험공단이나 정부는 그 행위의 타당성이나 수가적용의 타당성을 심사한 후 해당병원에 진료비를 지불하는 방법으로 가장 대표적인 지불제도이다.

2. 포괄수가제 (Case Payment System)

질병별로 단일 수가를 적용하는 방식으로서 미국의 메디케어(Medicare)에서 1983년 이후에 적용한 DRGs(diagnosis related groups)방식이 대표적인 것이다. 이 방법은 의사에 의해 병명이 진단되면 그에 따라 사전에 고시된 수가가 적용되는 것으로서 서비스의 행위량과는 무관하며, 병명에 따라 진료비가 지불된다는 특징이 있다.

이 제도는 과잉 진료행위를 없앨 수 있는 장점이 있는 반면, 의사들로 하여금 과소 서비스를 지향하도록 하여 서비스의 질이나 환자의 만족도에서 많은 문제를 야기시킬 우려가 있다.

3. 인두제 (Capitation)

의료인이 맡고 있는 일정지역의 주민수에 일정금액을 곱하여 이에 상응하는 보수를 의료인 측에 지급하는 방식으로 주로 인두제는 기본적으로 비교적 단순한 1차 보건의료에 적용하고 있다. 이 제도의 대표적인 국가가 영국과 이탈리아이다.

4. 그 밖의 진료비 지불제도

그 밖에도 총액계약제, 일당진료비제도, 예산할당제 등이 있다.

4. 건강보험제도

1. 의의

건강보험제도란 일상생활의 우연한 질병이나 부상으로 인하여 일시에 고객의 진료비가 소비되어 가계가 파탄되는 것을 방지하기 위한 제도이며 보험원리에 의거 국민들이 평소에 보험료를 내어 기금화하였다가 보험사고가 발생할 경우에 보험급여를 해줌으로써 국민 상호간에 위험을 분담하고 의료 서비스를 제공하는 사회보장제도이다.

2. 건강보험제도의 특성

(1) 법률에 의한 강제가입

일정한 법적 요건이 충족되면 본인의 의사에 관계없이 강제 적용되는 것이 특징이다.

건강보험을 강제 적용하는 이유는 다음과 같다.

① 보험가입을 기피할 경우에 국민 상호간 위험부담을 통하여 의료비를 공동으로 해결하고자 하는 건강보험제도의 목적 실현이 어렵다.

② 질병위험이 큰 사람만 역으로 보험에 가입할 경우, 보험재정이 파탄되어 원활한 건강보험 운영이 불가능하게 된다.

(2) 부담능력에 따른 보험료의 차등부담(형평부과)

사보험은 급여의 내용, 위험의 정도, 계약의 내용 등에 따라 보험료를 부담한다. 그러나 사회보험방식인 건강보험에서는 사회적인 연대를 기초로 의료비 문제를 해결하려는 것이 목적이므로 소득수준 등 보험료 부담능력에 따라 차등적으로 부담한다.

(3) 보험급여의 균등한 수혜

사보험은 보험료 부과수준과 계약기간 및 내용에 따라 차등급여를 받지만 사회보험은 보험료 부과수준에 관계없이 관계법령에 의하여 균등하게 보험급여가 이루어진다.

(4) 보험료 납부의 강제성

가입이 강제적이라는 점에서 강제보험제도의 실효성을 확보하기 위하여 피보험자에게는 보험료 납부의 의무가 주어지며, 보험자에게는 보험료 징수의 강제성이 부여된다.

(5) 건강보험은 단기보험

연금보험과는 달리 1년 단위의 회계 연도를 기준으로 수입과 지출을 예정하여 보험료를 계산하며 지급조건과 지급액도 보험료 납입기간과는 상관이 없고 지급기간이 단기라는 점이 특징이다.

3. 건강보험제도의 유형

의료보장제도는 각국의 고유한 문화와 전통을 배경으로 하는 역사적 산물로서 단순 분류에는 어려움이 있으나 일반적으로 OECD는 3가지로 분류하고 있다.

(1) 사회보험방식 (NHI: National Health Insurance)

'의료비에 대한 국민의 자기 책임의식'을 견지하되, 이를 사회화하여 정부기관이 아닌 보험자가 보험료로써 재원을 마련하여 의료를 보장하는 방식이다. 독일의 비스마르크가 창시하여 비스마르크 방식이라고도 한다.

이는 보험원리에 의해 1차적으로 국민의 보험료에 의해 재원을 조달하고 국가가 2차적 지원과 후견적 지도기능을 수행함에 따라 국민의 1차적 부담의무가 전제된 비용의식적 제도이며 국민의 정부 의존심을 최소화할 수 있다.

또한 관리체계는 민간 자율기구(조합 또는 금고) 중심의 자치적 운영을 근간으로 하며, 의료의 사유화를 전제로 의료공급자가 국민과 보험자 간 보험급여를 대행하는 방식이다. 사회보험방식(NHI)은 독일, 일본, 프랑스, 한국 등이 그 대표적인 국가이다.

한편, NHI 방식을 취하고 있는 나라에서는 조합원이 대표의결기구를 통해 건강보험운영에 관한 의사결정에 참여함으로써 제도운영의 민주성을 기할 수 있고, 국민의 비용의식이 강하게 작용하여 상대적으로 양질의 의료를 제공할 수 있는 장점이 있다. 그러나 소득유형 등이 서로 다른 구성원에 대한 단일 보험료 부과기준 적용의 어려움이라든가 의료비 증가에 대한 억제기능이 취약하여 보험재정 안정을 위한 노력이 필요하다는 단점이 있다.

(2) 국가보건서비스방식 (NHS: National Health Service)

국가보건서비스(NHS)방식은 '국민의 의료문제는 국가가 책임져야 한다.'는 관점에서 정부가 일반조세로 재원을 마련하여 모든 국민에게 무상으로 의료를 제공(universal type)하는 국가의 직접적인 의료관장 방식으로 일명 조세방식 또는 비버리지 방식이라고 한다.

이 경우에 의료기관의 상당부분이 사회화 내지 국유화되어 있다. 영국의 비버리지가 제안한 이래 영국 · 스웨덴 · 이탈리아 등에서 이 방식을 채택하고 있다.

NHS 방식을 채택하고 있는 나라에서는 소득수준에 관계없이 모든 국민에게 포괄적이고 균등한 의료를 보장하며, 정부가 관리주체로서 의료공급이 공공화되어 의료비 증가에 대한 통제가 강하게 나타난다. 그리고 조세제도를 통한 재원조달은 비교적 소득 재분배 효과가 강하다는 장점이 있으나, 그 반면에 의료의 사회화가 상대적으로 의료의 질을 저하시키며, 조세에 의한 의료비 재원조달에 많은 어려움이 있어 정부의 과다한 복지비용 부담이 문제가 되고 있다.

또한 의료수용자 측의 비용의식 부족과 민간보험의 확대 그리고 장기간 진료대기문제 등 부작용이 나타나고 있어 이에 대한 제도개혁의 필요성이 증가되고 있다.

(3) 민간보험방식 (Consumer Sovereignty Model)

일반 민간기관이나 민간기구에서 운영하는 보험방식으로 민간보험방식은 사회정책적 차원의 제도는 아니라는 점에서 일반적 구분에 포함되는 국가정책적인 입장에서는 제외된다. 민간보험방식은 주로 보험제도를 운영할 수 있는 국가능력이 부족한 나라나 민간보험기구가 매우 발달한 나라에서 주로 이루어지고 있다.

4. 건강보험제도의 법적 근거

우리나라 헌법 제34조 제1항에서는 "모든 국민은 인간다운 생활을 할 권리를 가진다."라고 하고 있으며, 헌법 제34조 제2항에서는 "국가는 사회보장 · 사회복지 증진에 노력할 의무를 진다."라고 정의하여 '헌법'에 국민의 인간다운 생활을 할 권리와 동 권리를 실현하기 위한 국가의 사회복지 증진의무를 규정하고 있다.

사회보장에 관한 기본적인 '사회보장기본법'(제3조)에서는 "사회보장이라 함은 사회적 위험으로부터 모든 국민을 보호하고 국민 삶의 질을 향상시키는 데 필요한 소득 · 서비스를 보장하는 사회보험, 공공부조, 사회서비스를 말한다."라고 규정하고 있다.

사회보장제도 중 '건강보험제도'는 국민의 질병 · 부상에 대한 예방 · 진단 · 치료 · 재활과 출산 · 사망 및 건강증진에 대하여 보험급여를 실시함으로써 국민건강을 향상시키고 사회보장을 증진함을 목적으로 '국민건강보험법'을 제정하여 생활유지 능력이 있는 국민을 대상으로 실시하고 있으며, '의료급여법'을 제정하여 생활유지 능력이 없거나 어려운 국민을 대상으로 '의료급여제도'를 실시하고 있다.

5. 건강보험제도의 연혁

우리나라 건강보험제도의 역사적인 변천사를 간단히 살펴보면 표 13-1과 같다.

표 13-1 우리나라 건강보험제도의 역사적 변천사

연 도	역사적인 내용
1963년	• 사회보장에 관한 법률, 동년 12월 16일 의료보험법 제정 • 임의적용방식으로 사회여건에도 맞지 않아 유명무실하였음
1970년	• 근로자, 공무원, 군인 등을 적용대상으로 하며, 강제보험으로 하는 의료보험법 제정 • 의료보험 강제적용의 문제점 등 제반 여건상의 어려움으로 그 시행령조차 마련하지 못함
1977년	• 7월 7일부터 500인 이상 사업장근로자와 공업단지근로자 강제적용(486개 조합 설립)
1979년	• 강제임의적용의 병행과 당연 적용의 범위를 단계적으로 확대할 수 있도록 하는 내용으로 전문 개정됨 • 공 · 교의료보험을 제공하여 1979년 1월부터 공무원 및 교직원 의료보험 실시
1988년	• 5인 이상 사업장근로자까지 확대 적용
1988년 1월	• 농어촌 지역에 실시함
1989년 7월	• 도시지역까지 확대 적용하여 우리나라는 의료보험 실시 12년 만에 전국민의료보험을 달성함 • 약국의료보험은 1989년 10월 1일부터 적용됨
1997년 12월	• '국민의료보험법'이 제정되어 1998년 10월 1일부터 그 동안 다수 보험자방식(조합주의 방식)의 의료보험제도에서 통합주의 방식으로 변경 • 공 · 교공단과 277개 지역의료보험조합 통합
1998년 2월	• 노 · 사 · 정위원회에서 의료보험통합 합의와 동년 12월 '국민건강보험법' 제정 • 142개 직장조합까지를 포함한 완전 통합
2000년 7월	전국민 의료보험 통합 및 의 · 약분업 전면실시, 국민의료보험관리공단과 직장조합 통합으로 국민건강보험 공단 출범
2001년 7월	5인미만 사업장 근로자 직장가입자 편입
2002년 1월	국민건강보험재정건전화특별법 제정
2003년 7월	직장재정과 지역재정 통합 (실질적인 건강보험 통합)

2005년. 7월	노인장기요양보험 시범사업실시
2007년. 4월	노인장기요양보험법 제정(법률 제8403호)
2008년. 7월	노인장기요양보험 실시
2011년. 1월	사회보험 징수통합(건강보험, 국민연금, 고용보험, 산재보험)
2015년	건강보험보장률 63.4%, 법정본인부담율 20.1%, 비급여본인담률 16.5%

* 자료 : 보험재정통합

기간	1977. 7. 1~1998. 9. 30 (조합방식)	⇨	1998. 10. 1~2000. 6. 30 (이행기 : 조합 + 부분통합방식)	⇨	2000. 7. 1 이후 (완전통합방식)
법 명칭	의료보험법(지역, 직장) 공교의료보험법(공무원)	⇨	의료보험법(직장) 공교의료보험법(지역, 공교)	⇨	국민건강보험법
관리 운영 기구 통합	지역의보조합(227개) 공교의보공단(1개) 직장의보조합(139개) 의료보험연합회(1개)	⇨	국민의료보험관리공단(227개) (지역 · 공교 통합) 직장의보조합(139개) 의료보험연합회(1개)	⇨	국민건강보험공단(1개) (지역 · 직장 · 공교 완전 통합) 건강보험심사평가원(1개)

그림 13-2 통합방식 의료보험으로의 이행과정과 모형

6. 건강보험의 주요기능 및 역할

(1) 건강보험의 사회연대성

건강보험은 국민의 의료비 문제를 해결해 줌으로써 국민의 건강과 가계를 보호하는 제도로서, 모든 국민을 당연 적용대상자로 하는 사회보험 방식을 채택하고 있다. 따라서 국가 또는 개인의 책임이 아닌 사회공동의 연대책임을 활용하여 소득재분배 기능과 위험분산의 효과를 거두고, 이를 통하여 사회적 연대를 강화하여 사회통합을 이룬다.

(2) 소득재분배 기능의 수행

질병은 개인의 경제생활에 지장을 주어 소득을 떨어뜨리고 다시 건강을 악화시키는 악순환을 초래한다. 따라서 건강보험은 각 개인의 경제적 능력에 따른 일정한 부담으로 재원을 조성하고 개별부담과 관계없이 필요에 따라 균등한 급여를 받음으로써 질병 발생 때에는 가계에 지워지는 경제적 부담을 경감시켜 주는 소득재분배 기능을 수행한다.

(3) 위험분산 기능의 수행

많은 인원을 집단화하여 위험을 분산함으로써 개개인의 부담을 경감하는 기능과 미리 적은 돈을 갹출하여 둠으로써 위험을 시간적으로 분산하는 기능도 겸하여 수행하고 있다.

(4) 형평에 맞는 비용부담과 적정한 보험급여

비용(보험료)부담은 형편에 따라 공평하게 부담하는 것으로 주로 소득이나 능력에 비례하여 부담하게 되며, 집단구성원 상호간의 사회적 연대성에 의하여 그 기능이 발휘된다. 또한 보험급여 측면에서는 피보험대상자 모두에게 필요한 기본적 의료를 적정한 수준까지 보장함으로써 그들의 의료문제를 해결하고 누구에게나 균등하게 적정수준의 급여를 제공한다.

7. 건강보험급여의 내용

보험급여는 급여형태에 따라 현물급여와 현금급여로 나누어진다. 또한 급여의 강제적용 여부에 따라 법정급여와 임의급여로 분류한다.

(1) 현물급여

1) **요양급여**: 가입자 및 피부양자의 질병 · 부상 · 출산 등에 대하여 다음의 요양급여를 실시한다. (국민건강보험법 제41조)

① 진찰 · 검사　② 약제 · 치료재료의 지급
③ 처치 · 수술, 그 밖의 치료　④ 예방 · 재활
⑤ 입원　⑥ 간호　⑦ 이송

2) **건강검진** (국민건강보험법 제52조, 시행령 제25조)

① 공단은 가입자와 피부양자에 대하여 질병의 조기 발견과 그에 따른 요양급여를 하기 위하여 건강검진을 실시한다.
② 건강검진의 종류 및 대상은 다음과 같다. 〈개정 2018. 12.11〉

- **일반건강검진** : 직장가입자, 세대주인 지역가입자, 20세 이상인 지역가입자 및 20세 이상인 피부양자
- **암검진** : 「암관리법」 제11조제2항에 따른 암의 종류별 검진주기와 연령 기준 등에 해당하는 사람
- **영유아건강검진** : 6세 미만의 가입자 및 피부양자

③ 제1항에 따른 건강검진의 검진항목은 성별, 연령 등의 특성 및 생애 주기에 맞게 설계되어야 한다.

④ 제1항에 따른 건강검진의 횟수 · 절차와 그 밖에 필요한 사항은 대통령령으로 정한다.

⑤ 건강검진은 2년마다 1회 이상 실시하되, 사무직에 종사하지 아니하는 직장가입자에 대해서는 1년에 1회 실시한다. 다만, 암검진은 「암관리법 시행령」에서 정한 바에 따르며, 영유아건강검진은 영유아의 나이 등을 고려하여 보건복지부장관이 정하여 고시하는 바에 따라 검진주기와 검진횟수를 다르게 할 수 있다.

⑥ 건강검진은 「국민건강보험법」 제14조에 따라 지정된 건강검진기관에서 실시하여야 한다.

⑦ 공단은 건강검진을 실시하려면 건강검진의 실시에 관한 사항을 다음의 구분에 따라 통보하여야 한다.

- **일반건강검진 및 암검진** : 직장가입자에게 실시하는 건강검진의 경우에는 해당 사용자에게, 직장가입자의 피부양자 및 지역가입자에게 실시하는 건강검진의 경우에는 검진을 받는 사람에게 통보
- **영유아건강검진** : 직장가입자의 피부양자인 영유아에게 실시하는 건강검진의 경우에는 그 직장가입자에게, 지역가입자인 영유아에게 실시하는 건강검진의 경우에는 해당 세대주에게 통보

⑧ 건강검진을 실시한 검진기관은 공단에 건강검진의 결과를 통보하여야 하며, 공단은 이를 건강검진을 받은 사람에게 통보하여야 한다. 다만, 검진기관이 건강검진을 받은 사람에게 직접 통보한 경우에는 공단은 그 통보를 생략할 수 있다.

⑨ 건강검진의 검사항목, 방법, 그에 드는 비용, 건강검진 결과 등의 통보 절차, 그 밖에 건강검진을 실시하는 데 필요한 사항은 보건복지부장관이 정하여 고시한다.

(2) 현금급여

① **요양비**: 공단은 가입자나 피부양자가 보건복지부령으로 정하는 긴급하거나 그 밖의 부득이한 사유로 요양기관과 비슷한 기능을 하는 기관으로서 보건복지부령으로 정하는 기관(제98조제1항에 따라 업무정지기간 중인 요양기관을 포함)에서 질병 · 부상 · 출산 등에 대하여 요양을 받거나 요양기관이 아닌 장소에서 출산한 경우에는 그 요양급여에 상당하는 금액을 보건복지부령으로 정하는 바에 따라 가입자나 피부양자에게 요양비로 지급한다. (국민건강보험법 제49조)

② **부가급여**: 공단은 요양급여 외에 대통령령으로 정하는 바에 따라 임신 · 출산진료비, 장제비, 상병수당, 그 밖의 급여를 실시할 수 있다. (국민건강보험법 제50조)

③ **본인부담상한액**: 가입자의 소득수준에 따라 정한다.〈신설 2016. 3. 22〉 본인 일부 부담금 총액 산정 방법, 본인부담상한액을 넘는 금액의 지급 방법 및 가입자의 소득수준에 따른 본인부담액 설정 등에 필요한 사항은 대통령령으로 정한다.〈신설 2016. 3. 22〉

5. 의료급여제도

의료급여는 국민기초생활보장대상자 등 일정수준 이하의 저소득층을 대상으로 그들이 자력으로 의료문제를 해결할 수 없는 경우에 국가재정으로 의료혜택을 주는 공공부조로서 건강보험과 더불어 국민의 의료보장정책의 중요한 수단이 되는 사회보장제도이다. 우리나라 의료급여제도는 1977년의 생활보호법에 의거 의료보호에 관한 규칙이 제정되어 처음 시행되었으며, 의료보호법은 1977년 12월에 제정하여 의료보호사업이 수행되어 오다가 2005년 5월에는 의료급여법으로 전면개편되었다.

2000년 10월에 국민기초생활보장제도의 도입에 따라 의료급여는 생계 · 주거 · 교육급여와 더불어 국민의 권리로서 보장받게 되었다.

의료급여법으로 전환되면서 2종 수급자의 본인부담보상제 및 의료급여 진료절차개선과 급여사후연장 승인제도를 도입 · 시행하고 있다.

1. 의료급여 수급권자

(1) 의료급여법에 의한 수급권자 (의료급여법 제3조)

① 「국민기초생활보장법」에 따른 의료급여 수급자

② 「재해구호법」에 따른 이재민으로 보건복지부장관이 의료급여가 필요하다고 인정한 사람

③ 「의사상자 등 예우 및 지원에 관한 법률」에 따라 의료급여를 받는 사람

④ 「입양특례법」에 따라 국내에 입양된 18세 미만의 아동

⑤ 「독립유공자 예우에 관한 법률」, 「국가유공자 등 예우 및 지원에 관한 법률」 및 「보훈보상대상자 지원에 관한 법률」의 적용을 받고있는 사람과 그 가족으로서 국가보훈처장이 의료급여가 필요하다고 추천한 사람 중 보건복지부장관이 의료급여가 필요하다고 인정한 사람

⑥ 「무형문화재 보전 및 진흥에 관한 법률」에 따라 지정된 국가무형문화재의 보유자(명예보유자를 포함)와 그 가족으로서 문화재청장이 의료급여가 필요하다고 추천한 사람 중에서 보건복지부장관이 의료급여가 필요하다고 인정한 사람

⑦ 「북한이탈주민의 보호 및 정착지원에 관한 법률」의 적용을 받고 있는 사람과 그 가족으로서 보건복지부장관이 의료급여가 필요하다고 인정한 사람

⑧ 「5 · 18 민주화 운동 관련자 보상 등에 관한 법률」 제8조에 따라 보상금 등을 받은 사람과 그 가족으로서 보건복지부장관이 의료급여가 필요하다고 인정한 사람

⑨ 「노숙인 등의 복지 및 자립지원에 관한 법률」에 따른 노숙인 등으로서 보건복지부장관이 의료급여가 필요하다고 인정한 사람

⑩ 그 밖에 생활유지의 능력이 없거나 생활이 어려운 사람으로서 대통령령으로 정하는 사람

(2) 대통령령이 정하는 자 (의료급여법 시행령 제2조)

법 제3조제1항제1호부터제9호까지의 규정에 해당하는 사람과 유사한 사람으로서 다음의 어느 하나에 해당하는 사람 중 보건복지부장관이 의료급여가 필요하다고 인정하는 사람

① 일정한 거소가 없는 사람으로서 경찰관서에서 무연고자로 확인된 사람

② 그 밖에 보건복지부령으로 정하는 사람

2. 수급권자의 구분 (의료급여법 시행령 제3조)

(1) 1종 수급권자

1) 법 제3조제1항제1호 및 제3호부터 제8호까지의 규정에 해당하는 사람 중 중 다음 각 목의 어느 하나에 해당하는 사람

① 다음의 어느 하나에 해당하는 사람만으로 구성된 세대의 구성원

- 18세 미만의 자
- 65세 이상인 자
- 「장애인고용촉진 및 직업재활법」에 따른 중증장애인
- 질병, 부상 또는 그 후유증으로 치료나 요양이 필요한 사람 중에서 근로능력평가를 통하여 특별자치시장 · 특별자치도지사 · 시장(특별자치도의 행정시장은 제외한다) · 군수 · 구청장(구청장은 자치구의 구청장을 말한다.)이 근로능력이 없다고 판정한 사람

  ※ 근로능력평가의 기준, 방법 및 절차 등에 관하여 필요한 사항은 보건복지부장관이 정하여 고시한다.
- 세대의 구성원을 양육 · 간병하는 사람 등 근로가 곤란하다고 보건복지부장관이 정하는 사람
- 임신 중에 있거나 분만 후 6개월 미만의 여자
- 「병역법」에 의한 병역의무를 이행중인 사람

② 「국민기초생활 보장법」 제32조에 따른 보장시설에서 급여를 받고 있는 사람

③ 보건복지부장관이 정하여 고시하는 결핵질환, 희귀난치성질환 또는 중증질환을 가진 사람

2) 법 제3조제1항제2호 및 제9호에 해당하는 사람
3) 제2조제1호에 해당하는 수급권자
4) 제2조제2호에 해당하는 사람으로서 보건복지부장관이 1종의료급여가 필요하다고 인정하는 사람

(2) 2종 수급권자

① 법 제3조제1항제1호 및 제3호부터 제8호까지의 규정에 해당하는 사람 중 제2항제1호에 해당하지 않는 사람
② 제2조제2호에 해당하는 사람으로서 보건복지부장관이 2종의료급여가 필요하다고 인정하는 사람

※ **난민에 대한 특례**(의료급여법 제3조의2) – 「난민법」에 따른 난민인정자로서 「국민기초생활보장법」에 따른 의료급여 수급권자의 범위에 해당하는 사람은 수급권자로 본다.

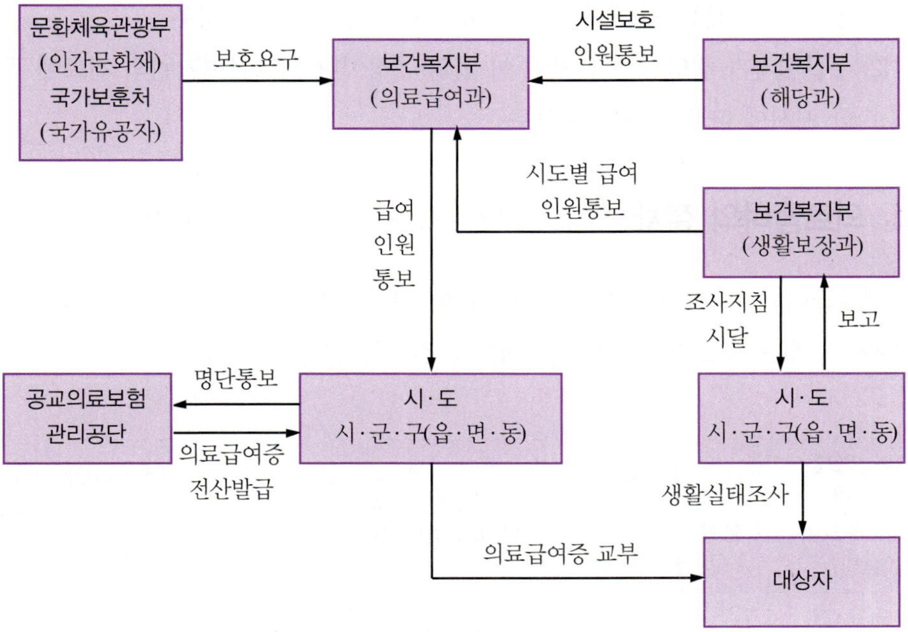

그림 13-3 의료급여대상자 책정절차

3. 의료급여의 범위

(1) 의료급여의 내용 (의료급여법 제7조)

수급권자의 질병 · 부상 · 출산 등에 대한 의료급여의 내용은 다음 각 호와 같다.

① 진찰 · 검사
② 약제 · 치료재료의 지급
③ 처치 · 수술과 그 밖의 치료
④ 예방 · 재활
⑤ 입원
⑥ 간호
⑦ 이송과 그 밖의 의료목적 달성을 위한 조치

(2) 의료급여의 제한 (의료급여법 제15조)

① 수급권자가 자신의 고의 또는 중대한 과실로 인한 범죄행위에 그 원인이 있거나 고의로 사고를 일으켜 의료급여가 필요하게 된 경우
② 수급권자가 정당한 이유없이 이 법의 규정이나 의료급여기관의 진료에 관한 지시에 따르지 아니한 경우

4. 의료급여의 절차 (의료급여법 시행규칙 제3조, 개정 2020. 12. 31)

의료급여환자는 의료급여법 시행규칙에 의한 제1차 진료기관 → 제2차 진료기관 → 제3차 진료기관에서 단계적으로 진료를 받을 수 있다.

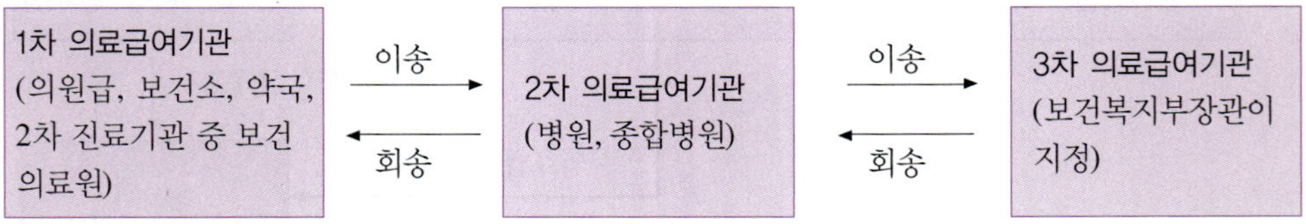

그림 13-4 의료급여 진료절차 체계도

5. 의료급여의 적용기준 및 방법 (의료급여법 시행규칙 제6조)

「국민건강보험법」에 따른 건강보험 가입자 또는 피부양자에서 의료급여 수급권자로 자격이 변동된 자에 대하여 제1항에 따른 기준을 적용하는 때에는 의료급여의 기간 또는 인정개수 등을 정하고 있는 행위 · 약제 및 치료재료에 대한 건강보험의 요양급여 내용과 의료급여의 수급내용을 연계하여 적용한다.

6. 의료급여기금의 설치 및 조성 (의료급여법 제25조)

설치 : 급여비용의 재원에 충당하기 위하여 시 · 도에 설치

조성 : 다음의 재원으로 조성

① 국고보조금 ② 지방자치단체의 출연금 ③ 상환받은 대지급금 ④ 징수한 부당이익금 ⑤ 징수한 과징금 ⑥ 기금의 결산상 잉여금 및 그 밖의 수입금

6. 산업재해보상보험

산업재해보상보험은 근로자의 업무와 관련된 질병을 비롯하여 부상 및 사망에 관한 보상을 목적으로 실시하고 있다.

세계 각국은 19세기를 전후하여 산업보건 문제에 관심을 갖게 되어 1919년에는 국제노동기구가 창립되었다. 우리나라는 1954년에 근로기준법이 제정되었고, 1963년 산업재해보상보험법 제정을 계기로 1964년에는 정부주관의 산업재해보상제도가 시작되었다. 그 동안 노동부에서 관장하고 있던 보험업무는 근로복지공단으로 이관되었다.

우리나라 산업재해보상법(1994)은 근로자의 업무상 재해를 보상하고, 재해근로자의 재활 및 사회복귀를 촉진하기 위하여 이에 필요한 보험시설을 설치 운영하며, 재해예방 및 근로자 복지 증진사업을 행함으로써 근로자를 보호함을 목적으로 제정된 법률이다. 이 법은 모든 사업 또는 사업장에 적용하며 사업주는 당연히 가입한다고 규정하고 있다.(법 제5조, 7조)

1. 보험급여의 종류

(1) 요양급여 (법 제40조)

업무상 사유로 부상을 당하거나 질병에 걸린 근로자에게 요양으로 취업하지 못한 기간에 대하여 지급하되, 1일당 지급액은 평균임금의 100분의 70에 상당하는 금액으로 한다. 다만, 취업하지 못한 기간이 3일 이내이면 지급하지 아니한다.

(2) 휴업급여 (법 제52조)

업무상 사유로 부상을 당하거나 질병에 걸린 근로자가 4일 이상 요양으로 취업하지 못한 기간에 대하여 지급하되, 1일당 지급액은 평균임금의 100분의 70에 상당하는 금액으로 한다.

(3) 장해급여 (법 제57조)

근로자가 업무상의 사유로 부상을 당하거나 질병에 걸려 치유된 후 신체 등에 장해가 있는 경우 장해등급(제1급~제14급)에 따라 장해보상연금(1~7급) 또는 장해보상일시금을 지급한다.

(4) 유족급여 (법 제62조)

근로자가 업무상의 사유로 사망하였을 경우 유가족에게 연금 또는 일시금을 지급한다.

(5) 장례비 (법 제71조)

근로자가 업무상으로 사망했을 때, 그 장례를 행한 자에게 장례비(평균임금의 120일분에 상당하는 금액)를 지급한다.

(6) 간병급여 (법 제61조)

제40조에 따른 요양급여를 받은 사람 중 치유 후 의학적으로 상시 또는 수시로 간병이 필요하여 실제로 간병을 받는 사람에게 지급한다.

(7) 상병보상연금 (법 제66조)

요양급여를 받는 근로자가 요양을 시작한 지 2년이 지난 날 이후에 다음 각 호의 요건 모두에 해당하는 상태가 계속되면 휴업급여 대신 상병보상연금을 그 근로자에게 지급한다.

- 그 부상이나 질병이 치유되지 아니한 상태일 것
- 그 부상이나 질병에 따른 중증요양상태의 정도가 대통령령으로 정하는 중증요양상태등급 기준에 해당할 것
- 요양으로 인하여 취업하지 못하였을 것

(8) 직업재활급여 (법 제72조)

① 장해급여 또는 진폐보상연금을 받은 사람이나 장해급여를 받을 것이 명백한 사람으로서 대통령령으로 정하는 사람(이하 "장해급여자"라 한다) 중 취업을 위하여 직업훈련이 필요한 사람(이하 "훈련대상자"라 한다)에 대하여 실시하는 직업훈련에 드는 비용 및 직업훈련수당

② 업무상의 재해가 발생할 당시의 사업에 복귀한 장해급여자에 대하여 사업주가 고용을 유지하거나 직장적응훈련 또는 재활운동을 실시하는 경우(직장적응훈련의 경우에는 직장 복귀 전에 실시한 경우도 포함한다)에 각각 지급하는 직장복귀지원금, 직장적응훈련비 및 재활운동비

2. 건강보험의 우선 적용 (산업재해보상보험법 제42조)

① 요양급여의 신청을 한 사람은 공단이 이 법에 따른 요양급여에 관한 결정을 하기 전에는「국민건강보험법」제41조에 따른 요양급여 또는「의료급여법」제7조에 따른 의료급여(이하 "건강보험 요양급여 등"이라 한다)를 받을 수 있다.

② 건강보험 요양급여 등을 받은 사람이 본인 일부부담금을 산재보험 의료기관에 납부한 후에 이 법에 따른 요양급여 수급권자로 결정된 경우에는 그 납부한 본인 일부부담금 중 제40조제5항에 따른 요양급여에 해당하는 금액을 공단에 청구할 수 있다.

7. 노인장기요양보험제도

1. 노인장기요양보험제도의 의의

고령이나 노인성 질병 등으로 인하여 혼자 일상생활을 수행하기 어려운 노인 등에게 신체활동 또는 가사지원 등의 장기요양급여를 사회적 연대원리에 의해 제공하는 사회보험제도이다. 노후생활의 안정과 그 가족의 부담을 덜어주어 국민의 삶의 질을 높여주는 사회보장제도의 하나이다.

2. 노인장기요양보험제도의 필요성

산업사회를 거쳐 정보화 사회가 되면서 핵가족이 보편화되고 있고, 자녀와 별거하는 노인단독세대가 벌써 절반에 이르고 있으며, 가족의 부양기능도 바뀌고 있다. 핵가족은 자녀양육에 치중하는 쪽으로 변하여 노인부양은 점점 어려워지고 있으며 앞으로 국민 1인당 노인 1명을 부양해야 하는 상황이 올 것이다.

이같이 가족문화가 변하여 가족이 노인을 부양하기가 어려워지고 있고, 노인을 보호하는 가족의 부양부담이 커지면서 노인에 대한 사회적 보호 서비스의 필요성은 점차 커지게 되었다(그림 13-5).

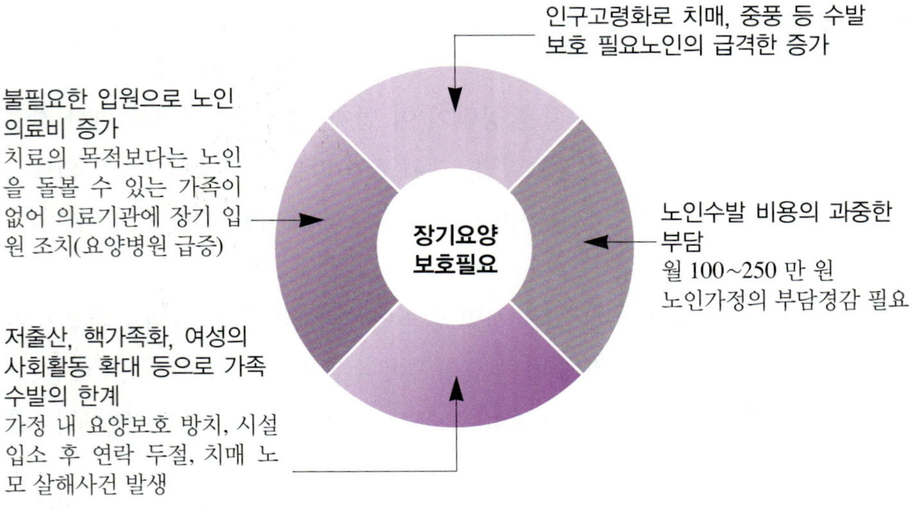

그림 13-5 노인장기요양보험의 필요성

3. 노인장기요양보험제도의 내용

(1) 장기요양 대상자

65세 이상 노인 또는 65세 미만 노인성질환자로서 거동이 현저히 불편하여 장기요양이 필요한 자이다. 이는 등급판정위원회에서 6월 이상의 기간 동안 일상생활을 혼자서 수행하기 어렵다고 인정되는 경우 장기요양을 받을 자(수급자)로 결정하고 심신상태 및 요양이 필요한 정도에 따라 등급을 판정한다.

(2) 등급판정 기준 등 (노인장기요양보험법 시행령 제7조)

1. **장기요양 1등급** : 심신의 기능상태 장애로 일상생활에서 전적으로 다른 사람의 도움이 필요한 자로서 장기요양인정 점수가 95점 이상인 자
2. **장기요양 2등급** : 심신의 기능상태 장애로 일상생활에서 상당 부분 다른 사람의 도움이 필요한 자로서 장기요양인정 점수가 75점 이상 95점 미만인 자
3. **장기요양 3등급** : 심신의 기능상태 장애로 일상생활에서 부분적으로 다른 사람의 도움이 필요한 자로서 장기요양인정 점수가 60점 이상 75점 미만인 자
4. **장기요양 4등급** : 심신의 기능상태 장애로 일상생활에서 일정부분 다른 사람의 도움이 필요한 자로서 장기요양인정 점수가 51점 이상 60점 미만인 자
5. **장기요양 5등급** : 치매(제2조에 따른 노인성 질병에 해당하는 치매로 한정한다)환자로서 장기요양인정 점수가 45점 이상 51점 미만인 자
6. **장기요양 인지지원등급** : 치매(노인성 질병에 해당하는 치매로 한정)환자로서 장기요양인정 점수가 45점 미만인 자
7. **장기요양인정 점수**는 장기요양이 필요한 정도를 나타내는 점수로서 보건복지부장관이 정하여 고시하는 심신의 기능 저하 상태를 측정하는 방법에 따라 산정한다. 〈개정 2017. 12. 26〉

(3) 장기요양급여의 종류 (노인장기요양보험법 제23조)

① 법에 따른 장기요양급여의 종류는 다음 각 호와 같다.

1. **재가급여**

가. 방문요양 : 장기요양요원이 수급자의 가정 등을 방문하여 신체활동 및 가사활동 등을 지원하는 장기요양급여

나. 방문목욕 : 장기요양요원이 목욕설비를 갖춘 장비를 이용하여 수급자의 가정 등을 방문하여 목욕을 제공하는 장기요양급여

다. 방문간호 : 장기요양요원인 간호사 등이 의사, 한의사 또는 치과의사의 지시서(이하 "방문간호지시서"라 한다)에 따라 수급자의 가정 등을 방문하여 간호, 진료의 보조, 요양에 관한 상담 또는 구강위생 등을 제공하는 장기요양급여

라. 주 · 야간보호 : 수급자를 하루 중 일정한 시간 동안 장기요양기관에 보호하여 신체활동 지원 및 심신기능의 유지 · 향상을 위한 교육 · 훈련 등을 제공하는 장기요양급여

마. 단기보호 : 수급자를 보건복지부령으로 정하는 범위 안에서 일정 기간 동안 장기요양기관에 보호하여 신체활동 지원 및 심신기능의 유지 · 향상을 위한 교육 · 훈련 등을 제공하는 장기요양급여

바. 기타 재가급여 : 수급자의 일상생활 · 신체활동 지원 및 인지기능의 유지 · 향상에 필요한 용구를 제공하거나 가정을 방문하여 재활에 관한 지원 등을 제공하는 장기요양급여로서 대통령령으로 정하는 것

2. **시설급여** : 장기요양기관이 운영하는 「노인복지법」 제34조에 따른 노인의료복지시설 등에 장기간 입소한 수급자에게 신체활동 지원 및 심신기능의 유지 · 향상을 위한 교육 · 훈련 등을 제공하는 장기요양급여

3. **특별현금급여**

가. 가족요양비 : 제24조에 따라 지급하는 가족장기요양급여

나. 특례요양비 : 제25조에 따라 지급하는 특례장기요양급여

다. 요양병원간병비 : 제26조에 따라 지급하는 요양병원장기요양급여

② 제1항제1호 및 제2호에 따라 장기요양급여를 제공할 수 있는 장기요양기관의 종류 및 기준과 장기요양급여 종류별 장기요양요원의 범위 · 업무 · 보수교육 등에 관하여 필요한 사항은 대통령령으로 정한다.

③ 장기요양급여의 제공 기준 · 절차 · 방법 · 범위, 그 밖에 필요한 사항은 보건복지부령으로 정한다.

(4) 재원 조달

노인장기요양보험에 필요한 재원은 장기요양보험료 + 국가지원 + 본인 일부부담으로 구성된다.

(5) 서비스 이용 체계

서비스 신청 → 방문 조사 → 등급 판정 → 장기요양인정서 및 표준장기요양

이용계획서 통보 → 장기요양급여의 시작 → 장기요양기관정보의 안내

핵심문제 Check Point Exercise

1. 우리나라 건강보험 제도는 의료기관, 보험자 및 피보험자 사이에서 환자에게 어떠한 형태의 의료서비스를 제공하고 있는가?

① 간접 서비스형 ② 국가 서비스형
③ 포괄 변이형 ④ 직접 서비스형
⑤ 현금 배상형

2. 우리나라 건강보험제도의 대체적인 성격으로 알맞은 것은?

① 의료비의 전액을 국가가 보장해 주는 제도
② 의료비의 과중부담을 경감시켜주는 제도
③ 의료비를 공공기관이 부담하는 제도
④ 의료비를 소속기관에서 해결하는 제도
⑤ 의료비를 사회와 국가가 해결하는 제도

3. 건강보장 중에서 경제적으로 어려운 사람을 위하여 마련된 제도는?

① 의료구호제도 ② 보험급여제도
③ 보건구호제도 ④ 의료급여제도
⑤ 건강보험제도

4. 의료비 지불에서 포괄수가제가 적용되는 진료 군으로 적합하지 않은 것은?

① 제왕절개수술 ② 맹장염수술
③ 백내장수술 ④ 편도선수술
⑤ 갑상선수술

5. 사회보장제도에 관한 내용과 관계가 없는 것은?

① 사회보장제도에는 사회보험제도와 공적부조제도가 있다.
② 사회보험제도는 보험료로 운영하거나 국가가 일부 부담한다.
③ 공적부조는 조세에 의한 국가예산으로 운영한다.
④ 사회보장제도란 생명, 건강, 생계 등을 보장하기 위한 제도이다.
⑤ 사회보장제도의 주된 대상은 질환자나 생활무능력자이다.

6. 사회보장의 목적과 거리가 비교적 먼 것은?

① 최저생활의 보장
② 소득재분배 효과
③ 사회통합의 의미
④ 국민경제의 안정
⑤ 의료시설의 확충

7. 다음 중 보험자에 해당하는 것은?

① 보험에 가입한 사람
② 건강보험지정 의료기관
③ 건강보험관리공단
④ 보험가입자의 가족
⑤ 정부감독기관

8. 우리나라 4대 보험에 해당하지 않는 것은?

① 건강보험 ② 고용보험
③ 산재보험 ④ 생명보험
⑤ 국민연금

[해답] 1. ① 2. ② 3. ④ 4. ⑤ 5. ⑤ 6. ⑤ 7. ③ 8. ④

Chapter 14

인구 및 모자보건

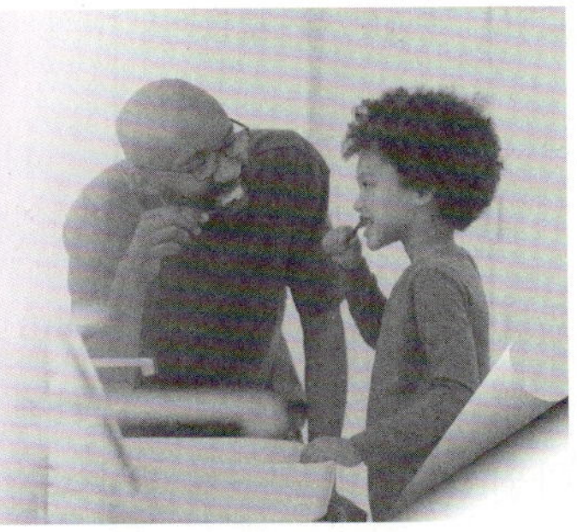

1. 인구보건

1. 인구의 개념

(1) 인구론

인구(population)를 다루는 인구학(demography)이 근대 과학의 위치를 차지하게 된 것은 1798년에 말더스(Thomas Robert Malthus, 1766~1834)가 인구원리론(the principle of population)을 출판하면서부터이다.

'인구론' 이란 인구학 및 인구분석학적인 연구를 의미하는 것으로, 인구학은 지역사회 인구의 정태적 특성이나 동태적 특성을 연구하는 학문이며, '인구분석학' 이란 인구의 구성이나 크기의 변화를 통계적으로 분석하고 평가하는 학문을 의미한다.

인구(population)라 함은 '일정한 기간에 일정한 지역 내에 생존하는 인간의 집단' 이라 하는데, 어원상으로 라틴어의 populatio(민중)에서 유래된 것이고, to populate(거주케 한다), to people(사람을 증식시킨다)의 뜻으로 출발된 어휘이다. 인구학(demography)이란 말은 길라드(A. Guillard, 1799~1876)가 인구를 서술한다는 뜻으로 처음 사용하였으며, 20세기 후반부터 인구에 대한 과학적 연구라는 의미로 사용하고 있다.

이에 대하여 인구는 인간집단이 시간과 공간과 결부되어 있는 시공공동체로 본 것이며, 다른 집단의 개념과 다른 것은 수적으로 추상된다는 점이다.

(2) 인구론의 발전

1662년에 존 그랜트(John Graunt)는 처음으로 출생과 사망에 대한 수량적 분석으로 인구변화에 관련된 사망력 · 출산력 · 혼인력 및 인구 이동에 관한 제한된 인구이론을 제시하여 인구학의 시조라 할 수 있으나, 인구론이 체계화되어 학문적으로 성립된 것은 앞서 언급한 바와 같이 18세기 말 말더스의 「인구원리론」에 의해서였다.

그는 인간의 생식력과 토지의 생산력을 비교할 때, 인구는 기하급수적으로 증가하며 식량은 산술급수적으로 증가한다고 하여, 인구의 증식을 식량과 연관하여 인구론을 전개했다. 이를 **말더스주의**(Malthusism)라고 한다.

말더스의 이론을 요약하여 보면 다음과 같다.

① **규제의 원리** : 인구는 반드시 생존자료인 식량에 의해서 규제된다.

② **증식의 원리** : 특별한 방해요인이 없는 한, 생존자료가 증가하면 인구도 증가한다.

③ **인구파동의 원리** : 인구는 증식과 규제의 상호작용에 의하여 균형에서 불균형으로, 불균형에서 균형으로 부단한 파동을 주기적으로 되풀이하게 된다.

그는 인구를 생존자료와 동일한 수준으로 유지하기 위해서는 도덕적 억제, 즉 자녀를 부양할 능력이 생길 때까지 결혼을 연장하고 성적으로 순결을 지켜야 한다고 주장하였으며, 그렇지 않으면 사회적 빈곤과 사회악을 제거할 수 없다고 하였다.

인구규제의 수단으로 만혼주의를 택하게 됨으로써 오히려 매춘이나 성범죄 등의 여러 가지 사회악을 유발시킬 가능성이 있으므로 프랜시스 플레이스(Francis Place, 1771~1854)는 피임에 의한 산아조절을 주장하게 되었는데, 말더스주의 중 인구구제방법만을 달리한 것이 **신말더스주의**(Neo-malthusism)이다.

그 후 캐넌(E. Cannan, 1881~1935)은 신말더스주의를 더욱 발전시켜 인구의 과잉을 식량에만 국한할 것이 아니라 생활수준에 둠으로써 주어진 여건 속에서 최고의 생활수준을 유지할 때에 실질소득을 최대로 할 수 있다는 적정인구론을 주장하였다. 즉, 국민 1인당 실질소득을 극대화할 수 있는 인구를 적정인구라고 한다.

2. 인구변천이론

인구의 성장과 감퇴는 출생과 사망 및 사회적 요인인 이동(전입과 전출)에 의해서 결정되는데, 인구는 몇 가지 단계를 거쳐 변천하는 것으로 알려지고 있다.

(1) 노테스타인(Notestein)과 톰슨(Thompson)의 분류

① 제1단계(고잠재적 성장단계): 수만 년 동안 세계인구가 겪어온 다산다사형(多産多死型)으로서 아직도 공업화되지 못한 나라로, 앞으로 인구증가가 예견되는 나라이다.

② 제2단계(과도기적 성장단계): 높은 자연증가율을 보이는 다산소사형(多産少死型)으로서 공업화에 도달한 국가에서 볼 수 있으며, 과도기적으로 증가하지만 앞으로 안정이 예견되는 나라이다.

③ 제3단계(인구감소의 발단기단계): 소산소사형(少産少死型)으로서 인구의 급속한 증가과정을 거친 이후의 나라로 감소경향의 나라이다.

(2) 블랙커(C.P.Blacker)의 분류

인구의 성장양상이 다양하므로 3단계만으로 분류가 어렵기 때문에 블랙커는 공업이 발달하기 이전의 농경기 시대로부터 기계문명이 고도로 발달한 현대사회로 변천하는 과정을 5단계로 분류하였다.

① 제1단계(고위정지기): 고출생률과 고사망률인 인구정지형으로 중부아프리카 지역의 국가들과 앞으로 인구증가 잠재력을 가진 후진국형 인구

② 제2단계(초기확장기): 저사망률에 고출생률인 인구증가형으로 당분간 인구증가가 계속되는 일본과 한국을 제외한 아시아 국가로서 경제개발 초기단계 국가의 인구

③ 제3단계(후기확장기): 저사망률에 저출생률의 경향을 나타내는 인구성장둔화형으로 중앙아메리카, 남아메리카 등의 인구

④ 제4단계(저위정지기): 사망률과 출생률이 최저에 달하는 나라로 인구증가정지형 국가로서 러시아, 이탈리아, 중동, 온대아메리카 등의 인구

⑤ 제5단계(감퇴기): 출생률이 사망률보다 낮아진 인구감소형 국가로서 북유럽, 북아메리카, 일본, 뉴질랜드 등의 인구

3. 인구 문제

인구의 문제는 양적 및 질적인 면에서 문제가 제기된다.

인구폭발로 야기될 수 있는 문제로는 소위 3P Problem(population, poverty, pollution)와 식량에 중점을 둔 3M Complex(malnutrition, morbidity, mortality)가 있다.

인구가 과대하면 환경위생 악화와 열악 유전인자 및 역도태 현상이 출현하며, 과소하면 노동력 부족 및 부담능력의 저하 등 때문에 보건학상의 여러 시책이 완전하게 수행되기가 어려워지고, 인구의 질적 수준에 악영향을 가져온다. 인구문제는 그 나라의 인구상황, 국민경제 발전단계, 그 나라의 자원, 노동시장 등 여러 가지 여건에 따라 다르다.

인구의 양적 · 질적 문제를 종합해 보면 다음과 같은 문제들이 야기된다.

① 경제발전의 둔화와 빈곤 및 식량부족 문제
② 정치적 · 사회적 불안
③ 환경악화와 자연파괴
④ 열악한 소질자의 증가와 질적 역도태
⑤ 연령계층간의 불균형에서 오는 산업장의 인력 문제
⑥ 인구의 도시화와 농촌의 노동력 부족 문제

(1) 인구의 증가

인구의 크기는 출생과 사망의 차이에 의한 자연증가와 유입과 유출의 차이에 의한 사회증가로서 결정되는데, 한 국가나 지역사회의 인구증감은 자연증가와 사회증가의 합을 의미하지만 세계인구증감은 출생과 사망에 의해서 결정된다.

1) 자연적 증가 (Natural Increase)

① **조자연증가율** (Crude natural increase rate) : 조출생률 − 조사망률
② **인구증가지수** (인구동태지수) : 출생수 ÷ 사망수 × 100 또는 조출생률과 조사망률의 비

③ **재생산율** (Reproduction rate) : 여자가 일생동안 낳는 평균 자녀수이며, 어머니의 사망률을 무시하는 재생산율을 총재생산율이라 하고, 사망을 고려하는 경우에는 순재생산율이라 한다.

$$총재생산율 = \sum_{x=0}^{\infty} f_x \quad (f_x: x\text{세 여자의 연령별 여아 출생률})$$

$$순재생산율 = \sum_{x=0}^{\infty} f_x \cdot L_x \quad (L_x: \text{여자가 } x\text{세까지 생존할 수 있는 확률})$$

순재생산율이 1.0이라면 인구의 증감이 없고, 1.0 이하이면 인구의 감소를, 1.0 이상이면 인구의 증가를 뜻한다.

2) 사회적 증가 (Social increase)

① **사회증가** = 유입인구 − 유출인구

② **인구증가** = 자연증가 + 사회증가

③ $\text{인구증가율} = \dfrac{\text{자연증가} + \text{사회증가}}{\text{인구}} \times 100$

④ $\text{연간인구증가율} = \dfrac{\text{연말인구} - \text{연초인구}}{\text{연초인구}} \times 100$

(2) 세계인구의 증가

세계인구는 서력기원을 전후해서는 2억5천만 명으로 추산되는데, 그 두 배인 5억 명이 되는 데는 무려 1650년이 걸렸으며 이 5억 명이 10억 명으로 되는 데는 약 200년이 걸린 1830년으로 여겨진다. 그 후 다시 10억 명을 추가시키는 데는 30년에 불과한 기간이 소요되어 1960년경에는 30억 명을 돌파했다. 그 후 급격한 인구증가로 1975년에 40억 명으로, 1988년의 세계인구는 50억 명, 2005년에는 60억 명, 2025년 현재는 80억 명을 넘게 되었다.

UN에서는, 세계인구증가율이 2%로 계속된다고 보면 2020년대의 세계인구는 85억 명에 달할 것으로 추계한다. 만약 이대로 인구증가가 지속되면 21세기에는 인구대책이 없는 한 식량부족, 자원의 고갈, 환경의 악화로 인류의 파멸을 생각할 수 있다.

표 14-1 우리나라의 인구지표

구 분	1970	1980	1990	2000	2010	2020	2030	2050
총 인구(천 명)	32,241	38,124	42,869	47,008	48,875	49,326	48,635	42,323
자연증가율(%)	23.2	15.4	9.6	8.2	3.1	0.0	−2.5	−10.7
인구구성비(%)								
0~14세	42.5	34.0	25.6	21.1	16.2	12.4	11.4	8.9
15~64세	54.4	62.2	69.3	71.7	72.9	72.0	64.4	53.0
65세+	3.1	3.8	5.1	7.2	11.0	15.6	24.3	38.2
총 부양비(%)	83.8	60.7	44.3	39.5	37.2	38.9	55.4	88.8
노령화지수	7.2	11.2	20.0	34.3	67.7	125.9	213.8	429.3

* 자료 : 통계청, 장래 인구추계, 2010

(3) 부양능력과 인구의 노령화

출생률이 높은 인구구조나 인구의 노령화 구조에서는 생산층 인구(15~64세)와 비생산층 인구(15세 미만과 65세 이상)의 불균형으로 부양비의 증가가 문제된다.

① **부양비(율)** = 비생산층인구 ÷ 생산층인구 × 100

② **노령화지수** = 노년인구 ÷ 유년인구 × 100

(4) 한국의 출산율과 그 영향

표 14-2 부양비 및 노령화지수 추이

단위: %

구 분	1970	1980	1990	2000	2010	2020	2030	2050
총 부양비	83.8	60.7	44.3	39.5	37.2	38.9	55.4	88.8
유소년부양비	78.2	54.6	36.9	29.4	22.2	17.2	17.7	16.8
노년부양비	5.7	6.1	7.4	10.1	15.0	21.7	37.7	72.0
노령화지수	7.2	11.2	20.0	34.3	67.7	125.9	213.8	429.3

* 자료 : 통계청, 장래 인구추계, 2010

한국의 출산수준은 사회경제적인 발전에 의한 국민들의 생활수준의 향상과 함께 결혼 및 가족 등에 대한 가치관의 변화와 1990년대 이전에 강력하게 추진해 왔던 출산억제정책 등에 의해 세계에서 유례를 찾아볼 수 없는 속도로 급속히 저하되고 있다.

우리나라의 합계출산율(한 여성이 가임기간 동안 낳는 자녀수)은 2009년 1.15명, 2012년 1.3명, 2023년 0.72명으로 여전히 OECD 국가 최저수준이다.

현재의 출산 수준이 계속 유지될 경우에 총 인구는 2017년에 4,925만 명으로 절정을 이룬 후 지속적으로 감소하여 2100년에는 1,621만 명으로 축소되고 생산가능인구(15~64세)도 2010년대를 정점으로 지속적으로 감소하여 사회 전체적인 조기 조로(早老) 현상의 발생이 우려되고 있다.

저출산에 따른 가장 기본적인 문제점은 경제활동인구가 그들의 노후를 부양하기에 필요한 만큼의 자녀를 낳지 않는다는 데 있다.

구체적으로 저출산은 인구고령화를 가속화하고 생산가능인구의 감소 및 노동생산성 저하로 인한 경제성장 둔화, 노인의료비 · 연금 등 공적부담 증가, 세입기반 약화 등으로 인한 재정수지 악화와 노인부양 부담 증가에 따른 세대 간 갈등첨예화 등 정치 · 경제 · 사회 · 문화 전반에 걸쳐서 심각한 문제를 파생시킬 것이다.

표 14-3 연도별 합계출산율 및 출생자 수

단위: 천 명

출생 \ 년도	2013	2015	2017	2019	2021	2023
총 출생아수	436	438	358	303	261	230
합계 출산율	1.18	1.24	1.05	0.92	0.81	0.72

* 자료 : 통계청

표 14-4 OECD 주요 선진국의 합계 출산율(명)

출생 \ 년도	2016	2017	2018	2019	2020	2021	2022	2023
한국	1.17	1.05	0.98	0.92	0.84	0.81	0.78	0.72
일본	1.44	1.43	1.42	1.36	1.33	1.30	1.26	1.20
미국	1.82	1.77	1.73	1.71	1.64	1.66	1.66	1.62
프랑스	1.89	1.86	1.84	1.83	1.79	1.80	1.76	1.64
영국	1.79	1.74	1.68	1.63	1.56	1.54	1.49	1.42
이탈리아	1.36	1.34	1.31	1.27	1.24	1.25	1.24	1.22
독일	1.59	1.57	1.57	1.54	1.53	1.58	1.46	1.35

* 자료 : 통계청, 연구조사, 2024.

구분	합계 출산율	첫째아 출산연령
OECD 평균	1.58명*	29.7세*
이스라엘	3.00	27.8
체코	1.83	28.8
멕시코	1.82	
아이슬란드	1.82	28.6
프랑스	1.80	29.1
덴마크	1.72	30.0
아일랜드	1.72	31.2
콜롬비아	1.72	

구분	합계 출산율	첫째아 출산연령
아일랜드	1.72	31.2
콜롬비아	1.72	
튀르키예	1.70	
호주	1.70	29.7
스웨덴	1.67	29.8
미국	1.66	
뉴질랜드	1.64	29.0
슬로베니아	1.64	27.3
슬로바키아	1.63	30.3
네덜란드	1.62	28.5
에스토니아	1.61	29.5

구분	합계 출산율	첫째아 출산연령
벨기에	1.60	28.6
헝가리	1.59	30.1
독일	1.58	27.7
라트비아	1.57	30.0
노르웨이	1.55	
칠레	1.54	
코스타리카	1.53	
영국	1.53	31.2
스위스	1.51	31.2
오스트리아	1.48	29.9
핀란드	1.46	29.8

구분	합계 출산율	첫째아 출산연령
캐나다	1.43	30.3
그리스	1.43	31.0
룩셈부르크	1.38	31.3
리투아니아	1.36	28.3
포르투갈	1.35	30.4
폴란드	1.33	28.1
일본	1.30	31.6
이탈리아	1.25	31.6
스페인	1.19	31.6
대한민국	0.81	32.6
2022년 전망	0.78	33.0

그림 14-1 OECD 주요국 조혼인율 · 합계출산율

4. 인구조사

일정지역 내의 인구는 시시각각으로 끊임없이 변동되고 있지만 일정시점에서 조사하면 여러 가지 내용으로 분류되는데, 조사 시점에 있어서 인구의 상태를 **인구정태**(state of population)라고 하며, 어느 기간에 있어서 인구의 출생 · 사망 · 전입 및 전출 등에 의해서 끊임없이 변동되는 것을 **인구동태**(movement of population)라고 한다. 즉, 인구정태통계는 인구의 어떤 시점에서의 통계치를 가리키는 데에 비하여, 인구동태통계는 인구의 변동을 어떤 기간에 대하여 관찰한 것이다.

(1) 인구정태 (State of Population)

인구의 크기 · 구성 · 분포 · 밀도, 그리고 성질 등에 의해서 그 상태를 달리하는데, 이 변동하는 인구의 상태가 인구정태이다. 이러한 인구정태를 전국적인 규모로 조사하는 것을 **국세조사**(national census)라고 한다.

표 14-5 현 출산수준 유지시의 인구변동 추이

단위: %

구 분	1970	1980	1990	2000	2010	2020	2030	2050
총 인구	32,241	38,124	42,869	47,008	48,875	49,326	48,635	42,343
0~14세 (%)	13,709 (42.5)	12,951 (34.0)	10,974 (25.6)	9,911 (21.1)	7,907 (16.2)	6,118 (12.4)	5,525 (11.4)	3,763 (8.9)
15~64세 (%)	17,540 (54.4)	23,717 (62.2)	29.701 (69.3)	33,702 (71.7)	35,611 (72.9)	35,506 (72.0)	31,299 (64.4)	22,424 (53.3)
65세+ (%)	991 (3.1)	1,456 (3.8)	2,195 (5.1)	3,395 (7.2)	5,357 (11.0)	7,701 (15.6)	11,811 (24.3)	16,156 (38.2)

* 자료 : 통계청, 과거와 장래 인구추계, 2021

국세조사는 정규적으로 매 10년마다 실시하는 것을 원칙으로 한다. 그 사이, 즉 5년마다 간이 국세조사를 실시하는 것이 상례이다.

국세조사를 최초로 실시한 나라는 1749년 스웨덴이다. 1801년에 영국과 프랑스, 1816년 이탈리아, 1871년 독일, 1897년 러시아, 1920년 일본 등이 실시하였다. 근대적인 국세조사를 실시한 최초의 국가는 1790년의 미국이다.

우리나라는 고조선 시대에 호구조사를 실시한 것으로 추측되지만 호구조사의 제도화는 삼국 시대 이후인 것으로 보며, 근대적 의미의 국세조사는 1925년의 간이국세조사가 처음이라 할 수 있는데, 매 5년마다 실시되어 왔으며 1980년부터 11월 1일을 기준으로 실시하고 있다. 인구주택총조사는 기획재정부 통계청에서 담당하고 있다.

국세조사방법에는 현재인구조사와 상주인구조사가 있다. 관광도시나 항만도시에 있어서는 상주인구조사만으로는 여러 가지 문제점이 있으므로 현재인구조사를 실시한다.

인구조사의 기준은 연 중앙일인 7월 1일 자정을 기해서 조사한 인구를 그 지역 및 그 국가의 인구로 하며, 기타 일에 조사한 인구는 반드시 조사일을 표시해야 한다.

(2) 인구동태 (Movement of Population)

인구동태란 출생 · 사망 · 혼인 · 전입 및 전출에 의한 일정기간의 인구변동을 조사하는 것인데, 이때 자연증감과 사회증감이 발생한다.

일반적으로 인구정태는 주로 경제학의 영역에서 논의되는 경우가 많고, 인구동태는 보건학에서 많이 취급하고 있다. 인구동태의 2대 요인은 출생과 사망이라고 할 수 있으며, 조사하는 방법에 따라 발생지주의와 상주지주의로 나눌 수 있다. 인구동태에 관한 각종 비율에는 출생률, 사망률, 사산율, 혼인율, 이혼율 등 여러 가지가 있다.

① 조출생률 (Crude live-birth rate) $= \dfrac{\text{연간의 출생수}}{\text{인구}} \times 1{,}000$

② 조사망률 (Crude death rate) $= \dfrac{\text{연간의 사망수}}{\text{인구}} \times 1{,}000$

③ 사산율 (Still-birh rate) $= \dfrac{\text{사산수}}{\text{연간의 출산수(출생수 + 사산수)}} \times 1{,}000$

④ 혼인율 (Marriage rate) $= \dfrac{\text{연간의 혼인수}}{\text{인구}} \times 1{,}000$

(3) 우리나라 인구 현황 및 전망

우리나라의 자연인구증가율은 1970년 2.32%, 1980년 1.54%, 1990년 0.96%, 2000년 0.91%, 2015년에는 0.32%까지 저하되어 총 인구가 51,069천 명이었다.

표 14-4 총인구, 2017-2040년

단위: 만 명, %

구 분	2017	2020	2025	2030	2035	2040
총인구	5,136	5,178	5,191	5,193	5,163	5,086
내국인	4,994	5,005	4,992	4,980	4,942	4,858
내국인 구성비	97.2	96.7	96.2	95.9	95.7	95.5
외국인	142	173	19-9	213	221	228
외국인 구성비	2.8	3.3	3.8	4.1	4.3	4.5

* 자료: 통계청, 과거와 장래 인구추계, 2021.

표 14-5 연령계층별 인구 및 구성비, 2017-2040년

단위: 만 명, %

구 분		2017	2020	2025	2030	2035	2040
전체		5,136	5,178	5,191	5,193	5,163	5,086
인구	0~14	672	630	554	500	494	498
	15~64	3,757	3,736	3,585	3,395	3,145	2,865
	65+	707	813	1,051	1,298	1,524	1,722
구성비	0~14	13.1	12.2	10.7	9.6	9.6	9.8
	15~64	73.2	72.1	69.1	65.4	60.9	56.3
	65+	13.8	15.7	20.3	25.0	29.5	33.9
내국인		4,994	5,005	4,992	4,980	4,942	4,858
인구	0~14	668	623	544	489	483	489
	15~64	3,625	3,579	3,415	3,223	2,978	2,703
	65+	701	803	1,033	1,268	1,481	1,666
구성비	0~14	13.4	12.4	10.9	9.8	9.8	10.1
	15~64	72.6	71.5	68.4	64.7	60.3	55.6
	65+	14.0	16.1	20.7	25.5	30.0	34.3
외국인		142	173	199	213	221	228
인구	0~14	5	7	10	11	11	10
	15~64	132	157	170	171	168	162
	65+	5	9	18	30	43	56
구성비	0~14	3.3	4.1	5.1	5.4	4.9	4.2
	15~64	92.9	90.6	85.8	80.7	75.8	71.2
	65+	3.8	5.3	9.1	14.0	19.3	24.7

* 자료: 통계청, 과거와 장래 인구추계, 2021.

우리나라 총인구는 표 14-4와 같이 2020년 5,178만명에서 2028년 5,194만명을 정점으로 2040년 5,086만명 수준으로 감소할 것으로 전망된다. 2020년 외국인은 전체의 3.3%를 차지하나 2040년은 228만명으로 4.5%를 차지할 것으로 추계된다.

연령계층별 인구는 표 14-5와 같이 내국인 생산연령인구 구성비는 2020년 71.5%에서 2040년 55.6%로 감소하고, 외국인은 90.6%에서 71.2%로 감소하였다.

내국인의 고령인구는 2020년 16.1%(803만명)에서 2040년 34.3%로 증가하는 반면 동기 유소년인구는 12.4%에서 10.1%로 감소할 것으로 전망된다.

부양비에 있어서 2020년 유년부양비가 17.3%에서 2040년 18.2%로 되고, 노년부양비는 22.5%에서 61.7%로 크게 증가할 것이다. 따라서 총 부양비는 39.9%에서 79.9%로 생산층 인구의 부담비율이 크게 증가할 것으로 예상된다.

외국인까지 포함하여 추계하면 생산연령인구 구성비는 2020년 72.1%에서 2040년 56.3%로 감소되고, 총부양비는 38.7%에서 77.6%로 증가할 것으로 전망된다.

5. 인구구성

인구구성단위인 개인은 생물학적 · 사회학적으로 볼 때 여러 가지 속성을 가지고 있다. 이에 따라 인구구성의 단위를 분류하고 수적으로 추상한 것이 인구구성이다.

인구구성의 분류기준으로서는 양적 기준과 질적인 기준으로 나눌 수가 있다. 양적 기준으로서는 연령과 같이 양을 표시한 기준이고, 질적 기준으로는 남녀별 · 인종별 · 사회계층별 · 직업별 · 산업별 등의 기준이 있는데 남녀별과 연령별 및 출생아수별 구성을 인구분석학적인 구성이라 한다. 남과 여 및 연령별에 의한 인구의 도수분포표로 표시하며 가장 잘 사용되는 것이 남녀 연령별 인구구성이다.

(1) 성별 구성 (Sex Composition)

인구구성에 있어서 성비(sex ratio)라는 말이 자주 사용되는데, 이는 여자 100명에 대한 남자의 비를 말한다.

즉, **성비** $= \dfrac{\text{남자 수}}{\text{여자 수}} \times 100$

일반적으로 출생 시의 성비는 여자 100에 대하여 남자 105 전후이지만 영아사망률이 여자보다 남자가 높아서 결혼적령기가 되면 성비가 거의 비슷해지며, 노령기가 되면 남자사망률이 여자보다 높아서 노령인구는 여자가 많아진다.

성비는 1차, 2차, 3차로 나눈다. 태아의 성비를 제1차 성비라 하고 출생 시의 성비, 즉 출생성비를 제2차 성비라고 하며, 현재의 성비를 제3차 성비라고 한다.

인구의 유입과 유출이 없고 출생과 사망의 증감만이 있는 인구를 봉쇄인구라고 하는데, 이런 인구에서는 남녀의 인구비가 거의 같거나 여자 인구가 다소 많은 것이 보통이다.

(2) 연령별 구성 (Age Composition)

연령별 인구구성을 몇 개의 집단구성으로 분류하여 보면 1세 미만을 영아인구, 1~14세까지를 소년인구, 15세~64세까지를 생산 연령인구, 65세 이후를 노년인구로 나눌 수가 있다.

생산 연령인구를 다시 청소년 · 중년 · 장년으로 나누기도 하고, 소년인구를 유아 · 학령기 전 · 학령기로 세분화하기도 한다.

인구구성의 남녀별 및 연령별 구성을 결합하여 표시한 **일반적인 정형**은 다음과 같다.

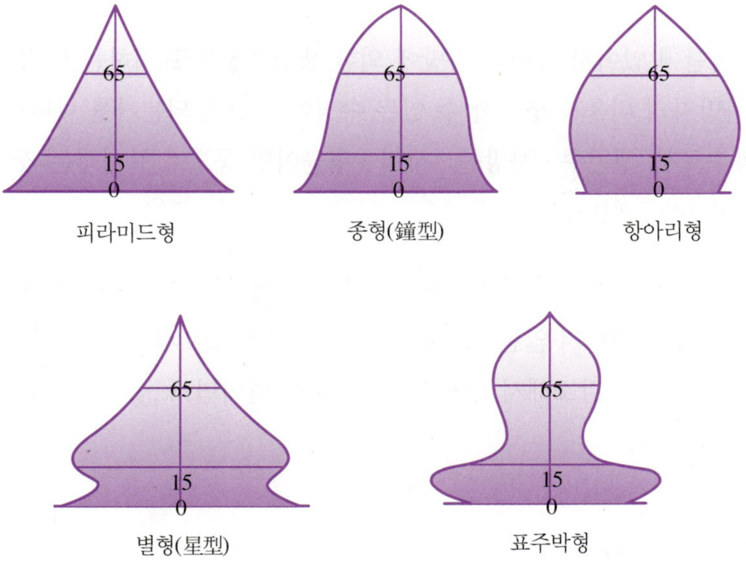

그림 14-1 인구구성의 일반적 정형

① 피라미드형 (pyramid form): 인구가 증가할 잠재력을 많이 가지고 있는 형으로, 출생률은 높고 사망률이 낮은 인구증가형이다. 14세 이하 인구가 65세 이상 인구의 2배를 초과하는 인구형이다.

② 종형 (bell form): 인구정지형으로 출생률과 사망률이 다 낮고, 14세 이하 인구가 65세 이상 인구의 2배 정도 되는 인구형이다.

③ 항아리형 (pot form): 평균수명이 높은 선진국가에서 볼 수 있는 형으로, 인구가 감퇴하는 형이다. 출생률이 사망률보다 더 낮으며, 14세 이하 인구가 65세 이상 인구의 2배 이하인 인구형이다.

④ 별형 (star form): 생산 연령인구가 많이 유입되는 도시지역의 인구구성으로서 생산층 인구가 전체인구의 1/2이상인 경우이고 생산층 인구가 증가되는 형이다.

⑤ 표주박형 (guitar form): 별형과는 반대로 생산층 인구가 다수 유출되는 농촌에서 볼 수 있는 형으로, 생산층 인구가 전체 인구의 1/2미만인 경우로서 생산층 인구가 감소하는 형이다.

6. 생명표

인구집단에 있어서 출생과 사망에 의한 생명현상을 표시하는 방법이다. 생존자와 사망자의 비율과 생존할 수 있는 수명이 어떻게 되는가를 나타내는 6종의 생명함수로서, 생존수 · 사망률 · 사력 · 평균여명 등으로 표현하는 것을 생명표(life table)라고 한다.

어느 일정시점에서 동시에 10만 명이 탄생했다는 가정하에 현재의 연령별 사망률이 계속 변하지 않는다고 전제하고, 연차적으로 사망률이 진행되면 생존자는 연차적으로 감소해서 영세인구 L_0 = 10만이면, L_{100}이 되면 생존자는 0에 가깝게 된다.

(1) 생존수 (L_x)

일정한 출생수가 어느 연령에 도달했을 때까지 생존할 것으로 기대되는 수를 생존수(L_x)라고 하며 동시 출생자가 절반($\frac{1}{2} L_x$)으로 되는 때를 반감기라고 한다.

일반적으로 L_1(1세) 이후부터는 남자보다 여자가 많아지는 경향이 각국의 공통된 현상이며, 반감기는 선진국의 경우에는 60~70세 이후로 나타나고 있지만 후진국에서는 40~50세에서 나타난다. 인구동태통계에서 0세 인구란 출생 후 1년 미만의 영아인구를 뜻하지만 생명표에서는 출생시점을 의미한다.

(2) 사망수 (d_x)

x세의 사람 중 $x+1$세에 도달하지 못하고 사망한 자의 수를 x세에서의 사망수라고 하며, 이를 d_x로 표시하면 $d_x = L_x - L_x + 1$이 된다.

(3) 생존율 (P_x)

x세의 사람 중 $x + 1$세에 도달할 수 있는 자의 율을 x세에서의 생존율이라 하며, 생존율은 x세의 사람이 1년간 생존하는 확률이라고 할 수 있는데 생존율을 P_x로 표시하면 $P_x = \frac{L_x + 1}{L_x}$이 된다.

(4) 사망률 (q_x)

x세의 사람 중 $x + 1$세에 도달하지 못하고 사망하는 율을 x세에서의 사망률이라고 하며, q_x로 표시하면 $q_x = \frac{dx}{Lx} = \frac{L_x - L_{x-1}}{L_x}$ 가 성립된다.

(5) 사력 (μ_x)

x세에 도달한 자가 그 순간에 사망할 수 있는 확률이 1년간 계속된다고 가정한 것이지만 일반적으로 생명표에서 사용하지 않는다.

(6) 평균여명

x세의 생존자수가 x세 이후 생존할 수 있는 연수의 평균을 x세에서의 평균여명이라 하며, 평균수명이란 출생직후 평균여명이다. 즉, 평균여명이란 x세에 도달한 자가 앞으로 평균 몇 년을 더 살 수 있는가의 기대치를 말한다.

2. 가족계획

1. 가족계획의 개념

가족계획(family planning)이란 용어는 여러 의미로 쓰여지고 있다. 가족계획의 정의는 나라와 학자에 따라서도 다르게 풀이되고 있다.

WHO 에서는 "근본적으로 산아제한(birth control)을 뜻하는 것으로서 출산의 시기 및 간격을 조절하며 출생자녀수도 제한하고 불임 중 환자의 진단 및 치료를 하는 것이다."라고 정의한다.

가족계획과 수태조절(contraception) 및 산아조절(birth control)을 혼동해서 사용하는 경우가 있으나 가족계획은 목적과 결과를 의미하며, 수태조절이나 산아조절은 가족계획을 실천하기 위한 방법이며 수단이다.
산아조절(birth control)에서 'birth' 란 출생을 의미하며 'control' 은 조절을 의미하는 것이므로 가족계획이라는 말과 같은 의미일 수 없다.

가족계획이란 계획적인 가족형성을 뜻하는 것으로 알맞은 수의 자녀를 알맞은 터울로 낳아서 잘 양육하여 잘 살 수 있도록 하자는 것이다. 특히 부모의 건강 · 가정의 경제능력 향상 · 모자보건 · 생활양식의 현대화 등으로 자녀를 건강하게 양육하고 행복한 가정을 이룩하도록 하며, 문화적인 생활을 영위할 수 있도록 하자는 데에 가족계획의 목적이 있다.

2. 가족계획의 필요성

(1) 모자건강과 여성인권의 존중

옛날에는 원하든 원하지 않든 간에 여성의 반평생은 임신 · 분만 · 아기 양육의 범주에서 벗어나지 못했으며, 심지어 불임증이 남성에게 있는데도 여성만이 책임을 지고 살아왔다. 또한 남존여비의 사상 때문에 많은 딸보다는 한 명의 남자아이를 원했으므로 계속적인 임신을 해야 했고 남자아이를 출산하지 못하면 떳떳하게 살지 못했다.

또한 임신 횟수의 증가는 모체의 노화를 촉진하며, 불건강상태에서의 임신이나 인공유산 등은 모성건강의 크나큰 장애요인이 되는 것이기 때문에 가족계획사업은 여성천시의 사상이나 모성의 건강장애요인을 제거하기 위하여 필요하다.

(2) 가정의 경제생활 향상과 생활양식 개선

한정된 소득에서 가족수가 계속해서 증가하게 되므로 더 많은 지출을 강요하게 되어 노후생활을 위한 저축이 불가능하므로 가정경제는 악화되기 마련이다.

이러한 가정경제의 악화를 방지하고 노후생활을 편안히 지낼 수 있도록 저축을 하기 위해서는 자기 가정에 알맞은 수의 자녀를 낳고 육체적 · 정신적 · 경제적으로 좋은 생활을 하는 것이 바람직하다.

3. 피임법

수태조절이란 피임이나 불임법을 통하여 수태를 방지함으로써 출산 횟수, 간격, 시기 및 단산 등을 조절하는 데 의미가 있다.

피임방법은 크게 구분하면 일시적 피임방법과 영구적 피임방법으로 나눌 수 있다. 일시적 피임이란 자녀를 갖기 원하는 부부가 수태시기 조절, 즉 터울 조절을 위하여 행하는 것을 말하며, 영구피임은 더 이상 자녀를 갖지 않으려는 부부를 대상으로 수술의 방법을 통해서 영구히 임신할 수 없게 만드는 방법을 말한다.

(1) 피임의 이상적 요건

피임은 가족계획의 목적달성과 동시에 부부생활에 장해가 되어서는 안되며, 이를 위해서는 다음과 같은 몇 가지 **피임요건**이 구비되어야 한다.

① 피임효과가 확실하고 원할 때는 임신이 가능해야 한다.
② 사용이 간편해야 하고 성생활에 지장이 없어야 한다.
③ 피임에 따른 비용이 경제적이고 구입이 용이해야 한다.
④ 건강에 무해하고 피임 실패 시에도 태아에게 무해해야 한다.

(2) 피임방법

원하지 않는 임신을 피하고자 하는 것이 피임이며, 피임의 원리는 배란억제 · 수정방지 · 자궁착상방지 등이 있다. 성별에 따라서는 대남자법과 대여자법으로 나눌 수 있고 생식세포에 따라 대정자법과 대난자법으로 나눌 수 있다.

1) 일시적 피임법

① 콘돔(Condom)법

콘돔의 원래 사용목적은 성병예방이었으나 1900년 이후부터 이용되기 시작한 피임법으로, 남자에 사용하는 고무제품 콘돔은 성감에 별 지장이 없고 피임효과도 크다.

이 콘돔사용법은 정자의 질내침입방지와 성병예방에 주로 사용된다.

② 성교중절법

질외사정법이라고도 한다. 성행위를 하되, 사정을 질외에서 함으로써 정액이 질내에 들어가지 않도록 하여 임신이 성립되지 않게 하는 방법이다. 이 방법은 남자의 의지가 굳어야 하며 잘못하면 신경증상이나 불감증이 생기기 쉽다.

③ 질내 살정제 피임법

정제나 젤리 등 살정제를 이용하며 질내에서 정자를 없애는 방법을 말한다.

④ 다이어프램(Diaphragm) 및 경관캡 피임법

정자의 진입을 막기 위해서 자궁경관을 덮는 데 사용하는 여러 가지 고무 및 금속제품이 있다.

⑤ 월경주기법

월경주기 중 수태가능한 기간을 피함으로써 임신을 예방하는 법으로, 안전기를 택하여 성교하는 방법을 월경주기이용 피임법 또는 오기노법이라고도 한다.

⑥ 자궁 내 장치법(Intra-uterine devices, IUD)

pin, ring, loop 등을 자궁 내에 삽입하여 피임하는 방법이다. 효율성이 높고 간편하며 경제적인 방법으로 저렴하다는 장점이 있다.

⑦ 경구피임약(oral pill)

호르몬제를 투여하여 인공적으로 배란을 억제하는 방법으로 저렴하다는 장점이 있다.

2) 영구적 피임법

영구적인 피임법은 불임법과 거세법이 있는데, 거세법은 남녀의 고환이나 난소를 제거하는 방법이다. 성선기능을 소실시키는 방법으로 좋은 방법은 못된다.

불임법은 성선기능을 장해하지 않고 남자의 수정관이나 여자의 난관을 결찰 혹은 절단하는 방법으로, 성호르몬의 분비에는 변화가 없으므로 임신을 하지 못할 뿐이지 신체적 장애는 없는 방법이다.

① **정관결찰법** : 정관을 절제 또는 묶는 방법으로 성감과 신체에는 지장이 없는 방법이다.

② **난관결찰법** : 여자의 난관을 잘라 묶는 방법으로 다산한 중년 부인들에게 많이 사용되는 방법이다.

4. 우리나라 가족계획사업

가족계획사업을 추진하면서 1960년 초기에 처음으로 내세운 표어가 "알맞게 낳아서 훌륭하게 키우자"였다. 그러다가 1960년 후반기에는 세 자녀를 세 살 터울로 낳아서 서른다섯 살에 단산하자는 〈3, 3, 35〉 운동을 전개함으로써 처음으로 자녀수를 제한하는 운동이 시작되었다.

1970년대 들어서면서 "딸, 아들 구별말고 둘만 낳아 잘 기르자"라는 표어를 채택하면서 두 자녀 운동과 남아선호사상의 불식에 중점을 두었다. 1980년대부터는 "둘도 많다" 또는 "하나씩만 낳아도 지구는 초만원"이라는 표어로 한 자녀 갖기 운동으로 전환 · 진행되었다.

우리나라의 인구는 1960년에 2,500만 명이었는데, 당시의 조출생률은 4.3, 조사망률 1.3명(1만 명당), 자연증가 3%이었다. 그러던 것이 1962년부터 활발하게 전개된 가족계획사업으로 1990년대에는 조출생률 1.56, 조사망률 0.58, 인구의 자연증가율 0.98%로 저출산과 인구감소의 원인이 되었다. 가족계획 실천율은 1960년대 초 10% 미만에서 1994년에는 77.4%로 증가하였다.

가족계획사업현황을 보면, 1960년대 초에는 콘돔과 불임시술을 주로 하였으나, 오늘날에는 자궁 내 장치 · 콘돔 · 불임시술 및 먹는 피임약의 순서(38.8%, 34.9%, 22.1%, 4.2%)로 많이 이용하고 있다.

5. 인구장려 정책

1) 우리나라 출산율 현황

우리나라의 출산율은 사회경제적 환경 변화에 따른 혼인 연령의 상승, 결혼 · 가족 등에 대한 전통적 가치관의 변화, 자녀 양육에 대한 경제적 부담 증가 등에 따라 지속적으로 낮아지고 있다. 특히 1983년 합계출산율이 인구대체수준 이하로 떨어지는 등 초저출산 현상이 지속되고 있으며, 2023년도에도 우리나라의 합계출산율은 0.72명으로 세계에서도 매우 낮은 수준을 기록하고 있는 실정이다.

출산인구의 지속적인 감소에 따른 범정부적인 출산지원정책의 추진, 2004년 이후 혼인의 증가추세 등으로 단기적으로는 우리나라의 출생아 수가 다소 증가할 것으로 전망되나, 중 · 장기적으로 주 출산연령층(20~34세) 여성인구의 감소, 다양한 사회경제적 환경 및 가치관의 변화에 따른 혼인연령 상승, 기혼여성의 출산기피 등으로 저출산 현상은 지속될 것으로 우려되고 있다.

그러므로 저출산은 인구 고령화를 가속화시키고 생산 가능 인구와 노동생산성의 감소로 인한 경제성장 둔화, 노인의료비 · 연금 등 공적부담 증가, 세입기반 약화 등으로 인한 재정수지 악화, 노인부양 부담 증가에 따른 세대간 갈등 첨예화 등 정치 · 경제 · 사회 · 문화 전반에 걸쳐 심각한 문제를 파생시킬 것이다.

2) 인구 및 출산지원정책

저출산 추세에 체계적으로 대응하지 못하면 향후 우리 사회의 지속적인 성장 · 발전이 어렵다는 인식하에 「저출산 · 고령화 사회 기본계획」에 따라 인구 · 출산 · 아동분야 중장기 종합계획을 수립하여 추진한다. 계획에는 임신 · 출산 · 양육 등에 대한 지원, 영유아 건강보호 및 모성건강증진계획, 아동의 안전 및 권리증진과 지역사회 및 가정보호 강화 방안 등이 포괄적으로 포함된다.

또한 저출산 대책의 효율적 추진을 위한 지역사회 공공 및 민간 전달체계 개선방안을 마련하여 추진하고, 전체 가임기 여성을 대상으로 임신, 출산, 양육에 대한 정보를 주기적으로 제공할 수 있는 종합정보 제공체계를 구축하여 운영하게 되었다.

(1) 저출산 대응 지자체 인구시책 활성화 추진

지방자치단체 저출산 대응 인구정책 효과성 분석 및 우수정책 개발촉진방안에 대한 연구를 실시하였으며, 인구시책 추진 인프라를 구축, 지역사회 자원연계 및 분위기 조성을 위하여 2007년부터 기초자치단체를 대상으로 「저출산 대응 인구정책 경진대회」를 개최하고 있다. 또한 경진대회를 통하여 저출산 대응 인구정책에 대한 지방자치단체 및 지방의회의 관심을 확산시키고 우수지자체에 대한 포상 및 인센티브 부여를 통하여 지자체 인구시책이 보다 활성화될 수 있는 기반을 조성한다.

(2) 학교인구 교육활성화 추진

미래에 발생 가능한 저출산 문제를 사전에 예방하고 안정적인 인구를 지속적으로 유지하기 위해서는 학생들의 결혼 · 출산 등에 대한 긍정적인 가치관과 태도가 무엇보다도 중요하다. 이에 따라 학교 인구교육 활성화 방안을 마련하여 적극적으로 추진하고 있다.

우선 학생 눈높이에 맞춘 저출산 · 고령사회 관련 참고 교재를 개발하여 전국 초 · 중학교에 배포하고, 재량활동시간 등에 활용할 수 있도록 인정도서 채택을 추진할 계획이다.

또한 교사를 대상으로 한 직무연수 프로그램을 개발하여 시 · 도 교육연수원을 비롯한 각 교육 연수원에 보급하고, 학교 인구교육에 관한 토론회와 세미나 및 중 · 고등학생을 대상으로 논술공모대회를 개최함으로써 학교 인구교육에 대한 논의가 활성화될 수 있도록 지원할 계획이다.

(3) 인구 패널 및 데이터베이스 구축

저출산 추세의 지속과 평균수명 연장으로 인구규모와 구조의 변동이 급격하게 진행되면서 인구정책 수립 · 추진의 과학적 분석기반 마련이 필요할 뿐만 아니라, 인구변동의 횡단적 실태와 종단적 변화양상 및 이들 변화 원인에 대한 명확한 이해가 필요하다.

이에 따라 인구패널 및 데이터베이스를 구축하기로 하였다. 인구 조사 결과는 인구현상과 관련한 정확하고 시의성 있는 대책 수립 및 지속적인 평가환류를 통하여 정책의 실효성을 제고하고, 인구관련 통계자료의 정책적 · 학문적 이용 욕구에 적극 부응하게 될 것이다.

(4) 국제결혼 정착 및 결혼중개업의 건전화 추진

통계청의 혼인이혼 통계에 따르면 우리나라의 국제결혼 비중은 지난 2005년 13.5%으로 정점을 기록한 후 지속적으로 비율이 줄어들기는 하나 2010년까지 전체 혼인 중 10%를 상회하는 등 2000년대 중후반 시점에 급증했다. 2015년도 국제결혼은 21,274건으로 2006년도 39,600건에 비해 감소했다. 결혼중개업 관리에 관한 법률이 제정(2007.12.14.)되어 중개업체를 효율적으로 관리할 수 있게 되었다.

2015년 다문화가족실태조사에 따르면 만 8세 이하의 자녀들이 전체 다문화가족 자녀의 절반 이상을 차지하고 있는 것으로 나타나 향후 취학과 이들의 사춘기 및 청소년기에 대한 정책 또한 필요하다. 또한 이주여성과 농촌지역 남성의 피해 예방 및 국제결혼 건전화를 위한 교육 · 홍보사업을 지속적으로 추진하고 있다.

6. 저출산 고령사회 인구정책

사회 전반의 지각변동을 일으키는 저출산 고령화 현상에 대처하고자 정부는 **"새로마지 플랜 2010"**을 계획하였다.

'새로마지'란 '새로 맞이하는 행복한 출산과 노후'란 뜻으로 국민 대다수가 행복한 출산, 당당한 노후를 누릴 수 있도록 설계한 계획이다.

첫째, 출산과 양육에 유리한 환경 조성

둘째, 고령사회의 삶의 질 향상과 기반 구축

셋째, 미래 성장 동력 확보

이 과제를 달성하기 위해 새로마지 플랜은 5년마다 단계적 · 전략적 목표를 수립하고 세부 과제를 추진하게 되는데, 제1차 계획은 2010년까지로 출산 · 양육에 유리한 환경을 조성하고 고령사회의 대응기반을 구축한다.

제2차 계획은 출산율을 회복하여 고령사회에 대응하는 체계를 마련하고, 제3차 계획에서는 OECD국가 평균수준으로 출산율을 높이고 고령사회에 성공적으로 적응하도록 추진하는 것이다.

(1) 출산과 양육에 유리한 환경조성

① 출산, 양육에 대한 사회적 책임을 강화하여 가족과 사회, 국가가 함께 아이를 낳고 키우는 시스템을 확립한다.
② 가족 친화적이고 남녀 양성이 평등한 사회문화를 조성하여 출산과 양육의 책임이 여성에게 집중되지 않도록 한다.
③ 다음 세대의 건전한 육성을 위해 투자를 확대하고 아동과 청소년이 안전하고 건강하게 자랄 수 있는 기반을 마련한다.

(2) 고령사회의 삶의 질 향상과 기반 구축

① 노인들에게 안정적인 노후소득을 보장한다.
② 건강한 노후생활을 영위토록 한다.
③ 안전하고 활동적인 노후생활을 누릴 수 있도록 한다.

(3) 미래 성장동력 확보

① 잠재적인 인력을 활용할 수 있는 기반을 구축한다.
② 인적자원의 경쟁력과 활용도를 높이도록 한다.
③ 성장동력산업으로서 고령친화산업을 육성한다.

(4) 인공임신중절 예방 등의 사업(모자보건법 제12조)

① 국가와 지방자치단체는 여성의 건강보호 및 생명존중 분위기를 조성하기 위하여 인공임신중절의 예방 등 필요한 사업을 실시할 수 있다.
② 특별자치시장 · 특별자치도지사 또는 시장 · 군수 · 구청장은 보건복지부령으로 정하는 바에 따라 원하는 사람에게 피임약제나 피임용구를 보급할 수 있다. 〈개정 2020. 2. 18〉

(5) 인공임신중절수술의 허용한계(모자보건법 제14조)

① 의사는 다음 각 호의 어느 하나에 해당되는 경우에만 본인과 배우자(사실상의 혼인관계에 있는 사람을 포함한다. 이하 같다)의 동의를 받아 인공임신중절수술을 할 수 있다.

1. 본인이나 배우자가 대통령령으로 정하는 우생학적(優生學的) 또는 유전학적 정신장애나 신체질환이 있는 경우
2. 본인이나 배우자가 대통령령으로 정하는 전염성 질환이 있는 경우
3. 강간 또는 준강간(準强姦)에 의하여 임신된 경우
4. 법률상 혼인할 수 없는 혈족 또는 인척 간에 임신된 경우
5. 임신의 지속이 보건의학적 이유로 모체의 건강을 심각하게 해치고 있거나 해칠 우려가 있는 경우

② 제1항의 경우에 배우자의 사망 · 실종 · 행방불명, 그 밖에 부득이한 사유로 동의를 받을 수 없으면 본인의 동의만으로 그 수술을 할 수 있다.

③ 제1항의 경우 본인이나 배우자가 심신장애로 의사표시를 할 수 없을 때에는 그 친권자나 후견인의 동의로, 친권자나 후견인이 없을 때에는 부양의무자의 동의로 각각 그 동의를 갈음할 수 있다.

3. 모자보건

1. 모자보건의 개념과 중요성

(1) 모자보건의 의미

모자보건은 크게 모성보건과 영유아보건으로 나눈다. 따라서 모자보건사업은 모체와 영유아에게 보건의료 서비스를 제공하여 모성 및 영유아의 사망률을 저하시키고, 신체적 · 정신적 · 정서적 발달을 유지하고 발달시키며, 나아가서 대상자의 건강증진은 물론이고, 우성학적 유전인자를 생성하는 데 기여한다.

> *Guide*
> **모자보건법**
> 모성 및 영유아의 생명과 건강을 보호하고 건전한 자녀의 출산과 양육을 도모함으로써 국민보건 향상에 이바지함을 목적으로 한다.

(2) 모자보건의 중요성

모자보건은 한 국가나 지역사회의 보건수준을 제시하는 지표로 사용되고 있다.

모자보건이 중요한 이유는 다음과 같다.

① 모자보건사업의 대상은 전체인구의 2/3~3/4을 차지한다.

② 어린이는 국가와 사회에 있어서 장래의 주인공이다.

③ 다른 연령층에 비해 쉽게 질병에 이환되며, 어린이의 경우에는 영구적 장애를 가져올 수도 있다.

④ 모자보건사업 대상자의 관리는 예방사업을 통해 효과를 극대화할 수 있다.

⑤ 모성과 아동의 건강은 차세대의 인구자질에 영향을 준다.

⑥ 영유아기에 대부분의 지능발달이 이루어진다.

모성보건사업의 대상은 임신, 분만, 산욕기에 있는 여성이다. 따라서 모성보건은 크게 산전관리, 분만관리, 산후관리로 나누어진다.

2. 모성보건

(1) 모성보건의 내용

① 산전관리

임신의 시작과 함께 초기, 중기, 말기로 진행되는 동안 산모의 진찰과 진단을 통한 이상임신 및 임신합병증의 조기진단과 임신 시의 영양관리를 포함한다.

② 분만관리

분만이란 자궁 내에 있던 태아와 그 부속물이 모체 밖으로 배출되는 현상을 일컬으며, 산모와 태아의 안전분만 및 산모의 건강을 위해 관리가 필요하다.

③ 산후관리

모체 밖으로 배출되는 신생아와 산모의 건강을 위해 수유와 섭생 등의 건강관리를 추구한다.

(2) 모성사망

모성사망이란 임신이나 출산 또는 산욕증의 합병증으로 야기되는 사망에 국한하며, 임신 중에 발생하는 각종 감염병과 만성질병 및 사고 등에 의한 사망은 포함되지 않는다.

모성사망의 주요 원인은 임신중독증, 출혈, 감염증과 그 밖에 자궁외 임신 등이 있다.

(3) 모성의 중요 질병과 이상

① 임신중독증

임신 중에 생겨나는 독성물질에 중독되어 발생한다. 부종, 혈압의 상승, 단백뇨, 두통 및 구토의 증상을 보인다. 그러므로 단백질을 섭취하고 적은 양의 염분을 섭취하는 식습관을 가져야 한다.

임신중독증은 임산부 사망의 주요원인 중의 하나이므로 많은 관심을 기울여야 한다.

② 산욕열

분만 직후에 세균이 침입하여 발생하며, 산후 6~8주 사이에 38℃ 이상의 고열이 2회 이상 발생하였을 때 산욕열로 간주한다. 증상은 오한과 고열 및 두통을 동반한다. 예방을 위해서는 산모의 청결 및 소독관념이 철저해야 한다.

③ 출혈을 초래하는 원인들

• 자궁외 임신

일반적으로 임신초기에 발생하는 비정상적인 착상에 의해 야기된다.

• 전치태반 및 태반 조기박리

분만 시에 태반이 미리 떨어져 나감으로 인해 출혈이 심해지게 된다. 또한 임신 5개월 이전에 발생하는 태반의 박리현상, 즉 조기박리(유산)에 의해서도 출혈이 발생한다.

(4) 모성 건강관리

① 신체검진 및 상담

병력을 비롯하여 임신부의 관찰과 진찰 및 상담을 실시하는 건강관리가 요구되며 정기적 검진은 임신 제28주까지는 매월 1회, 제36주까지는 2주 1회, 제37주 이후는 매주 1회 실시할 필요가 있다.

② 영양(섭생)지도

태아와 임신부에게 필요한 각종 영양소를 충분하게 공급한다.

③ 일상생활개선

고위험 임신 요인(술, 담배, 약)이 사전에 제거될 수 있도록 지도하고, 적당한 휴식과 수면을 취하여 정서적 안정을 기하도록 한다.

④ 수유 지도

출산 직후 처음 분비되는 유즙, 즉 초유는 반드시 먹이도록 지도한다.

⑤ 가족계획 지도

출산의 간격을 조정하여 아기와 산모의 양육 및 행복한 생활이 유지되도록 교육한다.

표 14-7 영양소요량 비교

영양소(단위)	비임신여성	임신여성		
		임신전반기	임신후반기	수유기
열량(kcal)	2,100	2,400	2,700	3,000
단백질(g)	60	75	85	90
지방(g)	30	35～40	40～45	45
당질(g)	400	450	500	550
칼슘(g)	0.6	0.7	1.4	1.7
비타민A(IU)	2,000	2,500	2,500	3,500
비타민B_1(mg)	0.9	1.5	1.8	2.0
비타민B_2(mg)	0.9	1.5	1.8	2.0
비타민C(mg)	60	80	100	150

3. 영유아보건

영유아보건관리는 모체에서 태아의 건강관리와 신생아 및 영유아기의 보건관리를 포함한다. 모체에서 태아의 건강은 모성보건과 밀접한 연관을 가지고 있으므로 영유아보건의 주된 관심은 신생아 및 영유아기의 모자보건사업 추진에 있다.

일반적으로 출생 후 1주까지의 아기를 초생아, 4주(한달) 이내는 신생아, 1년까지를 영아, 학교에 입학하기 전의 만 4세 이하 어린아이를 유아라고 호칭한다.

(1) 영유아의 보건관리

① 미숙아

WHO 에 의하면 미숙아란 임신기간 28~38주 사이에 태어난 아기(permature)로서 출생 시의 체중이 2.5 kg 이하(immature)인 아이를 말한다. 이에 반해 정상아이 체중은 3.2~3.5 kg이며 신장은 출생 시에 50 cm 정도이다.

미숙아의 발생 원인은 불명한 경우가 약 과반수를 차지하며, 다태임신이나 임신중독증 등의 원인에 의해 발생한다.

미숙아는 반드시 입원시켜 보호하여야 한다. 그리고 미숙아의 4대 관리 원칙으로는 체온보호, 호흡관리, 영양보급, 감염병 감염방지가 중요하다.

② 신생아 관리

모체 밖의 생활에 적응할 수 있도록 체온을 유지시켜 주어야 하며, 영아사망의 대부분이 신생아에서 발생한다는 점에 주목해야 한다.

③ 영유아 관리

생리적으로 외부환경에 쉽게 적응할 능력이 부족하므로 성장발육의 계속적인 관찰, 영양공급, 예방접종 및 사고예방, 정서지도 등의 관심이 필요하다.

(2) 영유아의 주요 질병

신생아의 주요 사망원인은 미숙아, 호흡장애, 출생 시의 손상 및 선천성 기형 등 그 발생원인을 규명하지 못해 치료에 어려움을 겪는 것들이다. 그러나 영아기에는 호흡기나 소화기계의 감염 및 사고가 대부분을 차지하며 선천성 기형이 일부 요인으로 작용한다.

핵심문제 Check Point Exercise

1. 인구가 변화하는 과정을 블래카(Blacker)의 분류에 의하면 사망률과 출생률이 모두 낮아서 인구증가가 거의 없는 단계는?

① 제5단계 ② 제4단계
③ 제3단계 ④ 제2단계
⑤ 제1단계

2. 영유아사망 중에서 신생아 사망률이 높고 후신생아사망률이 낮은 지역의 근본적인 보건관리 대책은?

① 건강습관의 형성
② 모성보건의 향상
③ 환경위생의 개선
④ 영유아 영양개선
⑤ 유아 사고방지

3. 인구의 과다 집중시 나타나는 보건학적 문제점이 아닌 것은?

① 환경위생의 악화
② 노동력의 부족
③ 인구의 과밀
④ 질적 역도태 현상
⑤ 열성의 유전인자 전파

4. 우리나라에서 대응해야 할 인구문제로 생각되지 않는 것은?

① 유년인구의 감소
② 노년인구의 증가
③ 생산연령인구의 감소
④ 농촌인구의 증가
⑤ 도시인구의 증가

5. 인구정태통계에 해당하는 것은?

① 일반출생률 ② 국세조사
③ 영아사망률 ④ 모성사망률
⑤ 합계출산율

6. 다음 인구구성 중 장래의 인구감소를 나타내는 형은?

① 호로형 ② 별형
③ 항아리형 ④ 종형
⑤ 기타형

7. 초산연령은 빠를수록 좋은데, 이와 관계없는 내용은?

① 불임증의 조기발견과 조기치료를 할 수 있기 때문
② 출산간격 조절을 적절히 할 수 있기 때문
③ 노후 자녀양육부담을 감소할 수 있기 때문
④ 난산이나 기형아 분만을 줄일 수 있기 때문
⑤ 지능이 좋은 어린이를 분만할 수 있기 때문

8. 인구의 규모를 생각할 때 인구증가란?

① 자연증가 + 사회증가
② 연초인구 + 출생인구
③ 출생인구 − 사망인구
④ 전입인구 − 전출인구
⑤ 연초인구 − 연말인구

[해답] 1. ② 2. ② 3. ② 4. ④ 5. ② 6. ③ 7. ⑤ 8. ①

Chapter 15

노인 및 정신보건

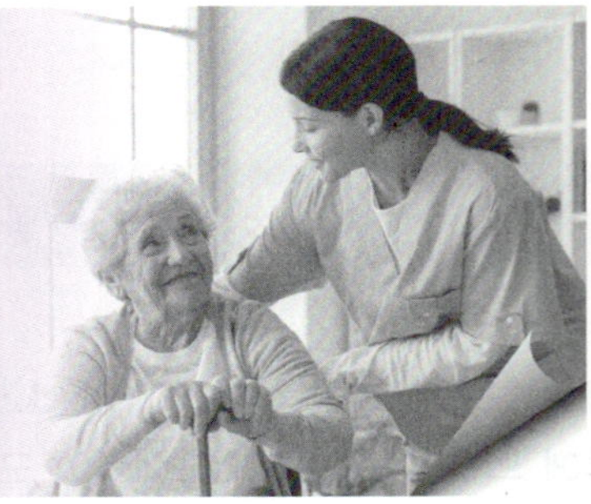

1. 노인보건

노인보건은 노인인구의 신체적 · 정신적 · 사회적 건강을 유지 증진시키기 위하여 보건의료자원들을 효율적이고 효과적으로 조달 · 분배 · 관리하려는 일련의 노력들에 관심을 갖는 분야이다.

노년학(gerontology)은 노인들에 대한 임상의학적 · 생물학적 · 사회학적 등 여러 가지 특성과 제반문제들을 과학적으로 연구하는 학문이다. 구체적 범위로는 노년생물학, 노년심리학, 노년사회학, 노년사회복지학 등이 있다.

65세 이후를 노인이라 규정한 것은 1880년대 비스마르크(Bismark)에 의해 작성된 법제에서 처음 시작되었다. 미국에서는 1935년의 사회보장법(social security act)에서 사회보장 지급금을 받을 적정연령을 65세로 정하였으며, 우리나라는 생활보호법(1961)과 노인복지법(1981)에서 65세 이상의 인구를 노인으로 보고 있다. WHO에 의하면 60~75세는 elderly, 76~90세는 old aged, 90세 이상을 very old로 분류하고, 라일리(Riley)는 65~74세를 young-old, 75~84세를 old-old, 85세 이상을 oldest-old라고 하였다.

1951년 제2회 국제노인학회에서 "**노인**이란 노령화 과정에서 나타난 생리적 · 심리적 · 정서적 · 환경적 및 행동의 변화가 상호작용하는 복합형태의 과정"이라고 정의하였다. 즉, ① 환경변화에 적절히 적응할 수 있는 자체조직에 결손이 있는 사람 ② 생활 자체가 자신을 통합하려는 능력이 감퇴되어 가는 시기에 있는 사람 ③ 인체의 기관 · 조직기능에 있어서 감퇴현상이 일어나는 시기에 있는 사람 ④ 생활 자체의 적응이 정신적으로 결손되어 가고 있는 사람 ⑤ 인체의 조직 및 기능저하의 소모로 적응 감퇴상태에 있는 사람을 말한다.

UN의 규정에 따른 분류로 '고령화 사회(aging society)'란 65세 이상 노인인구가 전체 인구에서 7%를 차지하는 사회를 말한다. 한편 노인인구의 비율이 14%를 넘으면 **'고령 사회**(aged society)', 20% 이상이면 **'초고령 사회**(super - aged society)' 라고 규정하고 있다. 우리나라는 경제협력개발기구(OECD) 회원국 중 가장 빠르게 고령사회에 진입하고 있다.

표 15-1 주요 국가의 인구고령화 속도

단위: 년

	65세 이상 인구 비중도달연도				고령사회도달 소요연수	초고령사회도달 소요연수	
	고령화사회	고령사회	초고령사회				
	7%	14%	20%	30%	7% → 14%	14% → 20%	20% → 30%
프랑스	1864	1979	2018	2063	115	39	45
독일	1932	1972	2008	2046	40	36	38
이탈리아	1927	1988	2007	2033	61	19	26
일본	1969	1994	2004	2023	25	10	19
대한민국	2000	2018	2025	2035	18	7	10
미국	1942	2014	2029	2093	72	15	64

* 자료 : UN "World PopulationProspects 2022", 통계청 "장래인구추계 2020-2070"
일본국립사회보장 · 인구사회문제연구소 "인구통계자료집(2022)"

표 15-2 부양비 및 노령화지수 추이

단위: 천 명, %, 생산연령인구 100명당 명, 유소년 인구 100명당 명)

	총 인구	65세이상		노년부양비[2]	노령화지수[3]
			구성비[1]		
2010	49,554	5,366	10.8	14.8	67.2
2020	51,836	8,152	15.7	21.8	129.3
2023	51,558	9,500	18.4	26.1	167.1
2025	51,448	10,585	20.6	29.7	201.5
2030	51,199	13,056	25.5	38.6	301.6
2035	50,869	15,289	30.1	48.6	369.1
2040	50,193	17,245	34.4	60.5	389.5
2050	47,359	19,004	40.1	78.6	456.2
2060	42,617	18,683	43.8	90.4	570.6
2070	37,656	17,473	46.4	100.6	620.6

* 자료 : 통계청, 장래인구추계 2020-2070.
1) 구성비 = {고령인구(65세 이상) ÷ 총 인구} ×100
2) 노년부양비 = {고령인구(65세 이상) ÷ 생산연령인구(15~64세)} ×100
3) 노령화지수 = {고령인구(65세 이상) ÷ 유소년인구(0~14세)} ×100

표 15-3 65세 이상 노인인구 추이

단위:천 명

		성별		연령별		
	65세 이상	남자	여자	65~69세	70~74세	75세 이상
2010	5,366	2,194	3,172	1,878	1,540	1,948
2020	8,152	3,521	4,631	2,662	1,990	3,499
2023	9,500	4,174	5,326	3,274	2,240	3,986
2025	10,585	4,694	5,891	3,685	2,533	4,367
2030	13,056	5,901	7,156	4,027	3,532	5,497
2037	16,177	7,414	8,763	4,272	3,789	8,116
2040	17,245	7,928	9,317	4,172	3,980	9,093
2050	19,004	8,795	10,209	3,709	3,619	11,676
2060	18,683	8,816	9,867	3,500	3,099	12,084
2070	17,473	8,403	9,070	2,614	3,288	11,571

* 자료 : 통계청 "장래인구추계 2020-2070"

우리나라는 지난 2000년 65세 이상 인구가 총 인구의 7%를 넘어서면서 이미 '고령화 사회'에 진입했으며 2018년에는 14%를 넘어 '고령 사회'가 될 전망이고, 7년 뒤인 2025년에는 노인인구가 전체의 20%를 넘는 '초고령 사회'가 될 것으로 예상되고 있다.

세계 각국이 고령화 사회로 접어들면서 노인보건에 정책적인 관심이 집중되는 배경은, 첫째로 노인인구의 절대적 · 상대적 증가로 인한 대상자의 증가, 둘째로 급격한 사회구조의 변화로 인해 노인부양의 문제가 개별 가정이 감당해야 할 수준을 넘어 사회적인 문제로 부각되고 있다는 점, 셋째로 노인의료요구의 급속한 증가와 더불어 보건 · 의료 · 복지의 복합적이고 다양한 욕구에 대처할 수 있는 보건의료체계 정비가 필요하게 된 점, 넷째로 국민의료비에서 노인의료비의 상대적인 비중이 커져 가고 있으며, 사회가용자원의 효율적인 배분 측면에서 집중적인 관리가 필요하다는 데 있다.

고령화에 따른 문제점으로는 생산가능인구의 감소, 노인부양비의 증가, 노인의료비 및 연금 등 공적부담 증가, 세입기반 약화로 인한 재정수지 악화, 노인부양 부담증가에 따른 세대간 갈등 첨예화 등 사회전반에 걸쳐 심각한 문제가 초래될 수 있다. 또한 민간저축의 감소나 투자위축 등 국가경제의 성장둔화를 초래할 수 있다.

1. 노화현상

노화현상 중에서 가장 뚜렷하게 나타나는 것은 전신위축, 색소침착, 혈관의 탄력성 감퇴 등이다.

그 밖에도 신체의 여러 기능면에서 이를 분류한다면,

① 일반 쇠약감 또는 계속된 피로감

② 동통

③ 호흡곤란

④ 현기증

⑤ 각종 발작(뇌졸중 발작 · 협심증 발작 등)

⑥ 수면장애

⑦ 야간빈뇨 및 배뇨장애

⑧ 변비 및 요실금

⑨ 보행장애

⑩ 노년성 진전(振顫)

⑪ 언어장애 등으로 노화현상이 나타난다(그림 15-1).

- 노화의 배경
  - 내부환경
    - 생리적 기능의 변화
      - 운동기능(근력, 체력 등)
      - 대사기능(소화흡수)
      - 신경, 내분비기능(호르몬)
    - 정신적 기능의 변화(기억력)
  - 외부환경
    - 사회 상태의 변화(지식)
    - 경제 상태의 변화(영양)
    - 생활환경의 변화(노동)

그림 15-1 노화의 배경

2. 노년기의 질병요인

노인이 되면 체력의 약화로 면역력과 정신기능이 떨어짐에 따라 체력유지를 위한 방법과 보양할 수 있는 영양관리가 필요하다.

노인은 영양의 부족과 과잉에 의해서 영양장애가 되기 쉽다. 여기서 노인들의 영양이 좋지 못한 원인을 살펴보면 다음과 같다.

① 영양소의 섭취 부족(소화기 질환)
② 소화흡수장애(설사) 및 이용 장애(간 질환)
③ 영양소의 과잉 및 불균형 섭취

특히, 노인병이 질병과 회복이 늦는 공통적인 원인은 아래와 같다.
① 여러 종류의 질병이 겹쳐 있어서 회복 속도가 느리다.
② 자각증상은 가벼우나 면역력의 약화로 질병이 진행된다.
③ 만성적이고 다발성(多發性)인 병이며 합병증이 잘 생긴다.
④ 약에 대한 효과가 적고 부작용이 많다.

이렇게 노인병은 장기적인 반 질병상태로 지속되므로 상황에 각별히 신경을 써서 체력관리를 해야 한다.

3. 노화예방

사람의 노화현상은 개인차가 크고 유전적 요인도 있지만, 환경적 요인이 크게 작용한다. 과로, 음식물, 영양, 음주, 생활양식, 질병감염, 운동량, 활동량 등에 영향을 받는다. 따라서 생활방법의 개선으로 노화예방이 어느 정도 가능하다고 본다.

노인보건의 목표는 만성퇴행성 병변을 일으키는 여러 가지 요건을 연구하여 가능한 한 그 영향을 적게 받도록 함으로써 인간을 형태적 · 기능적으로 젊게 유지하는 데 있다. 따라서 **40세 이후의 건강관리**는,
① 정기적 건강진단
② 식사조절
③ 강한 육체노동과 감정적 자극의 감소
④ 적당한 운동, 취미생활, 여행, 휴식 등의 활동이 필요하다.

특히 노년자의 영양은 식습관과 기호 및 개인차에 따라 다르지만, 개인의 신체적 · 문화적 배경을 고려해야 한다. 또한 알맞은 영양을 섭취하여 노년병을 예방하고 건강한 일상생활을 보내는 것이 중요하다.

표 15-4 노인의 생리적인 변화에 따라 고려해야 할 사항

생리적 변화	고려할 사항
맛이나 냄새 등의 감각과 시력의 둔화, 식욕 저하	조명을 밝게 하고 식품의 빛깔을 조화시켜 맛깔스러운 음식이 되도록 한다.
소화기능의 감소	식사회수를 4~6회로 늘리며, 유쾌한 분위기에서 충분한 식사시간을 갖도록 한다.
치아상태의 약화	음식물을 되도록 갈거나 다져서 부드럽게 한다.
변비	섬유소가 풍부한 과일과 채소 및 도정되지 않은 곡류식품과 수분을 충분히 공급한다.
우유를 섭취할 경우, 소화가 되지 않을 때	칼슘 섭취 부족으로 골다공증 발생의 우려가 있으므로 우유를 단번에 마시는 것보다 소량씩 여러 번에 나누어 마시든가 또는 발효 유제품(요구르트, 치즈)이나 두유로 대체한다. 칼슘 함량이 높은 검푸른 잎채소를 섭취한다.

그리고 알맞은 운동을 계속해서 동맥경화를 예방하고, 근육 · 뼈 · 관절 등의 노화를 방지하며, 혈액순환이 활발히 이루어지도록 하는 것이 좋다.

최근에 의료발전에 따라 고령화 사회로 갈 것이 예측되므로, 노인의 질병구조와 사망원인을 파악하여 예방대책으로 생활환경 개선방법과 식생활 개선방법을 모색해야만 한다.

노인식은 그 환자의 이상이 어디에 있는가를 보고 여기에 알맞은 식사의 양(量), 질(質), 형(型)을 정하여야 한다. 의사는 환자의 식사에 대하여 알맞은 지시를 주고, 영양사가 조리사에게 지시를 하여야 한다.

노인은 일반적으로 소화액의 분비가 감소되므로 소화기능이 저하됨과 동시에 식욕이 감퇴되어 식품을 조금씩 섭취하게 되므로 낮은 영양으로 인하여 노화가 촉진된다. 그러나 반대인 경우에는 영양 과잉으로 비만증이 된다.

따라서 **노인의 영양**은 다음과 같은 점에 주의해야 한다.

① 열량은 적당량을 취한다.

② 변비가 되지 않도록 섬유소가 많은 식품이나 채소와 과일을 적당히 취한다.

③ 소화되기 쉬운 것을 취한다.

④ 특히 단백질과 비타민에 주의한다.

4. 노인 대책

지금 시급하게 하여야 할 노인 대책은 다음과 같은 내용을 포함시켜야 한다.

사회보장이 충실하고 사회복지가 발달되면, 사람은 고령이 되든 또는 병약해지든 자택에서 생활을 계속할 수 있다는 것이 사실이다.

그러므로 다음과 같은 일련의 home care service가 필요하다.

① 각종 상담 – social

② 가사 – home helper

③ 간호 – home nurse

④ 식사 – 급식 service

⑤ 대화상대 – 우애(友愛)방문

또한 노인 생활에 대하여 고려할 사항은 다음과 같다.

① 취업 상태의 계속

② 경제적 보장

③ 심리적 불안의 배제

④ 주택의 확보

⑤ 가족관계의 조정

⑥ 우인관계의 형성과 유지

⑦ 조직구성원으로서의 자격 유지

⑧ 새 조직에 참가

⑨ 오락시설의 확충

2. 정신보건

1. 정신보건의 개념

현대사회는 정신적 위기에 처해 있다. 즉, 자아상실의 위기, 기계문명과 생명의 충돌, 사회병리와 정신보건(mental health) 등을 들 수 있다.

최근에 사회조직이 복잡해짐에 따라 심리적 요인과 환경적인 요인으로 정신장애자나 정신병 환자가 상당히 증가함으로써 급기야 사회문제가 되고 있다.

정신보건학에서 말하는 **정신건강**은 무엇인가?

여러 가지 설이 있으나 골버(Golver) 박사의 정의에 의하면,

① 정신질환이 없을 것

② 자기 자신의 행동에 있어서 정신적 갈등의 지배를 받지 않을 것

③ 자기 자신의 일에 만족할 만한 근로 능력이 있을 것, 즉 정신적으로나 육체적으로 자기의 근로에 따라갈 수 있을 것

④ 사랑할 수 있는 능력이 있을 것 등이다.

정신보건의 목적은 예방과 치료에만 있는 것이 아니고 정신병 환자를 치료하여 사회로 복귀시킨 다음에 사회 참여를 지도하는 데 있으며 그 의의는 다음과 같다.

① 정신장애(mental disorder)를 예방하고,

② 건전한 정신 기능을 유지 · 증진시키며,

③ 정신질환이 발생했을 경우에는 이를 치료하며,

④ 치료 후의 사회복귀 등의 목적을 갖는다.

2. 정신보건의 목표

최근의 경쟁사회 속에서 정신적인 갈등이 생기기 때문에 정신건강을 유지하기 위해서는 정신보건에 대한 지식을 갖고 목표를 설정하여야 한다. 그 목표는 다음과 같이 2가지로 나눈다.

(1) 적극적 목표 (Positive Objective)

매일의 생활에서 정상적으로 찾을 수 있는 압력과 긴장을 정상적인 기능으로 극복할 수 있도록 도와주자는 것이 적극적인 목표이다.

즉, 예방적 차원에서 심한 비적응 상태를 초래할 만한 여러 가지 요인을 개인의 생활에서 격리하는 것이다.

(2) 소극적 목표 (Negative Objective)

정신보건의 구체적인 목적은 장애 요인을 치료적인 방법으로 제거하는 데에 있다. 이것을 치료적 목표라고 한다.

3. 욕구충족과 건전한 성격

사람은 태어나면서부터 죽을 때까지 여러 가지 욕구를 가지고 있으며, 이러한 욕구를 충족시키기 위해 행동하며 생활하고 있다. 욕구가 충족되면 만족감이나 행복감을 갖게 되고, 욕구가 충족되지 못하면 불쾌감이나 좌절감 또는 열등감을 갖게 된다.

이러한 심리적인 불안감이 정신보건이나 인격 형성에 커다란 영향을 미치게 된다. 그러나 욕구는 언제나 충족될 수는 없으므로 욕구의 내용과 각기 자기의 처지에 따라서 현명하게 대처해 나갈 수 있는 지혜가 중요하다.

(1) 인간의 기본적인 욕구

사람은 첫째로 개체(個體) 유지를 위한 식욕, 종족 유지를 위한 성욕(性慾), 생식욕(生殖慾), 군거욕(群居慾) 등의 제1차적인 욕구 또는 기본적 · 생리적 · 동물적 욕구를 지닌다. 둘째로 좀 더 진보된 애정, 소속, 사회적인 독립, 자유 등의 욕구 및 진리탐구의 욕구 등 제2차적인 욕구 또는 인간적 · 인격적 · 사회적 욕구를 가진다.

제2차적인 욕구를 자아욕구(自我欲求)와 사회적 욕구로 대별하는 사람도 있다. 문제는 욕구가 추구되는 방향이 정신적인 발달에 따라서 제1차적인 욕구가 제2차적인 욕구 방향으로 이동, 다시 말해서 건전한 방향으로 이행하느냐 못하느냐 하는 점이다.

사람이 태어나면, 즉 유아기에는 식욕이나 수면욕(睡眠欲) 등 생리적인 욕구 외에는 아무것도 없다. 그러나 점차 성장함에 따라서 생리적인 욕구보다 다양하게 높은 인간적인 욕구가 생기며, 사춘기를 넘어 장년기(壯年期)에 들어서면서부터는 자아욕구 또는 사회적 욕구도 발전하게 된다.

성장단계에서 가정이나 학교 및 사회생활에서 2차적인 욕구가 저지당하면 건전한 정신 발달을 하지 못하며, 인격형성에 결함이 생겼을 경우에는 1차적인 욕구 방향으로 퇴보하기도 한다(그림 15-2).

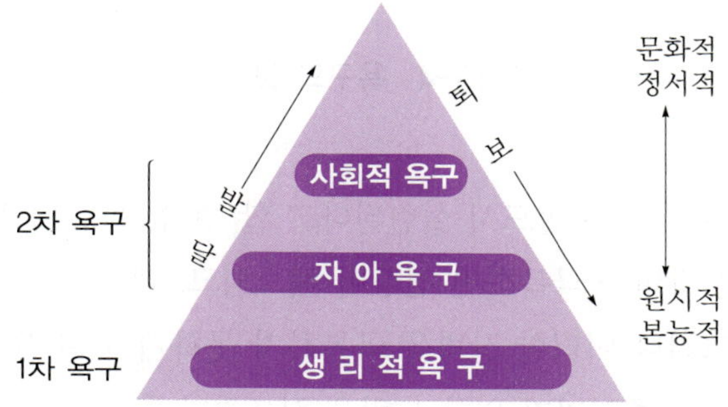

그림 15-2 욕구의 체계

조금 다른 각도에서 인간의 욕구에 대해 말하면, 사람의 행동에는 외형적으로 나타나는 현상을 비롯하여 숨어 있는 동기도 동시에 가지고 있는데, 즉 어떠한 동기가 내부에서 발생하였을 때 그것이 행동으로 나타날 수도 있고 나타나지 않을 수도 있다.

역시 심리적 요인 가운데 중요한 것은 욕구에 대한 충족일 수 있다. 매슬로우(Maslow)는 인간의 기본적 욕구를 다섯 단계로 구분한다(그림 15-3).

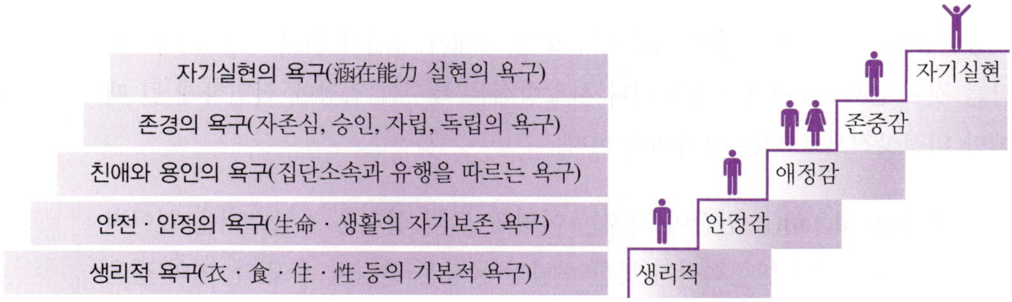

그림 15-3 인간의 욕구 5단계(설)

(2) 욕구불만의 방어

인간은 태어나면서부터 죽을 때까지 갖가지 욕구를 가지게 된다.

이러한 욕구를 충족시키기 위해서 행동으로 옮겨질 때까지의 과정은 대략 그림 15-4와 같다.

욕구 ⇨ 긴장 (need) (tension) { 쌍립욕구 ⇨ 갈등(conflict) / 외부환경 ⇨ 욕구불만(frustration) { 욕구불만 인내성 방어 적응 (Defence & adjustment mechanism)

그림 15-4 욕구와 불만

인간의 여러 가지 욕구는 반드시 실현된다고 할 수 없으며, 많은 장벽에 부딪치게 된다. 이러한 장벽을 극복하면 긴장이 해소되고, 쾌감과 심리적인 안정감을 가지게 된다. 그러나 이러한 장벽을 극복하지 못하게 되면 욕구, 그 자체가 억압당하며 욕구를 충족시키기 위한 노력을 시도하다가 좌절하게 되면 욕구불만이 해소되지 않은 채로 심리적인 불안이 남게 된다.

방어나 적응기전은 이러한 욕구불만이나 갈등에 빠진 자신을 보호하고자 하는 무의식적 심리기전으로서 자기 자신도 모르게 여러 가지 행동이 나타나게 된다. 이러한 기전을 잘 이해한다면 우리에게 유리하고 건전한 정신생활로 유도할 수 있을 것이다.

4. 정신장애의 심리적 요인

정신장애의 행동은 건강한 사람이나 또는 장애가 생기기 전의 행동에 비하여 다를 것이 없다. 장애자의 행동이나 사고방식은 특수한 입장에 직면하게 될 때에만 비정상적으로 되는 것이 보통이다.

① 몽상(dry-dream) : 인간이 가지는 야망과 그의 실천은 소망스러운 일이지만 가상적이며 현실적이지 못한 허망한 몽상은 달성될 수 없다. 이와 같은 과도한 몽상의 결과는 정신장애를 가져올 수 있는 것이다.

② 부모와의 갈등 : 부모의 엄한 권한은 자녀를 갈등의 상태로 만들 수 있다.

③ **열등감과 우월감**: 지나친 열등감은 인간 성향을 개인주의적으로 만들어 상황을 폭력으로 해결하려고 들며, 대상적 행위로 욕구불만을 해소하려 들게 된다. 지나친 우월감은 신망을 잃게 되어 단체생활에서 도외시됨으로써 이상한 성격을 조성할 수 있다.

④ **번민**: 이미 저지른 과오나 어떤 곤란한 문제의 해결이 어려워져서 지나친 번민 속에 빠지는 경우, 끝끝내 해결되지 못하면 정신장애의 요인이 된다.

⑤ **기타**: 불쾌한 입장을 도피하려고만 하는 생활 또는 갈등이나 복잡한 개인 문제 등도 해결되지 않은 상태가 오래 계속되면 정신장애의 원인이 될 수 있다.

이러한 문제점을 조기 발견하여 정신장애의 요인이 되지 않도록 노력해야 할 것이다.

5. 정서의 성질과 기능 및 조정

(1) 정서의 성질과 기능

인간 생활에서 가장 복잡한 내용, 즉 동적인 역할을 한다. 정서로 분리되기 이전에는 이를 모두 감정이라고 하였다. 정서적인 것은 감정보다 더욱 강력해서 실제 행동 속에 반응이 포함된다. **정서의 3요소**로서 본질(nature)과 발달(development) 및 제어(制御, control)가 있다.

1) 정서의 의미(Meaning of Emotion)

정서는 생리적인 변화를 수반한다. 예컨대 화가 나면 얼굴이 창백해지거나 붉어지거나 하는 등이다. 우리의 마음대로 할 수 없는 것이 정서이다.

정서적인 표현은 우리의 몸 전체에 널리 퍼져 있으며, 인간 전체에 영향을 끼치고 있는 내분비와 밀접하게 작용한다.

2) 정서의 종류

정서의 종류를 들어 보면 다음과 같다.

① **공포**(fear): 공포란 위험한 사태가 생길 때에 일어나는 것으로, 대상으로부터의 도피 혹은 회피라는 반응이 일어나고 주관적으로는 불쾌하다.

② **근심 및 걱정**(worry) : 본질적으로 미래에 일어날지도 모르는 사건에 대한 약한 공포반응으로서 실제적인 원인보다는 상상적인 원인 때문에 생긴다고 보고 있다. 그러므로, 누구나 쉽게 느끼고 자주 일어난다.

③ **분노**(angry) : 분노는 행동에 장애를 받았을 때에 그 장애물을 타파하려는 적극적인 공격의 반응을 일으키는 것을 말한다. 이 정서는 대상이 뚜렷하며 불쾌감을 준다.

④ **애정**(love) : 사랑에 있어서 가장 기본적인, 무조건 자극은 어머니가 주는 즐거운 만족이며, 이것이 조건 자극인 다른 사람이나 물건들에 대한 사랑으로 발달된다.

⑤ **혐오**(disgust) : 사랑과 반대되는 것으로서, 욕구충족을 방해하는 대상을 향해서 일어난다. 이러한 정서는 몹시 불쾌하여, 그 대상을 회피하려고 하며 파괴하려고 한다.

⑥ **질투**(jealousy) : 질투는 노여움에서 발달된 것으로서 자기가 애정을 느끼는 상대방이 포함된 사회관계가 이러한 정서를 느끼게 한다.

⑦ **슬픔**(grief) : 슬픔은 부모와 친구간의 이별과 정신 및 물질적인 손상 등에서 일어나는데, 극도에 도달하면 아무 반응이 일어나지 않는다.

⑧ **기쁨 및 환희**(joy) : 인간의 욕구가 충족되었을 때에 일어난다.

(2) 정서의 조정(Emotional Control)

정서는 유아기에 조정하는 것이 가장 효과적이며 불필요한 공포 및 분노를 자기 혼자서 조정할 수 있도록 훈련한다.

근심과 걱정은 현실적으로는 전력을 다해서 해결하고 잊어버리도록 한다. 물론, 억지로 잊어버리려고 하는 것은 해로우므로 원인이 될 만한 자극이나 기회를 피하는 것이 좋은 방법이다. 또한 과로하지 않고 휴식을 취하며, 욕구불만의 해결책으로서는 보상(compensation)이나 합리화하고 망각하는 것이 좋다.

6. 정신질환의 분류

정신질환은 정신병과 정신결함으로 분류될 수 있으며, 그 분류 내용을 소개하면 그림 15-5와 같다.

2011년도 정신질환실태 역학조사결과 정신질환 1년 유병률은 18세 이상 64세 이하 인구의 13.5%로 매년 약 487만 명이 정신질환에 이환되었다. 이 중 불안장애, 기분장애, 정신병력 장애의 1년 유병률은 10.8%(약 389만 명)이고, 알코올 사용장애의 1년 유병률은 4.4%(약 159만 명)이었다(표 15-5).

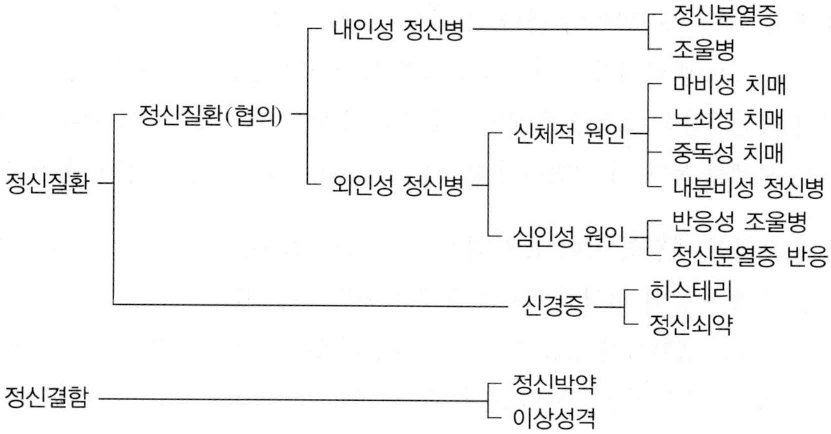

그림 15-5 정신질환의 분류

표 15-5 정신장애 주요진단군별 일년유병률 및 추정환자수[1)]

		남자		여자		전체	
		유병률(%)	추정 환자수(명)	유병률(%)	추정 환자수(명)	유병률(%)	추정 환자수(명)
알코올 사용장애		5.0	982,402	2.1	409,414	3.5	1,391,816
니코틴 사용장애		4.5	883,387	0.6	122,970	2.5	1,006,358
약물 사용장애		0.0(n=0)	0	0.0(n=0)	0	0.0(n=0)	0
조현병 스펙트럼 장애	지역사회	0.2	32,880	0.2	30,481	0.2	63,361
	입원환자 보정					0.28	50,489
기분장애		1.3	250,130	2.5	499,472	1.9	749,602
불안장애		3.8	752,765	7.5	1,495,239	5.7	2,248,004
모든 정신장애		12.2	2,415,261	11.5	2,285,252	11.9	4,700,513
모든 정신장애[2)] 니코틴사용장애 제외		9.3	1,830,948	11.1	2,209,040	10.2	4,039,988
모든 정신장애[3)] 니코틴/알코올 사용장애 제외		5.0	981,437	9.5	1,888,717	7.2	2,870,154

1) 조현병 스펙트럼장애를 제외하면 모두 지역사회 거주 환자수 추정임.
2) 니코틴 사용장애 외의 정신장애를, 지난 일 년 사이 한 번이라도 앓은 적이 있는 대상자
3) 니코틴 사용장애, 알코올 사용장애 이외의 정신장애를 지난 일 년 사이 한 번이라도 앓은 적이 있는 대상자

7. 정신보건 문제

(1) 개인의 정신보건 문제

인간은 누구나 그 자신의 정신건강 유지와 증진을 위해 노력해야 하고 또 사회로부터 이를 보장받아야 한다. 정신장애로서 질병 상태에 놓였다면 보다 적극적으로 치료에 참여하여 건강의 회복을 유지하는 방법을 모색해야만 된다.

이런 정신건강적 보장을 오래도록 유지하기 위해서는 개인이 갖는 가족과 사회와의 관계를 통해 여러 병리적 요소를 제거하는 데 관심을 기울여야 한다.

사회 문화적 배경의 차이나, 사회가 갖는 바람직하지 못한 병폐, 사회 윤리관, 가치관의 차이 등이 개인의 정신건강에 장해요인이 된다.

개인이 갖는 생활사적 성장 과정이 그 개인의 인간관계와 적응유형을 선택하는 기본적 요소임을 자각함으로써 보다 성숙한 인격의 자기실현이 이루어져야 한다.

(2) 특수한 문제들

정신보건에서 취급되어야 할 문제는 정신건강에서 벗어난 병리적 현상의 회복을 비롯하여 정신건강의 증진과 예방에 있다.

1) 사춘기 정신보건 문제

사춘기는 신체적으로나 정신적으로 가장 강력한 위기를 우리에게 준다. 지금까지의 가치 기준이 변하기도 하고, 자신의 태도와 생활태도가 변천된다. 2차 성징은 내분비계의 기능이 활발해짐으로써 뚜렷한 성적 구분을 주고 생리적으로 행동 가능할 수 있는 바탕을 갖추게 된다. 특히 사춘기는 정서적 갈등을 자제하든가 발산할 수 있는 방법이 없으면 사고를 내기 쉽다.

사춘기와 청년기는 정신적으로 갈등이 심한 격동기라고 할 수 있다. 이성관이나 인생관 등 생활환경에서 사상이나 이념 등에 많은 변화가 있는 시기로, 인생의 전환기라고도 할 수 있다.

남성의 경우에는 베일 속에 싸여 있는 이성관의 문제가 있고, 여성들의 경우에는 내면적인 성적 불만 등이 있다.

환경에 대한 불평 · 불만과 기성세대에 대한 반항의식이 많은 시기이고, 정신적 변화를 가장 많이 가져올 수 있는 시기이다. 따라서 억압보다는 이해를 시키고 논리적인 것과 더불어서 사실에 입각하여 정확한 비판과 판단을 할 수 있도록 지도하고 협력하는 것이 필요하다.

2) 청소년 문제

청소년기의 특수한 정신 병리는 서로 상반된 감정, 사고, 행동 등을 동시에 하기 때문에 이해하기 어려운 것으로 생각되고 있다.

이 시기의 독특한 자아(自我)에 대한 가치관의 붕괴와 새로운 가치 윤리관의 도전에 따라 탈선하기 쉽다. 특히 대표적으로 가출, 비행, 약물의 남용, 성 문제의 문란 등에 대해 보다 깊은 배려가 필요하다.

3) 노인 문제

인간의 발달 단계별로 가장 큰 위기를 내포하고 있는 시기가 있다면 그것은 청소년기와 노년기이다.

노년기의 뇌의 위축은 어느 정도 기질적 변화를 바탕으로 한다는 주장이 많고 성인병의 만성화로 오는 정신적 변화도 심각하다. 신체적인 건강이 보장되었던 노인들도 갑자기 정년을 맞으면서 소외와 외로움, 죽음, 이별에 대한 민감성 때문에 정신장애 현상을 많이 일으킨다.

4) 약물 · 알코올 등 중독 문제

약물중독과 알코올 중독의 정신분석적 역동은 같은 정신병리에서 비롯된다. 약물중독은 마약을 비롯해서 진통제 · 환각제 · 항불안제 · 수면제 · 각성제 등의 탐닉으로 생기는 중독현상과 본인의 탐닉상태가 아니더라도 작업장의 조건에 따라 중독되는 중금속이나 농약 등의 오염 현상 때문에 생기는 정신장애가 있는데 이는 사회적인 문제로 취급해야 한다.

5) 성 문제

성에 대한 개방된 정보는 정상적인 성교육이 미치지 못할 만큼 범람하고 있다. 성을 인식하는 시기에서부터 성년의 성적 윤리관에 이르기까지 올바른 성적 목표를 잃고 있다.

성 문제는 각 개인의 생물학적인 욕구와 사회 문제적 조건, 충족하는 승화된 방법들, 그리고 성을 통해 궁극적으로 추구되어야 하는 자기실현 문제 등이 종합적으로 다루어져야 한다.

6) 딥페이크(Deepfake)

인공지능(AI) 기술을 이용해 실제로 일어난 것처럼 가상으로 조작하는 기술이다. 예를 들어 실제 영상속 사람의 얼굴이나 목소리를 다른 사람의 것으로 바꾸는 것이 가능하다. 이런 식으로 만들어진 거짓 영상은 사실처럼 보여 속일 수 있다.

딥페이크는 여러 분야에서 긍정적인 활용가능성이 있지만 허위정보 확산이나 개인정보 침해 등 부작용도 우려되고 있다. 따라서 정부와 기업, 연구자들이 협력하여 딥페이크의 악용을 차단하고 안전한 활용방안을 모색해야 한다.

7) 자살 문제

자살은 그 빈도로 보면 여자가 많으나 성공률은 남자가 높다. 자살을 기도하는 사람은 1/6이 대체로 성공하는데, 전체 자살자의 1/3은 심각한 정신장애에 이환되어 있음이 밝혀지고 있다.

자살은 공격적 충동성이 잠재하고 있어서 자신을 파괴하는데, 순간적인 충동성 때문에 오는 경우는 예측하기 어렵다. 정신분열증을 비롯한 여러 정신증이 이에 속하고, 다음으로는 심한 우울증이 생기는데 회복기에 많다.

자살의 충동은 삶의 보람을 잃었거나 좌절, 상실, 이별 등이 원인이 된다. 신체적 장기 질환을 앓았을 때에 생길 수 있는데, 죽음의 공포와 질병의 고통으로부터 벗어나기 위해 자살한다.

다음으로는 자신의 의지에 의해 자살하는 경우인데, 이는 특수한 목적을 지닌다. 자살은 여러 정신장애의 많은 증상 가운데 하나이다. 이런 병적인 증상의 회복과 자살감이나 자살 기도로부터 환자를 보호하기 위해 각별한 배려가 필요하다.

8) 집단 행동화 문제

개인의 공격적이고 파괴적인 동기는 때로 사회적 · 정치적 여러 돌파구를 통해 집단 행동화함으로써 사회 · 정신의학적 관심의 초점이 되고 있다. 개인의 병리와 더불어 사회 · 정신병리가 함께 이해되어야 한다.

8. 정신보건의 대책

정신건강의 유지를 위해서는 출생 시부터 노년에 이르기까지 그 연령에 알맞은 정신보건 지도관리가 필요하다. 또한 정신건강의 유지는 적응과 부적응의 심리적 인자에 좌우되기도 한다. 인간이 기본적 욕구에 대해 만족을 하면 정신건강을 유지할 수 있으며, 장애의 요인에 적응하지 못하면 갈등이나 불만의 상태가 되어 정신건강에 장애를 유발한다.

정신건강의 불균형이 개인적으로나 가족 · 사회적으로 발생하기 전에 그 원인적인 요소를 제거함으로써 방지하거나 현저히 감소시킬 수 있을 것이다.

한편, 정신적 불균형의 요인은 신체적 · 유전적 · 사회적으로 원인을 규명하여 이들로부터 예방하기 위한 특정한 시설과 조직 또는 예방 요원이 필요하며, 이러한 전문 요원은 별도로 훈련되기도 하고 지역사회의 여러 전문가들이 활용되기도 한다.

지역사회 전체 주민의 건강관리를 위해서 다음과 같은 몇 가지 노력이 필요하다.

① 건강증진
② 조기발견, 조기치료
③ 특수예방
④ 폐질방지 및 폐질자 보호
⑤ 사회 복귀사업

그밖에도 정신질환의 예방을 위해서는 단계적인 방법이 필요한 바, 정신보건 영역에서 1차와 2차 및 3차 예방을 분류하면 다음과 같다.

① **1차 예방** : 정신질환의 원인이 되는 요인 제거 및 질병발생의 예방 · 상담 프로그램, 지역사회요원의 교육, 지역사회인의 계몽

② **2차 예방** : 조기진단과 치료를 통해 생산성의 제한 방지 · 위기극복, 응급처치, 질병의 치료

③ **3차 예방** : 잔존하는 능력의 감퇴와 제한성의 제거로 인한 후유증의 감소

9. 정신건강을 위한 수칙과 정신질환에 대한 편견 바꾸기

(1) 정신건강을 위한 10가지 수칙

① 긍정적으로 세상을 본다. → 동전에 양면이 있다는 사실을 믿게 된다.

② 감사하는 마음으로 산다. → 생활에 활력이 된다.

③ 반가운 마음이 담긴 인사를 한다. → 내 마음이 따뜻해지고 성공의 바탕이 된다.

④ 하루 세 끼를 맛있게 천천히 먹는다. → 건강의 기본이자, 즐거움의 샘이다.

⑤ 상대의 입장에서 생각한다. → 다툴 일이 없어진다.

⑥ 누구라도 칭찬한다. → 칭찬하는 만큼 내게 자신이 생기고, 결국 그 칭찬은 내게 돌아온다.

⑦ 약속시간에 여유있게 가서 기다린다. → 초조해지지 않아 좋고 신용이 쌓인다.

⑧ 일부러라도 웃는 표정을 짓는다. → 웃는 표정만으로도 기분이 밝아진다.

⑨ 원칙대로 정직하게 산다. → 거짓말을 하면 죄책감 때문에 불안해지기 쉽다.

⑩ 때로는 손해볼 줄도 알아야 한다. → 내 마음이 편하고 언젠가는 큰 것으로 돌아온다.

(2) 정신질환에 대한 10가지 편견 바꾸기

① 위험하고 사고를 일으킨다. → 치료받고 있는 사람은 온순하고 위험하지 않다.

② 격리수용해야 한다. → 급성기가 지나면 시설 밖에서의 재활치료가 바람직하다.

③ 낫지 않는 병이다. → 약물치료만으로도 호전되고 치료재활기술이 개발되어 있다.

④ 유전된다. → 유전적 경향성이 있을 뿐이다. 이는 고혈압, 당뇨, 심장질환도 같다.

⑤ 특별한 사람이 걸리는 병이다. → 평생 동안 열 명 중 세 명은 정신질환에 걸린다.

⑥ 이상한 행동만 한다. → 증상이 심할 때만 잠시 부적절한 행동을 한다.

⑦ 대인관계가 어렵다. → 만날 친구가 없어 혼자 지낼 뿐, 실제는 사귀기를 원한다.

⑧ 직장생활을 못한다. → 정신질환이 기능을 상실시키지는 않으며, 일할 기회가 없어서 못한다.

⑨ 운전 · 운동을 못한다. → 상태가 악화되었을 때만 주의하고 제한하면 된다.

⑩ 나보다 열등한 사람이다. → 정신질환이 지능과 능력을 떨어뜨리지는 않는다.

10. 치매관리종합계획의 수립 (치매관리법 제6조)

① 보건복지부장관은 제7조에 따른 국가치매관리위원회의 심의를 거쳐 치매관리에 관한 종합계획(이하 "종합계획"이라 한다)을 5년마다 수립하여야 한다. 종합계획 중 대통령령으로 정하는 중요한 사항을 변경하는 경우에도 또한 같다.

② 종합계획에는 다음 각 호의 사항이 포함되어야 한다. 〈개정 2015. 1. 28〉

1. 치매의 예방 · 관리를 위한 기본시책
2. 치매검진사업의 추진계획 및 추진방법
3. 치매환자의 치료 · 보호 및 관리
4. 치매에 관한 홍보 · 교육
5. 치매에 관한 조사 · 연구 및 개발
6. 치매관리에 필요한 전문인력의 육성

7. 치매환자 가족에 대한 지원
8. 그 밖에 치매관리에 필요한 사항

③ 치매예방수칙 3 · 3 · 3

치매는 위험요인을 줄이고, 보호요인을 강화하며, 치매의 발병위험을 낮추는 것이다.

1. 3권(勸) : 운동, 식사, 독서
2. 3금(禁) : 절주, 금연, 뇌손상 예방
3. 3행(行) : 건강검진, 소통, 조기발견

④ 보건복지부장관은 확정된 종합계획을 관계 중앙행정기관의 장, 특별시장 · 광역시장 · 도지사 · 특별자치도지사(이하 "시 · 도지사"라 한다) 및 시장 · 군수 · 구청장(자치구의 구청장을 말한다. 이하 같다)에게 통보하여야 한다.

⑤ 관계 중앙행정기관의 장, 시 · 도지사 및 시장 · 군수 · 구청장은 종합계획에 따라 매년 치매관리에 관한 시행계획(이하 "시행계획"이라 한다)을 수립 · 시행 및 평가하여야 한다.

⑥ 보건복지부장관, 관계 중앙행정기관의 장, 시 · 도지사 및 시장 · 군수 · 구청장은 종합계획 또는 시행계획을 수립 · 시행하기 위하여 필요한 경우에는 관계 기관 · 단체 · 시설 등에 자료제공 및 업무협조를 요청할 수 있다. 이 경우 협조 요청을 받은 관계 기관 등은 특별한 사유가 없는 한 이에 따라야 한다.

⑦ 종합계획의 수립과 시행계획의 수립 · 시행 및 평가에 필요한 사항은 대통령령으로 정한다.

핵심문제 Check Point Exercise

1. 장기요양보험의 서비스를 제공하는 주된 인력은?

① 보건약사 ② 치기공사
③ 방사선사 ④ 임상병리사
⑤ 요양보호사

2. 노화현상과 관계가 적은 것은?

① 전신의 위축
② 피부색소 침착
③ 혈관탄력성 감퇴
④ 내분비기능 항진
⑤ 순환기 기능저하

3. 다음 노인성 질환으로 가장 거리가 먼 것은?

① 저혈압 ② 전신의 위축
③ 류머티즘 ④ 뇌졸중
⑤ 악성종양

4. 정신보건의 목적과 비교적 거리가 먼 것은?

① 정신장애의 예방
② 정신질환 조기발견
③ 건전한 정신의 유지
④ 치료 후 사회복귀
⑤ 유전질환의 예방

5. Maslow가 정의한 인간의 5단계 기본욕구에 속하지 않는 것은?

① 생리적 욕구 ② 안전의 욕구
③ 애정의 욕구 ④ 경제적 욕구
⑤ 자아실현의 욕구

6. 성인의 IQ가 얼마 이하이면 치매라 하는가?

① 20 이하 ② 30 이하
③ 40 이하 ④ 50 이하
⑤ 60 이하

7. 사람에 있어 인격의 기초가 형성되는 시기는?

① 영유아기 ② 사춘기
③ 학령기 ④ 청소년기
⑤ 갱년기

8. 정신보건의 수칙으로 적합지 않은 것은?

① 모두 나의 입장에서 생각한다.
② 감사하는 마음으로 생활한다.
③ 반가운 마음으로 인사한다.
④ 약속시간에 여유있게 가도록 한다.
⑤ 일부로라도 웃는 표정을 짓는다.

[해답] 1. ⑤ 2. ④ 3. ① 4. ⑤ 5. ④ 6. ④ 7. ① 8. ①

Chapter 16

보건영양

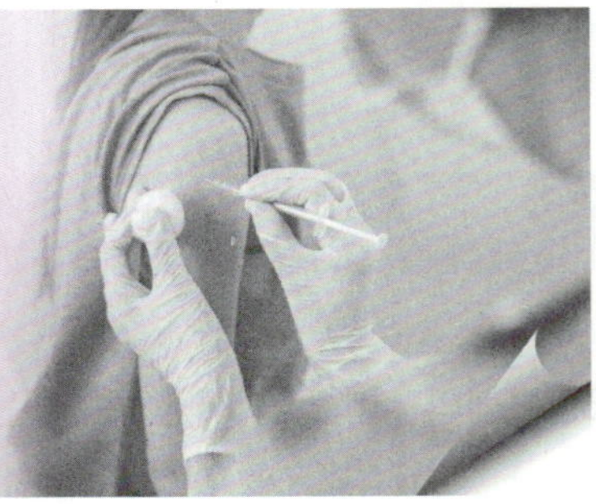

1. 보건영양의 개념

인간이 생활하고 건강을 유지하기 위해서는 충분한 영양섭취와 적합한 식생활을 영위하는 것이 필요하다.

이는 건강증진을 위한 질병예방과 질병으로부터의 회복, 재활 또는 문화생활을 향상하는 데 있어서도 중요한 요소이다.

보건영양은 지역사회 전 주민의 건강을 위해서 식생활의 결함을 제거하고 개선하여 영양부족이나 과잉 및 영양불균형이 없도록 하는 데에 그 목적이 있다.

따라서 지역사회의 특수성에 따라 그 지역의 경제적 여건과 식량상태 등을 고려하고, 생활습관, 식생활방법 등을 조사 검토하여야 하며, 계절적인 변화에 따른 식생활 내용이나 생산물을 고려하여 최선의 방법을 찾아내야 한다.

2. 영양소의 종류와 섭취기준

1. 영양소의 종류와 작용

인간은 모든 식생활에 필요한 것을 외부에서 섭취함으로써 건강과 생명을 유지하고 성장하며 활동을 지속할 수 있다. 이렇게 섭취한 음식물은 체내에서 여러 가지 상호간의 화학반응을 일으켜 신진대사에 의해서 에너지가 생산되며 신체조직과 혈액 등을 구성하고 조절해 주면서 생활현상을 유지할 수 있게 한다.

이러한 전반적인 생활현상을 유지하기 위해 필요한 물질 즉, 성장과 생활을 계속 영위할 수 있도록 하는 물질을 영양소라고 하며, 크게 열량소와 조절소로 나눌 수 있다. 열량소에는 에너지원이 되는 단백질, 탄수화물, 지방질 등이 있으며, 조절소에는 무기질과 비타민이 있는데 이를 합쳐 5대 영양소라 한다.

영양소는 여러 가지 작용을 하는데 그 중 신체의 열량공급작용, 신체의 조직구성, 신체의 생리기능조절 등의 작용을 **영양소의 3대 작용**이라 한다.

① **신체의 열량공급작용**: 열량의 단위는 칼로리를 사용하는데 탄수화물 및 단백질은 1 g당 약 4 kcal의 열량을 발생하며, 지방질은 약 9 kcal의 열량을 발생한다.

② **신체의 조직구성**: 인체의 구성은 유기물인 단백질(약 16%), 지방질(약 14%), 탄수화물(소량)과 무기물인 무기질(약 5%), 수분(약 65%)으로 구성되어 있다.

③ **신체의 생리기능 조절작용**: 생리기능적 작용을 하는 영양소로는 비타민, 무기질, 물이 있다.

(1) 단백질 (Protein)

단백질은 열량소로 그 주요작용은 신체구성의 주요성분으로서 칼로리원이 되며, 효소와 호르몬의 성분이 되고, 질병에 대한 면역체와 항독물질의 주성분이 된다.

약 20종의 아미노산(amino acid)이 여러 가지 비율로 결합되어 있는 복잡한 고분자화합물로서 필수아미노산은 반드시 음식물을 통해서 섭취하여야 하며 필수아미노산에는 아르기닌(arginine), 트레오닌(threonine), 히스티딘(histidine), 페닐알라닌(phenylalanine), 트립토판(trytophane), 메티오닌(methionine), 류신(leucine), 이소류신(isoleucine), 리신(lysine), 발린(valine) 등인데 필수아미노산을 많이 함유하는 단백질일수록 조직을 보충하는 능력이 크다.

단백질의 1일 필요량은 체중 1 kg당 1 g이지만, 1.3~1.6 g이 되어야 충분하다. 단백질이 부족하면 발육저지, 신체소모(marasmus), 부종, 빈혈, 감염병에 대한 저항력의 감소 등을 유발한다.

단백질의 결핍은 성인보다 어린이에게 더 많이 발생하는데, 영 · 유아의 단백질 부족으로 인한 질병은 극심한 단백질의 결핍으로 일어나는 콰시오커(Kwashiorkor)증이 있으며, 다른 에너지와 단백질이 동시 결핍 시 마라스무스(Marasmus)증이 발생한다.

콰시오커는 에너지 섭취는 적당하나 단백질, 특히 필수아미노산의 부족 상태를 말한다. 마라스무스증은 출생 직후부터 모유나 인공영양의 공급이 부족하거나 비위생적인 수유로 설사가 계속되는 경우에 잘 발생되는 증세로서 근육이 소모되어 뼈만 남게 되어 보이며, 부종이나 지방간이 되는 현상으로 고열량 식품의 공급이 필요하다. 총에너지 섭취량의 7~20%는 단백질로 공급하도록 권장하고 있다.

(2) 탄수화물 (Carbohydrate)

탄수화물은 C, O, H의 3원소로 구성된 중요한 열량원으로, 그 이용률이 가장 좋아 98%가 이용된다고 알려졌다. 탄수화물이 부족하거나 소모가 끝나면 단백질이 분해되어 열량원으로 사용되므로 탄수화물은 단백질을 절약하는 작용을 한다.

특히 탄수화물의 열량소로서의 특징은 체내에서 산화분해되기 쉬우며 신체에 부담을 주지 않는 점이다. 피로를 빨리 회복시키는 효과가 있어 활동량이 많은 사람에게는 더 많은 양이 필요하나 과잉섭취는 비만증의 원인이 될 수 있다.

그러나 지방질만으로 열량을 보급하면 산성의 연소 중간산물이 생겨 산혈증(acidosis)을 초래하므로 전 열량의 55~65% 이상은 탄수화물로 공급하여야 한다.

(3) 지방 (Lipid)

지방 1 g당 열량은 9 kcal로서 단백질이나 탄수화물의 2배 이상이므로 같은 열량을 음식물로부터 섭취하는 경우에 지방이 많은 음식물을 섭취하면 양이 적고 소화관의 부담을 경감시킨다.

일상에서 섭취하는 지방은 순수한 것은 아니고, A, D 등의 지용성 비타민을 많이 함유하며 동시에 프로비타민 A의 흡수를 돕는다.

지방은 열량소로서 인체의 체온을 유지하고 피부를 부드럽게 하며, 탄력성을 지니게 한다. 지방질이 부족하면 허약, 빈혈, 거친 피부, 피부질병에 대한 저항력 감퇴 등이 나타날 수 있다. 전체 에너지 섭취량의 15~30%를 지질로 섭취하도록 권장하고 있다(2015 한국인 영양섭취기준).

(4) 무기질 (Mineral)

무기질은 화학적 에너지는 없으나 신체의 기능조절에 있어 중요한 역할을 한다.

① 식염 (NaCl)

성인의 경우 1일 필요량은 15g 정도인데 발한 시에 탈수 등에는 보충할 필요가 있다. 식염은 근육 및 신경의 자극, 전도, 체액의 수지균형 등 조절소로서의 기능을 하며 결핍되면 열중증이 발생되고, 탈력감이 생긴다. WHO가 권장하는 하루 소금 섭취량은 5g(나트륨 2,000mg)이다.

② 칼슘 (Ca)

칼슘은 한국인에게 부족한 영양소인데, 우유 · 치즈 · 요구르트 · 브로콜리 · 양배추 등에 많이 함유되어 있으며 성인의 경우 1일 0.5~0.7g이 필요하고, 임산부 · 수유부 · 청소년은 1.2g 이상 필요하다.

칼슘은 뼈와 치아의 주성분이며 근육 수축과 정상적인 심박동, 신경흥분에 필수적이다. 칼슘이 결핍되면 뼈와 치아의 쇠퇴, 발육 불량, 형태 이상을 초래한다.

③ 철분 (Fe)

철분은 혈액성분의 구성분으로서 체내 저장이 안되므로 음식물을 통해서 보충해야 하는데 흡수율은 10~20% 정도이다. 철분이 부족하면 빈혈의 원인이 될 수 있으며 또한 철분은 헤모글로빈의 주성분으로 산소를 운반하는 역할을 하기 때문에 부족하면 피로와 건망증이 심해진다.

철분은 간, 고기, 노른자에 특히 많다. 1일 섭취량은 15세~19세 남자와 여자는 12mg, 20세 이상 남자는 8mg, 20세~49세 여자는 4mg, 50세 이상 여자는 7mg이 적정이지만 임산부, 영 · 유아에게는 많은 양의 철분이 필요하다.

④ 인 (P)

뼈, 뇌신경의 주성분이며 지방, 탄수화물 및 에너지 대사에 관여한다. 인체 중에 약 1% 정도 함유되어 있으며, 성인 1인당 체중 1kg에 대하여 0.02g이 필요하다. 우유, 치즈, 노른자, 수육, 어육, 곡류, 콩 등에 많이 함유되어 있다. 결핍되면 뼈 및 신경작용의 장애가 있고 저항력의 약화를 초래한다.

⑤ 요오드 (I)

요오드는 갑상선기능 유지에 작용을 하며 부족하면 갑상선기능 장애를 초래한다. 해조류에 많이 함유되어 있다.

(5) 비타민 (Vitamin)

비타민은 생체 내에서 생리적 기능조절에 절대적 작용을 하고 있으며, 부족 시 여러 결핍증상을 나타낸다. 비타민은 인체 내에서는 생성되지 않기 때문에 반드시 식품을 통해서 섭취하여야 하며 필요량 이상의 섭취는 배설된다.

비타민은 발견된 순서에 따라 알파벳 순서로 명명하였다. 그 후 화학적 · 기능적 성질이 밝혀졌는데, 지용성 비타민에는 A, D, E, K, F가 있으며, 수용성 비타민에는 B복합체와 C가 있다.

지용성 비타민의 특징은 지방성 용매에 잘 녹으며, 필요 이상 섭취 시 체내 저장되고 체외로 쉽게 배설되지 않으며 결핍 증상은 서서히 나타난다. 수용성 비타민은 물에 잘 녹으며, 필요 이상 섭취 시에 소변과 땀으로 쉽게 배설되고 필요량을 매일 공급하여야 하며 결핍증상은 빨리 나타난다.

① 비타민 A

비타민 A는 정상성장과 발달촉진에 관여하고 피부점막의 조직과 기능을 유지하는 작용과 망막의 건강유지 등에 작용하며, 시각세포 형성에 관여하므로 부족시 야맹증, 안구건조증, 피부점막의 각질화 등을 초래하고 또한 세균 및 기생충 감염에 대한 저항력 저하를 초래할 수 있다. 유제품, 난황, 간유, 녹황색 채소, 쑥 등 식품에 풍부하다.

② 비타민 B

비타민 B는 B_1(thiamine), B_2(riboflavin), niacin, B_6(pyridoxine), B_{12}, pantothenic acid로 분류된다. B_1 부족 시는 각기병(beriberi disease), 식욕부진 · 피로감을 초래하며, B_2 부족 시는 구순염 · 설염 · 각막염 · 피부병 · 성장정지 · 식욕감퇴 등을 초래한다.

니아신(niacin)의 결핍 시 펠라그라(pellagra)를 일으켜 설사나 치매 증상이 나타나며, 비타민 B_6 결핍은 피부염, B_{12} 결핍은 빈혈증을 일으킬 수 있다. B_1이 풍부한 것은 효모 · 쌀의 배아 · 난황 · 간 · 등이며, B_2와 B_6는 간, 난황, 유제품에 풍부하다.

③ 비타민 C

비타민 C는 아스코르브산(ascorbic acid)이라고 불리우며, 수용성으로 조직의 산화작용을 돕는 촉매 작용을 한다. 결핍 시는 괴혈병(scurvy)의 원인이 되며, 뼈나 치아 발육불량의 원인이 되고, 주로 야채와 과일에 많이 함유되어 있다.

④ 비타민 D

비타민 D는 지용성이며, 자외선 조사로 생합성되는 경우와 간유로부터 인공적으로 취해지는 경우가 있다. 뼈의 생성에 관여하며, 결핍 시 구루병(rickets)을 일으킬 수 있고, 주로 난황, 간, 버터 등에 많이 함유되어 있다.

⑤ 비타민 E, F, K

비타민 E 는 토코페롤(tocopherol) 또는 항불임성 비타민이라고 불리며, 생식기능과 관계가 있어 결핍되면 불임증과 유산의 원인이 된다.

비타민 F는 필수지방산(essential fatty acid)이라 불리며 결핍 시에는 지방대사장애 및 피부가 건조해지고 발육저지가 있을 수 있다. 비타민 K는 프로트롬빈(prothrombin)의 생성에 기여하는 응혈성 비타민이며, 결핍 시 혈액응고시간을 지연시켜 상처에 심한 출혈이 일어난다.

표 16-1 한국인 1일 영양섭취기준 (에너지, 칼슘, 비타민 2020년 개정)

성별	연령	에너지(kal/일)	칼슘(mg/일)				비타민D(μℓ/일)	
		필요 추정량	평균 필요량	권장 섭취량	충분 섭취량	상한 섭취량	충분 섭취량	상한 섭취량
영아	0~5(개월)	500			250	1,000	5	25
	6~11	600			300	1,500	5	25
유아	1~2(세)	900	400	500		2,500	5	30
	3~5	1,400	500	600		2,500	5	35
남자	6~8(세)	1,700	600	700		2,500	5	40
	9~11	2,000	650	800		3,000	5	60
	12~14	2,500	800	1000		3,000	10	100
	15~18	2,700	750	900		3,000	10	100
	19~29	2,600	650	800		2,500	10	100
	30~49	2,500	650	800		2,500	10	100
	50~64	2,200	600	750		2,000	10	100
	65~74	2,000	600	700		2,000	15	100
	75이상	1,900	600	700		2,000	15	100
여자	6~8(세)	1,500	600	700		2,500	5	40
	9~11	1,800	650	800		3,000	5	60
	12~14	2,000	750	900		3,000	10	100
	15~18	2,000	700	800		3,000	10	100
	19~29	2,000	550	700		2,500	10	100
	30~49	1,900	550	700		2,500	10	100
	50~64	1,700	600	800		2,000	10	100
	65~74	1,600	600	800		2,000	15	100
	75이상	1,500	600	800		2,000	15	100
임신부		+0	+0	+0		2,500	+0	100
		+340	+0	+0		2,500	+0	100
		+450						100
수유부		+340						

비타민 E는 육류, 달걀, 간, 생선, 식물성 기름 등에 많이 함유되어 있다. 그리고 비타민 K는 녹황색 채소, 치즈, 버터, 난황, 간 등에 많이 함유되어 있다.

영양소 섭취기준은 국민의 건강증진 및 질병예방을 목적으로 에너지 및 각 영양소의 적정 섭취량을 나타낸 것이다. 초기에는 영양결핍증을 예방하기에 충분한 양을 의미하는 영양권장량을 제정하였으나(National Research Council (NRC), 1989), 영양결핍으로 인한 건강문제와 함께 일부 영양소의 과잉섭취 또는 불균형으로 인한 만성질환이 주요 건강문제로 대두되면서, 영양소의 결핍과 과잉으로 인한 문제를 예방하기 위한 새로운 개념의 영양소 섭취기준을 제정하게 되었다(Institute of Medicine, IOM. 2008).

우리나라는 '한국인 영양권장량'을 UN 식량농업기구 한국협회가 1962년에 처음 제정하였고, 그 후 한국보건사회연구원과 한국영양학회 등 민간단체에서 기준을 제정하여 왔으며, 보건복지부가 '2015 한국인 영양소 섭취기준'을 제정한 것은 '국민영양관리법' 제정 이후 처음이다. 국민영양관리법 제14조에 보건복지부장관은 한국인 영양소 섭취기준을 매 5년 주기로 제 · 개정하여 발표 및 보급하도록 규정하고 있다.

'한국인 영양소 섭취기준' 대상 영양소는 에너지 및 다량영양소 8종, 비타민 13종, 무기질 15종 등으로 총 36종이다.

영양소 섭취기준에는 평균필요량과 권장섭취량, 충분섭취량, 상한섭취량이 있다. 인체 필요량에 대한 과학적인 근거가 있을 경우에는 평균필요량과 권장섭취량을 제정하고, 근거가 충분하지 않은 경우에는 충분섭취량을 제정하며, 과잉섭취로 인한 유해영향에 대한 근거가 있는 경우에는 상한섭취량을 제정하고 있다.

3. 열량(Energy) 대사

인간은 식품에서 에너지를 섭취하지 않으면 생활을 영위해 나가기 위한 여러 가지 활동을 할 수 없으며, 건강을 유지하지도 못한다.

영양의 가장 중요한 의의 중의 하나는 에너지 소비에 따른 충분한 식품을 섭취하는 데 있다. 에너지는 글리코겐(glycogen)으로 체내의 근육 또는 간에, 지방은 중성지방으로 피하에 저장된다. 단백질은 근육이나 다른 세포조직의 구성 물질로서 생체 내에 존재하며 비상시에 각 에너지를 생산하는 연료가 된다.

생명현상 중에서 에너지는 근육 수축을 일으키는 기계적 에너지, 신경전달을 위한 전기적 에너지, 물질 합성을 위한 화학적 에너지, 체온 조절을 위한 열 에너지 등 여러 가지의 형태로 전환되어 이용된다. 이와 같은 에너지 전환 현상을 에너지대사라고 한다.

그림 16-1은 인체 내에서의 에너지 전환을 열기관과 비교한 표로, 에너지대사는 기초대사, 수면대사, 안정대사로 분류되며, 그밖에도 음식을 섭취할 때 에너지대사가 항진하는 특이동적 작용(specific dynamic action)이 있다.

1. 기초대사

사람이 생명을 유지하기 위해서는 비록 노동이나 운동을 하지 않더라도 심장은 뛰고, 숨을 쉬며 체온을 유지하고 배설을 하는 등 여러 가지 기능이 잠시도 쉬지 않고 진행되고 있다.

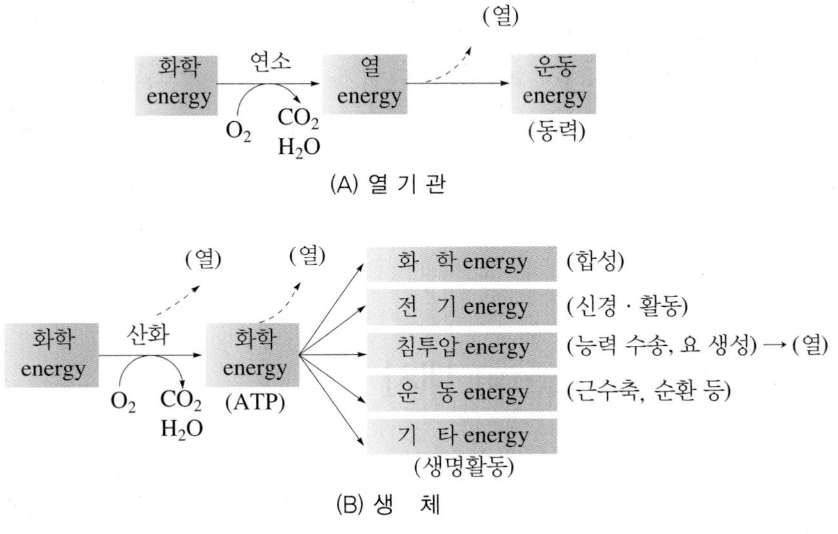

그림 16-1 열기관과 생체에서의 에너지전환 비교

이들 기능을 진행시켜 생명을 유지하기 위한 에너지대사를 기초대사(basal metabolism)라고 한다. 일반적으로 생명 유지에 필요한 최저의 열량을 **기초대사량**(basal metabolic rate: BMR) 또는 기초대사라고도 한다.

기초대사량은 체표면적에 비례하므로 종래에는 기초대사량을 1시간의 체표면적 1 m^2당 kcal(kcal/m^2/hr)로 표시하였다.

기초대사량은 식품의 섭취에 의한 대사량의 증가를 피하기 위하여 식후 12~18시간이 경과한 이른 아침 18~20°C의 실내에서, 정신적으로 안정된 상태로 조용히 누워 있을 때 측정한다.

일상생활에는 기초대사 이외에도 여러 가지 활동을 위한 에너지가 필요한데, 이것을 격외대사(格外代謝, extra energy)라 한다.

2. 특이동적 작용(特異動的 作用)

식품을 섭취하면 비록 안정상태에 있더라도 O_2 소비량과 CO_2 배출량은 증가한다. 마치 어떤 노동에 종사하고 있는 것과 같은 결과로 나타나지만 노동을 위한 에너지 소비는 아니다. 이와 같은 식품섭취에 의한 대사량의 특이적 증가를 특이동적 작용(specific dynamic action, SDA)이라고 한다.

3. 활동(노동)대사

어떤 종류의 활동이건 사람이 활동을 하려면 근육이 수축되어야 하고, 근육 수축이 일어나려면 에너지를 필요로 한다. 육체적 활동, 즉 근육 수축이 일어나는 과정을 활동대사라 하고 이에 필요한 에너지를 **활동대사량**이라고 한다.

표 16-2 성인(20~29세)활동별 에너지 권장량

활동별	남(63 kg)	여(52 kg)
보통 또는 가벼운 활동 예: 앉아서 하는 일, 페인트칠, 운전, 타이핑, 연주, 바느질, 다림질	35 kcal/kg, 2,200 kcal (2.5 kcal/min)	35 kcal/kg, 1,800 kcal (1.7 kcal/min)
중등 활동 예: 보통 속도로 걷기, 재단, 목공일, 설거지 , 골프, 탁구, 가벼운 짐들고 시장보기, 배구	40 kcal/kg, 2,500 kcal (3.1 kcal/min)	40 kcal/kg, 2,000 kcal (2.1 kcal/min)
심한 활동 예: 빨리 걷기, 도배, 잡초뽑기, 마루닦기, 자전거타기, 스키, 테니스	45 kcal/kg, 2,800 kcal (3.7 kcal/min)	45 kcal/kg, 2,300 kcal (2.7 kcal/min)
격심한 활동 예: 물건 들고 언덕오르기, 나무베기, 삽질하기, 농구, 수영, 축구, 등산	55 kcal/kg, 3,500 kcal (9.3 kcal/min)	53 kcal/kg, 2,800 kcal (6.4 kcal/min)

※ ( )는 각 활동별 매분당 소요되는 열량

한국보건사회연구원에서는 각 활동 정도에 직종별 에너지 권장량을 표 16-2와 같이 제시하고 있다.

(1) 1일 소요 에너지량

사람의 에너지 소비량은 각 개인의 생활상태, 환경조건에 의해서 달라지기 때문에 에너지 소비량은 성별, 연령, 체격, 신체활동을 고려해서 결정해야 한다.

또한, 활동에 필요한 에너지량은 기초대사량과 총 활동대사량 및 특이동적 작용에 의해 소모되는 양에 의해 결정된다.

따라서 1일에 소요되는 에너지량(A)은 기초대사량(B)과 생활활동에 소요되는 에너지량(Bx) 및 식품 섭취에 의한 에너지 소비량 등을 합한 것을 말하며, 다음 식에 의하여 구한다.

$$A = B + Bx + \frac{A}{10}$$

A : 1일의 에너지 소요량(kcal)

B : 1일의 기초대사량(kcal)

x : 생활활동지수

Bx : 1일의 생활 활동에 소요되는 에너지량

$\frac{A}{10}$: 1일의 SDA에 소요되는 에너지량

특이동적 작용에 의한 대사량은 평소의 식사에서는 약 7~8%이지만 안전을 위하여 조금 여유를 두어 약 10%로 잡고 있다.

일상생활활동에 소요되는 에너지량(Bx)은 이것이 기초대사량의 몇 배에 해당하는가를 나타내는 것으로 생활활동지수(x)를 사용해서 계산한다. 이 x는 생활시간 조사와 에너지대사율(relative metabolic rate)의 실측치로부터 각 연령별로 할 수 있다. 여기서 생활활동지수 x를 남자가 활동하는 노동강도에 의하면 표 16-3과 같다.

표 16-3 노동강도(勞動强度)와 생활활동지수

노동강도	생활활동지수	각종 예
가벼운 노동	0.35	일반 사무원, 기술자
보통 노동	0.50	의사, 교원, 주부
심한 노동	0.75	농부, 어부, 간호사
격심한 노동	1.00	나무 베기, 운동선수

(2) 노동할 때의 에너지 소비량

기초대사량은 공복 시 조용히 누워서 측정한 값으로, 실제의 활동대사에 필요한 에너지량은 기초대사량을 초과한 값을 따지기보다 오히려 식후의 안정 시 대사량을 초과한 값을 따지는 것이 편리하다. 노동할 때 소비대사량이 기초대사량의 몇 배인가를 나타내는 값을 **에너지대사율**(relative metabolic rate: RMR)이라고 한다. 지금까지 노동강도를 나타낼 때는 에너지대사율을 사용하였다.

RMR은 경작업시는 0.9, 중등작업시 1.0~1.9, 중노동시 2.0~3.9, 격심한 노동시는 4.0~7.0이다. 에너지대사율은 다음과 같이 계산한다.

$$\text{RMR} = \frac{\text{노동에 사용된 에너지대사량}}{\text{기초대사량}}$$

$$= \frac{\text{노동 중의 에너지대사량} - \text{안정 시의 에너지대사량}}{\text{기초대사량}}$$

즉, $\text{RMR} = \dfrac{\text{E} - 1.2\,\text{B}}{\text{B}}$, $\quad \text{E} = \text{B}(\text{RMR} + 1.2)$

4. 영양상태의 판정

식품섭취조사는 영양소 섭취량을 알게 해주는 중요한 조사로서, 방법에는 소비량을 중심으로 하거나 식품의 섭취량을 중심으로 하는 방법이 있다. 식습관 및 식사 섭취 상태 평가는 자신의 나이, 키, 몸무게, 활동 정도와 각 식품의 섭취 내용을 간단히 입력하여 자신의 영양소 섭취 상태를 확인할 수 있는 식생활 평가 도구이다.

1. 개인별 식품섭취조사 방법

회상법	개인이 질문지를 써내거나 조사원이 면접을 통해서 기록하는 방법
기록법	식품섭취를 일기식으로 적어 나가는 방법
과거 식사경력 조사법	회상법과 식품섭취빈도조사를 포함한 세밀한 조사방법
식품섭취빈도조사	특정한 영양소를 조사하기 위하여 그 특정한 영양소의 주 공급원이 되는 식품을 열거하여 조사
동일한 식품의 수거방법	먹은 양만큼 따로 몫을 떼어 놓아 수거하는 방법

2. 임상영양조사를 이용한 영양평가

임상영양조사는 영양상태의 변화에 의해서 나타나는 신체증후를 조사하는 것으로 일반적인 외모, 몸무게, 근육의 상태, 신경조절기능, 소화기관의 기능, 순환계의 기능, 머리카락, 피부, 얼굴과 목, 입술, 입과 입안의 피부, 잇몸의 상태, 혀, 치아, 눈 등에 나타나는 여러 신체증후를 조사하는 것이다.

3. 생화학적 조사를 이용한 영양평가

생화학적 검사는 혈액이나 소변에 들어 있는 화학 성분을 분석하여 영양 및 건강 상태를 파악하는 검사이다. 공복시 혈당, 총콜레스테롤, 중성지방, 헤모글로빈 등을 측정하며, 체내 영양소 수치를 통해 당뇨병, 동맥 경화증, 빈혈 등의 질병 여부를 알 수 있다.

4. 신체계측 조사를 이용한 영양평가

신체계측조사는 체격을 측정하고 신체의 구성성분을 측정하는 것으로 신체의 발달은 연령이나 영양상태에 따라 달라지며, 신체계측치는 영양상태를 판정하는 자료로서 많이 이용된다.

1) 비만도

표준체중과 실측체중을 이용해 비만도를 구한다.
표준체중 : (신장(cm) − 100)× 0.9
비만도(%) = 현재체중− 표준체중/ 표준체중(kg) ×100
비만도(%)에 의한 비만 진단 기준

분류	% 표준체중
저체중	90% 이하
정상체중	91~109%
과체중	110~119%
비만	120~139%
고도비만	140% 이상

2) 체질량지수(BMI)

일반적으로 비만판정에 가장 많이 사용되나 정상체중이며 체지방이 많은 경우, 운동선수, 임산부, 고령, 심한 비만, 작은 키, 성장기 어린이의 비만도 평가에는 제한이 따른다.

체질량지수= 체중(kg)/신장(m)^2

구분	한국인 기준	국제기준(WHO)
정상체중	18.5~22.9	18.5~24.9
과체중	23~24.9	25~29.9
경도비만	25~29.9	30~34.9
중등도비만	30~34.9	35~39.9
고도비만	35 이상	40 이상

3) 체지방 비율

체지방에 따른 영양판정은 캘리퍼를 사용해 피부두겹 두께를 측정해 판정한다.

삼두근과 견갑골 하부의 피부 두께가 성별, 연령에 비교하여 95백분위수 이상일 때 비만으로 진단한다. 피부 두께는 근육과 뼈의 증가로 인한 과체중과 체지방량의 증가가 원인이 되는 비만을 감별하는데 도움을 준다.

4) W/H(허리둘레-엉덩이) 둘레 비

허리둘레(waist)를 엉덩이둘레(hip)로 나눈 수치로 복부비만 판정기준으로 사용한다.

복부비만 기준은 남자≥0.95, 여자≥0.85

허리둘레만을 기준으로 할 때의 복부비만 판정기준은 남자≥94cm, 여자≥80cm 이다.

BMI(Body mass indes: 체질량 지수) **체중/신장**[2]

체지방률	평가
18 이하	저체중
20.1~25	정상
25~29.9	과체중
30 이상	비만
40.1 이상	고도비만

WHR 지수
W/H 비는 허리둘레(Waist.W)를 엉덩이 둘레(hip. H)로 나눈 수치

kaup 지수 - 2세 미만의 연령에서 사용하는 방법
체중(g)/신장(cm)×100
18 이상 비만

WHR 지수 비만 판정표

성별	복부비만(상체비만)	정상범위	사지비만 (하체비만)
남자	0.9 이상	0.76~0.89	0.75 이하
여자	1.0 이상	0.86~0.99	0.85 이하

Rohrer 지수 - 학교에서 학생의 비만판정 지수로 많이 사용
체중(g)/신장(cm)3×107
신장이 110~129cm에서 180 이상 130~149cm에서는 170 이상 150cm 이상에는 160 이상을 비만으로 판정

5. 영양개선

1. 영양개선의 목표

우리의 식생활 개선을 통해서 전 국민의 질병을 예방하고 건강을 증진시키며, 국민의 복지와 번영에 기여하는 사항은 다음과 같다.

① 국민에게 영양에 관한 지식을 보급하며, 영양수준의 향상 · 발전을 도모한다.
② 영양을 개선하여 질병을 예방하며 건강증진을 도모한다.
③ 체력향상과 경제안정을 통하여 생활문화의 향상 · 발전을 도모한다.
④ 국민의 복지와 번영에 기여하는 것을 목표로 한다.

2. 국민영양개선의 중요성

① 국민들의 균형잡힌 영양공급은 건강한 신체와 왕성한 창조력과 노동력을 증진시켜 높은 생산성을 보장하는 기초가 된다.
② 정부는 영양정책의 목표를 개인의 건강증진을 바탕으로 국가 사회의 발전은 물론 나아가서 국민 전체의 복지증진에 두고 있다. 따라서 국민의 건강에 대한 욕구증대에 알맞게 영양개선 정책으로 전환해야 한다.
③ 국민영양개선은 국민의 오랜 전통에 따라 식습관 자체의 변화가 있어야 하므로 국민들의 편식이나 조식(粗食)을 예방하기 위하여 외식에 대한 영양평가를 실시, 소비자의 기호와 영양을 고루 충족시키는 방안을 강구하여야 한다. **우리나라 국민영양 문제**는 아래와 같이 많은 문제점을 안고 있다.
   - ▶ 지역 간이나 계층 간의 영양상태 불균형
   - ▶ 국민영양개선 지도를 위한 행정체계와 각종 기초 자료의 미비
   - ▶ 일반 국민들의 영양에 관한 인식 부족
   - ▶ 장래 국민자질 향상을 위한 조기영양관리 및 지도 기능의 미약 등이다.

표 16-4 시대 변화에 대응하는 문제

사회적 배경	경제적 배경	문제점	대 책
사회생활 기구의 복잡함		사회 연대의식의 변화, 탈락계층 문제	지역 조직 활동 저소득층의 영양지도 강화
인구구조의 변화	인구자질 향상 노인인구의 증가	모자영양 대책 노인성 질환의 증가	모자 영양지도 강화 노인복지지도 강화
질병구조의 변화	영양결함 증가	영양과잉 및 불균형 비만, 당뇨, 심장병	병태영양지도 강화
생활양상의 변화	가전제품 보급 현대화 노동시간 단축 노동의 단순화	운동부족 체력의 감퇴 반건강인 정신적 스트레스	건강증진지도 강화

3. 영양개선의 영향

잘못된 식생활은 건강을 해치고 질병을 유발시키므로 영양을 개선하여 질병 예방과 식량 절약에도 큰 도움이 되도록 하는 것이 바람직하다(그림 16-2).

- 경제상의 영향
  - 의료비 절감
    - 많은 질병의 예방 및 치료의 효과
    - 치료기간의 단축 등으로 의료비 절감
  - 식비절감
    - 식품의 효율적인 선택, 구입, 조리 등으로 식품의 영양 효율을 높임으로써 식비 절감
  - 생산능률의 향상
    - 피로를 방지하고 질병과 결근을 줄임으로써 생산능률을 향상시킴
- 보건상의 영향
  - 질병과 이환율의 감소 – 신체 저항력을 높여 여러 가지 질병을 줄인다.
  - 사망률 감소 – 신생아, 유아, 임산부, 성인병 등에 의한 사망률 감소
  - 건강증진 · 체력향상 – 체력, 운동력을 높여 건강을 증진

그림 16-2 영양개선에 따른 영향

4. 국민공통 식생활 지침

비만, 고혈압, 당뇨와 같은 만성질환의 발병률이 증가함에 따라 이에 밀접한 영향을 미치는 식생활 습관을 개선하기 위해 농림축산식품부와 보건복지부, 식품의약품안전처에서 공동으로 국민의 건강하고 균형잡힌 식생활을 위한 기본적인 9가지 수칙을 제시했다.

'국민 공통 식생활지침'은 인구사회학적 변화, 식품 및 영양섭취 변화, 식습관, 신체활동, 식품환경의 5가지 영역을 구분한 후, 영역별로 국민의 주요한 건강 · 영양문제와 식품안전, 식품소비 행태 및 환경 요인 등 다양한 사항들을 고려하고 검토해 제시한 수칙이다(2016. 4. 8.).

Check Point

국민공통식생활 지침

① 쌀 · 잡곡, 채소, 과일, 우유 · 유제품, 육류, 생선, 달걀, 콩류 등 다양한 식품을 섭취하자
② 아침밥을 꼭 먹자
③ 과식을 피하고 활동량을 늘리자
④ 덜 짜게, 덜 달게, 덜 기름지게 먹자
⑤ 단 음료 대신 물을 충분히 마시자
⑥ 술자리를 피하자
⑦ 음식은 위생적으로, 필요한 만큼만 마련하자
⑧ 우리 식재료를 활용한 식생활을 즐기자
⑨ 가족과 함께 하는 식사 횟수를 늘리자

핵심문제 *Check Point Exercise*

1. 식품의 5대 영양소 중 신체의 구성요소는 아니고 조절소로 작용하는 것은?

① 탄수화물 ② 단백질
③ 지방질 ④ 비타민
⑤ 무기질

2. 영양소 중 조절소로만 구성된 것은?

① 단백질, 탄수화물
② 탄수화물, 비타민
③ 비타민, 무기질
④ 무기질, 지방질
⑤ 지방질, 단백질

3. 단백질과 관계없이 나타나는 결핍증은?

① 빈혈 ② 부종
③ 발육정지 ④ 신체소모
⑤ 각기병

4. 지방질에 대한 중요한 작용으로 적합하지 않은 것은?

① 피부를 부드럽게 하고 탄력을 지니게 한다.
② 인체를 따뜻하게 하며 체온을 유지한다.
③ 중요한 열량으로 1g당 9kcal 열량을 낸다.
④ 부족시 피부질병에 저항력이 약해지게 된다.
⑤ 피로를 빨리 회복시켜주는 효과가 있다.

5. 혈액의 주성분이지만 체내에 저장이 되지 않는 것은?

① 칼슘 ② 철분
③ 요드 ④ 인
⑤ 마그네슘

6. 갑상선 기능과 관계가 깊은 무기질은?

① 마그네슘 ② 철분
③ 칼슘 ④ 요드
⑤ 인

7. 영양소와 식품을 연결한 것으로 바르지 않은 것은?

① 단백질 – 고기, 두부
② 지방질 – 돈육, 참기름
③ 비타민 – 채소, 과일
④ 탄수화물 – 곡류, 빵
⑤ 무기질 – 흑미, 아이스크림

8. 비타민 B_{12} 가 부족할 때 나타나는 증상은?

① 악성빈혈 ② 각기병
③ 괴혈병 ④ 안구건조증
⑤ 펠라그라

[해답] 1. ④ 2. ③ 3. ⑤ 4. ⑤ 5. ② 6. ④ 7. ⑤ 8. ①

Chapter 17

사고 안전관리

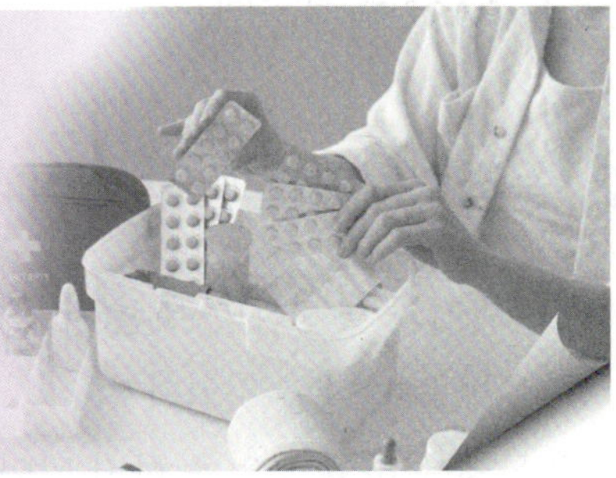

1. 응급처치

1. 응급처치의 정의 및 중요성

응급처치(first aid)란, 사고로 인한 부상이나 질병으로 인해 생명이 위급하고 긴박한 상황에 처해 있는 사람에게 가해지는 즉각적이고 임시적인 처치를 말한다.

그 주요 목적은,

① 환자의 생명을 구하고 유지하며

② 질병이나 손상이 더욱 악화되는 것을 방지하고

③ 동통을 가능한 한 경감시키며

④ 환자 개인의 삶을 영위할 수 있도록 회복시키는 것이다.

구급할 때에 즉각 적절하게 대처하여 인명을 간호하고 가능한 한 증상을 줄이며, 의사가 도착할 때까지 또는 다음 치료에 도움을 주는 임시적인 처치를 말한다.

응급처치를 잘하느냐 못하느냐가 환자의 생명을 구할 수도 있고 잃게 할 수도 있으며, 상처의 회복에도 영향을 미친다. 응급환자의 발생장소 및 상황과 주위 여건에 따라 응급처치자가 의사나 간호사 같은 의료인이거나 비의료인일 수도 있다.

일상 생활에 있어서 불의의 사고는 어떠한 곳에서도 발생되며, 이러한 사고로 인하여 많은 부상자 및 사망자가 발생하고 있다. 따라서 오늘날에 있어서는 사고방지가 공중보건학의 중요 과제로 되어 있다.

2. 응급처치의 일반적 원칙

응급환자가 발생하면 우선 처치자는
① 무엇을 관찰할 것인가
② 무엇을 하고 무엇을 하지 말아야 할 것인가
③ 어떻게 행동할 것인가를 알아야 한다.

먼저 할 일은 행동을 하기 전에 조용히 자신이 할 것을 생각하고 환자나 주위 사람들에게 자신이 응급처치원임을 알린다. 그 다음은 사람들의 도움을 얻어 인근 경찰서나 의사에게 전화로 사고 내용과 장소 등을 알린다. 그 후 교통을 차단시키거나 환자 가까이 사람들이 몰려들지 못하도록 하는 일 등을 지시한다.

응급처치에서 환자의 맥박을 우선 측정함으로써 응급처치원 자신을 경험자로서 인식시킬 수 있으며, 만일에 환자가 의식이 있을 경우에는 환자를 안심시킬 수 있다.

3. 응급처치에 임하는 태도와 임무

항상 사고에 임할 때는 상황에 대한 올바른 판단을 내리기 위하여 겁내지 말고 차분하게, 또 끝까지 포기하지 않고 진지하면서도 신속한 최선의 방법으로 대처하지 않으면 안 된다. 그러므로 불필요한 일이나 의사가 할 일을 함으로써 시간을 지연시켜서도 안 된다.

1) 응급환자가 발생하면 먼저 두 가지에 주의하여야 한다.

① 가능한 범위 내에서 의사가 빨리 환자를 진료할 수 있도록 한다.
② 응급환자(부상 · 급성질환)를 함부로 다루지 말아야 한다.

2) 두려워하거나 흥분하지 말고 냉정하고 침착하게 상황을 분석 · 판단하여 적당한 방법으로 대처한다.

3) 응급환자를 만났을 때에 누구나가 생각해야 할 것은

① 내가 할 일이 무엇인가

② 응급환자를 구하려면 어떻게 해야 하나
③ 내버려 둔다면 어떻게 될 것인가

4) 응급처치의 순서

인식과정	←→	처리과정
인지 및 진단	←→	처치
문제수리 문제분석 판단	⟷	응급처치 및 지도 사후처리

5) 처치원(處置員)은 돌발적인 부상이나 질병에 대한 구명처치의 긴요성과 긴급도를 판단하여 생명을 잃는 경우가 없도록 해야 한다.

① 부상이나 질병의 유무 판단
② 긴급 정도의 판단
③ 필요한 처치의 내용 판단
④ 연락해야 할 기관의 판단 등이다.

4. 사고의 종류에 따른 응급처치

응급을 요하는 부상과 질병의 종류에 따라 응급처치 방법이 다르나, 어떤 경우든지 통용되는 **응급처치의 기본 원칙**은 다음과 같다.

1) 환자를 수평으로 눕히고 부상의 종류와 그 정도를 조사하여 상황에 따라 대처해야 한다(그림 17-1).

① 심한 쇼크 상태에 있을 때: 편한 자세로 하되 머리를 낮게 하고 보온 조치를 하는 것이 좋으며, 증상에 따라 적당한 수분공급을 해도 좋다.
② 토했거나 입에서 토혈(吐血)하면서 의식이 있을 경우: 만일 환자가 피를 들이마신다거나 뱃속에 있는 것이나 물을 토할 위험이 있을 때에는 얼굴을 옆으로 돌리고 머리를 발보다 낮게 하여 엎어 눕힌다.

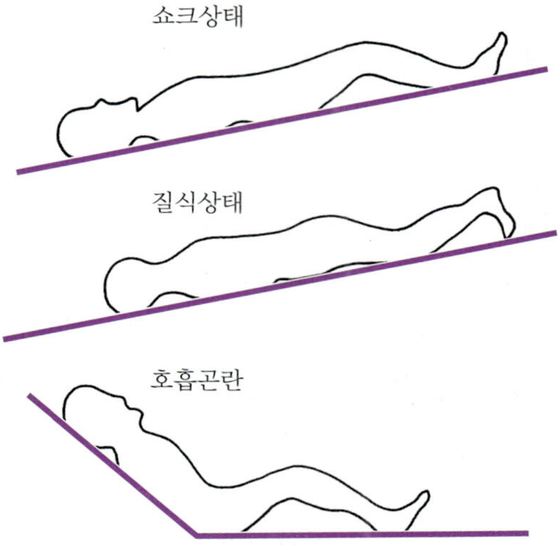

그림 17-1 환자를 눕히는 방법

③ **호흡장애가 있을 경우**: 만일에 환자가 가슴에 상처를 입고 호흡장애를 일으켰을 때에는 앉게 하거나 상반신을 기대게 하고 발을 뻗도록 하며 편한 자세를 취하게 한다.

2) 출혈, 질식(일시적인 호흡정지), 쇼크일 경우에는 모두 신속한 처치가 필요하다.

출혈과 질식은 특히 긴급을 요하는 중대사인 만큼 구조자가 두 사람일 경우에는 한 사람은 인공호흡을, 그리고 다른 한 사람은 지혈을 시킨다.

만약 구조자가 한 사람뿐이고 부상자의 출혈이 심하여 인공호흡이 필요한 경우에는 대개 먼저 지혈을 시킨 다음 인공호흡을 하도록 한다.

인공호흡은 효과가 나타날 때까지 많은 시간이 소요되는 데다 일단 시작하면 중단할 수 없다. 그러나 이 경우에도 구조자는 출혈의 정도를 정확하게 파악, 지혈처치를 먼저 하고 인공호흡을 늦추더라도 생명에 별다른 지장이 없을 것인가를 판단하는 것이 중요하다.

3) 부상자를 조사할 경우에는 움직이지 않도록 하는 것이 절대적인 조건이다

상처의 정도를 조사하려면 의복을 벗길 필요가 있지만 그런 경우에는 재봉선을 따라 옷을 찢는 것이 좋다.

만약에 옷을 찢음으로써 부상자를 움직이게 한다든지 상처에 좋지 않은 영향을 주게 된다면 천을 절단해야 한다. 옷을 벗기는 방법이 매우 위험하거나 특히 골절(骨折)일 경우에는 매우 주의해야 한다.

의복을 벗긴 다음에는 부상자가 추위를 느끼지 않도록 주의한다. 신발은 통증이나 상처의 악화를 막기 위해 벗기도록 한다.

4) 부상자를 안심시키고 될 수 있는 대로 기분 좋게 해주는 것이 중요하다.

5) 부상자일 경우는 환자 자신의 상처를 보이지 않도록 하고, 환자나 그 가족이 안심하도록 한다.

6) 살균한 습포(濕布)나 붕대를 미처 쓸 수 없다든지 심한 출혈을 멎게 하는 것이 절대 필요한 경우를 제외하고 손가락으로 환부를 만져서는 안 된다.

7) 의식이 희미하거나 출혈이 심한 경우에 물이나 액체는 물론이고 그 밖에 어떤 음식도 주어서는 안 된다. 의식이 있는 환자에게는 몇 모금씩의 물을 자주 주되, 미지근한 보리차가 좋다.

8) 환자에게 알맞은 자세와 체위(體位)를 한다. 손상에 따라서 편안하게 눕혀서, 부상 부위를 노출시켜 쉽게 확인할 수 있도록 하여야 한다.

9) 부상자를 운반할 때는 상처가 어떤 것이든 들것은 발을 앞쪽으로 하고 운반해야 한다. 이것은 들것의 뒤쪽 사람이 환자가 호흡장애나 호흡정지를 일으키지 않나 지켜보기 위해서이다.

10) 환자의 보온과 충격 예방에 유의한다. 정상적인 체온의 유지는 충격의 방지에 절대로 필요하다.

(1) 인공호흡

인공호흡(artificial respiration)은 어떤 원인에 의해서든 일시적으로 호흡이 정지된 가사자(假死者)에게 실시한다. 이는 인공적으로 가사자의 기도(氣道)를 열고, 그의 흉곽을 확장 · 축소시키는 작용을 반복하도록 해서 호흡을 생성시킴으로써 자기 스스로 호흡할 수 있게 하는 방법이다.

인간은 호흡이 단 5~10분만 멈추어도 생명을 잃을 수 있으므로 사고에 있어서 호흡정지란 가장 위급한 현상이기에 분초를 다투어 호흡이 계속될 수 있도록 인공호흡을 실시하여야 한다.

그러나 호흡이 멈춘 뒤에 10분 이상이 경과되어도 소생시킬 수 있으므로 인공호흡은 끈질기게 실시할 필요가 있으며 절대로 다른 어떤 조치 때문에 늦어져서는 안 된다.

1) 인공호흡을 위한 일반적 원칙

① 사고가 일어난 곳으로부터 환자를 구해낸다.
② 시간을 지체하지 말고 빨리 구급에 임한다.
③ 환자의 입안을 조사하여 입안에 들어 있는 이물(異物)을 제거한다.
④ 머리를 가능한 한 뒤로 젖혀서 기도를 일직선으로 유지시킨다. 이것은 혀로 인해 기도가 막히게 되는 것을 피하기 위해서이다.
⑤ 이상과 같은 처치를 끝내면 즉시 인공호흡을 실시한다.
⑥ 규칙적인 호흡이 되돌아올 때까지, 의료인이 도착할 때까지 계속한다.
⑦ 호흡이 정상으로 돌아오면 편안한 자세로 반듯하게 눕히고 보온에 유의한다.
⑧ 다시 숨이 멈추지 않는지를 계속하여 관찰한다.
⑨ 반듯하게 누운 자세대로 안전한 곳이나 병원으로 옮긴다.

2) 인공호흡법의 종류

인공호흡의 종류는 **구강 대 구강**(mouth to mouth)**법**을 비롯해서 **실버스터**(Silverster)**법**, **호거-넬슨**(Holger-Nielsen)**법**, **하워드**(Howard)**법**, **쉐퍼**(Schaefer)**법** 등 여러 가지가 있으나, 주로 다음 4가지에 중점을 둔다.

① 구강 대 구강법 ⎫
② 구강 대 비강법 ⎭ 직접방법
③ 등 누르고 팔 들기 ⎫
④ 가슴 누르고 팔 들기 ⎭ 간접방법

이상 4가지 방법은 가장 새로우며 실시방법이 간단하고 환자와의 체격차가 문제되지 않으며, 어떤 원인에서든지 소생효과가 좋으므로 실시 상의 장단점이 있다고 하더라도 많이 활용되고 있다. 그 중 구강대 구강법의 순서를 요약하면 다음과 같다(그림 17-2).

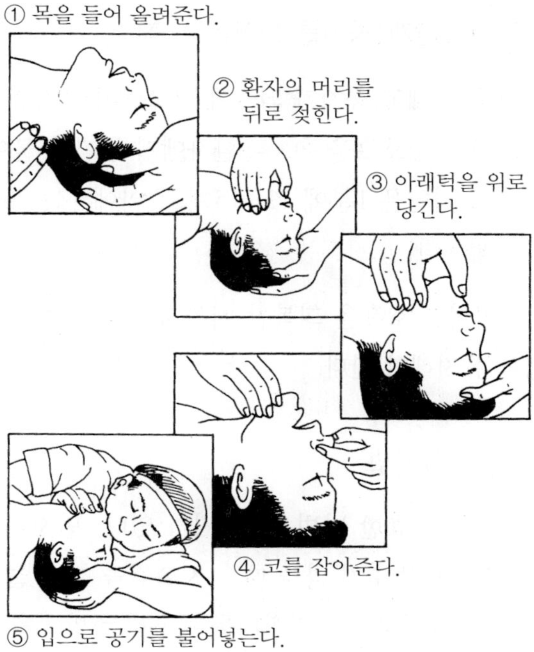

그림 17-2
입으로 공기를 불어넣기의 순서

1) 제1단계(공기를 불어넣기 전)

① 환자의 얼굴을 위로 향하게 한다.

② 환자의 머리를 옆으로 돌려서 구강과 기도에 들어 있는 점액(粘液)이나 이물을 제거한다.

③ 한쪽 손으로 환자의 목을 들어 올리면서 다른 손으로는 환자의 머리를 뒤로 완전히 젖혀서 기도(氣道)를 일직선으로 유지시킨다. 가능하면 어깨 밑을 의류로 괴어 주는 것이 좋다.

④ 목 아래에 있는 손을 빼고 아래턱을 위로 잡아당긴다. 이러한 자세는 기도를 열고 폐를 부풀게 하며 혀가 기도를 막지 못하도록 하는 것이다.

⑤ 앞 이마쪽에서 다른 손으로 코를 막아서 공기가 새지 않도록 한다.

2) 제2단계(공기를 불어넣을 때)

① 처치원은 평상 호흡(약 500 cc)보다 2배의 심호흡을 한 뒤에

② 입을 넓게 벌리고는 환자의 입에(소아는 코까지 포함) 댄다.

③ 환자의 가슴이 부풀어 오를 때까지 공기를 불어넣는다. 이때 한손으로 살짝 배를 눌러서 배에 공기가 들어감을 막는다.

3) 제3단계(공기를 불어넣은 후)

① 입을 떼고 공기가 되돌아 나오는지 환자의 가슴이 내려앉는지를 살핀다.

② 다시 심호흡을 한 후, 환자에게 공기를 불어넣는다. 이렇게 하는 것을 1회로 성인은 1분에 12~15회, 소아에게는 20회를 박자감(拍子感) 있게 불어넣는다.

규칙적인 호흡을 회복할 때까지 계속해야 한다. 회복 후 적어도 24시간은 안정을 유지해야 한다.

(2) 지혈법

지혈의 유효한 방법은 3가지가 있다. 먼저 상처 부위를 직접 압박하면 되지만, 출혈이 멈추지 않을 때는 지혈점을 찾아 눌러 준다. 그래도 지혈이 되지 않을 때는 마지막으로 지혈대를 사용하는 방법을 들 수 있다.

1) 직접 압박법

상처 부위에 직접 소독 거즈나 깨끗한 헝겊·타월·손수건을 두텁게 접어서 대고 손가락이나 손바닥 등으로 강하게 눌러 주거나 붕대로 감는 것이 가장 확실하고 기본적인 지혈방법이다. 상처의 감염 위험성이 있더라도 출혈을 막아서 환자의 생명을 구하는 것이 중요한 일이다.

2) 간접 압박법

정맥이나 동맥으로부터의 심한 출혈이나 출혈 속도가 빠른 동맥 출혈 시에 혈액이 흐르는 피부 표면에 가까운 동맥을 심장쪽에서 손가락이나 손바닥으로 눌러서 뼈에 대어 압박하는 방법(指壓法)이다. 각 부위에 따라 다소 차이가 있으나, 원칙적으로 출혈 부위를 높게 하고, 창상(創傷)에서 심장에 가까운 쪽의 지혈점을 정확하게 파악하여 뼈를 향해 강하게 압박하도록 한다.

우리 몸의 양쪽에는 각각 3개씩 6개의 지혈점(止血點), 지압점(指壓點), 압박점(壓迫點)이 있다.

아무런 도구도 없이 지혈점을 눌러서 출혈을 완전히 멈추게 하기는 어려운 일이나, 큰 핏줄의 출혈만은 방지할 수 있다. 지혈점 부위는 다음과 같다 (그림 17-3).

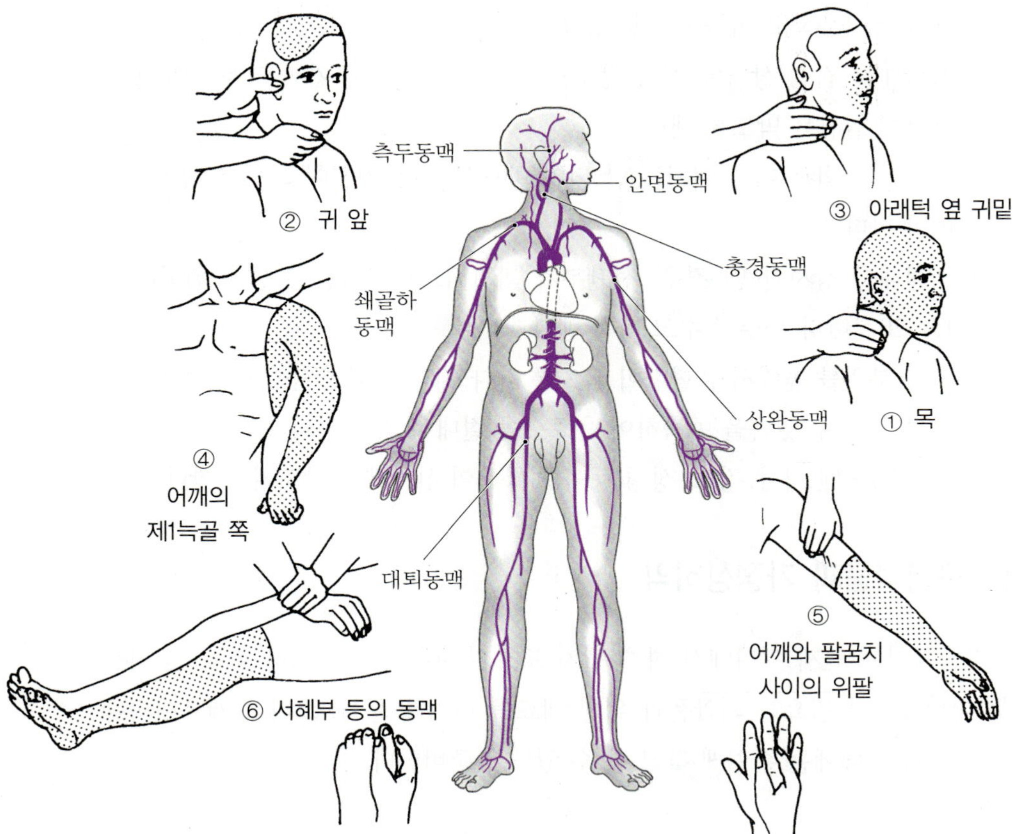

그림 17-3 지혈점과 출혈부위

3) 직접 · 간접 압박 병용법

직접 압박과 간접 압박을 같이 하면 대부분의 출혈은 지혈된다. 직접 압박법을 해서도 출혈이 심할 때, 그 출혈되는 동맥을 찾아서 지혈점을 눌러 주면 많은 양의 피가 나오지 않기 때문에 이것은 언제나 같이 하도록 한다.

4) 지혈대의 사용

동맥 출혈이 심할 경우에는 그 상태에 따라 직접 압박과 간접 압박을 쓰거나 이것을 병용하고 그래도 출혈을 막지 못할 경우라면 최종적인 수단으로 지혈대(tourniquet)를 사용한다.

1) 지혈대를 매는 방법

① 지혈대는 폭 5 cm 정도의 헝겊(三角巾 · 繃帶)을 접어서 사용한다.
② 지혈대는 머리 · 얼굴 · 목 부위에 맬 수 없으며, 지혈대는 팔 · 다리 대출혈에만 사용하고 이를 함부로 남용치 말아야 한다.
③ 지혈대를 직접 상처에 매지 말고 상처로부터 심장에 가까운 부위의 혈관 부분에 혈류를 막도록 맨다.
④ 지혈대를 의복 위에 매서는 안 되며 반드시 완전 지혈이 되도록 정확하게 매야 한다.
⑤ 지혈대를 장시간 맬 경우, 선단부가 괴사되므로 2시간 이상은 위험하다. 15~20분마다 늦추어 주고 다시 맨다.
⑥ 출혈 부위를 높여서 출혈량이 적도록 한다. 지혈이 되면 붕대로 감는다.
⑦ 쇼크가 올 수 있음을 예측하여 음료수를 절대 주지 말아야 한다.
⑧ 지혈대를 맨 시각, 장소, 상황 등을 기록하여 상처에 부착시켜야 한다.

5. 구급약품과 가정상비약

구급처치는 언제 어디에서 하게 될지 모르기 때문에 가정이나 학교 및 직장 등 어디에서나 필요한 의약품과 위생 재료를 비치해 둔다. 그리고 체육대회나 야외로 나갈 때에는 손쉽게 갖고 갈 수 있도록 준비한다.

(1) 주요한 구급약품

① 옥시풀

2.5~3.5%의 과산화수소 용액으로 상처를 소독하는 데 쓰인다. 분해되면 12배의 산소가 발생하며 이것이 상처 주위를 소독한다.

② 소독용 알코올

알코올은 단백질을 응고시키기 때문에 살균작용이 있다. 이것은 일반적으로 기구 따위의 소독에 쓰인다.

③ 암모니아수

시중에서 판매되는 암모니아수는 암모니아가 9.5~10.5% 포함되어 있는 강알칼리성이다. 벌이나 개미 등의 독성에는 강한 산이 들어 있어서 심한 통증을 느끼게 되는데 암모니아수를 바르면 중화된다.

④ 붕산연고

붕산의 분말을 글리세린이나 피마자유에 혼합한 것이다. 화상이나 습진 등의 화농을 예방하는 데 쓰인다.

⑤ 붕산수

붕산을 미지근한 물에 약간 넣어 용해시킨 것으로, 입이나 눈을 씻는 데 쓰인다.

(2) 가정상비약

가정에 상비할 주된 구급약을 요약하면 표 17-1과 같다.

알코올과 압박붕대, 거즈, 반창고와 의료용 가위와 핀셋도 구급함에 비치한다.

표 17-1 가정상비약

용 도	약품명	사용상의 주의
감기	종합 감기약	해열, 진해, 항히스타민의 세 가지를 배합 초기에 쓴다.
해열, 진통	아스피린	피린계의 것은 특이체질인 사람에게는 위험하므로 주의가 요망된다.
소화불량	위장약	과식, 과음, 숙취인 때에 사용한다.
식중독, 복통	정장제	복통이나 설사 때에 사용 · 감염인 경우에는 항생제를 사용하되, 의사의 지시에 따른다.
손가락, 가구, 배설물의 소독	크레졸 비누	상처 소독에는 1%, 손가락 소독에는 2%, 배설물의 소독에는 5~10%, 식기 · 가구의 소독에는 3% 용액을 사용한다.
	역성비누 (크레졸 비누보다 10배 강함)	상처의 소독에는 0.1%, 식기에는 0.2~0.5% 사용한다.
입가심, 세안	붕산	찻숟가락 하나를 1,000 cc의 온수에 용해시켜 쓴다.
벌레에 쏘인 것, 가려움 제거	항히스타민 연고, 암모니아수	부신피질 호르몬제가 첨가되어 있으나 연고만으로도 소염효과가 있다.
안약	시중판매 되는 각종 눈약	항균제나 항히스타민제가 들어가지 않은 보통의 것이 안전하다.
관장약	위와 같음	식중독이나 변비 때에 빨리 배변할 목적으로 쓴다.
항생 물질 연고	위와 같음	화농 예방, 거즈에 발라서 붙인다.

핵심문제 *Check Point Exercise*

1. 응급처치의 주요 목적과 거리가 먼 것은?

① 환자의 생명을 구하고 유지한다.
② 질병이나 손상의 악화를 방지한다.
③ 동통을 가능한 범위에서 경감시킨다.
④ 응급의료의 최고 시스템을 개발한다.
⑤ 환자의 삶을 영위하도록 회복시켜준다.

2. 응급환자를 산에서 만났을 때 적합한 행동이 아닌 것은?

① 의사가 빨리 환자를 진료하게 한다.
② 119에 연락하고 환자를 안심시킨다.
③ 어느 경우든 빨리 업고 내려온다.
④ 두려워하거나 흥분하지 않고 대처한다.
⑤ 냉정하게 상황을 분석하고 판단한다.

3. 앉게 하거나 상반신을 기대게 하고 발을 뻗도록 하는 경우는?

① 매우 심한 쇼크 상태에 있을 때
② 토했거나 토혈을 하고 있을 때
③ 호흡이 어렵고 호흡이 불편할 때
④ 출혈이 많이 나타나고 있을 때
⑤ 질식하여 호흡이 정지하고 있을 때

4. 인공호흡의 기본 방법이 아닌 것은?

① 구강 대 구강법
② 구강 대 비강법
③ 등 누르고 팔 들기
④ 가슴 누르고 팔 들기
⑤ 뒤에서 껴안고 압박하기

5. 인공호흡의 일반적인 원칙과 맞지 않는 것은?

① 시간지체 없이 빨리 구급에 임한다.
② 환자의 입안에 있는 이물을 제거한다.
③ 머리를 가능한 한 앞으로 젖혀둔다.
④ 사고가 일어난 곳으로부터 구해낸다.
⑤ 기본 조치 후 인공호흡을 실시한다.

6. 출혈시 지혈을 위한 지혈점이 아닌 것은?

① 측두동맥　② 총경동맥
③ 상완동맥　④ 대퇴동맥
⑤ 비골동맥

7. 2.5~3.5%의 과산화수소 용액으로 상처를 소독하는 약품은?

① 옥시풀　② 소독용 알코올
③ 암모니아수　④ 요드딩크
⑤ 붕산수

8. 열이 많거나 통증이 심할 때 먹을 수 있는 약품은?

① 정장제　② 위장약
③ 아스피린　④ 암모니아수
⑤ 항히스타민제

[해답] 1. ④　2. ③　3. ③　4. ⑤　5. ③　6. ⑤　7. ①　8. ③

참고 문헌

구성회,“공중보건학”, 고문사, 2010.

김공현, “건강증진의 개념, 전략, 그리고 과제”, 인제대학원대학교, 2011.

김명호 · 문영환, “교양 보건”, 연세대출판부, 1998.

김민영, “환경대기질 측정현황 및 과세”, 한국환경위생지, 19(1), pp.1~12, 1993.

김병환, “영산호의 식물성 플랑크톤 분포조사”, 한국환경위생지, 18(2), pp.26~29. 1992.

남은우 외, “지역사회보건 및 일차보건의료원”, 지구문화사, 1996.

남현철 외 9, “공중보건학”, 계축문화사, 2012.

문창진, “보건의료사회학”, 신광출판사, 1998.

박명준 외, “공무원 공중보건학”, 지구문화사, 2008.

박명준 외, “위생관계법규”, 지구문화사, 2006.

배상수, “건강증진의 이론과 접근방법”, 계축문화사, 2013.

보건복지부, “제3차 국민건강증진종합계획(PH2020)”, 2011.

보건직공무원수험원, “공중보건학”, 지구문화사, 2021.

심재형 외 2인, “만경강하류의 환경과 식물프랑크톤군집”, 한국육수지, 24(1), pp.45~54, 1991.

양덕조 외, “생태학”, 지구문화사, 2006.

양운진, “환경식물학”, 동화기술, 1998.

양재모 · 유승흠,“공중보건강의”, 수문사, 1997

이규성 외 3인, “수질오염방지기술”, 1999.

이원용 외 1인, “하천수질에 미치는 분뇨오염에 관한 연구”, 한국육수지20(3): pp.149~160, 1987.

이한일, “위생곤충학”, 고문사, 1998.

임국환 외 “환경보건학”, 신광출판사, 2008.

임국환 외 “현대 공중보건학”, 지구문화사, 2011.

임국환 외 “보건정보학 개론”, 현문사, 2006.

장부규 외 5인, “공무원 환경공학”, 지구문화사, 2008.

정규철, “지역사회보건학”, 수문사, 1998.

정문식 외 2인, “환경위생학”, 신광출판사, 1998.

정영호, 우리나라국민의 건강결정요인분석. 한국보건사회연구원. 2006

정용, 옥치상, “인간과 환경”, 지구문화사, 2010.

조광명, “대기오염”, 청문각, 1998.

조승윤, “환경보건학”, 신광출판사, 1996.

지혜미외 5인, 초등학생의 알레르기 질환 유병률의 전국적 역학조사, 소아알레르기 호흡기:제 19권 제 2호, 2009.

최삼섭 외, “예방의학과 공중보건”, 계축문화사, 1996.

한양일, “공중보건학”, 학문사, 1996.

이준협 외, "에센스 보건행정학", 메디시언, 2018.
대한보건협회, "대한민국보건발달사", 지구문화사, 2014.
제4차 국민건강증진종합 계획, 보건복지부,한국건강증진개발원, 2015
법제처 종합법령정보센터(http://www.law.go.kr), 공중보건관련법규, 2018.
http://blog.maver.com/kimkongh21c.
OECD Health Data 2014.
식품의약품안전처 http://www.mfds.go.kr/index.do
식품안전정보포털 식품안전나라 http://www.mfds.go.kr/fm/index.do
질병관리본부 메르스
통계청, 장래인구추계, 2016
http://www.mers.go.kr/mers/html/jsp/Menu_B/content_B1.jsp
http://kosis.kr/wnsearch/totalSearch.jsp
吉田克己, "公衆衛生學", 光生館, 1993.
船川릥夫 · 橋木正己, "新公衆衛生學", 弟一出版.
苦米地孝之助 외 2인, "要設公衆營養", 弟一出版, 1995.
鈴木繼美, "公衆營養 活動", 光生館, 1995.
藤擇良知, "營養保健健 handbook", 同文出版, 1995.
Anderson, C.L., Morton,R.F. and Green, L.W., "Community health", 4rd., Ed, The C.V.Mosby Company, Saint Louis, 1992.
Burton, L.E. and Smith, H. H., "Pubile health and Communith Medicine", The Williams &Wilkins Company Baltimore. 1992.
Rosena &Maxcy, "Public health and Preventive medicine" 11th ed. Appleton-century-crofts., New York, 1996.
APHA.AWWA.WPCF., "Standard methods for the examination of water and wastewater, 15th ed, APHA. N.Y. 1992.

찾아 보기

찾아 보기

ㅅ

ㅈ

ㅊ

ㅋ

찾아 보기

제10개정판

NEW

공중보건학

2010년 3월 1일 개정초판 발행
2011년 3월 1일 개정1판 발행
2012년 8월 1일 개정2판 발행
2013년 2월 15일 개정3판 발행
2014년 9월 10일 개정5판 발행
2015년 9월 1일 개정6판 발행
2017년 8월 15일 개정7판 발행
2019년 6월 5일 개정8판 발행
2022년 2월 15일 개정9판 발행
2025년 2월 15일 개정10판 발행

저 자 임국환 · 류장근 · 박명준 · 박재원
방형애 · 송영수 · 신은경 · 장재선

발행인 주 병 오 · 주 민 기

발행처 (주)지구문화 JIGU CULTURE Co.Ltd

경기도 파주시 회동길 209
파주출판문화정보산업단지
영업부 (031) 955-7566 · 7577
편집부 (031) 955-7731
FAX (031) 955-7730

등록번호 1979년 7월 13일 제 57-1 호

ISBN 978-89-7006-929-6 정가 30,000 원

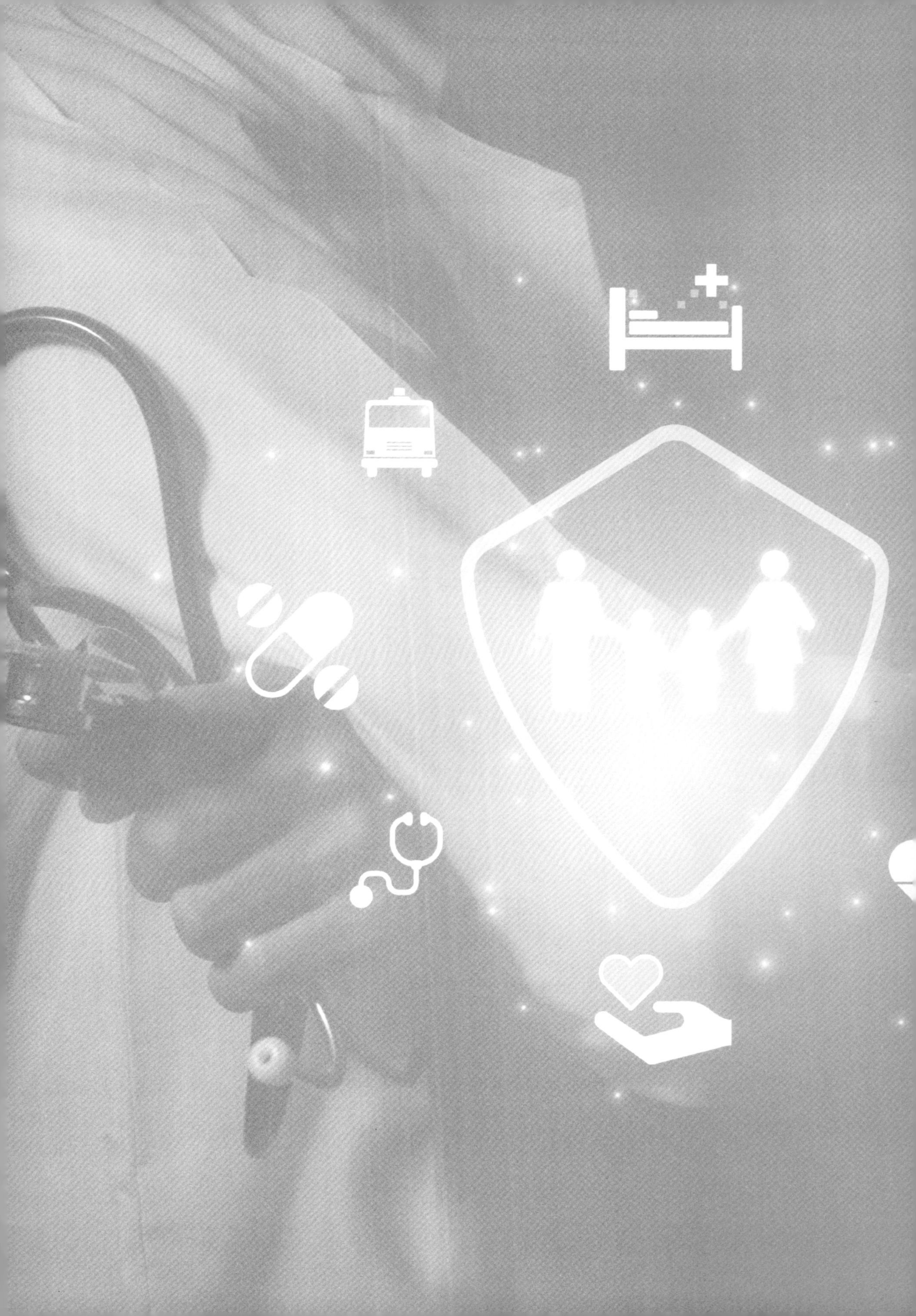